Evidence-Based Practice

編著
神田清子
二渡玉江

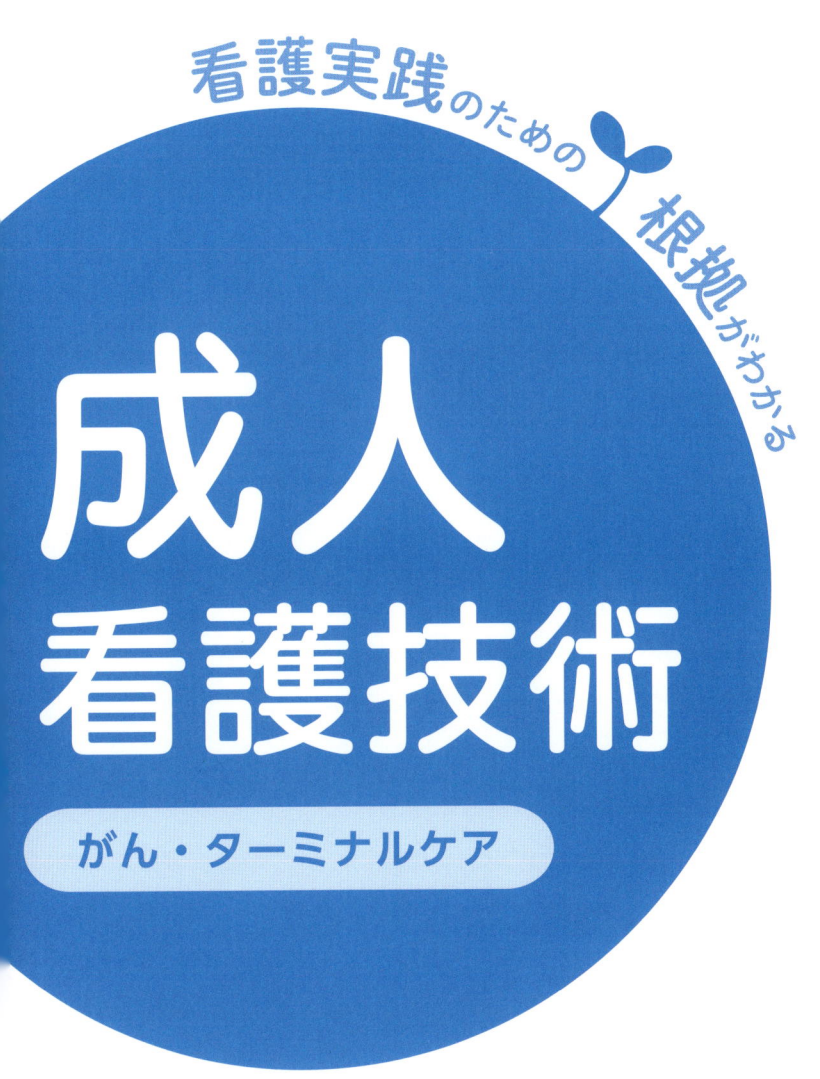

看護実践のための根拠がわかる

成人看護技術

がん・ターミナルケア

メヂカルフレンド社

# 序

　本書は，『根拠がわかる成人看護技術』として2008年に刊行したものをベースに置きながら，看護基礎教育カリキュラムや学習目標を意図して，成人看護技術を4冊に領域区分して刊行する1冊です。

　本書の目的は，成人看護のがん・ターミナルケア領域で用いられる看護技術を具体化し，わかりやすく示すことです。これまで，本領域は技術として解説することが難しいと思われていましたが，読者である看護学生が患者の安全・安楽を考えて正確に技術を適用し，自信をもって支援できるようになることを目指して編集しています。

　学生は，ケア提供チームの一員として，がん診断，がん治療の選択，副作用症状や有害事象の対応，症状緩和，がんと共に生きること，そして最期の時までその人らしく生きることなど，それぞれのプロセスにおいて，よりよい支援ができように実習を行っています。

　言うまでもなく，がん医療は高度化・複雑化し，日々進歩しています。本書はそのような医療の動向を見据え，がん看護の特徴や最新の基礎知識を網羅し，それを踏まえたうえで，技術の目的や方法，ケアの根拠を順序立てて示しました。具体的には次のⅠ章からⅦ章で構成されています。

　第Ⅰ章では，がん看護を展開するうえで，基本となるがん看護の動向と看護師の役割，がんサバイバーの理解，コミュニケーションと家族ケアについて，「がん看護の特徴」として要点をおさえ解説しています。

　第Ⅱ章は「化学療法の看護」について示しました。施設内だけでなく，外来や在宅においても抗がん薬治療や内分泌治療を受ける患者は増加しています。本章ではそれらに対する支援，悪心・嘔吐や口内炎などの有害事象の対応について観察指標を示し，ケアの展開と根拠や留意点を示しています。また近年，がんサバイバーの長期合併症が問題になっていますが，そのケアについても取り上げています。さらに看護基礎教育におけるテキストとして，初めて抗がん薬の曝露対策についても示しました。

　第Ⅲ章は「がん手術療法の看護」を示しました。がん手術後合併症について，看護の基本をおさえつつ，手術を受けるがん患者に必要な技術として，ストーマ造設時，乳がん・婦人科がんの周術期，喉頭摘出後のケアについて，ボディイメージや発声への支援を含め概説しました。

　第Ⅳ章は「がん放射線療法の看護」として各種放射線治療とケア，口腔粘膜炎や皮膚障害についての有害事象に対する症状マネジメントや放射線被曝防御対策などについて，ケアの展開と根拠や留意点を示しています。

　第Ⅴ章では「造血幹細胞移植の看護」として，ドナーと移植を受ける患者の経過に沿った援助，そしてドナー登録システム，移植中の感染管理について詳細に解説しました。

　第Ⅵ章の「緩和ケア」では，頻度が高い疼痛，全身倦怠感，浮腫やせん妄などの各種症状のマネジメントやスピリチュアルケアについて，何をどう支援すればよいのか，根拠を示しながら，すぐに実践できるようにしています。

　第Ⅶ章「ターミナルケア」では，死の受容とサポート，エンゼルケアを含む看取りのケアや家族のグリーフケアおよび患者・家族，医療者のストレスマネジメントについての技術を示しています。

　根拠がわかると看護が楽しく実践することができるようになります。ただ単にマニュアルに沿って行うのではなく，同じような場面にあたったときに，自分で判断して行動できるようになります。このことは，看護学生の看護技術の学習効果を高め，看護実践能力を身につけることになると考えます。

　本書は，成人看護学を学ぶ学生はもとより，臨床でがん・ターミナルケアに携わる看護師の皆様，また実習指導に携わる教員のご意見を反映し，さらに版を重ねていけたらと考えています。どうぞ多くの皆様にご活用いただき，忌憚のないご意見を賜りますようお願い申し上げます。

2015年9月
神田清子・二渡玉江

# 本書の特長と使い方 ― よりよい学習のために ―

**「学習目標」**
各節の冒頭に，学習目標を提示しています。何を学ぶのか確認しましょう。

学習目標
- がん手術療法によって発症しやすい合併症と要因を理解する。
- 周術期をとおしてがん手術後合併症のリスクをアセスメントできる。
- がん手術後合併症の予防や回復を促進する治療と看護について理解する。

## がん手術後合併症の観察と看護

がん手術療法は局所に限局している場合に適用となり，治癒，生存期間の延長，症状緩和が期待される。

手術侵襲は，術式，手術範囲，麻酔の種類，患者の予備能力で異なる。周術期をとおして予測される手術侵襲をアセスメントし，合併症を予防し，手術侵襲から早期に回復できる計画を立案し，実践する。患者は医師から病名，手術療法の選択理由，手術侵襲と予測される合併症，術後の補助療法などに関する説明を受けて手術療法を選択する。患者には手術に関する理解を促す，侵襲に耐えられる体調を整える，術後の回復や合併症を予防する生活調整および教育訓練に術前から主体的に参加できるように支援する。

### 1 肺がん手術による"肺炎，無気肺"

#### 1）肺炎，無気肺の発症要因

肺がん手術は胸腔鏡を用いた方法と，脊椎と肩甲骨の間から前腋窩線まで約30cm切開する方法がある。両術式とも腫瘍がある肺葉切除と縦隔リンパ節郭清を行う。

肺がん手術後合併症の肺炎および無気肺は，肺葉切除・全身麻酔・術中の体位で呼吸機能が低下し，気道内分泌物の増加で痰の喀出力が低下し，肺胞の炎症や虚脱が起こった状態である。術後の呼吸機能は術前と比較し，肺全摘術（一側）で半分程度，肺葉切除で70

**看護技術習得に不可欠な知識！**
具体的な看護技術を提示する前に，技術習得のために必要な知識を解説しています。技術を用いる際の基盤となるので，しっかり理解しましょう。

呼吸器合併症のリスクアセスメントは肺切除範囲・手術時間・体位・麻酔時間，喫煙指数（ブリンクマン指数＝1日の本数×年数），禁煙期間など

術後は痛みの有無，口唇・爪床・四肢末梢のチアノーゼ，呼吸困難の視診，気管・気管支・気管支肺胞・肺胞の左右差・上下差・副雑音を聴診する。無気肺は呼吸音が減弱あるいは消失し，高調な捻髪音（髪を耳元ですり合わせたときの音）が吸気の終わりに聴診される。肺炎は，呼吸音の強度が増大し，吸気後半1/3で捻髪音がある。術後数日間はパルスオキシ

**個別性を考えた看護技術を**
　実際に患者に対して技術を実施する場合には，本書で示している基本形をベースに，患者それぞれの個別性を考えて応用することが必要です。
　応用できるようになるには，"なぜそうするのか？"といった根拠や留意点までをきちんと学び，基本形を確実に理解・習得することが第一歩です。

## 「看護技術の実際」
各節で習得してほしい看護技術の実際を,順を追って提示しています。正確な技術の習得には,本書で示している基本形を繰り返し練習し,頭とからだで覚えるよう意識してください。

### 看護技術の「目的」
何を目指してこの技術を用いるのかを簡潔に示しています。

### 看護技術の「適応」
この技術が,どんな状態の患者に用いられるのかを示しています。

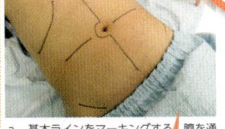

### 「方法」に対する「留意点と根拠」が見やすい!
表形式で,左欄には順を追った技術の実施方法を,右欄にはそれに対応する留意点と根拠を明示しています。表形式だから左右の欄を見比べやすく,また対応する箇所には番号(❶など)をふっているので,方法に対する根拠がすぐにわかるようになっています。

### わかりやすい写真がたくさん!
写真を中心に,イラストや表などがもりだくさんで,イメージしやすくなっています。

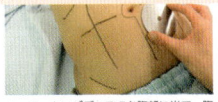

### 「文献」
引用・参考文献を提示しています。必要に応じてこれらの文献にもあたり,さらに学習を深めましょう。

■編　集
　神田　清子　高崎健康福祉大学保健医療学部
　二渡　玉江　前群馬大学大学院保健学研究科

■執筆者（執筆順）
　神田　清子　高崎健康福祉大学保健医療学部
　二渡　玉江　前群馬大学大学院保健学研究科
　片岡　　純　愛知県立大学看護学部
　渡辺　　恵　群馬大学医学部附属病院看護部
　狩野　太郎　群馬県立県民健康科学大学
　石田　和子　新潟県立看護大学
　平井　和恵　東京医科大学医学部看護学科
　佐藤冨美子　福島県立医科大学看護学部
　堀越　政孝　群馬パース大学保健科学部
　廣瀬規代美　群馬県立県民健康科学大学
　赤石三佐代　上武大学看護学部
　木村　　香　群馬県立がんセンター看護部
　藤本　桂子　高崎健康福祉大学保健医療学部
　萩原　英子　群馬パース大学保健科学部
　小林万里子　東京医科大学医学部看護学科
　森　　一恵　関西国際大学保健医療学部
　吉田久美子　高崎健康福祉大学保健医療学部
　角田　明美　群馬大学医学部附属病院看護部
　橋本　晴美　群馬県立県民健康科学大学
　中西　陽子　前群馬県立県民健康科学大学
　石田　順子　高崎健康福祉大学保健医療学部
　砂賀　道子　高崎健康福祉大学保健医療学部
　望月　留加　東京慈恵会医科大学医学部看護学科
　近藤　由香　群馬大学大学院保健学研究科
　京田亜由美　群馬大学大学院保健学研究科

■撮影協力
　河田　照絵　東京医科大学医学部看護学科
　川島美由紀　東京医科大学病院看護部

# 目次 contents

## 第Ⅰ章 がん看護の特徴　1

### ❶ がん医療の動向と看護の役割　（神田清子）　2

- ❶ がんの疫学 …… 2
  - 1）死亡数が多いがんの部位 …… 3
  - 2）性別・がん部位別の罹患数の年次推移 …… 3
  - 3）性別・がん部位別の5年相対生存率の年次推移 …… 3
- ❷ がん医療対策・看護のあゆみとがん対策基本法 …… 3
- ❸ がん対策推進基本計画 …… 4
- ❹ がん医療の均てん化における看護の役割 …… 6
  - 1）トータルペインの視点からのアセスメントと支援 …… 6
  - 2）意思決定を支える …… 6
  - 3）セルフケア能力を引き出す支援 …… 7
  - 4）がん治療・療養過程に焦点を当てた看護実践 …… 7
  - 5）がん患者の暮らしを支え在宅療養ができる支援 …… 8
- ❺ がん支援のトピック …… 8
  - 1）がん診療連携拠点病院の患者相談支援センター …… 8
  - 2）就労支援 …… 8

### ❷ がんサバイバーの理解　（二渡玉江）　9

- ❶ がんサバイバーシップとその必要性 …… 9
- ❷ サバイバーシップをとらえる側面と時期 …… 10
- ❸ がん診断・告知後の心理反応と心のケア …… 12
- ❹ がんサバイバーと就労問題 …… 12
- ❺ がんサバイバーのセルフアドボカシーを高める …… 13
- ❻ サバイバーシップの視点からみたピアサポート …… 14
- ❼ 社会の意識を変えるための活動 …… 15

### ❸ コミュニケーション　（神田清子）　16

- ❶ コミュニケーションとは …… 16
- ❷ がん看護におけるコミュニケーションの特徴 …… 17
- ❸ がん看護におけるコミュニケーションの重要性 …… 17
- ❹ より良いコミュニケーション，信頼関係構築のための基本的態度 …… 18
  - 1）対象者を尊重する …… 18
  - 2）対象者との距離を考えて接する …… 18
  - 3）情報，秘密保持など倫理的配慮を行う …… 18
  - 4）挨拶，言葉づかい，身だしなみは対象者の特性，場，状況にふさわしい用い方をする …… 18
- ❺ 基本的コミュニケーションスキル …… 19
  - 1）環境や自己の姿勢を準備する …… 19
  - 2）対象者に受け入れてもらえる接近をする …… 19
  - 3）対象者の意向を知りケアに生かす質問をする …… 19
  - 4）現状の認識を確認し，要点を押さえた情報伝達を行う …… 19
  - 5）傾聴の技術を効果的に用いる …… 19

6）わかろうとする姿勢を伝える ……… 20
❻ つらい気持ちに対応し，患者の感情表出を促進
　　させるスキル ………………………………… 20
　　1）「NURSE」の基本的な考え方 ……………… 20
　　2）対象者の感情表出を促す「NURSE」を用
　　　 いたスキル …………………………………… 20
❼ コミュニケーションスキルを上達させる方法
　　…………………………………………………… 20

## ❹ 家族ケア　（二渡玉江）―――――――――――――――――――― 23

❶ がん患者の家族が抱えている苦痛と家族ケア
　　の重要性 ………………………………………… 23
❷ 患者の経過に応じた家族支援 ……………… 24
　　1）がん医療におけるインフォームドコンセン
　　　 トと家族ケア ………………………………… 25
　　2）がん患者を親にもつ子ども（家族）のケア
　　　 ………………………………………………… 27
　　3）がんに対する治療中止・がん進行期におけ
　　　 る家族ケア …………………………………… 28
❸ がん患者の家族ケアを行う看護師の現状 …… 30

# 第Ⅱ章　化学療法の看護　33

## ❶ 抗がん薬投与時の観察と援助　（片岡　純）―――――――――― 34

❶ 化学療法 ………………………………………… 34
　　1）化学療法の目的 ……………………………… 34
　　2）化学療法の方法 ……………………………… 35
　　3）抗がん薬の有害事象 ………………………… 36
　　4）抗がん薬取り扱い時の注意事項 …………… 37
　　5）化学療法を受ける患者の特徴 ……………… 38
❷ 抗がん薬投与時の看護の目標 ……………… 38
看護技術の実際　　　　　　　　　　　　　39
Ａ 抗がん薬投与（アセスメントと看護技術）…… 39
　　1）投　与　前 …………………………………… 39
　　2）投　与　時 …………………………………… 40
　　3）投与終了後 …………………………………… 41

## ❷ 内分泌療法時の観察と援助　（片岡　純）―――――――――――― 43

❶ 内分泌療法とは ………………………………… 43
❷ ホルモン依存性がんに対する内分泌療法 …… 43
　　1）前立腺がんに対する内分泌療法 …………… 43
　　2）乳がんに対する内分泌療法 ………………… 45
　　3）子宮体がんに対する内分泌療法 …………… 46
❸ 内分泌療法による副作用とケア …………… 47
　　1）前立腺がんに対する内分泌療法の副作用
　　　 とケア ………………………………………… 47
　　2）乳がんに対する内分泌療法の副作用とケ
　　　 ア ……………………………………………… 48
　　3）子宮体がんに対する内分泌療法の副作用
　　　 とケア ………………………………………… 48
❹ 内分泌療法を受ける患者の看護の目標 …… 49
看護技術の実際　　　　　　　　　　　　　49
Ａ 皮下注射による内分泌療法を受ける患者のアセ
　　スメントと看護技術 …………………………… 49
　　1）投　与　前 …………………………………… 49
　　2）投　与　時 …………………………………… 50
　　3）投与終了後 …………………………………… 53

## ❸ 有害事象に対する症状マネジメント —— 54

### ❶ アレルギー反応，インフュージョンリアクション（渡辺 恵）……… 54
  1）アレルギー反応，インフュージョンリアクションとは ……… 54
  2）アレルギー反応，インフュージョンリアクションのアセスメント ……… 54
  3）予防と早期発見に向けた援助 ……… 56
  4）症状出現時の対応 ……… 56
  5）心理的援助 ……… 56

### ❷ 抗がん薬の血管外漏出（渡辺 恵） ……… 56
  1）血管外漏出とは ……… 56
  2）血管外漏出のアセスメント ……… 57
  3）予防と早期発見に向けた援助 ……… 57
  4）血管外漏出時のケア ……… 59

### ❸ 悪心・嘔吐（狩野太郎） ……… 60
  1）悪心・嘔吐とは ……… 60
  2）悪心・嘔吐の予防に向けた対策 ……… 60
  3）悪心・嘔吐出現時のケア ……… 62

### ❹ 白血球・好中球減少，血小板減少（狩野太郎） ……… 63
  1）白血球・好中球減少，血小板減少とは ……… 63
  2）白血球・好中球減少，血小板減少の予防に向けた対策 ……… 63
  3）白血球・好中球減少，血小板減少出現時のケア ……… 63

### ❺ 口内炎（狩野太郎） ……… 64
  1）口内炎とは ……… 64
  2）口内炎の予防に向けた対策 ……… 65
  3）口内炎出現時のケア ……… 65

### ❻ 神経障害（石田和子） ……… 65
  1）神経障害とは ……… 65
  2）神経障害の早期発見の工夫とアセスメント ……… 66
  3）末梢神経障害の対策とケア ……… 67

### ❼ 皮膚障害（石田和子） ……… 68
  1）皮膚障害とは ……… 68
  2）皮膚障害の早期発見とアセスメント ……… 68
  3）皮膚障害の予防，治療とケア ……… 68

### ❽ 脱 毛（石田和子） ……… 71
  1）脱毛とは ……… 71
  2）脱毛の早期発見とアセスメント ……… 73
  3）脱毛に対するケア ……… 73

### ❾ 下 痢（石田和子） ……… 73
  1）下痢とは ……… 73
  2）下痢の早期発見とアセスメント ……… 73
  3）下痢の対策とケア ……… 75

### ❿ 便 秘（石田和子） ……… 76
  1）便秘とは ……… 76
  2）便秘の早期発見とアセスメント ……… 76
  3）便秘対策とケア ……… 77

### 看護技術の実際 ……… 78
  A アレルギー反応，インフュージョンリアクション出現時の対応（渡辺 恵） ……… 78
  B 血管外漏出時のケア（渡辺 恵） ……… 78
  C 悪心・嘔吐の予防と苦痛軽減に向けた対策（狩野太郎） ……… 79
  D 感染症予防に向けた対策（狩野太郎） ……… 80
  E 出血予防に向けた対策（狩野太郎） ……… 81
  F 口内炎予防に向けた対策（狩野太郎） ……… 82
  G 口内炎の悪化防止や苦痛軽減に向けた対策（狩野太郎） ……… 82
  H 末梢神経障害におけるケア（石田和子） ……… 83
  I 皮膚障害の予防（石田和子） ……… 85
  J 爪のケア（石田和子） ……… 85
  K 脱毛が始まる前のケア（石田和子） ……… 86
  L 脱毛中のケア（石田和子） ……… 87
  M 脱毛後のケア（石田和子） ……… 88
  N 下痢に対する日常生活上の注意（石田和子） ……… 89
  O 下痢に対する食事療法（石田和子） ……… 89
  P 化学療法開始後の便秘予防（石田和子） ……… 90

## ❹ 長期合併症のアセスメントと援助 （平井和恵） —— 92

### ❶ 二次がん ……… 92
  1）二次がんとは ……… 92

2）二次がんの発生率 …………………… 92
　　3）二次がんとリスクファクター ………… 92
　　4）アセスメントと援助の視点 …………… 93
❷ 生殖機能障害 ………………………………… 93
　　1）がん治療と生殖機能障害 ……………… 93
　　2）がん治療後の生殖機能障害の発生率 … 95

　　3）生殖機能障害とリスクファクター …… 96
　　4）妊孕性温存 ……………………………… 96
　　5）アセスメントと援助の視点 …………… 96
🌱 看護技術の実際 …………………………… 96
　Ⓐ 二次がんのリスクに関する患者教育 …… 96
　Ⓑ 化学療法中の妊娠予防に関する患者教育 … 97

## ❺ 外来化学療法を受ける患者への援助　（平井和恵） ── 98

❶ 外来化学療法の特徴とシステム ………… 98
　　1）外来化学療法の特徴 …………………… 98
　　2）外来化学療法の目的と患者の特徴 …… 98
　　3）外来化学療法を受ける患者の条件 …… 98
　　4）外来化学療法の流れ …………………… 99
❷ 外来化学療法患者の援助 …………………… 99
　　1）情報収集 ……………………………… 100

　　2）オリエンテーション ………………… 100
　　3）セルフケア支援 ……………………… 101
　　4）エネルギー保存療法 ………………… 101
🌱 看護技術の実際 ………………………… 101
　Ⓐ 初回導入時のオリエンテーション …… 101
　Ⓑ エネルギー保存療法 …………………… 103

## ❻ 抗がん薬の曝露対策　（平井和恵） ── 104

❶ 危険性医薬品としての抗がん薬 ………… 104
❷ 抗がん薬曝露による健康への影響 ……… 105
❸ 抗がん薬曝露の経路と機会 ……………… 105
　　1）曝露の機会 …………………………… 105
　　2）曝露の経路 …………………………… 106
🌱 看護技術の実際 ………………………… 106
　Ⓐ 個人防護具（personal protective equipment：
　　PPE）の選択と着脱 …………………… 106
　　1）個人防護具の選択と着用 …………… 107
　　2）個人防護具の除去（手袋を二重に装着した
　　　場合）………………………………… 108

　Ⓑ 抗がん薬の安全な取り扱い …………… 108
　　1）注射薬の取り扱い …………………… 108
　　2）経口抗がん薬の取り扱い …………… 109
　Ⓒ 抗がん薬投与後最低48時間の患者の排泄物・リ
　　ネン類の安全な取り扱い ……………… 109
　　1）投与後最低48時間の患者の排泄物の取り扱い
　　　…………………………………………… 109
　　2）投与後最低48時間の患者のリネン類の取り扱
　　　い ……………………………………… 109
　Ⓓ 抗がん薬の曝露を受けた場合の対応 … 110

# 第Ⅲ章　がん手術療法の看護　　111

## ❶ がん手術後合併症の観察と看護　（佐藤冨美子）── 112

❶ 肺がん手術による"肺炎，無気肺" ……… 112
　　1）肺炎，無気肺の発症原因 …………… 112
　　2）合併症の観察 ………………………… 112
　　3）合併症の看護 ………………………… 113

❷ 消化器がんなどの手術操作および局所・全
　身要因による"縫合不全" ………………… 115
　　1）縫合不全の発症要因 ………………… 115
　　2）合併症の観察 ………………………… 115

3）合併症の看護 …………………………… 115
❸ 胃を切除することにより貯留機能が減少した
　ことに起因して生じる"ダンピング症状" … 116
　　1）ダンピング症状の原因と観察 ………… 116
　　2）合併症の看護 …………………………… 116
❹ 麻酔・手術操作による"麻痺性イレウス" … 118
　　1）麻痺性イレウスの発症要因 …………… 118

　　2）合併症の観察 …………………………… 118
　　3）合併症の看護 …………………………… 119
❺ 前立腺がんや子宮がんなどの広範囲の切除
　・郭清による"排尿障害" ………………… 119
　　1）排尿障害の発症要因 …………………… 119
　　2）合併症の観察 …………………………… 120
　　3）合併症の看護 …………………………… 120

## ❷ ストーマ造設時のケア　（堀越政孝） ── 122

❶ 消化器ストーマの分類 ……………………… 122
　　1）永久的ストーマ ………………………… 122
　　2）一時的ストーマ ………………………… 122
❷ ストーマリハビリテーション ……………… 123
❸ ストーマ造設患者への看護ケアのポイント
　　……………………………………………… 123
　　1）術　　前 ………………………………… 123

　　2）術後急性期 ……………………………… 123
　　3）回　復　期 ……………………………… 123
🌱 看護技術の実際 ……………………………… 124
　A ストーマサイトマーキング ……………… 124
　B ストーマの観察とアセスメント ………… 125
　C ストーマ装具内排泄物の処理方法 ……… 126
　D ストーマ装具の交換 ……………………… 128

## ❸ 乳がん・婦人科がんの周術期ケア　（佐藤冨美子） ── 130

❶ 乳がん・婦人科がん患者の周術期ケアとボ
　ディイメージ ………………………………… 130
❷ 乳房・子宮・卵巣の喪失に伴うボディイメ
　ージの変化と受容に及ぼす要因 …………… 130
❸ 乳がん・婦人科がん手術に伴うボディイメ
　ージの変化に対する看護 …………………… 131
　　1）乳房・子宮・卵巣喪失の受容 ………… 131
　　2）乳房の補正 ……………………………… 132
　　3）患側上肢の機能障害に対するケア …… 133

　　4）リンパ浮腫の予防 ……………………… 134
🌱 看護技術の実際 ……………………………… 134
　A 乳房の補正方法指導 ……………………… 134
　B 乳がん術後上肢機能障害の回復および予防指
　　導 …………………………………………… 134
　　1）術　　前 ………………………………… 135
　　2）術　　後 ………………………………… 136
　C リンパ浮腫予防指導 ……………………… 137

## ❹ 喉頭摘出術後のケア　（廣瀬規代美） ── 140

❶ 喉頭がんと手術療法 ………………………… 140
　　1）喉頭がんとは …………………………… 140
　　2）手術療法 ………………………………… 140
❷ 喉頭全摘出後の機能・形態的変化 ………… 140
❸ 喉頭全摘出後の看護 ………………………… 141
　　1）声を失った人々への支援 ……………… 141
　　2）永久気管孔造設に伴う日常生活への援助
　　　……………………………………………… 142

　　3）肩・上肢運動障害に対するリハビリテー
　　　ション ……………………………………… 142
🌱 看護技術の実際 ……………………………… 142
　A 声を失った人の代用発声の指導（電気喉頭）… 142
　B 声を失った人の代用発声の指導（食道発声）… 143
　C 永久気管孔の管理 ………………………… 144

# 第Ⅳ章　がん放射線療法の看護　　147

## ❶ 放射線照射時の観察と援助　（赤石三佐代）────148

**❶ 放射線の特徴と人体に及ぼす影響**………148
- 1）放射線の種類………148
- 2）放射線の単位………150
- 3）放射線の作用………150

**❷ 放射線療法の適応と特徴**………150
- 1）外部照射………151
- 2）内部照射………152
- 3）術前照射………153
- 4）術中照射………153
- 5）術後照射………154
- 6）全身照射………154
- 7）抗がん薬との併用治療………155
- 8）緩和治療………155

**❸ 放射線の安全管理**………155

**看護技術の実際**………156
- A 主治医からの説明の確認………156
- B 放射線科医師の診察時の介助………156
- C 位置決め（照射範囲決定）時の介助………156
- D マーキング指導………157
- E 照射線量の決定に合わせた指導………158
- F 外部照射時の看護………158
- G 小線源照射時の看護（前立腺がん）………159
- H 内部照射（腔内照射）時の看護（子宮がん）………160
- I 内部照射（RI内用療法）時の看護（甲状腺がん）………161
- J 定期的診療時の看護………161
- K 治療終了時の生活指導………162

## ❷ 有害事象に対する症状マネジメント　（木村　香・藤本桂子）────163

**❶ 放射線照射による口腔粘膜への影響**………163
**❷ 放射線照射による皮膚への影響**………166

**看護技術の実際**………167
- A 口腔粘膜炎が起きているときの口腔ケア………167
- B 放射線性皮膚炎のグレード別ケア………168

## ❸ 晩期合併症のアセスメントと援助　（萩原英子・小林万里子）────171

**❶ 晩期合併症とは**………171
**❷ 放射線肺臓炎**………172
**❸ 消化管出血**………172

**看護技術の実際**………173
- A 放射線肺臓炎の増悪予防とケア………173
- B 消化管出血の予防と消化管出血がみられる患者のケア………175

## ❹ 放射線被曝防御対策　（小林万里子・萩原英子）────178

**❶ 放射線の人体への影響**………178
- 1）放射線の健康への影響………178
- 2）がんの発生………179
- 3）胎児への影響………179
- 4）不　妊………179

**❷ 放射線防護の必要性**………180
- 1）放射線防護の目的………180
- 2）放射線防護体系の3原則………180

**❸ 放射線被曝の区分**………180

**❹ 放射線被曝防護の基本**………181
- 1）外部被曝防護………181
- 2）内部被曝防護………182

# 第 Ⅴ 章　造血幹細胞移植の看護　　183

## ❶ 造血幹細胞移植とは　（森　一恵）　184

- ❶ 造血細胞移植の適応 …………………… 184
- ❷ 造血細胞移植の方法 …………………… 185

## ❷ ドナー登録と患者の意思決定　（森　一恵）　188

- ❶ HLA とは ………………………………… 188
- ❷ 骨髄バンクと臍帯血バンク …………… 189
  - 1）骨髄バンク ………………………… 189
  - 2）臍帯血バンク ……………………… 189
- ❸ ドナー（造血細胞提供者）登録 ……… 189
  - 1）移植を勧められる時期 …………… 189
  - 2）ドナーの決定における調整 ……… 190
- ❹ 移植にかかわる人々の意思決定と支援 … 190
  - 1）移植適応決定時の情報提供 ……… 190
  - 2）レシピエントの意思決定 ………… 191
  - 3）ドナーの意思決定 ………………… 192
- ❺ ドナーの骨髄採取時の看護 …………… 193
- ❻ 前処置開始前の患者・家族の看護 …… 193
- ❼ 同種骨髄移植患者の前処置開始までの口腔ケア ………………………………… 193
- 🌱 看護技術の実際　194
  - Ⓐ ドナーの骨髄採取時の看護 ……… 194
  - Ⓑ 同種骨髄移植患者の前処置開始までの口腔ケア ……………………… 195

## ❸ 造血幹細胞移植関連合併症のアセスメントと援助　（森　一恵）　197

- ❶ 造血幹細胞移植前処置による副作用 …… 197
- ❷ 全身放射線照射 ………………………… 198
- ❸ 造血幹細胞移植に関連した感染症 …… 198
  - 1）移植後早期の感染症管理 ………… 199
  - 2）移植後30～100日頃まで ………… 199
  - 3）移植後100日目以降 ……………… 199
  - 4）感染症の予防 ……………………… 199
  - 5）移植病室 …………………………… 200
- ❹ 移植片対宿主病 ………………………… 200
  - 1）急性 GVHD ………………………… 201
  - 2）慢性 GVHD ………………………… 201
- ❺ 移植後合併症 …………………………… 202
- ❻ 移植病室収容までの前処置中の患者の援助 ……………………………………… 204
  - 1）同種骨髄移植の場合 ……………… 204
  - 2）末梢血幹細胞移植の場合 ………… 204
- ❼ 移植病室在室時の患者の援助 ………… 204
  - 1）移植施行の準備 …………………… 204
  - 2）移植病室在室時の患者の看護 …… 205
- ❽ 造血幹細胞の生着前：GVHD の早期発見と援助 …………………………………… 205
- ❾ 生着後から退院までの看護 …………… 205
- 🌱 看護技術の実際　206
  - Ⓐ 移植病室在室時の患者の看護 …… 206
  - Ⓑ 急性GVHDの患者の清潔ケア …… 208
  - Ⓒ 生着後から退院のリハビリテーション …………………………………… 208

## ❹ 退院時オリエンテーションと社会復帰 （森　一恵）──210

- ❶ 退院指導 …… 210
  - 1）退院時オリエンテーション内容と晩期障害の予防 …… 210
- 2）感染予防 …… 211
- 3）心理・社会的ケアと準備 …… 211
- ❷ 造血幹細胞移植後看護外来 …… 212

# 第Ⅵ章　緩和ケア　213

## ❶ 症状マネジメント ──────── 214

- ❶ 疼　痛（吉田久美子・角田明美）…… 214
  - 1）がん患者の疼痛の特徴 …… 214
  - 2）がん患者の疼痛のマネジメント …… 215
  - 3）がん患者の疼痛の治療 …… 216
  - 4）がん患者の疼痛の緩和を促す看護 …… 218
- ❷ 食欲不振（吉田久美子・角田明美）…… 219
  - 1）がん患者の食欲不振の特徴 …… 219
  - 2）がん患者の食欲不振のマネジメント …… 219
  - 3）がん患者の食欲不振を緩和する看護 …… 221
- ❸ 腹水・腹部膨満感（吉田久美子・角田明美）…… 222
  - 1）がん患者の腹水・腹部膨満感の特徴 …… 222
  - 2）がん患者の腹水・腹部膨満感のマネジメント …… 223
  - 3）がん患者の腹水・腹部膨満感を緩和する看護 …… 223
- ❹ 呼吸困難（橋本晴美・中西陽子）…… 224
  - 1）がん患者の呼吸困難の特徴 …… 224
  - 2）がん患者の呼吸困難のマネジメント …… 225
  - 3）がん患者の呼吸困難を緩和する看護 …… 227
- ❺ 全身倦怠感（橋本晴美・中西陽子）…… 229
  - 1）がん患者の倦怠感の特徴 …… 229
  - 2）がん患者の倦怠感のマネジメント …… 229
  - 3）がん患者の倦怠感の緩和を促す看護 …… 231
- ❻ 消化管閉塞（石田順子・砂賀道子）…… 233
  - 1）がん患者の消化管閉塞の特徴 …… 233
  - 2）がん患者の消化管閉塞のマネジメント …… 233
  - 3）がん患者の消化管閉塞に伴う症状の緩和を促す看護 …… 235
- ❼ 浮　腫（石田順子・砂賀道子）…… 236
  - 1）がん患者の浮腫の特徴 …… 236
  - 2）がん患者の浮腫のマネジメント …… 237
  - 3）がん患者の浮腫の緩和を促す看護 …… 238
- ❽ せん妄（石田順子・砂賀道子）…… 239
  - 1）がん患者のせん妄の特徴 …… 239
  - 2）がん患者のせん妄のマネジメント …… 240
  - 3）がん患者のせん妄に対するケア …… 242

### 看護技術の実際　243
- A　がん性疼痛に対する持続皮下注射（吉田久美子・角田明美）…… 243
- B　食欲不振時のケア（吉田久美子・角田明美）…… 245
- C　腹腔穿刺の介助（吉田久美子・角田明美）…… 246
- D　排痰法（橋本晴美・中西陽子）…… 249
- E　エネルギーの調整に関する患者教育（橋本晴美・中西陽子）…… 251
- F　イレウス管挿入（経鼻的挿入）の介助（石田順子・砂賀道子）…… 253
- G　アロマオイルを用いたトリートメント（マッサージ）：下肢（石田順子・砂賀道子）…… 255
- H　せん妄のアセスメント（石田順子・砂賀道子）…… 256

## ❷ スピリチュアルケア　（望月留加）──────── 260

- ❶ スピリチュアルケアとは …… 260
- ❷ スピリチュアルケアの目的 …… 260

❸ スピリチュアルケアの実際 …………… 261
❹ スピリチュアルケアとチーム医療 ………… 263

🌱 看護技術の実際　263
　Ⓐ 傾聴（積極的傾聴） ……………………… 263
　Ⓑ ライフレビュー ………………………… 264

# 第Ⅶ章　ターミナルケア　267

## ❶ 死の受容とサポート　（近藤由香）　268

❶ 死にゆく人の心理過程 ………………… 268
　1）キューブラー＝ロスの心理過程 …… 268
　2）バックマンの心理過程 ……………… 269
　3）平山の心理過程 ……………………… 270
❷ 死の受容 ………………………………… 270
❸ 死にゆく過程にある人への援助 ………… 271
　1）怒り，抑うつに対するケア ………… 271
　2）死にゆく過程にある人への精神的アプローチ ……………………………………… 272

🌱 看護技術の実際　272
　Ⓐ 怒りへのケア ……………………………… 272

## ❷ 看取りのケア　274

❶ お別れ（京田亜由美）……………………… 274
　1）お別れの時期にある患者の特徴 …… 274
　2）お別れの時期にある患者への看護 … 275
　3）お別れの時期にある家族の特徴 …… 277
　4）お別れの時期にある家族への看護 … 279
❷ 死前喘鳴（近藤由香）……………………… 280
　1）死前喘鳴 ……………………………… 280
　2）治　　療 ……………………………… 281
　3）死前喘鳴のある患者とその家族への看護 …………………………………………… 281
❸ エンゼルケア（京田亜由美）……………… 283
　1）エンゼルケアの意味 ………………… 283
　2）亡くなった後の患者の身体的変化 … 283

🌱 看護技術の実際　284
　Ⓐ お別れの時期の患者，家族への看護 …… 284
　Ⓑ 口腔ケア ………………………………… 286
　Ⓒ エンゼルケア（清拭・陰部洗浄など）… 287
　Ⓓ エンゼルケア（洗髪）…………………… 288
　Ⓔ エンゼルメイク ………………………… 289

## ❸ 家族のグリーフケア　（京田亜由美）　292

❶ 悲嘆のプロセス ………………………… 292
　1）大切な人を亡くした家族の悲嘆のプロセス …………………………………………… 292
　2）専門的なケアが必要な悲嘆のプロセス（複雑性悲嘆）………………………………… 294
❷ グリーフケア …………………………… 294
　1）グリーフケアの種類 ………………… 294
　2）グリーフケアの方法 ………………… 295

🌱 看護技術の実際　296
　Ⓐ 家族のグリーフケア …………………… 296

## ❹ 患者・家族，医療者のストレスマネジメント　（近藤由香）　297

❶ ストレス ………………………………… 297
❷ 終末期における患者，家族，医療者のストレス ……………………………………… 297

### ❸ ストレスマネジメントの方法 …………… 298
1）リラクセーション法 …………………… 298
2）その他の方法 …………………………… 299
3）患者，家族，看護師それぞれのストレス
　　マネジメント ………………………… 299

索　　引 …………………………………… 303

### 🌱 看護技術の実際　300
　Ⓐ 呼 吸 法 ……………………………… 300

第 I 章

# がん看護の特徴

# 1 がん医療の動向と看護の役割

**学習目標**
- 日本におけるがん罹患, がん死亡の動向を理解する。
- がん医療対策・看護の歩みとがん対策基本法を理解する。
- がん対策推進基本計画について概説できる。
- がん医療の均てん化における看護の役割を理解する。

## 1 がんの疫学

　がんは1981（昭和56）年から死亡順位の第1位を続けている。生涯のうち2人に1人ががんに罹る（罹患）疾病である。このようながんの疫学（個人ではなく，集団を対象とした，がんという病気の頻度や分布，影響因子）を知ることは，国のがん対策の動きやがん看護の役割の重要性を理解することにつながる。がんが増えている大きな要因は高齢化であり，このため今後もがんに罹患する人は増えることが予測される（図1-1）[1]。

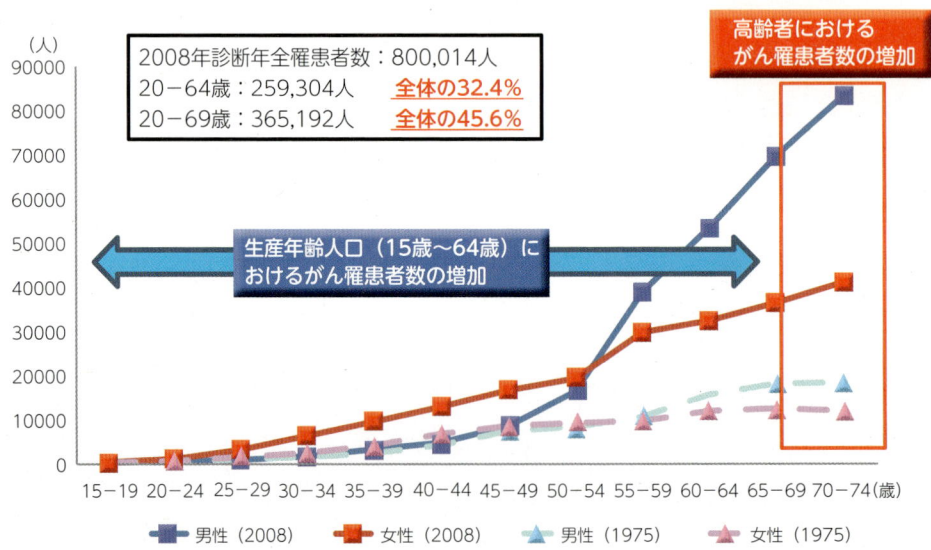

図1-1 性別・年齢別がん罹患者数
厚生労働省：がん患者の就労や就労支援に関する現状
http://www.mhlw.go.jp/file/05-Shingikai-10901000-Kenkoukyoku-Soumuka/0000037517.pdf ［2015.Feb.16］

## 1）死亡数が多いがんの部位

2012年のがん死亡数が多い順は，男女の合計では肺，胃，大腸になっている。男性も同じ順序であるが女性では，大腸，肺，胃，膵臓に次いで5位に女性の罹患で圧倒的に増加している乳房が入っている。

## 2）性別・がん部位別の罹患数の年次推移

2010年の罹患数が多い部位は，男性では胃，肺，大腸，前立腺そして肝臓である。最近5年の間に，肺と前立腺の罹患数が急増している。女性の多い部位は，乳房，大腸，胃，肺，子宮であり，乳房や子宮では20歳代，30歳代の罹患が増えている。

## 3）性別・がん部位別の5年相対生存率の年次推移

がんの治療開始から5年後生存している人の割合を5年相対生存率という。がんでは5年経過後までに「再発」がない場合を治癒とみなす。そのため「5年相対生存率」が重要視される。

全部位の生存率は1993-1996年53.2％，2003-2005年では58.6％で約5歳の延長がみられる。部位による生存率に違いがあり，肝臓や肺は低く，男性では前立腺，女性では乳房が80％以上になっている。がんも早期に発見できると5年相対生存率は高くなる。

## 2 がん医療対策・看護のあゆみとがん対策基本法（表1-1）

国はがん対策のため，1984年から「対がん10か年総合戦略」「がん克服新10か年戦略」に

表1-1 がん医療対策とがん看護の変遷

| がん医療対策の変遷 | 年度 | がん看護の変遷 |
|---|---|---|
| がんが死因の第1位 | 1981年 | |
| 対がん10か年総合戦略（～1993年） | 1984年 | |
| | 1987年 | 日本がん看護学会発足 |
| がん克服新10か年戦略（～2003年） | 1994年 | 専門看護師制度発足 |
| | 1995年 | 認定看護師制度発足 |
| | 1996年 | がん看護専門看護師　4名誕生 |
| WHO　国家的がん対策プログラム提唱 | 2002年 | |
| | 2003年 | がん看護国際学術集会 |
| 第3次対がん10か年総合戦略（～2013年） | 2004年 | |
| がん対策基本法成立 | 2006年 | 専門分野（がん・糖尿病）における質の高い看護師育成事業（ジェネラリスト育成）<br>米国がん看護学会のコアカリキュラム翻訳出版 |
| がんプロフェッショナル養成プラン：第1期 | 2007年 | がんプロフェッショナル養成プラン　がん看護専門看護師養成コース増加 |
| がん対策推進基本計画：第1期 | 2008年 | |
| | 2010年 | がん看護コアカリキュラム　日本がん看護学会 |
| がんプロフェッショナル養成基盤推進プラン：第2期<br>がん対策推進基本計画：改訂 | 2012年 | 専門看護師　38単位教育認定 |
| がん研究10か年計画 | 2014年 | がん看護専門看護師登録者数　514名 |

取り組み，がん病態のメカニズムの解明，各種がんの早期発見や診断のための技術の開発，また標準治療が確立する。

　国際的にもがん死亡が問題となり，2002年，WHO（世界保健機関）は「国家的がん対策プログラム」を提唱した。日本では依然としてがん死亡と罹患率が減少しないため，「第3次対がん総合戦略」ではがん罹患率と死亡率の激減をスローガンに掲げ展開してきた。

　看護においてもがん看護の実践および研究の質の向上，ネットワーク化を目指して，1987年，日本がん看護学会が発足した。そして高度化・複雑化する国民の医療ニーズに応えるためにスペシャリストの育成が開始され，1996年，がん看護専門看護師4名が誕生した。

　2006年，これまでのがん政策をさらに強化し，総合的かつ計画的に推進するためがん対策基本法が国会にて成立し，2007年から施行されている。その目的は次の3点である。

1．がんの予防，診断，治療等に係る技術の向上その他の研究等の成果を普及し，活用し，及び発展させること（第2条1項）。<u>がんの予防および早期発見の推進</u>
2．がん患者がその居住する地域にかかわらず等しく科学的知識に基づく適切ながんに係る医療を受けることができるようにすること（第2条2項）。<u>がん医療の均てん化の促進</u>
3．本人の意向を十分尊重してがん治療方法等が選択されるようがん医療を提供する体制の整備がなされること（第2条3項）。<u>がん医療提供する体制の整備</u>

　国や都道府県のがん対策はこの法律に基づき予算化がされ，国のがん対策推進基本計画（以下「基本計画」）を受け，各県の特徴を生かした推進が図られている。また，がんに携わる専門職の人材育成が大学院レベルで行われている。がん看護専門看護師養成コースも増加し，登録数は他の分野に比べ圧倒的に多く，がん医療の均てん化に貢献している。

## 3 がん対策推進基本計画（図1-2）[2]

　がん基本計画のねらいは，がん患者を含む国民が，がんを知り，がんと向き合い，がんに負けることのない社会を目指すことである。基本計画の策定から5年が経過し，がん診療連携拠点病院（以下「拠点病院」）の整備や緩和ケア提供体制の強化，地域がん登録の充実が図られるとともに，がんの年齢調整死亡率は減少傾向で推移するなど，一定の成果を得ている。

　一方，課題として，①がん医療や支援について地域格差や施設間格差，②状況に応じた適切ながん医療や支援を受けられないこと，③緩和ケアについては，精神心理的な痛みに対するケアが十分でないこと，④放射線療法や化学療法についてもさらなる充実が必要であること，⑤新たに小児がん対策，チーム医療，がん患者等の就労を含めた社会的な問題，がんの教育などが明らかとなる。そこで，基本推進計画が改定され，2012（平成24）年度から2016（平成28）年度までの5年程度の期間を一つの目安として展開されている。

　全体目標（平成19年度からの10年目標）
（1）がんによる死亡者の減少（75歳未満の年齢調整死亡率の20％減少）
（2）すべてのがん患者とその家族の苦痛の軽減と療養生活の質の維持向上
（3）がんになっても安心して暮らせる社会の構築（新規に追加）
　重点目標には，これまでの内容に加え，新たに「働く世代や小児へのがん対策の充実」

### 重点的に取り組むべき課題

- （1）放射線療法，化学療法，手術療法のさらなる充実とこれらを専門的に行う医療従事者の育成
- （2）がんと診断された時からの緩和ケアの推進
- （3）がん登録の推進
- 新（4）働く世代や小児へのがん対策の充実

### 全体目標【平成19年度からの10年目標】

- （1）がんによる死亡者の減少（75歳未満の年齢調整死亡率の20％減少）
- （2）すべてのがん患者とその家族の苦痛の軽減と療養生活の質の維持向上
- 新（3）がんになっても安心して暮らせる社会の構築

### 分野別施策およびその成果や達成度を計るための個別目標

**1．がん医療**
①放射線療法，化学療法，手術療法のさらなる充実とチーム医療の推進
②がん医療に携わる専門的な医療従事者の育成
③がんと診断されたときからの緩和ケアの推進
④地域の医療・介護サービス提供体制の構築
新⑤医薬品・医療機器の早期開発・承認等に向けた取組
⑥その他（希少がん，病理診断，リハビリテーション）

**2．がんに関する相談支援と情報提供**
患者とその家族の悩みや不安を汲み上げ，患者とその家族にとってより活用しやすい相談支援体制を実現する。

**3．がん登録**
法的位置づけの検討も含め，効率的な予後調査体制の構築や院内がん登録を実施する医療機関数の増加を通じて，がん登録の精度を向上させる。

**4．がんの予防**
平成34年度までに，成人喫煙率を12％，未成年の喫煙率を0％，受動喫煙については，行政機関および医療関係は0％，家庭は3％，飲食店は15％，職場は平成23年までに受動喫煙のない職場を実現する。

**5．がんの早期発見**
がん検査の受診率を5年以内に50％（胃，肺，大腸は当面40％）を達成する。

**6．がん研究**
がん対策に資する研究をより一層推進する。2年以内に，関係省庁が連携して，がん研究の今後の方向性と，各分野の具体的な研究事項等を明示する新たな総合的がん研究戦略を策定する。

**新7．小児がん**
5年以内に，小児がん拠点病院を整備し，小児がんの中核的な機関の整備を開始する。

**新8．がんの教育・普及啓発**
子どもに対するがん教育のあり方を検討し，健康教育の中でがん教育を推進する。

**新9．がん患者の就労を含めた社会的な問題**
就労に関するニーズや課題を明らかにした上で，職場における理解の促進，相談支援体制の充実を通じて，がんになっても安心して働き暮らせる社会の構築を目指す。

図1-2 がん対策推進基本計画（平成24年6月閣議決定）
厚生労働省：がん対策推進基本計画
http://www.mhlw.go.jp/stf/houdou/2r9852000002bp3v-att/2r9852000002bp7b.pdf ［2015.Fed.16］

が加わった。重点目標や分野別施策およびその成果や達成度を計るための個別目標が挙げられている。

##  がん医療の均てん化における看護の役割

すべてのがん患者とその家族の苦痛の軽減と療養生活の質の維持向上の目標には，看護の役割が大きい。看護は対象者を全人的存在としてとらえ，接近する学問である。医学，生理学，解剖学などとともに社会学，教育学，倫理学など人間にかかわるすべての学問を応用しながら発展している人間科学である。看護を提供する基盤には，看護師が対象者に尊厳・尊重・誠意をもち接し，相互関係のなかで共に成長していくケアリングの考えがある。

### 1）トータルペインの視点からのアセスメントと支援

看護師は，がんと診断された段階から治療期，回復・安定期，再発・転移期，終末期そして身近な人をがんで亡くした遺族のケアなどその療養生活に寄り添い，各時期に合った適切な看護をシームレスに提供する。それぞれの過程において厳しい現実に向き合う患者・家族に寄り添う。

がんの分野ではトータルペインの視点で対象者をとらえ，病や治療が身体に及ぼす影響のみならず，社会生活，精神・心理そしてスピリチュアルに与える影響からアセスメントし，支援を行う（図1-3）。そして対象者の希望するニーズを満たしQOLを高めていく。

### 2）意思決定を支える

がん治療や療養生活は意思決定の連続である。どんな病期，治療・療養経過にあろうとがん患者・家族が主体的に意思決定し，対処していけるように支援する。成人期にある対

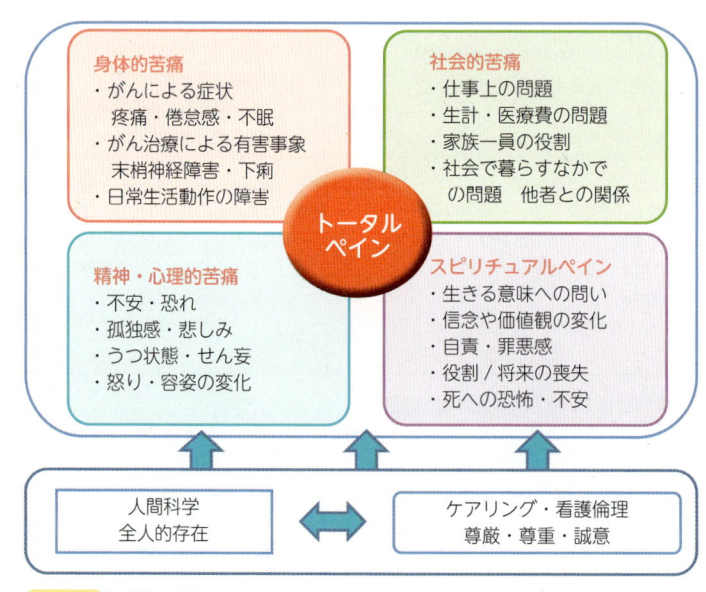

図1-3　看護の基盤とアセスメント・支援の視点

象者は自分自身で自己決定していく能力がある。

　がんの診断, 再発・進行などを伝えられ衝撃的な体験をした患者が, 病気や現状に向き合っていくプロセスを理解し共にいる, 共に考えをまとめられるように支援する。患者が自己の信念や価値観を明確にできるようそのプロセスを患者と一緒に考える。

　主体性を高め, 病と向き合う, 満足感やQOLを高めるためには対象者自身が自己決定することが何より重要である。

### 3）セルフケア能力を引き出す支援

　治療の進歩や医療制度の改革により, 社会のなかで, 日常生活や社会生活を送りながら外来や在宅で治療を受けるがんサバイバーが増加している。看護師は, 根拠をもち看護実践を行うとともに, 教育的なかかわりにより対象者が疼痛や副作用のマネジメントができるように患者の力を引き出す。また, 精神・心理的に安定するようにリラクセーションの技法やストレス緩和技術が習得できるよう指導する。

### 4）がん治療・療養過程に焦点を当てた看護実践

　がんと診断されたそのときから積極的に緩和ケアを行う。また, がんの主な治療であるがん手術療法看護, がん化学療法看護, がん放射線療法看護について理解を深め, その実践ができるようにすることががん看護を展開するうえでは不可欠である。エビデンスに基づいた質の高いがん看護を実践するためには, 表1-2[3]に示す思考の流れがある。患者の価値観を把握し, 医療に反映できるように橋渡しをするのは看護師の大きな役割である。

**表1-2　がん看護のアセスメント・支援の視点**

| 思考の流れ | 項目 | 専門的知識 | 研究成果 ガイドライン等 | 患者の価値観 |
|---|---|---|---|---|
| ↓ | がんのある部位の正常な形態・機能 | ● | | |
| | がんによる障害の程度・がんの病態 | ● | ● | |
| | 一般的な経過・予後 | ● | ● | |
| | 治療方針・内容 | ● | ● | ● |
| | QOL/トータルペインの視点 | | | |
| | 個人・集団・地域というシステム的な見方 | ● | | |
| | セルフケア能力・行動 | ● | | |
| | 疾患・治療のとらえ方, 価値観 | | | ● |
| | 援助の必要性の判断 | ● | ● | ● |
| | 援助方法・留意点 | ● | ● | ● |

浅野美知恵：EBPとがん看護, がん看護, 17（2）：101, 2012. より許諾を得て改変し転載

### 5）がん患者の暮らしを支え在宅療養ができる支援

病院に入院をするのはクリティカルの状況であり，がん患者の療養場所は在宅に移行している。日常生活支援が必要な自立度でも訪問看護や介護，ケアマネジャーなど医療や福祉の連携により，在宅療養が可能である。対象者が自分らしい選択で，生活できるよう入院中から調整や支援をしていく。

## 5 がん支援のトピック

### 1）がん診療連携拠点病院の患者相談支援センター

全国の拠点病院では無料でがんにかかわる相談を受けている。相談は面談，電話などででき，研修を受けた相談員があたっている。通っている病院でなくとも自由に選択ができる。たとえば，セカンドオピニオンを受けたいがどうすればよいのかといったことにも対応している。また相談支援センターではがんサロンなどを開設し，がん体験者や家族などの交流を深めている。

### 2）就労支援

国のがん対策推進基本計画の目標に新たに「がんになっても安心して暮らせる社会の構築」が加えられた。就労に関するニーズや課題を明らかにしたうえで，職場における理解の促進，相談支援体制の充実が求められている[2]。看護師としては病院の他部門と連携し，対象者に正しい知識（病状，社会保障制度）を説明し，離職をさせないようにし心理的負担，経済的負担を軽減するようにしていく支援が求められている。

#### 文 献

1）厚生労働省：がん患者の就労や就労支援に関する現状
http://www.mhlw.go.jp/file/05-Shingikai-10901000-Kenkoukyoku-Soumuka/0000037517.pdf ［2015.Feb.16］
2）厚生労働省：がん対策推進基本計画
http://www.mhlw.go.jp/stf/houdou/2r9852000002bp 3 v-att/2r9852000002bp 7 b.pdf ［2015.Feb.16］
3）浅野美知恵：EBPとがん看護，がん看護，17（2）：101，2012．
4）日本がん看護学会 教育・研究活動委員会編：がん看護コアカリキュラム 日本版2010年，西富謄写堂，2010，p.7-13．

# 2 がんサバイバーの理解

**学習目標**
- がんサバイバーおよびサバイバーシップの考え方を理解する。
- がんサバイバーシップが必要な背景を理解する。
- がんサバイバーシップにおける4つの時期と支援のポイントを理解する。
- がんサバイバーシップの視点から、ピアサポートの意義を理解する。
- がんに対する社会の意識変革の必要性を理解する。

## 1 がんサバイバーシップとその必要性

　1986年、米国でNCCS（National Coalitation for Cancer Survivorship, 全米がんサバイバーシップ連合）が発足し、がんサバイバーシップという新たな概念が打ち出された。これは、がん患者の生存期間を重視するのではなく、がんと診断されたときから、その「生」を全うするまでの過程を、いかにその人らしく生き抜いたかを重視した概念であり、がんと共に生きていくプロセスを示している。患者らしくではなく、自分らしく生きることを大切にする考え方である。がんサバイバーは、がん体験者だけでなく、サバイバーシップにかかわる人々（家族、ケアをする人、友人など）を含んでいる[1]。本項では、がん体験者でサバイバーシップのプロセスを生き抜く人をサバイバーとする。

　日本においてもサバイバーシップ、がんと共に生き、充実した生活を送ることが注目されている。この原動力となっているのは、まさに「がんサバイバーたち」である。2005年5月に第1回がん患者大集会が開催された。がん体験者、支援者たちが一堂に集まり、がん患者がよりよい医療を受けられるために日本のがん医療がどうあるべきかを話し合い、社会に向けてアピールした。第6回大会では、「がんでも自分らしく生きる」をメインテーマに、患者・家族のこころのサポートやがんとお金の問題について提言した。自分らしく生きるために自分たちに何が必要なのか、課題は何か、何を社会にアピールしていく必要があるのか、サバイバー自らの問題提起である。

　もう1つのサバイバーシップの必要性は、がんサバイバーの増加である。最新がん統計[2]によると、がん患者の5年相対生存率（2003年～2005年がん診断例）は、58.6％（男性55.4％、女性62.9％）である。つまり全がん患者のおよそ60％が5年以上生存する時代になった。がんを体験しながら長期に生存する人たちが増え、慢性疾患としてとらえられるようになり、この時期をどのように過ごすかが重要となった。がんサバイバーは、2015年には533万人[3]、つまり、日本人の20人に1人ががんサバイバーになるとの推計もあり、単に個人としての問題だけでなく、社会のなかの貴重な人材としてがんサバイバーとどう共存

していくかという視点でとらえる必要がある。

##  サバイバーシップをとらえる側面と時期

　サバイバーシップには，4つの側面（身体的，精神・心理的，社会的，スピリチュアル的側面）と4つの時期（急性期，延長された生存の時期，長期的に安定した生存の時期，終末期の生存の時期）がある。これらを多次元的，多角的にとらえ，その人らしく生きることを支える必要がある。表2-1に示すがんサバイバーの悩みをみると，がんサバイバーが様々な悩みを抱えていることがわかる。また，2007年にがん対策基本法が施行されたが，悩みは必ずしも減少していない。

　表2-2にサバイバーの4つの時期における状況と支援のポイントを示した。病院で患者として治療を受けて（外来通院治療を含む）いる急性期が終わると，時々病院に受診する延長期，ほとんど病院から離れてしまう長期的生存期，終末期となる。

　延長期・長期的な生存期になると，医療よりも社会のなかで生きている時間が多くなるため，患者としてではなく生活者としての視点が必要となる。このため，社会ががんサバイバーをどうみるかが重要となる。

　あるサバイバーは，最初の診断のときよりも，病院から離れた延長期に入ったときが最もつらかったと語った。砂賀ら[4]は延長された生存の時期の乳がんサバイバーががんと共に生きるプロセスは，再発・転移の不確かさのなかでがん罹患の意味を見出し，現状を肯定的に意味づけながら価値観を転換することであり，そのプロセスを支えるのは，サポートの実感と希望につながる確信であることを明らかにした。がんサバイバーシップの最終目標は，サバイバー自らの力で苦悩と向き合い，対処し，自らの人生を生き抜いていくことである。そのためには，急性期，終末期に加え，延長された生存の時期，長期的に安定した生存の時期に焦点を当てた研究を進め，エビデンスの高い，具体的な支援方法の確立が重要である。

表2-1　がんサバイバーの悩み

|   | 悩みの内容 | 2003年* | 2010年** |
|---|---|---|---|
| 1 | 落ち込み・不安・恐怖などの精神的苦痛 | 52.9% | 59.3% |
| 2 | 痛み・副作用，後遺症などの身体的苦痛 | 48.1% | 60.5% |
| 3 | 生き方・生きる意味などに関すること | 37.6% | 50.1% |
| 4 | 収入・治療費・貯蓄などの経済的なこと | 35.1% | 39.7% |
| 5 | 仕事・地位・人間関係等社会とのかかわり | 30.0% | 30.9% |
| 6 | 夫婦，子ども関係等の家庭・家族のこと | 29.1% | 27.2% |

*がんと向き合った7885人の声（厚生労働研究2003年）と
**日本医療政策機構がん政策情報センター調査（2010年）結果をもとに作成
　数字は複数回答

表2-2 がんサバイバーシップの4つの時期と看護支援

| 時期 | サバイバーの状況 | 必要な支援のポイント |
|---|---|---|
| 急性期<br>acute stage of survival | ■定義：がんの発見・診断後から，初回治療（手術・化学・放射線療法）が終了するまでの時期<br>■状況<br>①生命の有限さと直面する。がんを受け止めるために必要な対処を行う<br>②診断後の混乱のなかで治療法の選択と決定が求められる<br>③治療選択に必要な情報を得るために，医療者・友人などに相談したり，本，ネットを活用する<br>④治療中の有害事象（例：脱毛）に対するセルフケア方法を学習する | ①疾患を受容する支援<br>②治療の意思決定への支援<br>③情報提供者，伴走者として支える<br>④実存的苦痛に対する支援(悩んでいることを自ら認識できるようにする)<br>⑤サバイバー，家族が自らの擁護者として一歩を踏み出せるようにする<br>⑥医療職者との調整<br>⑦患者サポート，家族支援ネットワークなどの資源を紹介<br>⑧治療中の有害事象，症状への対応，セルフケアの支援 |
| 延長された生存の時期<br>extended stage of survival | ■定義：病気が治療に反応した時点から，維持療法を含めた時期<br>■状況<br>①外来受診が減り，医療職者や周囲のサポートを受ける機会が減少する<br>②治療による身体的，情緒的な後遺症や限界，ボディイメージの変化を体験する<br>③身体の不調と再発を関連づける<br>④仕事復帰に際し，周囲の無理解や差別待遇を体験する<br>⑤治療が終わってもがんからは解放されない<br>⑥ソーシャルネットワークへのサポートを求める | ①治療によって変化した「新しい自分らしさ」を認め，「病気になる前の自分らしさ」を手放すことへの支援<br>②セルフケア方法の確立<br>③サバイバーに適した具体的な情報提供<br>④自分なりのコーピングの獲得や自分に合ったサポートを見出す支援<br>⑤継続的なサポート |
| 長期的に安定した生存の時期<br>permanent stage of survival | ■定義：長期的に安定し変化のない時期。ただし，再発を含む<br>■状況<br>①自覚症状が減少し，社会生活が拡大する<br>②がんのことはあまり考えなくなり，普通の生活を取り戻す<br>③再発・転移への不安はあり，完全にがんからは解放されない<br>④経済的問題<br>⑤再発による治療再開 | ①サバイバーの回復していく力を高める支援<br>②初期治療の後遺症として生じる合併症や二次がんの情報提供<br>③性・生殖の問題への支援<br>④がん再燃治療再開へのケア<br>⑤継続治療（内分泌療法など）の副作用，症状の管理・緩和 |
| 終末期の生存の時期<br>final stage of survival | ■定義：死の直前までの時期<br>■状況<br>①身体機能は失われても，その人であることは失われない<br>②自己の死が免れない状況に対して苦悩が増強する<br>③疼痛・倦怠感など個別の症状による苦痛を体験し，緩和医療や症状管理が必要になる<br>④薬物，麻薬使用に対する不安，自分らしさの喪失に対する不安<br>⑤サバイバーの信念や価値に沿った治療法が選択される | ①スピリチュアルケア<br>②サバイバー，家族が自分たちの人生に意味を見出す支援<br>③療養の場の意思決定支援<br>④看取りの支援 |

近藤まゆみ・嶺岸秀子編著：がんサバイバーシップ，医歯薬出版，2006，p.3-5.をもとに作成

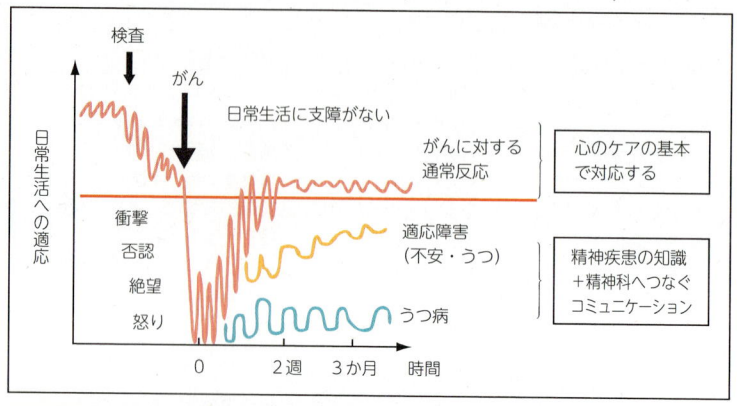

**図2-1** がんに対する通常の心の反応とその対応
内富庸介,内富庸介・小川朝生編：精神腫瘍学,医学書院,2011, p.45.より一部改変

## 3 がん診断・告知後の心理反応と心のケア

　がんサバイバーが診断を受け入れ，納得した治療を受けることは，その後の心理的適応やサバイバーシップを促進するために重要である。

　がんサバイバーは，がん診断・告知後の不安や恐怖を抱きながら，同時に治療選択を迫られる。つまり，告知後の心理的動揺のなかで治療の意思決定を行わなければならない。納得した治療選択の意思決定を支援するためには，がんサバイバーの心理状態を見きわめる必要がある。

　図2-1は，がんに対する心理反応[5]を示したものである。がん告知から1週間以内に起こる初期反応は，がんという脅威のために自己のイメージや自己の存在が脅かされたために感じる心理的衝撃である。「まさか自分が…」「そんなはずはない。間違いだ…」「もうだめだ…」といった疑惑，否認，絶望感などを示す。がんサバイバーの混乱状態を理解し感情表出を促すとともに，支えになることを伝え，あたたかい態度で見守る。

　その後の1～2週間は，不安，抑うつ，苦悩・不安などの精神症状のほかに不眠，食欲低下などの身体症状が出現するなど精神的な動揺がみられる。身体症状への対応を行うとともにがんサバイバーの訴えを聴き，寄り添う。

　2週以降になると，「自分のことだから，これからどうするか考えなくては…」「病気になってしまったものは仕方ない…」など，がんという現実に向き合い，乗り越えるための努力が始まる。適切な情報の提供，誠実な支持と励ましのもとに，具体的かつ建設的な方法で支援する。これらの反応は個人差はあるものの多くのがんサバイバーが示すものであることを伝え，安心感を与える。

## 4 がんサバイバーと就労問題

　がんサバイバーが主体的に生きていくために必要な，就労や医療費負担などの社会的問題に対する取り組みは最も遅れている。がんサバイバーが働きながら治療を続ける意味は，

経済的な手段としてだけでなく，病気以外のことを考えることで，自己の価値や役割を再確認する機会となり，がんに立ち向かう力を取り戻すことにつながる点にある。

がんの社会学に関する調査6)によると，がんサバイバーは，がんの診断後，勤務者の34％が依願退職・解雇され，自営業者などの13％が廃業しているという実態が報告されている。また，がん治療などのために2週間に1度程度外来通院する必要がある場合，働き続けられる環境かどうかでは，約70％がそうは思わないと回答した。さらにがん対策に関する政府への要望7)では，がんの早期発見（67.2％），がん診療連携拠点病院などの医療機関の整備（54.2％）に次いで，がんによって就労が困難になった際の相談・支援体制の整備（50.0％）が挙げられた。

このような状況を踏まえ，第2期がん対策推進基本計画（2012年6月）では，重点的に取り組む課題として，働く世代へのがん対策の充実が示され，がんになっても安心して暮らせる社会の構築が全体目標の一つに掲げられた。がんサバイバーの就労の実態把握とともに，がんサバイバーを受け入れる風土の醸成，労働時間の柔軟性などの対応が必要である。

がんサバイバーの身近にいる医師・看護師は就労に関する相談に十分に対応できない現状にある。しかし，まず，がんサバイバーが抱えている問題に耳を傾けること，安易に仕事をやめないように伝えること，MSWや相談支援センターなどの相談員につなげることなどできることから実践する。また，就労支援に向けた支援ツールを紹介することも有用である。がんと仕事のQ&A・がん就労者支援マニュアル他（がんと就労，平成25年度厚生労働省がん臨床研究事業），がん専門相談員のための社会保険労務士との連携のヒント集（国立がん研究センター，がん対策情報センター），がん制度ドック（NPO法人がんと暮らしを考える会，医療制度とお金にかかわることについてサバイバー自らが調べられる）などが開発されている。

## 5 がんサバイバーのセルフアドボカシーを高める

がんと診断され，初期治療を受けている間は，多くのサポートがあるが，その後のフォローアップ期間はサポートが得られにくくなる。治療による症状マネジメントや外観の変化にうまく対応できないことによる無力感，再発への不安など様々な困難を抱える。これらの困難は，がんサバイバーの人生に長期的にかかわってくる。

がんと診断されたその後を自分らしく生きるためには，がんサバイバー自らが，ただサポートの受け手としてではなく，自分の足で立ち上がり，歩んでいく必要がある。がんサバイバーの内なる力，セルフアドボカシー（self-advocacy;自己擁護力）である。これは，がんにかかわる困難な状況のなかで，自己コントロール感を取り戻し，自らのために自らの力で自己を主張していくことであり，自分らしい生活や生き方を選択し決定していくこと8)である。

セルフアドボカシーを高め，がんや治療に適応していくためには，必要な情報を収集し，必要なサポートを求め，自分に適した選択をすることが重要である9)。このために，医療者との信頼関係に基づくコミュニケーション，がん相談支援センター，患者会・がんサロ

ンなどのセルフヘルプグループなどを活用する。

　古村ら[10]は，がんサバイバーの肯定的な変化の内容を調査した。その結果，人生についての認識の変化（なるようになる，平凡な1日が大切に思えるなど），人生における考え方の変化（プラス思考で前向きに進むなど），生きがい・楽しみの変化（仕事・職場復帰が生きがい，家族が生きがいなど），親密な関係性の向上（家族，友人の支えをありがたく思うなど），共感の高まり（病気の人の気持ちがわかるなど）など8カテゴリーを抽出した。特に，仕事・職場復帰を生きがいととらえる点は，日本人の特徴的な知見であり，就労はサバイバーの立ち直りにもよい影響を与えるため，就労問題への対応は急務である。今後，がんサバイバーの回復力，肯定的変化に関する研究，ケアプログラムの開発を進め，がんサバイバーのセルフアドボカシーを高める支援が必要である。

## 6 サバイバーシップの視点からみたピアサポート

　がんサバイバーに対する重要な支援の一つに「ピア（仲間）サポート」がある。がん体験者が行う，体験をもとにした共感・分かち合いである。「がん患者の意識調査」[11]によると，がんと付き合いながら暮らすうえで相談したいと思っている人の1位はがん専門病院の医師・看護師（61.8％）であるが，これとほぼ同数に，「がんを体験した仲間（61.0％）」が挙がった。また，日本医療政策機構がん政策情報センターの調査においても，多くのがんサバイバーが，ピアによるサポートを求めていた（表2-3）。

　ピアサポートの効果[12]としては，第1につらい闘病体験を共有する当事者同士だからこそ得られる深い共感と心理的効果がある。つらいのは自分だけではないことを知ることで，孤独感が解消し，安堵感につながる。第2にがんサバイバーとして種々の困難に対処するため，具体的・実践的な情報が得られる。体験からの知識・情報を共有・蓄積し，自分の状況に合わせて選択することができる。第3は，サポートを提供するがんサバイバーが，他のサバイバーの役に立つということに気づくことで，自尊心を取り戻す効果がある。いずれもがんサバイバーのセルフアドボカシーを高めるために重要である。

　従来からピアサポートは，がん患者会活動を中心に行われてきた。2012年のがん対策推進基本計画に，がん患者の相談支援にがん体験者が参加する必要性と国・地方公共団体の

表2-3 がんサバイバーが望むサポート

| | | |
|---|---|---|
| 1 | 医療従事者によるがん医療やサービスについての情報提供サポート | 63.8% |
| 2 | こころの専門家による精神面のサポート | 39.8% |
| 3 | ピアによる医療やサービスについての情報提供サポート | 39.6% |
| 4 | ピアによる精神面のサポート | 31.3% |
| 5 | MSWなどによる社会面に関するサポート | 19.5% |
| 6 | ピアによる社会面に関するサポート | 15.2% |

日本医療政策機構：患者が求めるがん対策vol.2―がん患者意識調査2010年，2010.（n＝1446）
複数回答

ピアサポート研修の充実が挙げられ，がん診療連携拠点病院を中心に，多くのがんサロンが開設された。また，地方公共団体，がん患者団体などがピアサポーター養成講座，研修会を開催している。今後は，養成したピアサポーターを有効に活用するシステムの構築が望まれる。

## 7　社会の意識を変えるための活動

　がんサバイバーが住み慣れた社会のなかで，自分らしく生きるためには社会の理解が不可欠である。がんは特別な病気ではなく，だれもが経験しうるものであり，社会全体で支えるという考えを共有することが，がんと共に生き抜くサバイバーにとって重要である。日本の医療に対する満足度調査[13]では，医療制度全体に対して不満と回答した者は，2006年の60％に比べ，2010年は44％であった。不満の最大の理由は，医療制度に国民の声が反映されていないことで，2010年は2006年に比べ8％上昇し84％であった。この結果は，医療政策の策定にサバイバーが主体的にかかわりたいという強いニーズがあることを示している。

　現在，全国規模で開催されている，がんに対する社会の意識を変革する活動の一つにリレー・フォー・ライフ（RFL）がある。1985年に米国ワシントン州の対がん協会に所属する1人の医師から始まったイベントである。リレー方式で24時間歩き続けるなかで，参加者の間にがんと闘うための連帯感が生まれる。やがて全米，世界各国に広がり，2006年には日本でも開催された。以後開催都道府県が増加し，2014年には32都道府県，延べ43か所に広がった。参加者が一緒に歩いて，がんサバイバーをみんなで支える社会の実現を目指すという認識をもつことが，社会のがんやがんサバイバーに対する意識を変えることにつながる。がんサバイバーが不必要に不利な立場に追い込まれない社会を実現することが，がんサバイバーシップを推進するために必要である。

### 文　献

1) 日野原重明監，山内英子・松岡順治編，Lewis Foxhall著：がんサバイバーシップ，医学書院，2014，p.6．
2) 国立がん研究センター：がん情報サービス，最新がん統計
3) 桜井なおみ：厚生労働省がん対策推進協議会資料，2011．
http://www.mhlw.go.jp/stf/shingi/2r9852000001tpur-att/2r9852000001tq05.pdf ［2015.Feb.16］
4) 砂賀道子・二渡玉江：がんサバイバーシップにおける回復期にある乳がんサバイバーのがんと共に生きるプロセス，Kitakanto Med J，63：345-355，2013．
5) 内富庸介，内富庸介・小川朝生編，精神腫瘍学，医学書院，2011，p.45．
6) 厚生労働科学研究費補助金，厚生労働省がん研究助成金「がんの社会学」に関する合同研究班，代表山口建，2004年．
7) がん対策に関する世論調査（内閣府，2013年）．
8) 近藤まゆみ・嶺岸秀子編：がんサバイバーシップ―がんとともに生きる人々への看護ケア，医歯薬出版，2006，p.16．
9) 前掲書8），p.16．
10) 古村和実・平井啓・所昭宏：がん患者のbenefit findingに関する質的研究，大阪大学大学院人間科学研究科臨床死生学研究室編，生老病死の行動科学，16：7-17，2011．
11) 本田麻由美：第17回がん対策推進協議会への提出資料，厚生労働省がん対策推進協議会資料，2011．
http://www.mhlw.go.jp/stf/shingi/2r98520000011b2n.html ［2015.Feb.16］
12) 季羽倭文子・丸口ミサエ監，ホスピスケア研究会編：がん患者と家族のサポートプログラム，青海社，2005，p.18．
13) 日本医療政策機構：日本の医療に関する2010年世論調査，2010．

# 3 コミュニケーション

**学習目標**
- がん看護におけるコミュニケーションの特徴を理解する。
- がん看護におけるコミュニケーションの重要性を理解する。
- より良いミュニケーションのための基本的態度を4点概説できる。
- 基本的コミュニケーション・スキルの傾聴の重要性を理解する。

## 1 コミュニケーションとは

　コミュニケーションの語源はcommunicare（共有する）である。人と人とがかかわるすべての状況において，知識，情報，考え，態度など伝達したい内容や感情をお互いにやり取りし共有していく。このためキャッチボールにたとえられている。投げられたボール（メッセージ）を受け止め，それに反応し，相手にボール（メッセージ）を返す。その手段には言葉，文字，セリフが入った映像による言語的コミュニケーションと，身ぶり，表情，服装や動作を含む立居振る舞い，視線，個人がかもしだす雰囲気などの非言語的コミュニケーションがある（図3-1[1]）。視覚，聴覚など五感を通じて行われ，言葉と同時に身ぶりや雰囲気など非言語的なコミュニケーションが重要であるといわれている。

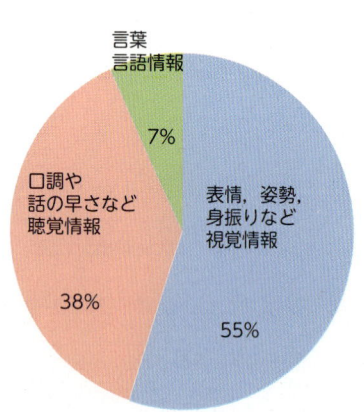

**非言語的コミュニケーション**
- 表情，姿勢，視線
- 身振り，手振り
- 身なり
- 声の調子
- 沈黙
- まばたきや眼の動き
- 眉をひそめる
- 口をぎゅっとむすぶ
- 目を大きく見開く
- 目が輝く
- 口を曲げる
- 顔が紅潮する

**図3-1** コミュニケーションの影響（アルバート・メラービアンの法則）

Mehrabian A. Ksionsky S：Factors of interpersonal behavior and judgment in social groups, *Psychol Rep*, 28（2）：483-492, 1971. より一部改変

## 2 がん看護におけるコミュニケーションの特徴

　がん看護では，がん体験者，家族，医療や保健福祉従事者などと専門的な知識，技術と態度をとおしてコミュニケーションが生まれる。ここでは，がん体験者や家族とのコミュニケーションを取り上げるが，その際，押さえておきたい特徴は次の3点である。

### (1) コミュニケーションの話題はがんをめぐる医療・看護・保健や福祉に関することである

　日常的な会話がなされるが，対象者の関心事はがんという病気のなかで生じる生活への影響，治療に伴うつらさであったりする。看護師はがん体験者や家族の関心事に寄り添い，対応する。

### (2) 危機状況にあるがん体験者・家族では，きめ細かいコミュニケーションをとる

　がん診断時，再発・転移時，根本的な治療がなくなる状況では，対象者は「死」を意識し，衝撃や不安，不確かさ，つらさを抱え危機的状況にある。この状況では，否認や怒りなどの反応で医療者の情報を受け止めることが難しい。そのため感情や情報の擦れ違いが生じやすい。感情表出を促し，どのように認識しているか確認をとることが重要である。

### (3) がん体験者とその家族はトータルペインをもっている

　がんの病や治療に伴い，痛み，悪心，倦怠感など各種の症状を抱える。また，咽頭・喉頭炎，喉頭摘出などにより，一時的あるいは生涯にわたって会話によるコミュニケーションができない状況がある。これらは身体・機能面に影響するが，それだけでなく，心理・社会・スピリチャル全般にも影響する。

## 3 がん看護におけるコミュニケーションの重要性

　がん体験者や家族は厳しい現実と向き合い，つらさを乗り越え対処しようとしている。看護師はがん体験者や家族の療養過程全般の支援者として，対象者と意思疎通をとおし，心の触れ合いができるようにする。そのためには対象者の置かれている状況を把握して関係性をとることが大切となる。対象者が自分の気持ちを見つめ，整理できるようにコミュニケーションをとっていく。また，未知で不確かな状況に関しては不安を抱きやすい。たとえば，外来で化学療法を行う対象者は，初回の治療前に不安が高く，2回目の治療が開始するときには不安が軽減することが多い。「気がかりなことは何ですか」などと尋ね，言葉にしてもらうことにより問題の焦点化ができ，ニーズに沿った支援ができる。がん看護のすべての基盤はコミュニケーションである。日本がん看護学会のコアカリキュラムにおいてもコミュニケーションはがん看護実践の基盤の一つに位置づけられている[2]。

　がん医療の分野では，医師が患者ととるコミュニケーション技法として，①基本的なコミュニケーションスキル「CLASS」，②「悪い知らせ」を伝える「SHARE」というコミュニケーションの取り方，③「悪い知らせ」の手順をまとめたプロトコール（ガイドライン）の「SPIKES」などがある。それぞれ英語の頭文字をとって示している。

　がん看護においてもコミュニケーション技法は段階があると考える。ここでは学生やす

べてのがん看護に携わる看護師に必要な基本的コミュニケーションスキル，つらい気持ちに対応し，患者の感情表出を促進させるスキルについて述べる。

コミュニケーションの主な目的は，次の3点である。
（1）情報の収集と伝達を行う（相互による意味の共有化）。
（2）援助関係を構築する。
（3）つらい気持ちに対応し，患者の感情表出を促進させる。

##  より良いコミュニケーション，信頼関係構築のための基本的態度

### 1）対象者を尊重する

つらいがん体験により，感情的な反応でその人本来の特性を失っていることがある。しかし，個々人は種々の人生経験を積んでいる。人生の先輩として誠実な態度，尊敬の念をもって接する。自分の価値観と異なることがあるかもしれないが，相手の意思，意向，価値観を大切にし，看護の専門家として対象者に寄り添う。

### 2）対象者との距離を考えて接する

「親しき仲にも礼儀あり」ということわざがある。その意味は仲が良くとも，度が過ぎて礼を失するようなことがあってはいけないという戒めである。対象者との物理的な距離だけではなく，心理的な距離を指している。親密な間柄でとられる物理的距離は密接距離0〜45cmである。通常，看護の対象者との距離は45〜120cmであるが，状況により一概には決められない。距離の取り方は，言葉や態度などすべてを含む。患者や家族と時間を共にすると言葉づかいが友達のようになるので注意が必要である。適切な距離感をとることも信頼関係を構築する大切な要素である。距離感に関して興味がある学生は「ヤマアラシのジレンマ」を学習するとよい。

### 3）情報，秘密保持など倫理的配慮を行う

個人情報は外部にもらさないよう十分注意を払う。がん患者から「死んでしまいたい。こんなこと誰にも言えない。誰にも言わないでね」と心情を打ち明けられ秘密を保持しようとして葛藤している学生に接したことがある。秘密保持をしなければと思う一方，本当に死んでしまいたいと思うほどの苦悩があり，何とかしなければと葛藤が生まれる。

このようなときには学生が1人で抱えることはできないので，「Aさんはとてもつらい思いをしているのですね。とても重要なことなので私1人では心の中にしまっておくことはできません。受け持ちの看護師さんに伝えてよいですか」と対象者の了解を得てチームで対応することが必要である。

### 4）挨拶，言葉づかい，身だしなみは対象者の特性，場，状況にふさわしい用い方をする

初対面での自己紹介，毎日のあいさつをきちんと行うことは，さわやかな印象を与えることにつながる。敬語ばかりでは，対象者との親しみがわかないと思う学生がいるが，基本

は尊敬の念をもった適切な言葉づかいであることを忘れてはならない。

## 5 基本的コミュニケーションスキル

### 1）環境や自己の姿勢を準備する

　基本的な態度を確認し，コミュニケーションをもつ目的と心の準備を行う。対象者の病態や現在の症状なども確認しておく。静かでプライバシーが保てる場所を設定する。個室がない場合はカーテンなどで遮り，声の大きさやトーンを低く抑える。

### 2）対象者に受け入れてもらえる接近をする

　あいさつ，自己紹介（必要時），目的，時間の了解を得る。対象者に関心を示すことはとても大切である。アイコンタクトやうなずきが伝わりやすく，また患者の表情を確認しやすい位置に座る。対象者と90度の角度（ハの字）で，目線の高さが同じになるようにするとよい。

### 3）対象者の意向を知りケアに生かす質問をする

　ケアを提供するために必要な情報収集を行う。看護活動においては病歴，どんな考えをもちがん治療を受けてきたか，治療によりどのような副作用症状が生じ，どんな対処をしてきたかなど，対象者が語りやすいように促す。回答に対して曖昧さが残るときには「もっと詳しく話していただけますか」と尋ねる。対象者の考えや意向を引き出す。対象者の価値観や意思決定に至るプロセスを知るためにはライフヒストリーを尋ねることも必要である。

### 4）現状の認識を確認し，要点を押さえた情報伝達を行う

　対象者の理解度，受け止め方，情報の受け入れ準備，心身の状況や能力に合わせてわかりやすく情報を提供する。すでに医師や看護師の説明がすんでいるとき，学生が「わかっているはず」と思い情報を伝えると，受け止め方の認識が違うことがある。必ず「医師や看護師さんからどう説明されていますか」と対象者の話を聞いて確認し，情報提供をする。その後，対象者に正しく伝わっているか，意味の共有化ができたか確認していく。

### 5）傾聴の技術を効果的に用いる

　対象者はがんとどう向き合ってきたのか，考えや行動など「はい」「いいえ」では答えられない深い心情を知る。ケアの効果として語りを促進するには「傾聴の技術」が大切である。
①対象者をわかろうとして積極的に話を聴く。うなずきや視線により「話を続けてよい」メッセージを送り，話が促進される。
②聴く相手がいることで，対象者は自分のことを話し，つらい気持ち，がんばってきたことを話し，対象者が感情「つらい，悲しい，よかった」を表出するようになる。
③沈黙を恐れずに聴く。対象者にとって「黙っているということは自分の気持ちを整理し，

話そうと考えている時間である」。学生が考えているよりも対象者は沈黙を苦痛に感じず，「暖かく見守られ，話してよいのだ」と感じ取る。沈黙時間を大切にすることで話は促進される。
④聴いてくれる対象者がいることで，自分の考えをまとめ，心を見つめることができる。これにより自分の置かれている状況や心象（自分で何を考え，大切にしているか）を見つめ直すことができる。

### 6）わかろうとする姿勢を伝える

対象者が自分のことをわかってもらえたと思うには，学生が「わかっています」という表現をする。そのポイントは次の2点である。
①感情を表出したときには，そのことに焦点を当てる。そのままの言葉で「つらいのですね」と伝えることで，対象者は自分のことを理解してもらうことができたと感じ，さらに話が促進される。
②対象者が繰り返し用いる言葉は，今，対象者が抱く関心事や重要な内容である。そのようなときにもメッセージの意味するところを言い換えて，対象者に返し確認していく。

## 6 つらい気持ちに対応し，患者の感情表出を促進させるスキル

患者の感情を引出し対応するコミュニケーションスキルとして米国がん研究所で推奨されている「NURSE」があり，日本では緩和ケア教育テキスト[3]として紹介されている。

### 1）「NURSE」の基本的な考え方

看護師と患者のコミュニケーションを促進するためには，技術を用いる基本的な考えが①～③である。
①対象者がすでに獲得している力，知っている力を引き出し，関係性の構築に生かす。感情・苦痛・困難点を詳しく知りたいときには，はい，いいえで答える質問よりも「治療についてご心配なことはなんですか」など，対象者が自由に答えられる「開かれた質問」をする。
②対象者が語った内容に論評（解釈や推測）を加えず，傾聴する。
③感情の表出を促すことで，看護師に自分をわかってもらえた（共感）と感じることができる。それにより対象者自身が自分のもっている感情に気づくようになる。

### 2）対象者の感情表出を促す「NURSE」を用いたスキル

表3-1[3]に示す。

## 7 コミュニケーションスキルを上達させる方法

コミュニケーションを上達させるには，①自分と他者の別を知り，学生自身の感情の動きや自分のコミュニケーションスタイルを知る，②ロールプレイを行う，③プロセスレコー

## 表3-1 感情表出を促す「NURSE」を用いたスキル

| | 手順 | 例 および 注釈* |
|---|---|---|
| **N**aming<br>命名 | ①対象者の感情に何が起こっているか、感情を命名する<br>②感情を表す形容詞、または言葉で表現する | |
| | ・怒り…「許せない」「検査を受けていたのにひどい」<br>・恐怖…「死ぬのが怖い」「おそろしい」<br>・悲観的感情…「こんなことになり悲しい」「治療を続けるのがつらい」「毎日が重苦しい」「生きることがつらい」「心配」「先生の感じが悪い」「看護師の対応が冷たい」「何かをする気力がない」「自分は不幸だ」「悪い予感」「いやな予感」<br>・楽観的感情…「よかった」「うれしい」「気力がわく」「安心」「心が落ち着く」 | |
| | ③対象者の感情を適切に認識したメッセージを送る<br>④対象者が自分の気持ちに気づく | 「抗がん薬の値段が高いことを心配しているのですね」<br>＊感情の表現が適切に命名できなくともよい |
| **U**nderstanding<br>理解 | ①感情的な反応を理解することが可能であることを表明する<br>②対象者の困難な状況や感情を敏感に理解する<br>③対象者の感情は正当化・受容され、妥当なものとされる | ＊関係構築のためには必要である<br>「そのようなことは、私も悲しく思いますよ」<br>「Aさんだけではありませんよ。皆さん、そうおっしゃいますよ」<br>「情けないと思うのは当然だと思います」<br>＊より感情に特化していることが特徴 |
| **R**especting<br>承認 | 感情、姿勢や態度、人格、対処方法を含めて承認する（ほめる、存在そのものを認める） | 「自分の症状をそのように観察できるのは素晴らしいです」<br>「よく治療を終えることができました。がんばりましたね」<br>＊承認は意識して用いる<br>＊承認は共感を示す重要なステップとなる |
| **S**upporting<br>支持 | 援助したいということを対象者に明確に伝える | 「一緒に考えていきましょう」<br>「いつでも相談してください」 |
| **E**xploring<br>探索 | 対象者が話すことに質問し、関心をもって焦点化しながら尋ねる | 「Aさんが○○のようなことがあり、落ち込んでいるか心配です。お気持ちを聞かせていただいてよろしいですか」<br>「もっと詳しく教えていただけますか」<br>「心配してらっしゃることをお話ししていただけますか」<br>＊共感において最も大切なスキル<br>＊共感の関係を深める |

市川智里, 厚生労働省委託がん医療に携わる看護研修事業・日本看護協会・がん医療に携わる看護研修事業特別委員会編：看護師に対する緩和ケア教育テキスト, 2014, p20-22. より改変

ド（看護場面の再構成）でフィードバックするなどがある。プロセスレコードは、看護理論家のペプロウが提唱し、看護界で活用されているが、現在の看護教育で広く普及されているのはウィーデンバックの方法である。患者との相互作用の場面を再構成してフィードバックすることにより対人関係の技術を磨く。個人で行うことができるので手軽である。コミュニケーションは実践し、フィードバックを繰り返すことで上達する。対象者に関心を示し、理解しようという気持ちで接しコミュニケーションを深める。そのことで対象者との相互作用が生まれ、よりいっそう看護の魅力を感じることができると考える。

## 文 献

1) Mehrabian A, Ksionsky S：Factors of interpersonal behavior and judgment in social groups, *Psychol Rep*, 28（2）：483-492, 1971.
2) 日本がん看護学会教育・研究活動委員会編：がん看護コアカリキュラム 日本版2010年，西富謄写堂，2010, p.14.
3) 市川智里，厚生労働省委託がん医療に携わる看護研修事業・日本看護協会・がん医療に携わる看護研修事業特別委員会編：看護師に対する緩和ケア教育テキスト，2014, p.20-22.
4) 深井喜代子・前田ひとみ編：基礎看護学テキスト，南江堂，2006, p.44-52
5) 小川朝生・内富庸介編：これだけは知っておきたいがん医療における心のケア，創造出版，2010, p.21-35.
6) 内富庸介・藤森麻衣子編：がん医療におけるコミュニケーション・スキル—悪い知らせをどう伝えるか，医学書院，2007, p.11-17, p.32.
7) 梅澤志乃：コミュニケーションを上達させるために，がん看護，19(5)：480-483, 2014.

# 4 家族ケア

**学習目標**
- がん患者の家族がもつケア提供者とケア対象者の2つの側面を理解する。
- がん患者の家族が抱えている苦痛と家族への影響を理解する。
- インフォームドコンセントにおける家族ケアについて理解する。
- がんに対する治療中止期における家族ケアのポイントを理解する。
- 家族ケアを行う看護師の現状を理解する。

## 1 がん患者の家族が抱えている苦痛と家族ケアの重要性

　がん患者の家族には、2つの側面がある。1つは、最も身近な存在として患者に寄り添い支える、いわゆるケア提供者としての側面である。2つ目は、大切な家族員のがん罹患に伴うストレスによる家族の適応障害や精神症状の発現が高いことなどから、ケア対象者としてとらえる側面である。

　筆者らがかかわっているがん相談外来に寄せられた家族の相談者は、2014年41.2％、2013年42.1％、2012年は40.9％であり、全相談の約40％以上を占めている。相談内容のほとんどは患者の治療に関する情報、症状・副作用に対する情報や対処法、療養の場に関する情報など患者に関する相談であった。これは、がん患者家族がケア提供者として患者の苦痛を何とかしたいという強いニーズがあることを示している。

　では、がん患者の家族はどのような苦痛を抱えているのだろうか。がん患者の家族3,120人を対象とした調査[1]によると、家族の約80％が家族ならではの悩みを抱えているが、誰かに相談したり、打ち明ける人は約40％にとどまることが明らかになった。誰にも相談したくなかったと回答した人も約30％いた。この傾向は女性（25％）に比べて男性（36％）が高かった。つまり、がん患者の家族自身様々な悩みを抱えながらも、相談できない状況にあることを示唆している。家族の苦しみの内容を表4-1にまとめた。患者にかかわる内容、患者のケアをめぐる家族の精神面への影響、経済・就労にかかわる内容、家族関係に関する内容などがん患者の家族の悩みは多側面に及ぶことがわかる。

　また、これらの悩みはがん患者の家族にどのような影響を及ぼすのだろうか。乳がんと診断された患者と家族の心理的影響（抑うつ）についての調査では、患者の40％、夫の41％、子どもの54％に軽症以上の抑うつが認められた[2]。家族はケアの提供者であるとともに、患者と共に悩み、苦しむ存在である。

　表4-2にがん罹患が家族に及ぼす影響を示した。前述した苦しみと同様に多側面にわたって影響を受けることがわかる。最も身近な存在であり、支援者である家族の健康障害・

### 表4-1 がん患者家族の苦しみの内容

| 苦しみ（項目） | 家族の語り |
|---|---|
| ・大切な人を失う悲しみ<br>・大切な人を失う恐怖・将来の不安 | ・死ぬことがあったらどうしよう<br>・再発がわかったときは絶望感でいっぱいだった<br>・母が死んでしまったら私たちはどうなるのだろうか |
| ・苦しむ姿を目の当たりにするつらさ<br>・苦しみに対して何もしてあげられないつらさ | ・患者にうそを言わずに，希望を持たせるように会話するのがつらい<br>・心配しても遠く離れているため，あまり支えてあげられない<br>・自分がつらいのに必死に元気な姿をみせようとしている。つらく逃げたかった<br>・抗がん薬の副作用があるのに，家族に迷惑をかけまいと何でもやろうとする |
| ・診断前の家族員の姿と現在の姿のギャップ | ・がんのために食べられず，みるみる痩せてしまったのが一番悲しかった<br>・抗がん薬で髪の毛が白髪になって薄くなって痩せてしまった姿をみるのがつらい |
| ・未整理の仕事，発達課題の未終了 | ・私（娘）の結婚式を見てもらいたかった<br>・孫の顔を見せてあげたかった |
| ・自責の念，後悔 | ・病気の苦痛に対する恐怖感を1人で耐えていたのかと思うと後悔が残る<br>・医療者の進める治療法に同意しない患者を怒鳴ってしまった |
| ・日常性の喪失と役割移行の葛藤 | ・介護と自分の課題が重なり，体調を壊したが休むこともできなかった<br>・患者がしていた家の仕事を引き継がなくてはいけないが決心がつかない |
| ・誰にも相談できない孤独感 | ・家族のはけ口がない。非常に孤独だ<br>・家族の相談相手はいない |
| ・医療者の言動に心を痛める | ・事務的に対応する担当医の態度に憤慨した<br>・どうにもならない状況なのに，主治医から一時帰宅を勧められ悲しくなった |
| ・情報収集や意思決定に対する葛藤 | ・延命治療を選択するかしないか，自分で決められず苦しかった<br>・ネットで最新の治療をみても正確なものが少なく，早めに治療したいとあせって混乱する |
| ・経済や就労に関する問題 | ・治療費を捻出するのに苦労している。将来の経済面への不安がある<br>・職探しと患者の世話との両立が難しい<br>・通院，付き添いに伴い会社の勤務，有給をどう調節していくか悩む |
| ・家族関係の悪化 | ・医療職の妹は，自分がやっているのをひけらかすのでとても傷ついた<br>・介護でストレスがたまるのに，弟に頼んでも協力してくれない<br>・受診が近づくと再発しているかもとぴりぴりした空気を家族に感じさせるので家中が暗くなった |

QLife：がんの悩み「患者本人／患者家族／近親経験者／未経験者」比較調査（患者家族編），2010．をもとに作成

経済・社会的問題によって家族機能が失われ，支援者役割が遂行できないだけでなく，家族内の問題は，直接患者に影響する。

## 2 患者の経過に応じた家族支援

　がん患者の家族支援は，再発期，終末期に焦点を当てたものが多い。しかし，がん患者と家族は，がんの全過程をとおして，同等レベルの精神的苦痛を経験している。したがって，患者の経過に沿った適切な家族支援が必要である。
　急性期の家族の適応課題は，患者の経過に応じて行われるインフォームドコンセント（悪い知らせ）を患者と共にどう受け止め，対応するかである。急性期以外でも転移・再発時，

表4-2 がんが家族に及ぼす影響

| | |
|---|---|
| 身体面 | ・免疫能低下<br>・慢性的睡眠障害<br>・身体疾患の罹患<br>・死亡率の上昇 |
| 精神・心理面 | ・苦悩は患者と同程度かそれ以上<br>・適応障害<br>・うつ病<br>・感情障害で入院するリスクの上昇 |
| 社会面 | ・家庭内バランスの変化（凝集性の問題の顕在化）<br>・失業<br>・収入源の喪失 |
| 実存面 | ・人生の意味に関する振り返り |

石田真弓・大西秀樹・寺町芳子・大谷弘行・明智龍男：家族ケアと遺族ケア，日本緩和医療学会編，専門家をめざす人のための緩和医療学，南江堂，2014，p.315．より許諾を得て転載

抗がん治療中止時などのインフォームドコンセント場面が想定される。

　がん患者は，慢性期においては家庭や社会で過ごす時間が拡大するため，家庭内で患者が担ってきた役割を家族内で調整する必要がある。また，児童や思春期の子どもに親のがんをどのように伝え，心理的影響を軽減させ家族機能を維持するかも重要である。さらにこの時期は，再発・転移の不安を抱えた，きわめて不確実な生活を送ることになる。これが慢性的なストレスとなり家族に影響する。

　終末期は，がんが治癒しないことが明らかになり，家族の心身の負担が大きい時期である。身体的，精神的，社会・経済的問題に留意するのは当然であるが，大切な家族員を失うという問題にも対処しなくてはならない。

## 1）がん医療におけるインフォームドコンセントと家族ケア

　がん診断時のインフォームドコンセントは，その後の患者・家族との信頼関係やがんと共に生きる過程に影響するため重要である。悪い知らせとは，患者の将来への見通しを根底から否定的に変えるもので，家族は患者の命の有限性，患者との別離に対する不安と対峙することになる。

　納得した意思決定を行うためには，必要な情報を医療者と患者・家族が共有して，治療選択を行わなければならない。家族にインフォームドコンセントを行う際に重要な点は，家族が患者の病気や状態を理解し，受け止めてサポートできるよう援助することである。

### （1）家族にインフォームドコンセントを行う際のポイント

　家族も支えを必要としている存在であることを念頭に置いて，家族が患者の病気や状態を理解し，受け止めてサポートできるよう援助する。

　また，あらゆる場面において，患者の意思を尊重することが原則である。これにより，家族も患者と共に闘病しているという認識をもつことができる。しかし，転移・再発時のインフォームドコンセント，予後告知においては家族が反対することも少なくない。その場合には，一方的に医療者の考え・価値観を押しつけるのではなく，時間をかけて対応し，合

意形成を目指す.

**(2) 必要な情報が得られるよう支援する**

　意思決定は，事実判断と価値判断から選択肢を絞り込むプロセスである．適切な事実判断を行うためには，必要な情報を十分に得る必要がある．しかし，インフォームドコンセントの際に患者・家族からは，「何を質問してよいかわからない」「よくある質問について説明してほしい」などの声が聞かれる．聞きたいことをメモしてインフォームドコンセントに臨むようアドバイスすることも必要である．質問内容が整理できない場合には，患者・家族からの質問を促すツールなどの活用[3]も考慮する．医療者に気兼ねして，わからないことをそのままにしてしまう患者・家族も少なくない．インフォームドコンセント時の家族の反応を観察し，「○○については，理解できましたか」などの問いかけを行い，家族に必要な情報が得られるよう促す．

**(3) 家族の気持ちに沿い，対話を促す**

　インフォームドコンセントは診断や現在の内容を伝えることが最終的目的ではない．患者・家族が現実を認識し，治療法を決定し，どう病気や治療と向き合っていくかについて，医療者と合意するプロセスである．このためには，一方向性ではなく，相互作用，コミュニケーションが重要となる．患者・家族との信頼関係を築き，患者・家族の不安や不確かさを軽減することができる．

　インフォームドコンセント，悪い知らせは，情報の伝え方も重要である．悪い知らせを伝える際の医師のコミュニケーション・スタイルと患者の不安との関連では，悪いコミュニケーション・スタイルではインフォームドコンセント後の患者の不安レベルが高いことがわかっている[4]．不安や緊張感の高いインフォームドコンセント場面でのさらなる不安増強は，判断能力に影響を及ぼすことも考えられる．

　この点を考慮して，日本人のがん患者が望む医療者とのコミュニケーションの要素を取り入れて開発されたのがSHARE（表4-3）である．特徴は情報開示（情報を提供すること）と治療的対話（情報に対する患者・家族の反応に適切に反応すること）の要素を含んでいる[5]ことである．インフォームドコンセントは相互のコミュニケーションを促し，合意形成に向けてスタートする重要な場面であるため，コミュニケーションスキルの向上は重要である．

**(4) インフォームドコンセント後の精神的な反応と支援**

　告知後の心理反応と対応（第Ⅰ章2節，p.12参照）は，家族にも適用できる．家族も告知後の否定的な感情を経て，徐々に病気を受容していく．このような心理状態を配慮しながら，気持ちの切り替えをサポートしていく．

**(5) がんに対する治療中止期におけるインフォームドコンセント**

　がんの症状が抑えきれなくなり，がんに対する治療を中止して，苦痛や症状の緩和を積極的に行う治療・ケアに移行する時期である．このため，診断時のインフォームドコンセントでは，これからの治療選択肢が示され，選択した治療を完遂すること，そのためにできることは何かという具体的な目標が設定できるが，この時期では，何を目標にしたらよいのか見出しにくい．遺族を対象にした調査[6]から，予後告知を含む終末期のインフォームドコンセントにおいては，希望の維持と将来への備えの促進が重要であることが明らかに

**表4-3　SHAREを用いたインフォームドコンセントのポイント**

**S**upportive environment：支持的な場の設定
- 前もって，重要な面談であることを伝える
- プライバシーが保てる場所　・時間の確保　など

**H**ow to deliver the badnews：悪い知らせの伝え方
- わかりやすく，はっきりと伝える　・気持ちを受け止める
- 理解度を確認する　・質問を促す　など

**A**dditional information：付加的な情報
- 病気の生活面への影響について話し合う　・相談や気がかりを話すよう促す
- 希望があれば，セカンド・オピニオンについて説明する　など

**Re**assurance and Emotional support：安心感と情緒サポート
- 理解度の確認　・今後も責任をもって診療にあたることを伝える
- 気持ちを支える言葉をかける　・家族に対しても患者同様に配慮する　など

藤森麻衣子・内富庸介編：続・がん医療におけるコミュニケーション・スキル，医学書院，2009，p.10-19をもとに作成

なった。つまり，「何もできない」と言われることがなく，将来の心の準備に役立ったと感じられることが，インフォームドコンセントに対する高い評価につながっており，これらの内容に配慮する必要がある。

## 2）がん患者を親にもつ子ども（家族）のケア

　親ががんに罹患したとき，子どもにどう対応するかは，その後のがん患者および子ども双方の心身への影響，家族の関係性・凝集性という視点からも重要である。
　子育て中の乳がん患者の調査[7]によると，相談内容は，子どもへの影響・発達に関することが42％，子どもへの告知に関することが35％で，患者自身の病状についての相談を大きく上回っていた。一方，乳がん患者を親にもつ子どものストレス調査では，母親が病気になった体験に関する心的外傷後ストレス症状（PTSS）を半数以上が呈していた[8]。この結果は，がん患者を親にもつ子どもを家族ケアの対象に含める必要性を示している。親のがんを子どもに伝えることには賛否両論あるが，子どもは，がんの診断・治療によって生じた家族（親）の変化や家庭内の緊張感を敏感に感じ取っている。また，家族でがんと向き合うためには，がんを受け止め，家族で情報を共有し，お互いの気持ちを表出しながら，役割を分担・補完し合うことが必要である。子どもは真実を伝えられ理解することで，つらい状況のなかでも安心感を得，同時に自分は親から信頼されていると感じ取ることができる[9]。
　子どもに最初にがんを伝えるのは，親が望ましい。子どもにとって重要なことを直接親から伝えられることにより，親への信頼感が得られる。医療者は，親が伝えた後で，子どもの質問に答えたり，必要な情報を伝えたり，気持ちを支えたりする。どのような内容をどう伝えるかは，子どもの年齢や理解状況によって考慮する（表4-4）。
　学校との連携も重要である。不安定な状況では不適応行動を起こすこともある。担任教員に状況を説明し，観察や配慮を依頼する。また，スクールカウンセラーとの面談の必要性を検討する。さらに，話し合いや工作活動を通じて互いの状況や気持ちを伝え合うとと

表4-4 子どもの年齢に応じた特徴とがんを伝える際の対応

| | | |
|---|---|---|
| 幼児期<br>(～6歳頃) | 発達段階 | ・母子の結びつきが強く，家族が生活の中心<br>・自分中心の魔術的思考*をしやすい時期<br>・死は可逆的なものだと考える |
| | 特徴 | ・がんは初めて聞く言葉で，ショックは少ないかもしれない<br>・親ががんになったのは，自分のせいだと考える<br>・がんがうつると考える |
| | 対応 | ・人形や絵本を使ったり，絵を描いたりしながら話す<br>・誰が何の世話をしてくれるのか，具体的に伝える<br>・普段と変わらない生活を保つ |
| 学童期<br>(6～12歳頃) | 発達段階 | ・学校での仲間との活動，対人関係が増してくる<br>・具体的に物事を考える時期<br>・9歳くらいになれば死の最終性を理解できる |
| | 特徴 | ・がんという言葉を聞いたことがあり，命にかかわる病気だと知っている<br>・がんがどういう病気なのか，どういう治療をするのかを具体的に知ろうとする<br>・死について尋ねてくることがある |
| | 対応 | ・正しい言葉を使って，きちんと説明する<br>・質問には，わかりやすく具体的に答える<br>・学校や課外活動など，日常生活を維持できるようにする |
| 思春期<br>(12歳頃～) | 発達段階 | ・親からの自立と依存の相反する感情を体験している<br>・友人関係の悩み，将来への不安を感じている<br>・自己中心的な考え方や反応をしがちな時期 |
| | 特徴 | ・不安や心配，怒りの感情を抱きつつも親とは話したがらないかもしれない<br>・親を支えることができる年齢ゆえに，親への気遣いや責任感と自分中心の活動をすることの間での葛藤がある |
| | 対応 | ・状況をできるだけ正直に伝え，子どもの意見を聞きつつ決定していくことも必要<br>・友人と過ごしたり，自分の時間を過ごしてよいことを伝える<br>・親以外の友人や先生，知人などにサポートを依頼する |

*魔術的思考：因果関係がないもの同士を関連づけてしまう思考様式の一種で，心的世界と現実世界を混同した未熟な思考．
：「痛いの痛いの飛んで行け」と言いながら親に患部をなでてもらうと魔法にかかったように痛みが緩和される気分になる
小林真理子：親のがんを子どもにどう伝え，どう支えるか，がん看護，18(1)：60，2013．より許諾を得て転載

もに，ストレスに対処していく能力を高めることを目標にしている。CLIMB（Children's Lives Include Moments of Bravery）プログラム[10]を用いたサポートグループなどの活用も検討する。

### 3）がんに対する治療中止・がん進行期における家族ケア

　病気を治すことができない現実を前に，家族には死の恐怖や症状の進展に伴う不安がのしかかる。これまでの闘病過程を振り返り，自責の念を抱く場合もある。また，厳しい現実に対してどうすることもできない無力感，絶望感は，悪い知らせを患者に伝えるのを拒む要因となり，病状悪化を受けることを困難にすることもある。家族に対しては，医療者にとって「家族は○○べき」という目標を追い求めるのではなく，「できる範囲で患者のためにできること」を精いっぱい行い，「心残り」が少なくなるように支援することが重要である[11]。

### (1) 終末期における家族のニーズ

　Hampや鈴木らの調査によって，終末期における家族のニーズが明らかにされている。その内容は，「患者の状態を知りたい」「患者のそばにいたい」「患者の役に立ちたい」「感情を表出したい」「医療従事者から受容と支持と慰めを得たい」「患者の安楽を保証してほしい」「家族メンバーから慰めと支持を得たい」「死期が近づいたことを知りたい」[12]「夫婦間で対話をもちたい」「自分自身を保ちたい」[13] であった。本項では，表4-1に示した家族の苦しみの内容と，家族のニーズから家族ケアのポイントを述べる。

### (2) 家族ケアのポイント

#### ①患者の状態が理解できるよう情報提供したり，ケアに参加できるよう配慮する

　患者に出現している症状（痛み，呼吸困難，倦怠感など）に対する理解と対処方法を説明する。また，家族の心身の状況を見きわめながら，ケアに参加できる機会を設ける。患者の役に立っているという実感が家族の気持ちを支える。ケア時は，「〇〇さん，お家の方にからだを拭いてもらって気持ちいいですか」など，患者の快感情を確認し，役に立っているという家族の認識を促す。また，患者の症状出現に一喜一憂する家族が，症状出現の理由や対処方法を理解することで先の見通しが立ち，不安軽減につながる。

#### ②家族が心理的苦痛や感情を表出できるように促す

　普段から家族が感情を表出しやすいように，「何か困っていることがありますか」「今日は元気がないみたいですけど，気になって…」などの言葉がけを行う。1人ではない，支えがあるという気持ちが，つらい現実と向き合い，現状に対処していく原動力となる。語ること，聴いてもらうこと，相手にわかるように語ること，相手もわかろうとして聴くことをとおして，自分1人で考えていたときには浮かんでこなかった言葉が湧き出し，自分の思いや思考が整理される。すると，話を聴いてくれた人が共にいる存在として意識化され，わかってもらえたと感じ，気持ちが少し軽くなる。

#### ③患者と家族が充実した時間がもてるよう配慮する

　施設内だけでなく，外出や外泊の機会を設け，患者と家族の対話が促進できるようにする。患者と家族が向き合い，謝りたいこと，感謝したいことなど伝えたい気持ちを言い合えるようにする。これは家族の人生を振り返る機会になる。また，患者・家族の悲嘆のプロセスを進めることにもつながる。

#### ④家族の凝集性を維持しメンバーの力が発揮できるようにする

　どんなに大切な存在であっても，家族がすべてを犠牲にして支援することは不可能である。家族も自分の生活を大切にして，心身のエネルギーを充電することがよき援助者でいられることにつながる。

　問題状況に対して，家族メンバーがどのように対処していくのか話し合うよう働きかける。家族が互いに支え合い，役割を分担して協力できるようにする。家族だけでは対応が難しい問題については，一緒に考え，必要な資源や問題解決に役立つ方法を紹介する。このプロセスのなかで見出された家族の強さや団結力をほめ，家族が自分たちのもっている力を認識できるようにする。支え合うことのできる家族は危機を乗り越えやすく，また，喪失経験の後も成長することができる[14]。

### ⑤家族員の死に対する準備を進める

家族の予期悲嘆のプロセスを家族のニーズに沿って支える。詳細は第Ⅶ章（p.277）を参照。

## 3 がん患者の家族ケアを行う看護師の現状

家族ケアが重要であると認識しながらも，効果的な家族ケアの実践は困難な状況にある。2006年の診療報酬で「7対1」看護体制の導入によって病棟看護師は増員されたが，外来看護師数は1948年以来「30対1」のままである。病棟では平均在院日数短縮化のなかで患者のケアに追われ，家族とのかかわりはきわめて困難な状況にある。「家族との接点がもてない」「家族の全体像が把握できない」など多くの声が聞かれる。

医療費削減という医療政策の流れのなかで家族支援に関する看護師のジレンマが，がん医療に最も象徴的に表れているとの指摘もある[15]。がん患者のために家族ケアにも取り組みたいと考えていても，家族ケアが実践できない現実に無力感を感じている看護師も少なくない。これがバーンアウトや看護ケアの質の低下につながる可能性がある。渡辺は，このストレスフルな状況を打破し，看護師をエンパワメントするための方策を示している[16]。

まず，「わずかなかかわりでもできたことを大切にする」ことである。自分ができたことを大切にする姿勢が自分自身を支え，家族を支えることにつながる。さらに，この姿勢を同僚や周囲に広げ，互いに「できたこと」を認め合う職場風土を築く。これをもとに「一緒に悩めるチームづくり」を進める。

できたことを認め合うだけでなく，実践知として言語化し，蓄積することも必要である。問題解決志向型の教育を受けてきた看護師は，「できなかった」ことに着目する傾向があるが，「うまくいった」ことに目を向け，そこに潜んでいる要因を分析し，共有することがチーム力の向上につながる。

施設のシステム整備も重要である。病院や看護部の理念として家族支援が重要な柱として位置づけられ，組織としてどう取り組むのか明確化する。そして，外来，病棟，緩和ケアチーム，がん相談支援センター，退院調整部門などが，家族に対してどのような役割を担うのかを理念のレベルでなく，実践のレベルで共有できるケアマニュアルやガイドラインを作成することも必要である。

---

### 文献

1) QLife：がんの悩み「患者本人／患者家族／近親経験者／未経験者」比較調査（患者家族編），2010.
2) 佐伯俊成・高石美樹・田妻進：癌患者の家族に対する精神的ケア，コンセンサス癌治療，7（1）：20-23，2008.
3) 国立がん研究センター精神腫瘍学グループ編：重要な面談にのぞまれる患者さんとご家族へ．
http://pod.ncc.go.jp/pamphlet/PromptSheet_140812.pdf
4) Takayama T, Yamazaki Y, Katsumata N：Relationship between outpatient' perceptions of physicians' communication styles and patient's anxiety levels in a Japanese oncology setting, Soc Sci Med, 53:1335-1350, 2001.
5) 鈴木志津枝・内布敦子編：緩和・ターミナルケア看護論，第2版，ヌーヴェルヒロカワ，2012，p.115.
6) 吉田沙蘭：がん医療における意思決定支援，東京大学出版会，2014，p.54-56.
7) 研究代表者 真部淳：働き盛りや子育て世代のがん患者やがん経験者，小児がんの患者を持つ家族の支援の在り方についての研究，厚生労働科学研究費補助金（がん臨床研究事業）平成20-22年度総合研究報告書，p.13，2011.

8）前掲書7），p.16.
9）小林真理子：親のがんを子どもにどう伝え，どう支えるか，がん看護，18（1）：58，2013.
10）厚生労働省支援事業 Hope Tree（がんになった親を持つ子どもをサポートする情報提供サイト）．http://www.hope-tree.jp/［2015.Feb.16］
11）栗原幸江：【緩和ケアにおけるがん患者の家族ケア】ギアチェンジにおける家族ケア，緩和ケア，17（10月増刊号）：96，2007.
12）Hampe SO著，中西睦子・浅岡明子訳：病院における終末期患者及び死亡患者の配偶者のニード，看護研究，10（5）：386-397，1977.
13）鈴木志津枝：終末期の夫をもつ妻への看護―死亡前・死亡後の妻の心理過程を通して援助を考える，看護研究，21（5）：399-410，1988.
14）森山美知子・戸井間充子：【緩和ケアにおけるがん患者の家族ケア】看護学からみたわが国の家族，緩和ケア，17（10月増刊号）：21，2007.
15）渡辺裕子：がん患者の家族支援に関するナースのジレンマ，家族看護，12（2）：15，2008.
16）前掲書14），p.16-17.

# 第 II 章

## 化学療法の看護

# 1 抗がん薬投与時の観察と援助

**学習目標**
- 化学療法の目的，方法について理解する。
- 抗がん薬の作用機序，有害事象について理解する。
- 抗がん薬の治療を受ける患者の特徴を理解する。
- 抗がん薬投与時のアセスメントについて理解する。

## 1 化学療法

### 1）化学療法の目的

　がんに対する治療のうち，化学療法は抗腫瘍効果をもつ薬物による全身治療である。化学療法の目的[1]は，①がんの治癒，②生存期間の延長，③がんの縮小，④症状緩和である。がんの種類によって化学療法の有効性は異なり（表1-1），急性白血病やホジキンリンパ腫などは治癒が期待できる。がんの部位が局所である場合は手術療法・放射線療法が適応となるが，がんが全身に進展した進行がんの場合は，手術や放射線療法と化学療法を組み合わせることで，生存期間の延長を期待することができる。また，手術前に化学療法を行うことでがんを縮小させて切除を可能にしたり，術後の転移を予防したりする目的で化学療法が併用される。がんが増大して局所の圧迫症状や疼痛が生じた場合は，症状緩和やQOLの改善を意図して化学療法が行われることがある。

**表1-1 化学療法の有効性**

| A群：治癒が期待できる[*1] | B群：延命が期待できる[*2] |
|---|---|
| 急性骨髄性白血病，急性リンパ性白血病，ホジキンリンパ腫，非ホジキンリンパ腫（中・悪性度），胚細胞腫瘍，絨毛がん | 乳がん，卵巣がん，小細胞肺がん，大腸がん，多発性骨髄腫，慢性骨髄性白血病，非ホジキンリンパ腫（低悪性度），骨肉腫，悪性黒色腫 |
| C群：症状緩和が期待できる[*3] | D群：がん薬物療法の期待が小さい[*4] |
| 軟部組織腫瘍，頭頸部がん，食道がん，子宮がん，非小細胞肺がん，胃がん，腎がん，膀胱がん，前立腺がん，肝がん，胆道がん，膵がん，脳腫瘍，甲状腺髄様がん | 甲状腺がん |

[*1] がん薬物療法単独で治癒が期待できるがん種であり，がん薬物療法が絶対適応となる
[*2] がん薬物療法単独で治癒することは難しいが，大半の症例で延命が十分に期待できる。また，再発予防目的の術後療法や集学的治療がとられることも多い
[*3] がん薬物療法単独で治癒は得られない。延命効果は得られるが，その割合はB群に比べると小さく，症状緩和，QOL改善も重要な治療目標となる
[*4] がん薬物療法の有効性は低く，延命効果も不十分である。抗悪性腫瘍薬使用は臨床試験における実施が好ましく，実地医療の現場ではその適応を慎重に検討する必要がある

国立がん研究センター内科レジデント編：がん診断レジデントマニュアル，第6版，医学書院，2013，p.21. より引用

## 2）化学療法の方法

化学療法で用いられる薬剤には，細胞傷害性抗がん薬，分子標的薬，内分泌療法薬（ホルモン剤），免疫療法薬がある。ここでは，細胞傷害性抗がん薬と分子標的薬を総称して抗がん薬とする。

### （1）投与経路

抗がん薬の投与経路は治療の目的に合わせて選択され，全身に作用させるための投与経路は静脈注射，経口投与である。また，抗がん薬の有害事象を最小限に抑え，局所のがんの抗腫瘍効果を得ることを目的とした投与経路には，選択的動脈内投与（がんに栄養を与える動脈に経皮的にカテーテルを刺入して抗がん薬を注入する），胸腔内・腹腔内投与（胸腔・腹腔を穿刺あるいはカテーテルを留置して抗がん薬を注入する），髄注（脊髄腔を穿刺し，脳脊髄液を採取した後に抗がん薬を注入する）がある。

### （2）抗がん薬の種類

細胞傷害性抗がん薬は，細胞の分裂周期に働きかけ，DNA合成阻害・細胞分裂阻害作用により殺細胞効果を発揮する。細胞傷害性抗がん薬には，アルキル化薬，代謝拮抗薬などがあり，それぞれ作用機序が異なる（表1-2）。また，分子標的薬は細胞傷害性抗がん薬と異なる作用をもつ。がん細胞の発生・浸潤・転移メカニズムの研究により，がんの原因となる遺伝子やがん細胞の増殖を促進する遺伝子が解明されてきた。これらの遺伝子が作り出すがんの原因となる分子やがんを増殖させる分子に分子標的薬は働きかけ，細胞の増殖を抑制する。分子標的薬は低分子化合物（チロシンキナーゼ阻害薬など）と大分子化合物（モノクローナル抗体など）に分類される。

**表1-2 細胞傷害性抗がん薬の作用機序**

| 種類 | 作用機序 | 主な抗がん薬名 |
|---|---|---|
| アルキル化薬 | DNA塩基をアルキル化することで，細胞周期に関係なく抗腫瘍効果を発揮する。ナイトロジェンマスタード類，スルホン酸アルキル類，ニトロソウレア類などがある | シクロフォスファミド，イフォスファミド，ブスルファン，ダカルバジンなど |
| 代謝拮抗薬 | DNAのヌクレオチド形成から核酸合成に至る過程で，DNA合成酵素や核酸関連酵素などに作用して，核酸合成を阻害する。葉酸拮抗薬，ピリミジン拮抗薬，プリン拮抗薬などがある | メソトレキセート，フルオロウラシル，シタラビン，ジェムザールなど |
| 白金製剤 | DNAのプリン塩基と結合し，アポトーシスを誘導する | シスプラチン，カルボプラチン，オキサリプラチンなど |
| 抗腫瘍性抗生物質 | 抗悪性腫瘍薬として用いられる抗生物質である | ブレオマイシン，マイトマイシン，アクチノマイシン，ドキソルビシンなど |
| トポイソメラーゼ阻害薬 | DNAトポイソメラーゼは細胞核に存在し，DNAの合成や複製にかかわる。DNA複製の阻害作用をもち，トポイソメラーゼⅠ阻害薬，トポイソメラーゼⅡ阻害薬がある | イリノテカン，エトポジドなど |
| 微小管阻害薬 | チュブリンの重合阻害（ビンカアルカロイド系），脱重合阻害（タキサン系）により，細胞分裂を阻害する | ビンクリスチン，ビンブラスチン，パクリタキセル，ドセタキセルなど |

国立がん研究センター内科レジデント編：がん診療レジデントマニュアル，第6版，医学書院，2013, p.437-475. を参考にして作成

### (3) 多剤併用療法

　化学療法は複数の種類の抗がん薬を組み合わせて治療する多剤併用療法が用いられることが多い。多剤併用療法は，作用機序の異なる抗がん薬を組み合わせることで，がんに対する治療効果を高めることを目的とする。また，がん細胞は抗がん薬に対する耐性を形成するので，耐性の出現を予防したり遅らせたりする目的もある。抗がん薬の効果はがんの種類や組織型によって異なり，がんの種類ごとに治療効果が高いとされる標準的治療が定められ，決められた薬剤の組み合わせで，決められた方法・時間に沿って投与される。使用する薬剤や投与方法を定めた治療計画をレジメンとよぶ。

### (4) 化学療法の適応

　化学療法が適応となるには，患者のがん種に対する標準的治療が確立されていること，ならびに，患者に治療の目的とその効果，治療方法などについて十分に説明され，患者の理解と同意が得られていることが必要である。また，全身状態（performance status：PS，栄養状態）や臓器機能（肝臓，腎臓，心臓，肺，骨髄）が良好であることが条件となる。PS[2]では患者の状態を0～4の5段階で表現し，固形がんでは0～1にある患者が治療の適応となる。また，治療適応となる臓器機能の状態は使用する薬剤によって判断基準が異なるが，原則として臓器機能を示す検査データが正常範囲内にあることが必要である（表1-3）。

## 3）抗がん薬の有害事象

　細胞傷害性抗がん薬はがん細胞だけでなく正常細胞の細胞分裂周期にも作用し，その結果，様々な有害事象が生じる（表1-4）。正常細胞のなかでも特に，骨髄細胞，消化管粘膜，生殖細胞，毛根など成長が早い細胞や，抗がん薬が高濃度に分布したり接触したりする組織は薬剤の影響を受けやすい。また，分子標的薬は薬剤ごとに特徴的な有害事象があり，過敏症・皮膚障害・末梢神経障害・間質性肺炎・出血・高血圧などが発現する。有害事象を最小限に抑えるために補助的な薬物療法（支持療法）が，抗がん薬の投与と併せて行われる。支持療法には，過敏症を予防する薬剤（副腎皮質ステロイド，ヒスタミン$H_1$受容体拮抗薬，ヒスタミン$H_2$受容体拮抗薬など），悪心を予防・軽減する薬剤（5-$HT_3$セロトニン受容体拮抗薬，デキサメタゾンなど）などがあり，予測される有害事象に応じて使用される。また，患者の苦痛を軽減し，安全に治療を継続するためには有害事象の影響を最小限にする症状マネジメントを適切に行う。各種抗がん薬の生じやすい有害事象につい

**表1-3** performance status（Eastern Cooperative Oncology Group：ECOG）

| PS | 患者の状態 |
| --- | --- |
| 0 | まったく問題なく活動できる。発病前と同じ日常生活が制限なく行える |
| 1 | 肉体的に激しい活動は制限されるが，歩行可能で軽作業や座っての作業は行うことができる |
| 2 | 歩行可能で自分の身の回りのことはすべて可能だが作業はできない，日中の50％以上はベッド外で過ごす |
| 3 | 限られた自分の身の回りのことしかできない，日中の50％以上をベッドか椅子で過ごす |
| 4 | まったく動けない，自分の身の回りのことはまったくできない，完全にベッドか椅子で過ごす |

国立がん研究センター内科レジデント編：がん診療レジデントマニュアル，第6版，医学書院，2013，p.20．より引用

表1-4 細胞傷害性抗がん薬の主な副作用

| 種類 | 内容 |
|---|---|
| 血液毒性 | 白血球減少，好中球減少，血小板減少，貧血 |
| 消化器毒性 | 悪心・嘔吐，食欲不振，下痢，便秘 |
| 粘膜毒性 | 口内炎，口腔内腫瘍，食道炎，出血性膀胱炎 |
| 肺毒性 | 間質性肺炎，肺線維症 |
| 心毒性 | 心筋障害，心電図異常，不整脈，心不全 |
| 肝毒性 | 肝機能障害，肝壊死 |
| 腎毒性 | 腎機能障害，尿細管障害 |
| 神経毒性 | 末梢神経障害，中枢神経障害 |
| 皮膚毒性 | 角化，肥厚，色素沈着，発疹，爪床変化，蕁麻疹 |
| 脱毛 | |
| 過敏症 | 呼吸困難，血圧低下，血管性浮腫，蕁麻疹，顔面紅潮，紅斑，胸痛，頻脈 |
| そのほか | 性機能障害，二次発がん，血栓性静脈炎，血管外漏出，高カルシウム血症，倦怠感，血栓症など |

山本昇：副作用の概要，西條長宏監，がん化学療法の副作用と対策，中外医学社，1998, p.4. より改変

表1-5 細胞傷害性抗がん薬の副作用の出現時期

| 経過 | 副作用 |
|---|---|
| 投与日 | アレルギー反応（過敏症），発熱，血管痛，血圧低下，悪心・嘔吐（急性） |
| 2～3日 | 全身倦怠感，食欲不振，悪心・嘔吐（慢性） |
| 7～14日 | 口内炎，食欲不振，骨髄抑制 |
| 14～28日 | 臓器障害（心，肝，腎など），膀胱炎，脱毛，神経障害，皮膚障害，色素沈着 |
| 2～6か月 | 肺線維症，うっ血性心不全 |
| 5～6年 | 二次発がん |

山本昇：副作用の概要，西條長宏監，がん化学療法の副作用と対策，中外医学社，1998, p.5. より引用

ては，その薬剤の医療用医薬品添付文書や医薬品インタビューフォームで確認できる。また，有害事象が発現しやすい時期は，症状によって異なるが，細胞傷害性抗がん薬である程度予測ができる（表1-5）ため，症状マネジメントを行ううえで，どのような有害事象が，どの時期に生じやすいかを理解しておく。

### 4）抗がん薬取り扱い時の注意事項

#### （1）曝露予防

抗がん薬には，細胞毒性，発がん性，催奇形性，変異原性を有する薬剤があり，取り扱う医療者は抗がん薬に曝露しないように予防の手順を守る（第Ⅱ章6節，p.104参照）。

#### （2）併用禁忌薬剤の確認

抗がん薬との併用が禁忌の薬剤がある。併用禁忌の薬剤については医療用医薬品添付文書や適正使用ガイドで確認する。

#### （3）薬剤の安定性の確保

抗がん薬によって遮光が必要な薬剤や，調製後の安定性の面から溶解後できるだけ早く投与する薬剤がある。さらに，一部の抗がん薬は，点滴セットに含まれる成分と抗がん薬の反応を避けるために特定の点滴セット（PVCフリー：図1-1, DEHP対策PVC, フィルターの有無）を選択するものがある。特定の点滴セットの必要性については，医療用医薬品添付文書で確認する。

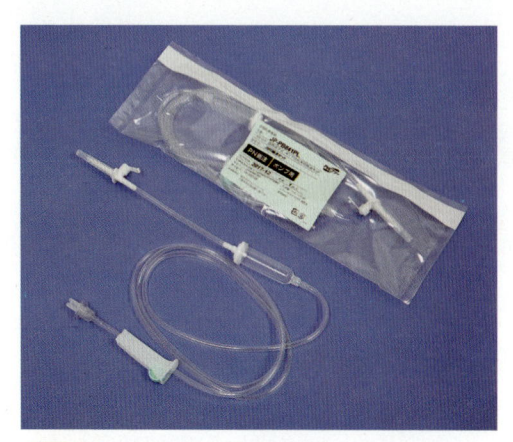

図1-1　PVCフリーの点滴セット

#### (4) 血管外漏出の予防

静脈投与した抗がん薬が血管外に漏出すると皮膚障害を生じるため，血管外漏出を起こさないように投与管理を行う。血管外漏出時の皮膚障害の程度によって，起壊死性抗がん薬，炎症性抗がん薬，起炎症性抗がん薬に分類される（第Ⅱ章3節2)，p.58参照）。

### 5）化学療法を受ける患者の特徴
#### (1) がんに対する態度や治療についての意思決定を行う

抗がん薬による治療は効果を得るために繰り返し行われ，治療期間が長期にわたる場合が多い。また，治療効果や有害事象の発現状況を評価しながら，抗がん薬の種類を変更して治療が継続される。さらに，外来で治療が行われる場合は，仕事や家事をしながら治療を受けることになり，患者は十分に役割が果たせないことや対人関係の変化に悩むことがある。患者はがんの罹患に伴う様々な問題に対処しながら化学療法を長期にわたり受け続けることとなり，これらの問題を乗り越えるには，諸問題や治療に主体的に取り組もうとする意思決定が必要となる。

#### (2) 有害事象に対するセルフケアを行う

治療による様々な有害事象の影響を最小限に抑えるために，患者によるセルフケアが必要となる。最近は，外来で化学療法を受ける患者が増加していることから，セルフケアの必要性はさらに高まっている。有害事象の影響を最小限に抑えるために，まず有害事象についての知識をもち，症状の発現の程度や支持療法の効果を自身で観察する。そして，有害事象の予防ならびに発現した症状への対処を行い，その効果を評価する。有害事象は多岐にわたり，また，治療の回数が重なるにつれて重症化することもあるため，医療者の支援を受けながら適切に対処し続けることが求められる。

## 2　抗がん薬投与時の看護の目標

抗がん薬投与を受ける患者に対する看護の目標は，患者が（1）主体的に治療を受ける，（2）安全に治療を受けられる，（3）有害事象に対するセルフケアが行えるように支援す

ることである。

### （1）主体的に治療を受ける

抗がん薬による治療は長期にわたり，様々な有害事象に対してセルフケアが必要となる。患者自身が主体的に治療に取り組む態度を形成することは，長期にわたる治療を乗り越えるために必要である。しかしながら，がんに罹患したことに心理的衝撃を受けている患者や，様々な問題に直面した患者が主体的な態度を形成することは容易ではない。患者の苦悩に寄り添い，語られる思いをありのままに聴くことで，患者自身ががんや治療に対する自分の態度を考えることを支援する。

### （2）安全に治療を受けられる

治療についての専門的知識をもち，治療が医師の指示どおりに行われ，有害事象の影響が最小限になるよう対応することで，治療が安全に行えるように支援する。

### （3）有害事象に対するセルフケアが行える

患者のセルフケア能力を高めるために教育的にかかわり，患者自身が有害事象に適切に対処できるよう支援する。

## 看護技術の実際

### A 抗がん薬投与（アセスメントと看護技術）

- 目　　的：（1）がんの治癒
  - （2）生存期間の延長
  - （3）がんの縮小
  - （4）症状緩和
- 適　　応：化学療法を受けるがん患者
- 必要物品：抗がん薬や支持療法に用いられる薬剤，投与に使用する物品

#### 1）投与前

| | 方　法 | 留意点と根拠 |
|---|---|---|
| 1 | **治療計画の理解**（→❶）<br>投与スケジュール，投与経路，投与量，薬剤の投与の順番，投与時間，前投薬，補液，併用薬剤について理解する | ❶抗がん薬の標準治療は，治療計画（レジメン）が厳密に決められており，治療計画を理解することで患者への的確な治療の実施を支援する |
| 2 | **使用される薬剤に応じた有害事象の理解**（→❷）<br>有害事象の種類，発生機序，発生時期と終了時期，予防対策，発現時の対応方法について理解する | ❷有害事象の早期発見や適切な対応ができるよう準備するため<br>● 起壊死性抗がん薬，起炎症性抗がん薬の使用の有無を理解し，血管外漏出の予防に努めるとともに患者の状態（高齢，栄養不良，糖尿病合併，化学療法を繰り返している，血管が細い，頻繁に静脈穿刺を受けた血管輸液投与量が多いなど）を把握する。 |
| 3 | **身体状態の把握**（→❸）<br>年齢，performance states，臓器機能（肝臓，腎臓，心臓，骨髄，肺）の検査データ，栄養状態，身長，体重，がん性疼痛などがんに起因する症状の有無 | ❸抗がん薬治療が可能な身体状態であることを確認する |

## 第Ⅱ章 化学療法の看護

| | 方　法 | 留意点と根拠 |
|---|---|---|
| 4 | **心理社会的状態の把握**（➡❹）<br>抗がん薬治療の目的，患者の関心事，不安に思うこと，情報ニーズ，病気や治療に対する思い，経済状態 | ❹患者にとって優先順位の高い問題を理解し，治療に主体的に取り組める状態かどうかを把握する。また，情報ニーズを把握することで，ニーズに応じた情報を提供し，患者の不安軽減に役立てる |
| 5 | **既往歴，現病歴の把握**（➡❺）<br>これまでに受けた治療，アレルギー，使用している処方薬や市販薬，原疾患の症状 | ❺原疾患の症状を治療前に把握しておき，疾患による症状なのか，有害事象により出現した症状なのかをアセスメントできるようにする<br>●用量制限毒性（これ以上抗がん薬の増量ができない理由となる毒性）のある薬剤を過去に使用していないか，抗がん薬と併用禁忌の薬を使用していないかを把握する |
| 6 | **セルフケア能力の把握**（➡❻）<br>患者の望む学習方法，がんや抗がん薬治療に対する知識，医師から説明された治療計画についての理解，これまでのコーピング方略，ソーシャルサポート | ❻がんや抗がん薬治療に対する知識ならびに医師の説明に対する理解などから患者のセルフケア能力を把握し，セルフケア支援のための教育的かかわりに役立てる |
| 7 | **起こりうる有害事象と対処方法の説明に対する理解の把握**（➡❼）<br>治療により起こりうる有害事象の種類，具体的な症状と観察方法，発生機序，発生時期と終了時期，予防対策，発現時の対応方法について説明し，理解度や実施の見通しを確認する | ❼セルフケア方法について説明し，理解度や実施に対する自信を確認することで，適切なセルフケアの実施を支援する |

### 2）投与時

| | 方　法 | 留意点と根拠 |
|---|---|---|
| 1 | **患者と家族へ治療開始の説明**<br>患者と家族に必要に応じて治療方法，投与経路，投与時間などについて説明する | ●医師からの患者と家族に行われた治療の説明に基づき，治療開始時に治療方法，投与経路，投与時間を再度説明して，患者と家族が治療について理解し，見通しをもてるようにする |
| 2 | **抗がん薬の安全な投与**<br>投与前に，投与指示書と準備された薬剤を，6Rで確認する<br>1）right patient（正しい患者）：患者本人であることの確認を行う<br>2）right drug（正しい薬剤）：抗がん薬や前投薬の確認を行う（➡❶）<br>3）right purpose（正しい目的）：治療の目的と期待される効果を理解する<br>4）right dose（正しい量）：投与量の確認を行う（➡❷）<br>5）right route（正しい投与経路）：投与経路や投与で用いる点滴セットの確認を行う（➡❸）。必要に応じて輸液ポンプやモニタリングのための心電図，アナフィラキシーショックやアレルギー時の対応のための救急医薬品・物品，血管外漏出時の処置物品を準備する | ❶商品名が類似した抗がん薬があるため，薬剤の確認を十分に行う<br><br>❷抗がん薬の投与量の間違いは，重篤な有害事象を引き起こすので注意が必要である<br>❸静脈投与の場合，末梢静脈だけでなく，中心静脈リザーバーを留置して用いることがあるので，経路を確認する<br>●輸液量管理のために輸液ポンプを準備するが，起壊死性抗がん薬の投与時には，輸液ポンプは使用しない。抗がん薬の種類によっては，特定の点滴セット（PVCフリー，DEHP対策PVC，フィルターの有無）を用いるので注意する❶（➡❹） |

| 方法 | 留意点と根拠 |
|---|---|
| 6）right time（正しい時間）：投与順序，投与速度の確認を行う（→❺） | ❹厚生労働省医薬局は，ポリ塩化ビニル製の医療用具に添加される可塑剤［DEHP：フタル酸ビス（2-エチルヘキシル）］が薬品の種類によっては溶出することから，DEHPを可塑剤として含有するポリ塩化ビニル製の医療用具について注意喚起をしている。特定の点滴セットの必要性については抗がん薬の医薬品添付文書で確認できる<br>❺有害事象の増強を防ぐため，投与順序や投与時間に注意が必要な抗がん薬❷がある<br>●投与順序の例として，シスプラチンとパクリタキセルを併用する場合，パクリタキセルの前にシスプラチンを投与すると逆の順序と比べて骨髄抑制が増強するおそれがある |
| 3　抗がん薬の安全な取り扱い（→❻）<br>　1）抗がん薬の取り扱い（調製，混注，投与，交換，終了時の抜針）時には曝露予防のため，防護用具（マスク，ゴーグル，キャップ，ガウン，手袋）を装着する<br>　2）使用した点滴ルートやボトルは，施設の取り決めに沿って感染性医療廃棄物と同様に取り扱う | ❻抗がん薬の曝露を予防する<br>●抗がん薬の調製は安全キャビネットを用いて行う。抗がん薬に曝露する機会は，調製，搬送，投与，終了時の抜針，抗がん薬を投与された患者の体液や排泄物ならびにリネンの取り扱い時であるので，曝露予防の十分な知識に基づいて対応する（第Ⅱ章6節，p.104参照） |
| 4　投与中の患者の観察<br>投与時に生じやすい有害事象（アナフィラキシー，インフュージョンリアクション，過敏症，急性悪心，静脈炎）を観察し，症状出現時には対処する。輸液の滴下，静脈ラインの刺入部，痛みの有無，血管外漏出の有無を観察し，漏出時には対処する（→❼） | ❼アナフィラキシーショックは生命の危機をもたらすため，早急な対応が必要である。また，起壊死性抗がん薬の血管外漏出は重篤な組織の壊死の原因となる |
| 5　投与中の患者のベッドサイドの環境整備（→❽）<br>輸液ライン，輸液ポンプのラインの整理や必要物品（飲料，ティッシュペーパーなど），ナースコールなどベッドサイドの環境整備を行う | ❽安全な環境を整えて，患者の転倒やベッドからの転落を予防する |
| 6　投与中の患者の心理的援助<br>抗がん薬投与の経過を伝えたり，心配なことはないかを確認したりして，患者の不安の軽減を図る | ●治療が順調に経過していることを伝え，患者の不安を減じて安楽に治療が受けられるよう支援する |

❶厚生労働省医薬局：医薬品・医療用具等安全性情報No.182，ポリ塩化ビニル製医療用具の使用について，2002年．（厚生労働省HP：http://www.mhlw.go.jp/houdou/2002/10/h1031-1a.html）
❷シスプラチンの医薬品添付文書，「相互作用：併用注意」の項目に投与順序の注意事項が記載されている

## 3）投与終了後

| 方法 | 留意点と根拠 |
|---|---|
| 1　投与終了を患者に説明し，ねぎらう（→❶） | ❶順調に治療が終了したことを伝えて，患者の疲労に配慮する |
| 2　投与終了時の患者の状態の観察（→❷）<br>過敏症，急性悪心，静脈炎の有無や静脈投与を行った点滴刺入部ならびに血管の状態を観察する | ❷投与時に生じやすい有害事象や血管外漏出の有無を観察し，抗がん薬投与が安全に終了したことを確認する |
| 3　今後起こりうる有害事象と対処方法の説明と理解の確認（→❸）<br>投与した抗がん薬に応じて，今後起こりうる有害事象とその対処方法について説明し，理解度や実施の見通しを確認する | ❸繰り返しの説明になるが，有害事象と対処方法について再度確認し，セルフケアを支援する |

## 文 献

1) 国立がん研究センター内科レジデント編:がん診療レジデントマニュアル,第6版,医学書院,2013,p.21.
2) 前掲書1),p.20.
3) 佐藤禮子監訳,日本がん看護学会翻訳ワーキンググループ訳:がん化学療法・バイオセラピー看護実践ガイドライン,医学書院,2009.
4) 小澤桂子・足利幸乃監:理解が実践につながるステップアップがん化学療法看護,学研,2008.
5) 濱口恵子・本山清美編:がん化学療法ケアガイド,改訂版,中山書店,2012.

# 2 内分泌療法時の観察と援助

**学習目標**
- 内分泌療法の目的，方法について理解する。
- 内分泌療法の作用機序，有害事象について理解する。
- 内分泌療法時のアセスメントと看護援助について理解する。

## 1 内分泌療法とは

　内分泌（ホルモン）療法（以下「内分泌療法」）は，がんに対する薬物療法の一つである。がんのなかにはある特定のホルモンによって細胞増殖が促進するものがあり，ホルモン依存性がんとよばれる。

　内分泌療法はホルモンの分泌を抑制する薬剤を使用することで，ホルモン依存性がんの増殖を阻止する治療である。内分泌療法の対象となる代表的ながんは，前立腺がん，乳がん，子宮体がんである。内分泌療法の効果は臨床試験によって検証中であり，がんのタイプに応じた治療法や治療期間については最新のガイドラインを参照し，内分泌療法で用いられる薬剤の種類，作用機序，投与方法，投与期間，副作用について理解して，治療を受ける患者の観察ならびに援助を行う（表2-1）。

## 2 ホルモン依存性がんに対する内分泌療法

### 1）前立腺がんに対する内分泌療法

　前立腺がんの主な治療は，手術療法，放射線療法，内分泌療法であり，がんの広がりの程度，リスク分類，患者の年齢，performance status，合併症の有無，患者のQOLを考慮して選択される[1]。がんが限局していて再発のリスクが中～高群の前立腺がんの治療は手術療法と放射線療法が主体であり，放射線療法を行う場合には内分泌療法を組み合わせることが推奨される。局所進行がんに対しては，放射線療法と内分泌療法を組み合わせて行うことが標準的な治療法である。遠隔転移がある場合や再発した場合は内分泌療法が行われる。また，手術療法や放射線療法の補助療法として内分泌療法が行われることがある。内分泌療法の特徴は，進行がんでは治療効果の持続が2～3年であること，治療効果によりがんの進行が一時的に停止しても，再び増悪する再燃がみられることである。再燃した場合は，治療薬を変更して治療を継続することになる。

　前立腺がんの多くは，精巣および副腎から分泌されるアンドロゲン（男性ホルモン）の一つであるテストステロンにより増殖が促進される特徴をもつ（図2-1）。アンドロゲンは

## 表2-1 内分泌療法で用いられる薬剤

| 分類 | 一般名（商品名） | 適応 | 作用機序 | 投与方法 | 主な副作用 |
|---|---|---|---|---|---|
| LH-RHアゴニスト薬 | 酢酸ゴセレリン（ゾラデックス®） | 前立腺がん，閉経前乳がん | 下垂体 LH-RH 受容体に作用し，一時的に黄体形成ホルモンの分泌は高まるが，連続的な刺激でLH-RH受容体が減少し，黄体形成ホルモンや卵胞刺激ホルモンの分泌が抑制され，精巣からのテストステロン分泌，卵巣からのエストロゲン分泌を抑制する | ・3.6mgデポは4週間に1回，腹部に皮下注射<br>・10.8mgデポは12〜13週間に1回，腹部に皮下注射 | 投与開始初期の骨の痛み，ホットフラッシュ，頭重感，めまい，肝機能の低下，貧血，体重増加，倦怠感など |
| | 酢酸リュープロレリン（リュープリン®） | | | 3.75mgを4週間に1回，または，11.25mgを12週間に1回，上腕，腹部，殿部に皮下注射 | |
| Gn-RHアンタゴニスト薬 | デガレリクス酢酸塩（ゴナックス®） | 前立腺がん | 下垂体 Gn-RH 受容体と結合して，下垂体からの黄体形成ホルモンの放出を抑制し，精巣からのテストステロン分泌を抑制する | 初回に240mgを120mgずつ腹部2か所に皮下注射する。2回目以降は，初回投与から4週間後より80mgを腹部1か所に皮下注射する | ほてり，高血圧，肝機能低下，筋力低下，関節痛，女性化乳房，血栓塞栓症など |
| 抗アンドロゲン薬 | <非ステロイド性><br>フルタミド（オダイン®）<br>ビカルタミド（カソデックス®）<br><ステロイド性><br>クロルマジノン酢酸エステル（プロスタール®） | 前立腺がん | 前立腺がん組織のアンドロゲン受容体に対するアンドロゲンの結合を阻害して，抗腫瘍効果を発揮する | 内服 | 女性化乳房，食欲不振，下痢，悪心・嘔吐，肝機能低下，貧血など |
| 女性ホルモン薬 | エストラムスチンリン酸エステルナトリウム水和物（エストラサイト®） | 前立腺がん | ナイトロジェンマスタードによる殺細胞作用と，エストラジオール（卵胞ホルモン）による抗アンドロゲン作用をもつ | 内服 | 女性化乳房，食欲不振，浮腫，貧血，肝機能低下，悪心・嘔吐，消化不良，腹痛，血栓症など |
| 抗エストロゲン薬 | タモキシフェンクエン酸塩（ノルバデックス®）<br>トレミフェンクエン酸塩（フェアストン®） | 乳がん | 乳がん細胞のエストロゲン受容体に対し，エストロゲンと競合的に結合し，抗エストロゲン作用を示す | 内服 | 無月経，月経異常，ほてり，悪心・嘔吐，体重増加，うつ症状，静脈血栓症，子宮体がん発症のリスクなど |
| アロマターゼ阻害薬 | エキセメスタン（アロマシン®）<br>レトロゾール（フェマーラ®）<br>アナストロゾール（アリミデックス®） | 閉経後乳がん | アンドロゲンをエストロゲンに変換する酵素であるアロマターゼを阻害することで，血中のエストロゲンの濃度を抑制する | 内服 | ほてり，多汗，悪心，高血圧，疲労，肝機能低下，骨粗鬆症，骨折，関節痛など |
| 黄体ホルモン製薬 | メドロキシプロゲステロン酢酸エステル（ヒスロン®H） | 乳がん<br>子宮体がん | DNA合成抑制作用，下垂体・副腎・性腺系への抑制作用および抗エストロゲン作用をもつ | 内服 | 血栓症，浮腫，体重増加，月経異常，肝機能低下など |

各種薬剤の医療用医薬品添付文書をもとに作成

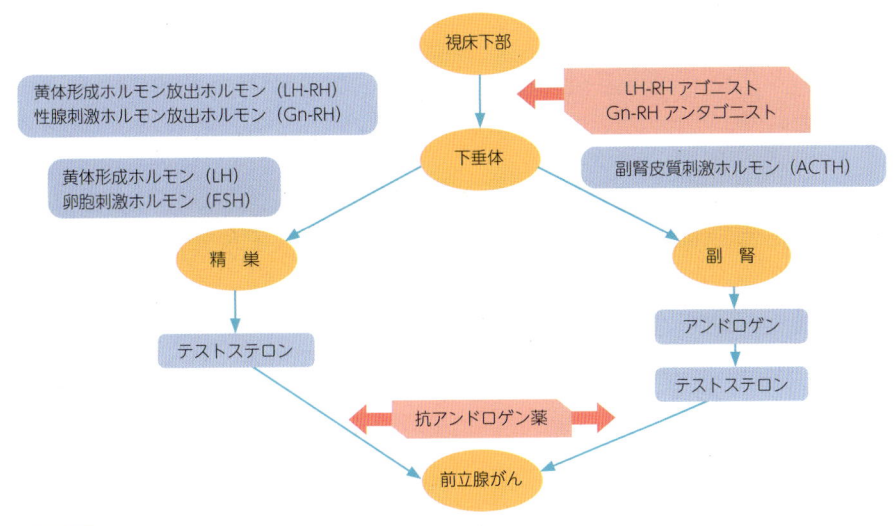

**図2-1** 前立腺がんに対する内分泌療法の作用機序

男性生殖器官の発育維持，精子形成促進，第二次性徴の形成，骨形成，筋肉量の増加，造血促進，脂質代謝，脳の形成などに関与する[2]。前立腺がんに対する内分泌療法として最初に行われたのは，精巣を手術で摘出する外科的去勢術である。薬物による治療には，LH-RHアゴニスト・Gn-RHアンタゴニスト，および抗アンドロゲン薬の併用療法と，それぞれの単独療法がある[3]。また，女性ホルモン薬を用いることもある。

LH-RHアゴニストとGn-RHアンタゴニストは，それぞれ下垂体LH-RH受容体，下垂体Gn-RH受容体に作用し，下垂体から黄体形成ホルモン（LH）が分泌されるのを抑制し精巣への刺激を防ぐ。その結果，テストステロンの産生が妨げられ，前立腺がんの増殖を抑制する働きをもつ。

抗アンドロゲン薬は前立腺内でアンドロゲンの受容体と結合し，アンドロゲンの作用を抑える。非ステロイド性抗アンドロゲン薬とステロイド性抗アンドロゲン薬がある。

## 2）乳がんに対する内分泌療法

乳がんの約70％はエストロゲン受容体，プロゲステロン受容体の両方もしくは1つが陽性で，エストロゲン（女性ホルモン）の刺激によって増殖が促進される[4]。内分泌療法はエストロゲンががん細胞を刺激しないように抑制することで，増殖，転移を抑制する（図2-2）。がん細胞に受容体がないと内分泌療法の治療効果は期待できないため，受容体の有無を病理診断で評価する。

乳がんの内分泌療法は，閉経前と閉経後で用いられる薬剤が異なる。閉経前はエストロゲンの多くは卵巣から分泌される。視床下部から分泌されるLH-RHを介して下垂体から性腺刺激ホルモンが分泌されて，卵巣でエストロゲンが産生される[4]。手術後の閉経前乳がん患者に対する内分泌療法は，抗エストロゲン薬を術後5年間にわたり用いる[5]。また，抗エストロゲン薬と併用してLH-RHアゴニスト薬を2～3年間用いることがある。

閉経後は，副腎から分泌されたアンドロゲンが脂肪組織などでアロマターゼによりエストロゲンに変えられる[4]。閉経後の乳がん患者に対する内分泌療法は，アロマターゼを阻

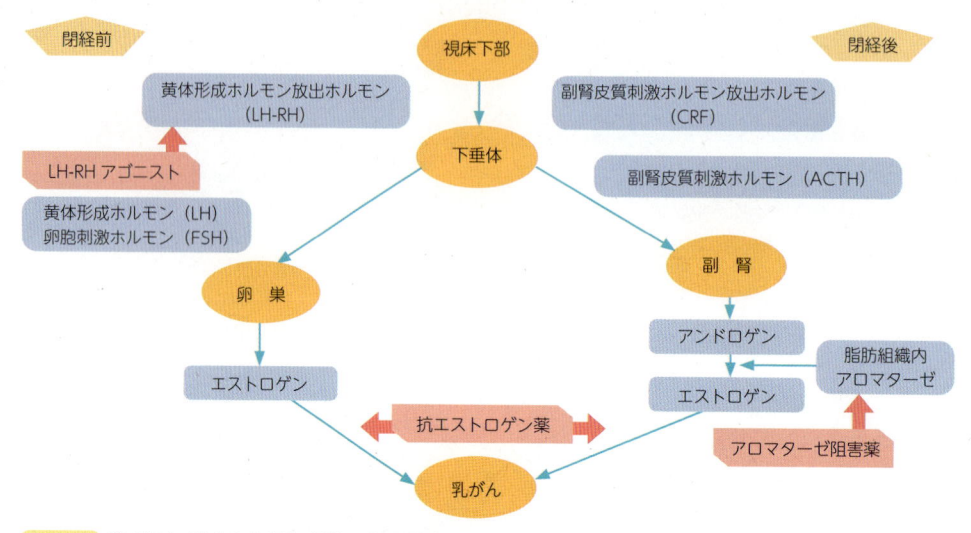

図2-2 乳がんに対する内分泌療法の作用機序

害することでエストロゲンの生成を抑えるアロマターゼ阻害薬を通常5年間用いる。
　進行・再発した乳がんで他の内分泌療法の効果がなくなった場合，黄体ホルモン薬が用いられることがある。

### 3）子宮体がんに対する内分泌療法

　子宮体がんはエストロゲンの作用を受けて増殖が促進される（図2-3）。子宮体がんの内分泌療法は進行・再発子宮体がんに対して行われ，エストロゲンの作用を抑える黄体ホルモン薬が用いられる。

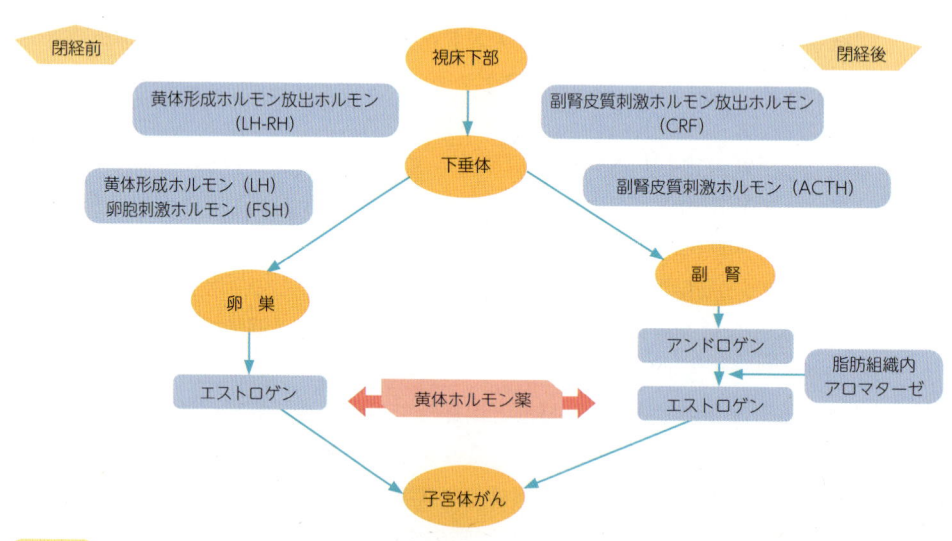

図2-3 子宮体がんに対する内分泌療法の作用機序

## 3 内分泌療法による副作用とケア

　治療によりアンドロゲン，エストロゲンなどホルモン分泌が抑制されることで様々な副作用が生じる。各薬剤の生じやすい副作用については，医療用医薬品添付文書や医薬品インタビューフォームで確認できる。生じやすい副作用とその出現時期を予測して観察を行う。

### 1）前立腺がんに対する内分泌療法の副作用とケア

#### （1）フレアアップ現象
　LH-RHアゴニストの投与開始初期に一過性にテストステロンの上昇が生じることがある[6]。これをフレアアップ現象といい，骨の痛み，尿路閉塞，脊髄圧迫症状が出現する。投与開始1か月は症状出現の有無を十分に観察する。

#### （2）ホットフラッシュ
　血中のテストステロン値が低下することで生じる更年期症状に似た症状である。これをホットフラッシュといい，ほてり，発汗，のぼせ，肩こりなどがみられる。治療開始後数か月で症状が軽減することがある。ほてりや発汗の症状は突然生じ，日常生活に支障をきたす。室温を調整し，衣類や寝具は吸湿性や通気性に優れたものを用い，発汗による不快感を減少させる工夫が必要である。

#### （3）骨量の減少，骨折リスクの上昇
　6か月以上の長期投与によって骨折のリスクが上昇する[6]と報告されている。骨密度の検査を定期的に行う。骨量の低下が疑われる場合は，ビスホスホネート製剤が投与されることがある[2]。

#### （4）代謝異常，脂質異常，心血管・脳血管疾患など
　糖尿病の悪化，体重増加，筋肉量減少，血清総コレステロール値の上昇，LDLコレステロール値の上昇が報告[6]されている。筋肉量の減少は筋力の低下を引き起こし，日常生活に影響を与える。筋力の維持のために適度な運動が必要であるが，前立腺がんは骨転移が起こりやすく，かつ高齢者が多いため，運動が可能かどうかは骨転移や合併症（心疾患，脳血管障害など）の有無ならびに普段の運動量を確認し，運動の内容について医師と相談する。また，女性ホルモン薬の副作用として血栓症による心筋梗塞や脳血管障害の発生頻度の増加がある。

#### （5）性機能の低下
　性欲の低下や勃起不全を生じるリスクがある。男性性の喪失につながり，ボディイメージの障害や自尊心の低下がもたらされる。

#### （6）乳房痛，女性化乳房
　乳房が腫脹し，痛みを感じることがある。また，外見が変化することに伴うボディイメージの障害が生じる。乳頭が衣類とこすれることで痛みを感じるので，乳頭をガーゼで覆ったり，ニップレスパッチを貼ったりして保護する。性機能の低下，女性化乳房は男性性の喪失からくる自尊心の低下をもたらすので，副作用症状に対する患者の受け止めを理解し，つらい気持ちに寄り添う。

### (7) 貧　血
長期間の治療で正球性，正色素性貧血が生じる[2]。

### (8) 精神症状
うつ状態，集中力の低下，不安，疲労感，いらだちなどの精神症状が生じる。

### (9) 皮下注射部位の痛み，出血，皮膚の硬結
LH-RHアゴニスト薬の投与方法は皮下注射であり，注射部位の痛み，出血，皮膚の硬結が生じることがある。適切な手技で皮下注射を行い，注射に伴う苦痛を緩和する。

## 2）乳がんに対する内分泌療法の副作用とケア

### (1) フレアアップ現象
LH-RHアゴニストの投与開始初期に一過性にエストロゲンの量が増加し，骨の痛みなどフレアアップ現象が生じることがある。

### (2) ホットフラッシュ
エストロゲンの低下による更年期様症状であり，ほてり，熱感，肩こりが生じる。

### (3) 月経異常，不正出血，性交痛
抗エストロゲン薬の副作用として，月経周期の異常，不正出血，帯下（おりもの）の増加，性交痛がある。腟炎を起こさないように清潔を保持する。また，子宮内膜症や子宮体がんのリスクが増加するため，不正出血の持続，帯下の増加がみられるときは医師に伝えるように説明する。

### (4) 体重増加
抗エストロゲン薬の副作用で体重が増加する。体重の増加は患側上肢のリンパ浮腫の誘因となり，また生活習慣病予防のためにも好ましくない[7]ため，適切な食事と運動を勧める。

### (5) 血栓塞栓症
抗エストロゲン薬の副作用に血栓塞栓症リスクの増加がある。下肢の腫脹や疼痛，呼吸困難などの症状があるときは緊急に受診するよう説明する[4]。

### (6) 骨粗鬆症
アロマターゼ阻害薬の使用により，骨密度が低下して骨折のリスクが増加する。転倒を予防する環境を整える。また，医師に運動量や方法を確認したうえで適度な運動を勧め，ビタミンDやカルシウムを含むバランスのよい食事の必要性を説明する。

### (7) 関節痛
アロマターゼ阻害薬の副作用で，関節痛，手指のこわばりが生じる。苦痛が強い場合はほかのホルモン薬への変更や治療の中止が検討される。

## 3）子宮体がんに対する内分泌療法の副作用とケア

黄体ホルモン薬の主な副作用として，ホットフラッシュ，月経異常，不正出血，体重増加，ムーンフェイス，浮腫，血栓塞栓症，視覚異常がある。症状に対するケアは乳がんの内分泌療法の副作用へのケアに準じる。

## 4 内分泌療法を受ける患者の看護の目標

　内分泌療法を受ける患者に対する看護の目標は，患者が（1）治療の目的や内容を理解して主体的に治療を受けることができる，（2）副作用に対するセルフケアを行うことができるように支援することである。

### （1）治療の目的や内容を理解して主体的に治療を受ける

　内分泌療法はがんのタイプによっては治療が長期にわたる。また，ホルモン分泌の抑制作用に関連して様々な副作用が生じる。長期にわたる治療に患者が主体的・継続的に取り組むには，まず患者自身が治療の目的や方法を理解し納得していること，さらに治療を受けることを自分で意思決定する必要がある。医師から説明された治療目的，治療方法，起こりうる副作用や注意点について患者がどのように理解したかを把握し，理解が不十分な場合は説明を補い，再度医師から説明を受けられるように支援する。

### （2）副作用に対するセルフケアを行う

　患者のセルフケア能力を高めるために教育的にかかわり，患者自身が副作用に適切に対処できるよう支援する。副作用に適切に対処するためには，副作用症状を患者が観察し，出現した副作用を最小限にする行動をとる必要がある。治療により起こり得る副作用の種類，具体的な症状と観察方法，発生機序，発生時期，予防対策，発現時の対応方法について説明し，患者が理解できたかどうか，また副作用に対して適切に対処できる自信があるかどうかを確認する。

# 看護技術の実際

## A 皮下注射による内分泌療法を受ける患者のアセスメントと看護技術

- 目　　的：がんの治療
- 適　　応：内分泌療法が適応となるがん患者
- 必要物品：内分泌療法に用いられる薬剤

### 1）投与前

| | 方　法 | 留意点と根拠 |
|---|---|---|
| 1 | **治療計画の理解（➡❶）**<br>投与スケジュール，投与経路，投与量，投与時間について理解する | ❶治療計画を理解し，安全な治療の実施を支援する |
| 2 | **使用される薬剤に応じた副作用の理解（➡❷）**<br>副作用の種類，発生機序，発生時期，予防対策，発現時の対応方法について理解する | ❷副作用の早期発見や適切な対応ができるよう準備するために，薬剤に応じた副作用を把握しておく<br>●各種薬剤の生じやすい有害事象については，その薬剤の医療用医薬品添付文書や医薬品インタビューフォームで確認できる |

| | 方　法 | 留意点と根拠 |
|---|---|---|
| 3 | **身体状態の把握（➡❸）**<br>年齢，performance status，臓器機能（肝臓，腎臓，心臓，骨髄，肺）の検査データ，栄養状態，身長，体重，骨転移やがん性疼痛などがんに起因する症状の有無，骨粗鬆症の有無，月経状態 | ❸治療が可能な身体状態であることを確認する。また，治療後の検査データと比較することで副作用の出現を把握する |
| 4 | **心理社会的状態の把握（➡❹）**<br>治療の目的，治療に期待すること，患者の関心事，不安に思うこと，情報ニーズ，病気や治療に対する思い，経済状態 | ❹患者にとって優先順位の高い問題を理解し，治療に主体的に取り組める状態かどうかを把握する。また，情報ニーズを把握することで，ニーズに応じた情報を提供し，患者の不安軽減に役立てる |
| 5 | **既往歴，現病歴の把握（➡❺）**<br>これまでに受けた治療，アレルギー，使用している処方薬や市販薬，原疾患の症状 | ❺原疾患の症状を治療前に把握しておき，疾患による症状なのか，副作用により出現した症状なのかをアセスメントできるようにする。また，治療薬と併用禁忌の薬を使用していないかを把握する<br>●併用禁忌の薬剤については，医療用医薬品添付文書や医薬品インタビューフォームで確認できる |
| 6 | **セルフケア能力の把握（➡❻）**<br>患者の望む学習方法，がんや治療に対する知識，医師から説明された治療計画についての理解，これまでのコーピング方略，ソーシャルサポート | ❻がんや治療に対する知識ならびに医師の説明に対する理解などから患者のセルフケア能力を把握し，セルフケア支援のための教育的かかわりに役立てる |
| 7 | **起こりうる副作用と対処方法の説明に対する理解の把握（➡❼）**<br>治療により起こりうる副作用の種類，具体的な症状と観察方法，発生機序，発生時期，予防対策，発現時の対応方法について説明し，理解度や実施の見通しを確認する | ❼セルフケア方法について説明し，理解度や実施に対する自信を確認することで，適切なセルフケアの実施を支援する |

## 2）投与時

| | 方　法 | 留意点と根拠 |
|---|---|---|
| 1 | **患者と家族へ治療開始の説明（➡❶）**<br>患者と家族に必要に応じて治療方法，投与経路，投与時間などについて説明する | ❶医師からの患者と家族に行われた治療について再度説明して，患者と家族の治療に対する理解や見通しをもてるようにする |
| 2 | **治療薬の安全な投与**<br>投与前に，投与指示書と準備された薬剤を，6Rで確認する（➡❷）<br>（1）right patient（正しい患者）<br>（2）right drug（正しい薬剤）<br>（3）right purpose（正しい目的）<br>（4）right dose（正しい量）<br>（5）right route（正しい投与経路）<br>（6）right time（正しい時間） | ❷安全な投与のため |
| 3 | **投与準備**<br>＜LH-RHアゴニスト薬（一般名：ゴセレリン，商品名：ゾラデックス®）の投与方法❶＞<br>アルミパウチからゾラデックス®の注射器を取り出す。ゾラデックス®の構造を確認し（**図2-4**），注射器のチャンバー（透明箇所）にデポ剤（固形製剤）があることを確かめる（➡❸） | ●LH-RHアゴニスト薬の商品名リュープリン®は，ゾラデックス®と取り扱い方法や注射部位が異なるので注意する。また，注射後の出血のリスクを予測するために，抗凝固薬，抗血小板薬の使用の有無を確認する<br>❸ゾラデックス®は固形の薬剤で，下腹部の皮下に投与された後，徐々に溶け出して一定期間作用する徐放性製剤である |

| 方　法 | 留意点と根拠 |
|---|---|

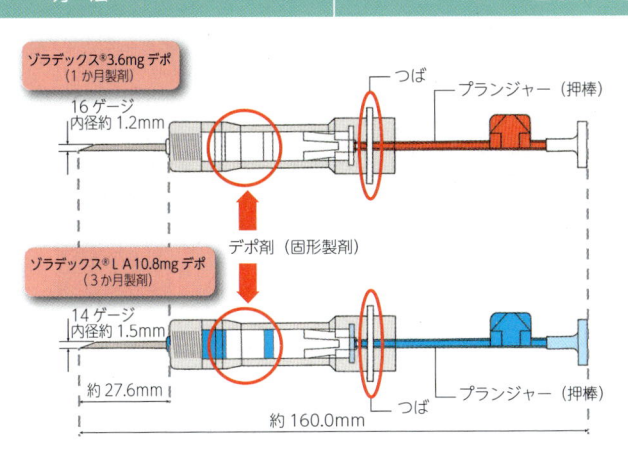

図2-4　ゾラデックス®デポの構造

4　**注射部位の選定**
ゾラデックス®は腹部の皮下に注射する。指の付け根を臍の上において手のひらを当てたとき，第2指〜第5指で隠れる範囲が注射可能な範囲となる（→❹）。投与部位は硬結を防ぐため毎回変更する。投与前に皮膚の発赤，硬結がないことを確認する

❹下腹壁動静脈や浅腹壁動静脈を避けた場所を選定する（図2-5）

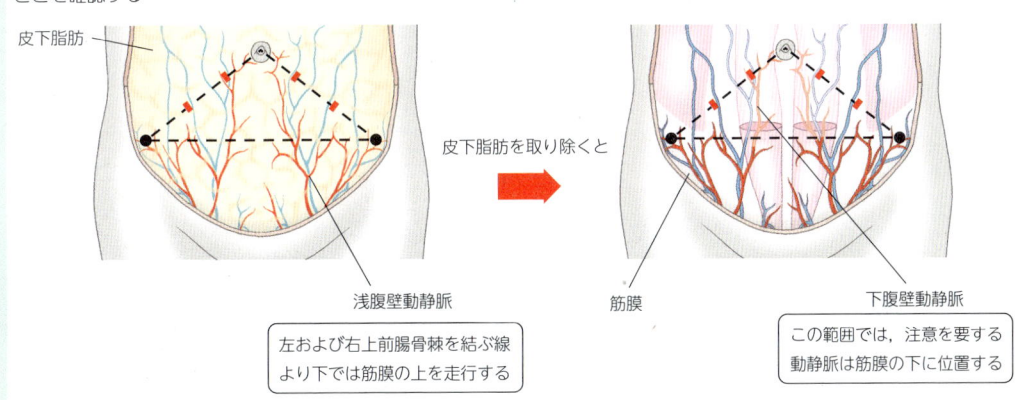

図2-5　前腹壁の皮下の血管

浅腹壁動静脈：左および右上前腸骨棘を結ぶ線より下では筋膜の上を走行する

下腹壁動静脈：この範囲では，注意を要する動静脈は筋膜の下に位置する

5　**投与**
1）投与部位の皮膚を消毒する（図2-6）

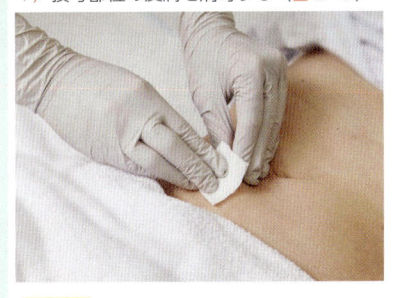

図2-6　皮膚を消毒する

| 方　法 | 留意点と根拠 |
|---|---|
| 2）プランジャー（押棒）を固定しているクリップをはずし，次に注射針キャップをはずす（図2-7） | ●注射針のキャップをはずすとき，プランジャーを押したり指ではじいたりしないように注意する。空気抜きは不要である |

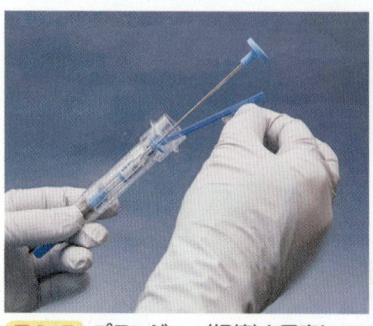

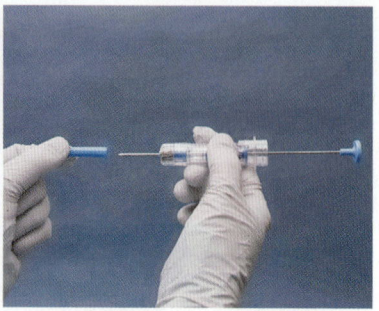

図2-7　プランジャー（押棒）を固定しているクリップをはずし（左），次に注射針キャップをはずす（右）

| | |
|---|---|
| 3）下腹部の皮下を手の指をすべて用いてつまみ上げ（図2-8），注射針の切口を上向きにして，注射針を30～40度の角度で針の根元近くが患者に触れるぐらいの深さまで速やかに穿刺する（図2-9）。注射針が血管に入っていないことを確認する | ●針先が腹筋や腹膜に到達しないように，手術による瘢痕がある場合や，やせていて皮下脂肪が少ない場合は注意する。やせている患者で穿刺の深度が十分にとれない場合は，手の指をすべて用いて投与する皮下の広い範囲をしっかりつまみ上げる。このとき，患者に膝を立ててもらうと皮下脂肪をつまみやすくなる。つまみ上げた皮下に水平に穿刺する |

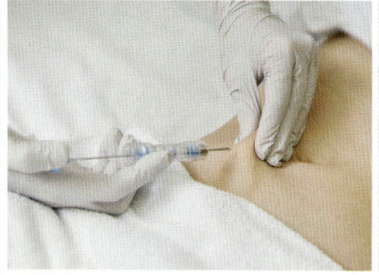

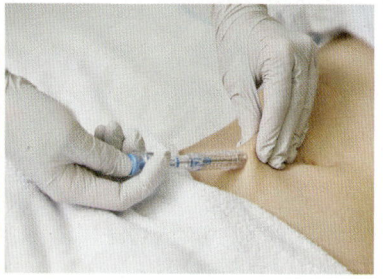

図2-8　下腹部の皮下を手の指をすべて用いてつまみ上げる
図2-9　注射針を30～40度の角度で速やかに穿刺する

4）プランジャーを注射器本体の内側までしっかりと押し込みデポ剤を注入する。プランジャーの先端が注射針の針先より突出し，さらに注射針カバーが作動して針刺し事故を防止する
5）投与終了後注射針を抜くと，自動的に注射針カバーが針先を覆う（図2-10）ので，注射器はそのまま感染性医療廃棄物として処理する（図2-11）

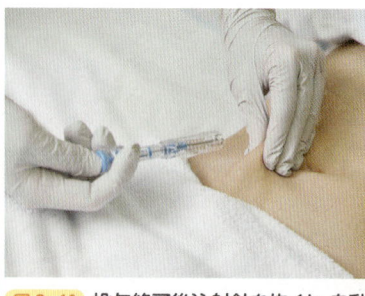

図2-10　投与終了後注射針を抜くと，自動的に注射針カバーが針先を覆う
図2-11　注射器はそのまま感染性医療廃棄物として処理する

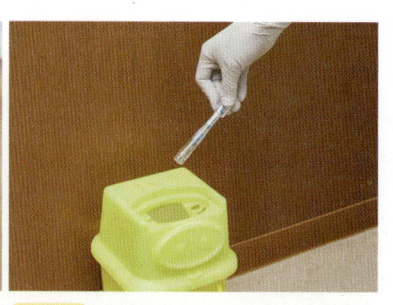

| 方　法 | 留意点と根拠 |
|---|---|
| 6）2本の指で2〜3分間ほど注射部位を圧迫止血する。止血確認後滅菌テープで保護する。注射部位はもまない | ●ゾラデックス®は針が太いので十分に圧迫止血を行う。出血が多いときは10分間圧迫する。薬剤が皮下から放出される徐放性製剤のため，もむことで効果が変化する可能性がある |

❶林正健二・田中純子監修：ゾラデックス投与マニュアル，アストラゼネカ．

## 3）投与終了後

| 方　法 | 留意点と根拠 |
|---|---|
| 1）投与終了を患者に説明しねぎらう（→❶） | ❶順調に治療が終了したことを伝えて，患者の疲労に配慮する |
| 2）投与部位の内出血，腫脹や痛みがないかを確認する。出血，気分不快，動悸，冷汗がある場合，医療者に伝えるように説明する。また出血予防のために，腹圧をかけないように説明する❶ | ●投与時に生じやすい副作用の有無を観察し，投与が安全に終了したことを確認する |
| 3）投与した薬剤に応じて，今後起こり得る副作用とその対処方法について説明し，理解度や実施の見通しを確認する | ●繰り返しの説明になるが，有害事象と対処方法について再度確認し，セルフケアを支援する |
| 4）治療期間中は，副作用の出現時期を予測して，症状の有無，程度，持続期間，症状による生活の支障や苦痛を観察する。症状発現時は，症状を緩和するためのケアを行う | |

❶佐治佳奈子・土肥千秋・平清美他：LH-RHアゴニスト注射（前立腺癌内分泌療法），泌尿器ケア，14(7)：670-678, 2009.

### 文　献

1）日本泌尿器科学会編：前立腺癌診療ガイドライン2012年版，金原出版，2012，p.86-91.
2）西山勉：前立腺癌に対する内分泌療法，泌尿器ケア，13(2)：137-142, 2008.
3）前掲書1），2012，p.172-175.
4）酒井瞳・勝俣範之：ホルモン療法のいま，がん看護，19(2)：107-113, 2014.
5）日本乳癌学会：科学的根拠に基づく乳癌診療ガイドライン-1 治療編，2013年版，金原出版，2013，p.17-21.
6）前掲書1），p.183-185.
7）阿部恭子：内分泌療法時のケア，阿部恭子・矢形寛編，乳がん患者ケアガイド，学研メディカル秀潤社，2006，p.124-126.

# 3 有害事象に対する症状マネジメント

**学習目標**
- 化学療法に伴う主な有害事象を理解する。
- 有害事象の予防・早期発見に向けたアセスメントおよび援助方法を習得する。
- 有害事象出現時の対処法を理解する。
- 症状マネジメントにおける看護師の役割の重要性を理解する。

## 1 アレルギー反応，インフュージョンリアクション

### 1）アレルギー反応，インフュージョンリアクションとは

　アレルギー反応（過敏症）とは，異物に対する生体防御のシステムが過剰あるいは不適当に反応して発現するために生じる種々の症状の総称である[1]。免疫学的機序による過敏症をアレルギーという。原因物質の投与から5〜10分以内に出現する比較的急性の全身症状をアナフィラキシーといい，多くの場合はⅠ型（即時型）反応が関与して発現する。アナフィラキシーのなかでも末梢循環不全によって生じる危険な状態が，アナフィラキシーショックである。

　一方，インフュージョンリアクション（infusion reaction：急性輸注反応）とは，リツキシマブ（リツキサン®）などの分子標的薬の投与中または投与後24時間以内に起こる症状の総称である。発現機序は明らかになっていないが，細胞が傷害される過程で生じるサイトカインの産出や放出により一過性の炎症やアレルギー反応を引き起こすことが原因の一つといわれている[2]。

### 2）アレルギー反応，インフュージョンリアクションのアセスメント

　症状の特徴と出現しやすい時期を表3-1，図3-1に示す。薬剤の種類によって出現頻度，症状，出現しやすい時期は異なる（表3-2）。患者のアレルギー歴や過去の治療での

**表3-1 アレルギー反応とインフュージョンリアクションの症状の特徴**

| アレルギー反応 | インフュージョンリアクション |
| --- | --- |
| くしゃみ，熱感，蕁麻疹，瘙痒感，顔面紅潮，眼窩周囲または顔面の浮腫，口腔内・咽頭不快感，悪寒，悪心，息切れ，胸部不快感，胸部閉塞感，頻脈，気管支攣縮，ふらつき，立ちくらみ，口唇や末梢のしびれ，脱力感，低血圧 | 発熱，悪寒，頭痛，咳嗽，疼痛，悪心・嘔吐，瘙痒感，発疹，めまい，耳鳴，無気力症，虚脱感，血管浮腫，低酸素症，呼吸不全，呼吸困難，アナフィラキシー様症状，肺障害，心障害 |

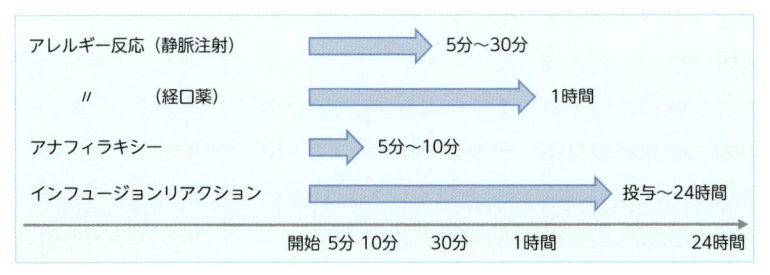

**図3-1** アレルギー反応とインフュージョンリアクションが出現しやすい時期

|  |  |
|---|---|
| アレルギー反応（静脈注射） | 5分～30分 |
| 〃 （経口薬） | 1時間 |
| アナフィラキシー | 5分～10分 |
| インフュージョンリアクション | 投与～24時間 |

**表3-2** 主な薬剤のアレルギー反応とインフュージョンリアクションの頻度と特徴

| 薬剤名（商品名） | 注意すべき出現時期 | 主な症状 | 特　徴 |
|---|---|---|---|
| パクリタキセル（タキソール，パクリタキセル） | 初回投与の発現が多いほとんどが開始10分以内に出現 | 呼吸困難，発赤，胸痛，頻脈，血圧低下，血管浮腫，全身浮腫など | 必ず前投薬が必要アルコール過敏にも注意 |
| ドセタキセル（タキソテール，ワンタキソテール） | 初回～2回目投与時に注意を要する | 発疹，紅斑，血圧低下，呼吸困難，気管支けいれん，胸部圧迫感など | 重篤な症状が発現した症例には再投与しない |
| カルボプラチン（パラプラチン，カルボプラチン） | 投与回数を重ねると頻度が高くなる | 灼熱感，瘙痒感，蕁麻疹，眼瞼浮腫，咳嗽，血管性浮腫，呼吸困難，血圧低下など | 皮膚症状が多い |
| オキサリプラチン（エルプラット） | 投与回数を重ねると頻度が高くなる | 発疹，瘙痒感，蕁麻疹，気管支攣縮，呼吸困難，血圧低下などのショックおよびアナフィラキシー様症状など | 重篤な症状が投与後数時間で発現する場合と，複数回投与後に発現する場合がある |
| L-アスパラキナーゼ（ロイナーゼ） | 初回投与後ではなく再投与時以降に起きやすい | 蕁麻疹，悪心・嘔吐，頻脈，呼吸困難，血圧低下，意識混濁など | 静脈内投与と比較し，筋肉内投与時に発現が低下する投与量が増えると，発現頻度も高くなる |
| シタラビン（キロサイド） | 大量投与時に注意を要する | 発熱，倦怠感，関節痛，骨痛，発疹，結膜炎など | シタラビンを長期使用していた患者に出現しやすい |
| リツキシマブ（リツキサン） | 初回投与開始後24時間以内 | 蕁麻疹，血圧低下，血管浮腫，低酸素，急性呼吸窮迫症候群，心筋梗塞，不整脈，ショックなど | 必ず前投薬が必要重篤なものの80％が初回投与時に発現 |
| セツキシマブ（アービタックス） | 2回目以降も重度の症状を発現することがあるため，毎回注意が必要 | 急激な気道閉塞，蕁麻疹，悪寒，血圧低下，心停止，意識消失など | 必ず前投薬が必要重篤な症状では投与中止 |
| トラスツマブ（ハーセプチン） | 点滴中～点滴開始後24時間以内に多い | 発熱，悪寒，悪心・嘔吐，蕁麻疹，気管支けいれん，血管浮腫，血圧低下など | 初回投与の約40％の患者に発現し，2回目以降の発現頻度は低くなる |
| ベバシズマブ（アバスチン） | 初回，2回目投与中に注意を要する | 蕁麻疹，呼吸困難，口唇浮腫，咽頭浮腫など | 初回投与は90分，2回目は60分，3回目以降は30分で投与 |
| パニツズマブ（ベクティビックス） | 初回，2回目投与中に注意を要する | 気管支攣縮，発熱，悪寒，呼吸困難，血圧低下など | 60分以上かけて点滴静注，1回投与量が1000mgを超えるときは90分以上かける |

各薬剤の医薬品情報を参照して作成

アレルギーの既往などリスク因子について事前に確認しておく。

抗がん薬開始後は，くしゃみや熱感，蕁麻疹といった前駆症状を注意深く観察する。症状出現時には，症状の程度やバイタルサインを確認し，迅速に対処する。その後，症状の発現時間と程度，発現時の対応，回復までの時間など状況を振り返り，次回投与時の対策を検討する。

### 3）予防と早期発見に向けた援助

抗がん薬でアレルギー反応やインフュージョンリアクションの発現に対する予防薬がある場合は，必ず抗がん薬投与前に予防薬を投与する。前投薬は静脈注射あるいは経口投与の場合があるが，経口投与では，投与前に患者に内服が済んでいるか確認する。アレルギー反応を起こしやすい抗がん薬を投与する場合は5～10分間は特に注意して観察し，少なくとも1時間は頻繁に観察を行う。また投与前に，患者自身にそれらのリスクや前駆症状を事前に伝え，早期発見の重要性を意識づけておく。

### 4）症状出現時の対応

患者から「何かおかしい」「変な感じ」といった訴えがある場合には，アレルギー反応やインフュージョンリアクションの可能性がある。症状出現時には抗がん薬の投与を中止し，迅速に対応する（➡看護技術の実際Ⓐ，p.78に詳述）。

### 5）心理的援助

アレルギー反応やインフュージョンリアクションが出現した場合には，患者だけでなく家族も不安になる。症状出現時には，状況や対処などを説明し，患者・家族の心理面に配慮し，対応することが求められる。また症状の発現によって不安をもち，治療を継続できなくなくなる患者もいる。そのため，心理的援助を継続していくことが重要である。

## ２ 抗がん薬の血管外漏出

### 1）血管外漏出とは

投与中の抗がん薬が血管外に浸潤あるいは漏出し，静脈内へ投与された薬液が血管から周囲の軟部組織へ拡散することを血管外漏出という。これによって周囲の軟部組織が傷害され，発赤，腫脹，疼痛，灼熱感，びらん，水疱形成，潰瘍化，壊死などの症状を引き起こす[3]。

抗がん薬の血管外漏出の症状には，穿刺部位付近の不快感や瘙痒感，灼熱感，圧迫感，疼痛などがみられるが，時期や程度は漏出の状況によって異なる。また患者のなかには自覚症状を訴えなかったり，点滴速度の低下や滴下しないことが唯一の所見である場合もあるため，注意深い観察が必要である。

## 2）血管外漏出のアセスメント

### (1) 抗がん薬のリスク分類
　抗がん薬の血管外漏出時のリスクは，組織傷害性の程度によって3種類に分類される（表3-3）。主な薬剤の分類を表3-4に示す。

### (2) 血管外漏出の危険因子
　静脈穿刺を行う前には，患者の血管外漏出の危険因子（表3-5）についても事前にアセスメントしておく。
　血管外漏出を早期に発見し対処するためには，抗がん薬投与中に定期的な観察を行う。血管外漏出の自覚症状として，灼熱感，紅斑，腫脹，浮腫，違和感などがある。自覚症状がない場合でも，穿刺部周囲の腫脹や滴下速度の低下，末梢静脈ライン内に血液の逆流が認められない場合には血管外漏出の可能性を考え，対応する。血液の逆流が確認できても血管外漏出があるので注意する。血管外漏出が起こると2～3日後に水疱や硬結が生じ，2～3週間後に潰瘍や壊死に進展することがあるため，血管外漏出部位は継続的に観察する。

## 3）予防と早期発見に向けた援助
　血管外漏出による皮膚障害に対しては確実な治療法がないため，予防・早期発見に努めることが重要である。以下にそのポイントを述べる。

### (1) 抗がん薬投与における静脈確保
#### ①静脈確保のための血管選択
　適切な静脈選択は，血管外漏出を予防するために最も重要である。太くて，軟らかい弾力のある末梢静脈の血管を選択する。第一に選択する部位は前腕であり，手背や肘関節の静脈穿刺は避けるべきである。また乳がんの手術後や血液透析者のシャント側，麻痺側も避ける。

#### ②血管が出にくい場合の工夫
　血管が出にくい場合は，あらかじめホットタオル（蒸しタオル）を血管部位に当てたり，掌握運動を行うことで血管を拡張させるなど工夫する。緊張が強い場合などには，血管が収縮してしまうため，できるだけリラックスできるように声かけを行う。

#### ③血管穿刺に失敗した場合の注意点
　最初の血管穿刺を失敗した場合，2回目の穿刺は別の血管に再穿刺する。再穿刺を行う場合には，前の穿刺部位より体幹に近い側の血管を用いる。

### (2) 穿刺後の確認，確実な固定方法
#### ①血液逆流の確認
　穿刺針が確実に入っているかを静脈血の逆流で確認する。点滴開始後には，点滴が滴下速度の指示に従って投与されているか，滴下しないことがないかどうか確認する。

#### ②確実な留置針の固定
　穿刺針と点滴セットを確実に接続し，穿刺部位が確認できるよう透明なドレッシング材で穿刺部位を固定する。体動で引っ張られないようループや長さ，位置に注意する。

表3-3 血管外漏出時の組織傷害性の程度

| 起壊死性抗がん薬 |
|---|
| 少量の漏出でも紅斑，発赤，腫脹，水疱性皮膚壊死，難治性の潰瘍を形成する可能性がある。最初は症状がごく軽微であっても後に症状が重篤化することがあるので，慎重な経過観察が必要である。特にアンスラサイクリン系の薬剤には注意する |
| **炎症性抗がん薬** |
| 瘙痒感，熱感，疼痛などが刺入部や静脈に沿って起こるが，一般に壊死や潰瘍形成には至らない。ただし大量に漏出すると強い炎症や疼痛を起こし得る |
| **起炎症性抗がん薬** |
| 血管外漏出が起こっても炎症や壊死を起こしにくい |

表3-4 血管外漏出時の組織傷害性に基づく薬剤の分類

| 分類 | 薬剤名（商品名） |
|---|---|
| 起壊死性抗がん薬 | アクチノマイシンD（コスメゲン）<br>マイトマイシンC（マイトマイシン）<br>エピルビシン（ファルモルビシン，エピルビシン塩酸塩）<br>ダウノルビシン（ダウノマイシン）<br>ドキソルビシン（アドリアシン）<br>ピラルビシン（テラルビシン，ピノルビン）<br>イダルビシン（イダマイシン）<br>ミトキサントロン（ノバントロン）<br>ドセタキセル（タキソテール，ワンタキソテール）<br>パクリタキセル（タキソール，パクリタキセル）<br>ビノレルビン（ナベルビン）<br>ビンクリスチン（オンコビン）<br>ビンデシン（フィルデシン）<br>ビンブラスチン（エクザール）<br>ラニムスチン（サイメリン） |
| 炎症性抗がん薬 | アクラルビシン（アクラシノン）<br>イリノテカン（カンプト，トポテシン）<br>エトポシド（ベプシド，ラステット）<br>ノギテカン（ハイカムチン）<br>イホスファミド（イホマイド）<br>シクロフォスファミド（エンドキサン）<br>ダカルバジン（ダカルバジン）<br>ドキソルビシン（ドキシル）<br>チオテパ（テスパミン）<br>カルボプラチン（パラプラチン，カルボプラチン）<br>シスプラチン（プリプラチン，ランダ，シスプラチン）<br>ネダプラチン（アクプラ）<br>フルダラビン（フルダラ）<br>ゲムシタビン（ジェムザール，ゲムシタビン）<br>フルオロウラシル（5-FU）<br>オキサリプラチン（エルプラット）<br>メルファラン（アルケラン）<br>ボルテミゾブ（ベルケイド）<br>ペメトレキセド（アリムタ）<br>ベンダムスチン（トレアキシン） |
| 起炎症性抗がん薬 | ブレオマイシン（ブレオ）<br>ペプロマイシン（ペプレオ）<br>ニムスチン（ニドラン）<br>エノシタビン（サンラビン）<br>シタラビン（キロサイド）<br>メトトレキサート（メソトレキセート）<br>L-アスパラキナーゼ（ロイナーゼ）<br>インターフェロン |

**表3-5** 血管外漏出の危険因子

| | |
|---|---|
| 血管の脆弱性 | ・高齢（血管の弾力性や血流の低下）<br>・栄養不良，脱水<br>・糖尿病や皮膚結合組織疾患などの合併<br>・肥満<br>・血管が細い<br>・抗がん薬の投与を繰り返している |
| 穿刺する静脈の問題 | ・頻繁に静脈の穿刺を受けている部位<br>・抗がん薬の反復投与が行われている血管<br>・静脈穿刺の際にすでに一回穿刺をした血管<br>・輸液などですでに使用中の血管<br>・循環障害のある四肢の血管（上大静脈症候群や腋窩リンパ節郭清など病変や手術の影響で浮腫や静脈内圧の上昇を伴う患側肢の血管）<br>・以前に放射線治療を受けている部位<br>・腫瘍浸潤部位の血管<br>・創傷瘢痕がある部位の血管<br>・ごく最近行った皮内反応部位の下流の血管<br>・24時間以内に注射した部位より遠位側の血管<br>・肘関節，屈曲部位など，曲げると固定がずれやすい部位の血管<br>・血流量の少ない血管<br>・以前に血管外漏出を起こしたことのある血管 |
| 投与量・速度 | ・投与量が多い<br>・投与速度が速い |
| 薬物の種類 | ・投与中の薬物自体に強い血管刺激性がある |

小澤桂子，濱口恵子・本山清美編：がん化学療法ケアガイド改訂版—治療開始前からはじめるアセスメントとセルフケア支援，中山書店，2012, p.119. より引用改変

### （3）投与開始から投与後の注意点

#### ①抗がん薬投与中の定期的な観察

抗がん薬投与中は，穿刺部位や血液の逆流を確認し，血管外漏出の早期発見に努める。また点滴の滴下速度が低下する，あるいは滴下しないといった状況を早期に発見し対処できるよう定期的な観察を行う。

#### ②セルフケアの促進

血管外漏出を早期に発見するため，血管外に抗がん薬が漏れることの危険性を患者にあらかじめ説明し，灼熱感，紅斑，腫脹，浮腫あるいは違和感などがある場合は，すぐに医療者に伝えるよう説明する。患者自身にも，点滴中であることを理解し，輸液ルートが引っ張られないよう気をつけてもらう。

#### ③投与終了時の注意点

抗がん薬の投与が終わったら，最後は生理食塩水などでルート内をフラッシュし，抜針を行う。針を抜いた後は，5分程度圧迫止血をする。

### 4）血管外漏出時のケア

血管外漏出が疑われる場合，あるいは明らかに血管外漏出が起こった場合には，まず抗がん薬の投与を中止し抜針する。吸引してから抜針する方法は多くの文献で推奨されているが，ケアの有効性は証明されていないため，各施設で対策が講じられている。

抗がん薬の血管外漏出時の組織傷害性の程度によって血管外漏出の対処法は異なる。また，どの抗がん薬にどの薬剤がいいのかという有効性の高い方法は確立されていない。組織傷害のリスクが高い薬剤が漏出した場合の対処法として，日本で標準的に用いられているのはステロイドの局所注射である（→看護技術の実際B，p.78に詳述）。

また，治療中に症状がなくても，数日たってから血管外漏出の症状が出てくることがある。特に壊死性抗がん薬を投与した場合には，局所の症状を観察してもらい，症状が出現したら病院に連絡するよう説明しておくことも重要である。

## 3 悪心・嘔吐

### 1）悪心・嘔吐とは

化学療法に伴う悪心・嘔吐は，患者に大きな苦痛をもたらし，QOLの低下や，電解質異常，脱水，低栄養を招き，就労の継続にも支障をもたらすものである[4]。さらに，悪心・嘔吐がコントロールできない事例では，治療効果がみられているにもかかわらず化学療法の継続を断念することにつながると報告されている[4-5]。

抗がん薬は，投与後24時間以内に認められる悪心・嘔吐の発生頻度に基づいて，高度催吐性リスク（催吐頻度>90％）中等度催吐性リスク（催吐頻度30〜90％）に分類されている[6]（表3-6）。化学療法に伴う悪心・嘔吐の発生率は，使用する抗がん薬の種類や用量，投与方法，患者の個人的要因の影響を受ける[5]。悪心・嘔吐が起こりやすい個人的要因としては，年齢50歳未満，女性，妊娠期の悪心・嘔吐歴，乗り物酔いをしやすい，高い不安レベル，飲酒量が少ない，などの報告がある[7]。

悪心・嘔吐は出現時期や症状の出現状況によって，表3-7のように分類される。このうち，予期性悪心・嘔吐は，抗がん薬が投与される前に出現する悪心・嘔吐で，条件反射の一種である。これは不安などの精神的な要因が関与しており，初回治療時の悪心・嘔吐のコントロールが不十分であった場合に出現しやすい。過去の研究によれば，予期性悪心は抗がん薬治療を受ける患者の3人に1人の頻度でみられ，予期性嘔吐は10人に1人にみられると報告されている[8]。今日，新しい制吐薬の開発など医療の進歩が続いているが，抗がん薬治療を受けるがん患者にとって悪心・嘔吐は，今なおつらい副作用の一つである。

### 2）悪心・嘔吐の予防に向けた対策

化学療法に伴う悪心・嘔吐対策の目標は，対処療法ではなく症状の予防である[5-6]。一般に，悪心・嘔吐は治療よりも予防のほうがはるかに容易である[6]。遅発性および予期性悪心・嘔吐を出現させないためにも，初回治療時から十分な悪心・嘔吐対策を行うことが重要である[5-6]。悪心・嘔吐の予防対策は，使用する抗がん薬の催吐性リスクに応じて制吐薬投与の組み合わせが推奨されており[4-5),9]，これに基づいた適切な制吐処置の実施が基本となる（表3-8）。前述のように，遅発性および予期性悪心・嘔吐の予防には，悪心・嘔吐による不快な体験をさせないことが重要である。患者にはたとえ症状がなくても制吐薬をきちんと内服するよう指導する。

また，悪心・嘔吐の予防や不快な体験を回避するためには，生活上の工夫も大切である。

### 表3-6 催吐性が高い注射抗がん薬

| 分類 | 薬剤・レジメン |
|---|---|
| 高度催吐性リスク<br>(催吐頻度>90%)*1 | AC療法（アドリアマイシン＋シクロホスファミド）<br>EC療法（エピルビシン＋シクロホスファミド）<br>ダカルバジン<br>シスプラチン<br>＜一定量以上で高度催吐性リスクを示すもの<br>シクロフォスファミド<br>エピルビシン<br>ドキソルビシン　など |
| 中等度催吐性リスク<br>(催吐頻度30～90%) | カルボプラチン<br>アクチノマイシンD<br>ダウノルビシン<br>イリノテカン<br>オキサリプラチン　など |

*1　効果的な制吐薬の予防投与が行われない場合に嘔吐が出現する人の割合（%）
NCCN Guidelines Ver.1.2015 Antiemesis, p. AE-7 より作成

### 表3-7 化学療法に伴う悪心・嘔吐の分類

| 分類 | 特徴 |
|---|---|
| 急性悪心・嘔吐 | 投与後数分から24時間以内に出現し，嘔吐が生じるピークは投与後5～6時間後 |
| 遅発性悪心・嘔吐 | 投与後24時間以上経過してから出現し，シスプラチンやカルボプラチン，シクロホスファミド，ドキソルビシンの投与で生じやすい。ピークは投与後48～72時間で，6～7日間にわたって症状がみられることもある |
| 予期性悪心・嘔吐 | 化学療法薬が投与される前に出現する悪心・嘔吐で，条件反射の一種である。以前の化学療法でつらい悪心・嘔吐を体験した人に生じる。嘔吐よりも悪心の頻度が高い |
| 突出性嘔吐 | 予防的投与を行ったにもかかわらず生じた嘔吐。制吐薬のレスキュー投与を要することがある |
| 難治性嘔吐 | 制吐薬による予防やレスキュー投与にもかかわらず前回の治療サイクルで嘔吐が制御できずに，次の治療サイクルでも生じる嘔吐 |

NCCN Clinical Practice Guidelines in Oncology Antiemesis Ver. 2.2014. より作成
http://www.nccn.org/professionals/physician_gls/PDF/antiemesis.pdf

### 表3-8 催吐リスクに応じた予防策

| リスク分類 | 推奨される対策 |
|---|---|
| 高度リスク | アプレピタント（またはホスアプレピタント）と5-HT₃受容体拮抗薬およびデキサメタゾンの3つを併用 |
| 中等度リスク | 5-HT₃受容体拮抗薬とデキサメタゾンの2つを併用し，必要に応じてアプレピタントを併用 |
| 軽度リスク | デキサメタゾンの単独投与 |
| 最小度リスク | 基本的に制吐薬は不要 |

初回治療時や新たな抗がん薬が開始された際は，悪心・嘔吐が出現しても苦痛が最小限となるよう，1日3回の食事を5～6回に分割して少量で消化のよい軽食にするなども有用である。さらに，治療当日から数日間は，食べ物や化粧品などのにおいが誘因となって悪心・嘔吐が出現することがあるため，室内の換気などに留意する。また，この期間は肉や魚の焦げたにおいや米飯のにおいをきっかけに悪心を訴える患者がいることから[10]，においの強

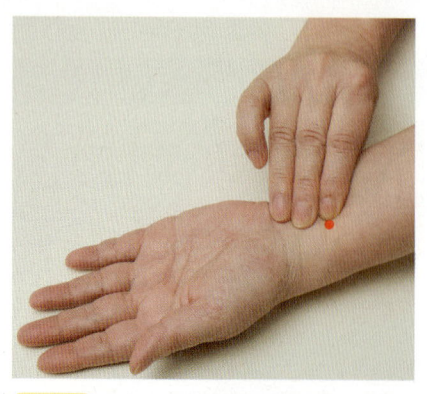

**図3-2** 悪心・嘔吐に有効とされる経穴の内関

い食品を避けたり，室温に冷ましてにおいを減少させてから摂取するなどの工夫が役立つこともある（➡看護技術の実際C，p.79に詳述）。

このほか，治療前夜からのベンゾジアゼピン系抗不安薬の経口投与[4-5]や，リラクセーション，催眠法，音楽療法，鍼や指圧などの非薬物療法も推奨されている[5]。なお，鍼や指圧の部位は内関とよばれる経穴（ツボ）であり（図3-2），電子鍼や指圧バンドによる刺激で効果がみられたと報告されている[7]。

### 3）悪心・嘔吐出現時のケア

悪心・嘔吐の評価には，表3-9に示す米国National Cancer Institute（NCI）による有害事象共通用語規準（CTCAE）[11-12]が用いられることが多い。そのほか悪心・嘔吐・吐き気の指標（INVR：Index of Nausea, Vomiting, and Retching）なども邦訳されている[7]。

突出性嘔吐に対しては，作用機序の異なる制吐薬の複数併用が推奨されているが[5-6]，悪心・嘔吐が続く場合には，麻薬性鎮痛薬など他の治療薬の影響，電解質異常や尿毒症，消化管閉塞，脳転移，胃不全麻痺，不安など，抗がん薬以外の原因が関与していないか鑑別する必要がある[5-6]。

**表3-9** 悪心・嘔吐のグレード評価

|  | Grade 1 | Grade 2 | Grade 3 | Grade 4 | Grade 5 |
|---|---|---|---|---|---|
| 悪心 | 摂食習慣に影響のない食欲低下 | 顕著な体重減少，脱水または栄養失調を伴わない経口摂取量の減少 | カロリーや水分の経口摂取が不十分；経管栄養/TPN/入院を要する | ー | ー |
| 嘔吐 | 24時間に1-2エピソードの嘔吐（5分以上間隔が開いたものをそれぞれ1エピソードとする） | 24時間に3-5エピソードの嘔吐（5分以上間隔が開いたものをそれぞれ1エピソードとする） | 24時間に6エピソード以上の嘔吐（5分以上間隔が開いたものをそれぞれ1エピソードとする）；TPNまたは入院を要する | 生命を脅かす；緊急処置を要する | 死亡 |

TPN：中心静脈栄養法
CTCAE v4.0 日本語訳JCOG版　JCOG：日本臨床腫瘍研究グループより引用
JCOGホームページ http://www.jcog.jp

## 4　白血球・好中球減少，血小板減少

### 1）白血球・好中球減少，血小板減少とは

　化学療法では一般に投与量が多いほど効果が高いが，治療の副作用による骨髄抑制によって，白血球，特に好中球減少が強くみられる場合には，投与量を減量せざるを得ない状況となる。好中球減少は，高齢者や低栄養状態，慢性疾患の併存，白血病や悪性リンパ腫，肺がん患者，進行がんや全身状態が悪い患者などでは特に生じやすい。抗がん薬治療を受けるがん患者は，好中球減少に加え，腫瘍や治療に伴う免疫不全状態によって感染症の危険にさらされる[13]。好中球減少時に発熱がみられる状態は発熱性好中球減少症（febrile neutropenia：FN）とよばれ，適切な抗菌治療を速やかに開始しないと重症化して感染症死する可能性がある[14-15]。好中球が500/mm$^3$を下回る場合は，感染症のリスクがきわめて大きくなる。

　一方，骨髄抑制に伴って血小板減少も起こるが，白血球・好中球減少に比べると頻度は低く，急性白血病など一部の治療に限られる。血小板数10,000/mm$^3$以下，または何らかの出血徴候がみられる場合は，血小板輸血の適応となる[16]。

### 2）白血球・好中球減少，血小板減少の予防に向けた対策

　白血球・好中球減少に対しては感染症予防策，血小板減少に対しては出血予防策がそれぞれ必要となる（➡看護技術の実際 D E，p.80に詳述）。好中球減少と血小板減少の評価には，表3-10に示したグレード評価[11]が用いられることが多い。なお，白血球・血小板減少は治療後7～10日頃がピークとなり，ピーク前後の数日間は感染や出血に対する注意が特に重要となる。治療回数が増えるほど，また高齢者や栄養状態の悪い患者ほど血球減少が起こりやすく，回復までに時間を要する。

### 3）白血球・好中球減少，血小板減少出現時のケア

　以下のような症状がみられたら感染症の疑いが強いので，ただちに医師に連絡する。外来で治療中の場合は，すぐに病院に連絡するよう指導しておく。
・38℃を超えるような発熱
・悪寒や戦慄

**表3-10　好中球減少と血小板減少のグレード評価**

|  | Grade 1 | Grade 2 | Grade 3 | Grade 4 | Grade 5 |
|---|---|---|---|---|---|
| 白血球減少 | <LLN-3,000/mm$^3$; | <3,000-2,000/mm$^3$; | <2,000-1,000/mm$^3$; | <1,000/mm$^3$; | ― |
| 好中球数減少 | <LLN-1,500/mm$^3$; | <1,500-1,000/mm$^3$; | <1,000-500/mm$^3$; | <500/mm$^3$; | ― |
| 血小板数減少 | <LLN-75,000/mm$^3$; | <75,000-50,000/mm$^3$; | <50,000-25,000/mm$^3$; | <25,000/mm$^3$; | ― |

LLN：（施設）基準値下限
CTCAE v4.0 日本語訳JCOG版　　JCOG：日本臨床腫瘍研究グループより引用
JCOGホームページ http://www.jcog.jp

- のどの痛みや咳
- 中耳炎や副鼻腔炎が疑われる痛み
- 口内炎，歯痛，歯肉炎など口腔内の痛みや炎症
- 皮膚の発疹，発赤，腫れや痛み
- 腹痛，下痢，吐き気
- 排尿時痛や血尿，混濁尿など尿路感染症の徴候
- 排便時痛や出血，肛門周囲の炎症
- 点滴や各種カテーテル挿入部位の痛みや発赤などの炎症徴候

## 5 口内炎

### 1）口内炎とは

　口内炎は口腔内や咽頭・喉頭部に生じる粘膜の炎症や潰瘍である。化学療法に伴う口内炎は，通常の化学療法を受けている患者の20〜40％，造血幹細胞移植前処置のような大量化学療法を受ける患者の80％，放射線療法と化学療法を併用する頭頸部がん患者のほぼ全員にみられる[17]。口腔衛生状態が不良な患者，白血病や悪性リンパ腫など免疫機能の低下がみられる事例で生じやすい。

　口内炎が起こると口腔内の痛みにより咀嚼や嚥下が困難となり，味覚の変化も生じるなど，食事の摂取に大きな苦痛をもたらす（表3-11）。さらに症状が重くなると，強い痛みによって食事や水分の経口摂取が困難となり，会話も困難となる場合がある[18]。口内炎が強くみられる場合には，次回の化学療法で投与する用量を減量したり，治療の継続自体が困難な状況となったりすることがある[17]。

　口内炎の原因は，化学療法に伴う活性酸素や炎症誘発物質による口腔粘膜の損傷に加え，口腔内細菌や低栄養，好中球減少など免疫低下による二次感染とされている[17)19]。口内炎の出現時期は治療後数日から10日目頃であるが，この時期は食欲低下が続いていたり，好中球減少がピークを迎える時期と重なっている。また，口腔粘膜は7〜14日サイクルで再生しているため，症状が出現してから2〜3週間で消失することが多い。

　口内炎の発生リスクを高める患者側の要因としては，高齢者または20歳以下の若年者，口腔内衛生状態の不良，唾液分泌の低下，栄養状態の不良，喫煙習慣などが指摘されている[18]。また，口内炎の発生リスクを高める治療上の要因としては，抗がん薬の多剤併用投

**表3-11 口内炎に伴う症状**

- 口腔内の疼痛
- 口腔粘膜の発赤やびらん，アフタ，潰瘍の形成や出血
- 口腔乾燥
- 感染
- 咀嚼障害，嚥下障害，開口障害
- 疼痛に伴う食事や水分の摂取困難
- 食欲不振，栄養状態の悪化，体重減少
- 味覚変化
- 会話困難

表3-12 口内炎のグレード評価

|  | Grade 1 | Grade 2 | Grade 3 | Grade 4 | Grade 5 |
|---|---|---|---|---|---|
| 口腔粘膜炎 | 症状がない、または軽度の症状がある；治療を要さない | 中等度の疼痛；経口摂取に支障がない；食事の変更を要する | 高度の疼痛；経口摂取に支障がある | 生命を脅かす；緊急処置を要する | 死亡 |

CTCAE v4.0 日本語訳JCOG版　JCOG：日本臨床腫瘍研究グループより引用
JCOGホームページ http://www.jcog.jp

与，大量投与，持続投与のほか，放射線治療の併用やステロイド剤の使用などが指摘されている[19]。

### 2）口内炎の予防に向けた対策

口内炎の予防のためには，基本的な口腔ケアによる口腔内の清潔保持が最も重要である[1]。このほか，口内炎の発生リスクを軽減するために口腔乾燥の予防，喫煙やアルコール，刺激物の摂取を避けることも大切である。一部の抗がん薬治療では，投与中に口腔内を氷で冷やすオーラルクライオセラピーが口内炎予防に有効であることが知られている[17)-19)]（➡看護技術の実際 F，p.82に詳述）。

### 3）口内炎出現時のケア

口内炎に対しては有効性が確立した治療はないため，症状に合わせた対症療法が主体となる[19)]。また，食事摂取時の苦痛を軽減するため，食事の工夫も大切である（➡看護技術の実際 G，p.82に詳述）。口内炎のグレード評価を表3-12に示す。

## 6 神経障害

### 1）神経障害とは

神経障害は化学療法による神経毒性のあるビンカアルカロイド系やタキサン系などチューブリンに作用する薬剤および白金製剤によるものが多いが，シタラビン，ゲムシタビンなどでも報告されている。抗がん薬治療による神経障害はけいれん，頭痛などの中枢神経症状，便秘，腹痛などの自律神経症状，四肢末端のしびれ，知覚異常などの末梢神経症状の他に，味覚・嗅覚・聴覚障害を生じる。末梢神経症状は手足のしびれをはじめとする神経障害であるが，まれに生命予後にかかわる重篤な中枢神経障害が出現することがある。また，神経組織は再生が期待しにくいため，不可逆的な障害となるおそれがある。

化学療法に伴い神経障害が発現する機序は明確になっていないが，抗がん薬による神経軸索の微小管の障害，神経軸索の脱髄，神経細胞への直接障害，葉酸代謝拮抗作用などが考えられる。抗がん薬投与で生じる末梢神経系の障害は，軸索の変性（ニューロパチー）による。軸索内にある微小管は軸索の発育や物質の輸送に関係している。ビンカアルカロイド系薬剤，タキサン系薬剤はこの微小管を標的に作用しがん細胞の増殖を抑える働きをもつ。そのため，神経細胞の微小管も傷害され，神経障害を引き起こす。また，プラチナ製剤は神経細胞を直接傷害する結果，二次的に軸索障害をきたす（表3-13）。薬剤別末梢

表3-13 抗がん薬による末梢神経障害の発生率

|  | 抗がん薬（商品名） | 発生率 |
|---|---|---|
| プラチナ製剤 | シスプラチン（ランダ・ブリプラチン） | 30～100％ |
|  | オキサリプラチン（エルプラット） | 80～95％（投与期間中）<br>15～20％（慢性期） |
| ビンカアルカロイド系 | ビンクリスチン（オンコビン） | 11～60％ |
|  | ビンブラスチン（エクザール） | 30～47％ |
|  | ビンデシン（フィルデシン） | 30～47％ |
| タキサン系 | パクリタキセル（タキソール） | 57～83％ |
|  | ドセタキセル（タキソテール） | 11～64％ |
| 分子標的薬 | ボルテゾミア（ベルケイド） | 31～55％ |

表3-14 薬剤別末梢神経障害の機序

| 薬剤名 | 原因 | 発生 | 症状 |
|---|---|---|---|
| プラチナ製剤 | 神経細胞を直接傷害し、2次的に軸索の変性、脱髄などの障害 | 1回投与量、総投与量に関連。500～600mg/m$^2$でほぼ全例に末梢神経障害の発現 | 下肢やつま先のしびれなど感覚性の障害が特徴。運動機能の障害は少ない |
| ビンカアルカロイド系 | 微小管を損傷し、がん細胞の増殖を抑制する作用により神経障害を引き起こす | ビンクリスチンでは57％に出現。用量規制因子であるが、1回の投与でも生じる | 指先のしびれから始まる。徐々に上行する。アキレス腱反射の低下、進行すると筋力低下 |
| タキサン系 | 微小管を損傷し、がん細胞の増殖を抑制する作用により神経障害を引き起こす | 蓄積毒性。総投与量が増加するほど発現しやすい。頻度は40～60％（80％） | Stocking-Glove型（手袋および靴下着用部分）にしびれや感覚異常が発現。増強すると振動覚低下、深部腱反射低下、近位優位の筋力低下、筋痛（投与後1～2日目に発現し、4～7日で改善） |
| オキサリプラチン | 神経細胞を直接傷害し、2次的に軸索の変性、脱髄などの障害。寒冷刺激でしびれが誘発、増強 | 遅発性の神経障害は約12～18％、急性の神経障害は約85～95％で投与30～60分後に発生。寒冷刺激でしびれが誘発、増強。 | しびれ、痛み、のどの絞扼感の出現 |

Marrs J, Newton S：Updating your peripheral neuropathy "know-how". Clini J Oncol Nurs, 7（3）：299-303, 2003. を参考に作成

神経障害の機序を表3-14に示す。

## 2）神経障害の早期発見の工夫とアセスメント

　神経障害に対する予防法は現在のところ確立されていない。また、根治を望める治療法や薬剤もない。末梢神経障害によるQOLの低下を防ぐには、その徴候や症状を早期に発見し対応することが重要である。患者の末梢神経症状に対する訴えは他の副作用に比べ多くない。多様な徴候や症状があるため末梢神経障害と自覚しにくく、「治療の中止や中断をしたくない」と我慢する患者がいるのが現状である。看護師は患者から末梢神経症状の徴候

表3-15 神経障害を疑う日常生活における様々な徴候

| 運動性の神経障害 | 感覚性の神経障害 |
|---|---|
| 手足が動かしにくい | 手や足の指先がしびれる |
| 手足に力が入らない | 水がとても冷たく感じる |
| 物がうまくつかめない | 目の焦点が合わない |
| 文字がうまく書けない | 声が聴こえにくい |
| 靴がうまく履けない | 耳鳴りがする |
| つまずきやすい，歩けない | 食べ物の味が変わった |
| 瞼が下がる | においが気になる |

表3-16 末梢神経障害のグレード評価

|  | Grade1 | Grade2 | Grade3 | Grade4 | Grade5 |
|---|---|---|---|---|---|
| 末梢性感覚ニューロパチー | 症状がない：深部腱反射の低下または知覚異常 | 中程度の症状がある：身の回り以外の日常生活動作の制限 | 高度の症状がある：身の回りの日常生活行動の制限 | 生命を脅かす：緊急処置を要する | 死亡 |

CTCAE v4.0日本語訳JCOG版　JCOG：日本臨床腫瘍研究グループより引用
JCOGホームページ http://www.jcog.jp

や症状について聞き出し，積極的に徴候や症状のアセスメントを行う。

　看護師は患者の自覚症状を随時把握することが重要である。自覚症状を客観的に評価することは容易ではないが，いくつかの評価基準がある。症状の早期発見のためには，患者の日常生活の動作から神経障害の徴候を把握する。外来で治療を受けている患者の場合，自宅でのパソコンやテレビのリモコン操作がしにくいと感じることはないか，女性の場合は家事をするときにしびれはないかなど歩行や運動の障害を含め，生活に即した点から症状を尋ねると末梢神経障害の早期発見につながる（表3-15）。

　また，中枢神経系の障害の早期発見には家族の協力が不可欠である。日常生活で，意識状態，忘れっぽさ，性格が変わったようなことがないかなど，家族に指導し伝えてもらうようにする。障害のグレードが2以上の場合は，反射や感覚についても専門的に検査する。副作用症状確認のための分野別アセスメント法，末梢神経障害のグレード評価（CTCAE）（表3-16）などを活用する。

### 3）末梢神経障害の対策とケア

　日常生活で注意すべき点は末梢神経の感覚が低下しているために，外傷や熱傷を起こす危険性である。炊事や家事を行う際には冷たい水ではなく温水を使う，熱いものに触れないなど注意する。特に物に触れる感覚が変わることや違和感を感じることがあることから低温熱傷に注意する。

　また，足底の感覚異常，運動障害がある場合には歩行時にふらつくことなどがあり，転

倒などの事故防止の注意を促すことが大切である。室内ではつまずきやすいものを床に置かない，室内を整理整頓し，滑りやすいマットなどは取り除くことを指導する。外出時においても転倒予防の目的で，家族に付き添ってもらうことなどが必要である。

　末梢神経障害に対する障害の程度別対処は違いを認める。程度別の対処のポイントを次に示す。また，具体的なケアは看護技術の実際H，p.83に詳述する。

①軽度の末梢神経障害に関する対処方法は，症状を最小限にするためにマッサージ，手指運動を行うように指導する。また，漢方薬の牛車腎気丸，グルタミン酸なども検討する。

②中程度の末梢神経障害に関する対処方法は，症状の軽減を図るために薬物療法として，ビタミン$B_6$（ピドキサール®），ビタミン$B_{12}$（メチコバール®），混合ビタミンB群（ビタメジン®），アセトアモノフェン（ピリナジン®），アセトリブチン（トリプタノール®開始量25mg，症状に応じて増量），非麻薬性鎮静薬（ソセゴン®，レペタン®），麻薬性鎮痛薬（モルヒネ®，ペチジン®など）がある。また，漢方薬の牛車腎気丸，グルタミン酸なども検討する。

③重症末梢神経障害に関する対処方法は，抗がん薬を減量または中止を検討する。治療の再開は，抗がん薬に対する腫瘍の反応性や末梢神経障害の改善に応じて考慮する。

## 7 皮膚障害

### 1）皮膚障害とは

　皮膚は，表皮および真皮と汗腺，脂腺，毛根，毛包，血管・リンパ管などを含む皮下組織からなる。表皮は外側から角質層，顆粒層，有棘層，基底層があり，基底層の円柱細胞が絶えず分裂・増殖をしている。抗がん薬により基底層の細胞分裂が障害され汗腺，脂腺の分泌が抑制されると角質層の水分保持機能が低下し，皮膚がもつバリア機能が障害される。

　抗がん薬や分子標的薬では，阻害する経路に応じて特徴的な有害事象を生じ，多彩な皮膚障害を示す。抗がん薬では発疹・紅斑，色素沈着，皮膚乾燥，爪の変化，手足症候群がある。分子標的薬では，ざ瘡様皮疹，爪囲炎，皮膚乾燥症，手足症候群がある（表3-17）。

### 2）皮膚障害の早期発見とアセスメント

　皮膚障害を早期に発見するためには，抗がん薬の副作用の特徴を理解する。皮膚障害を評価するには，薬剤の種類，投与期間，皮膚症状の程度と範囲を正確に把握することが重要である（表3-18）。

### 3）皮膚障害の予防，治療とケア

**（1）皮膚障害の治療とケア**

①発疹・紅斑

　治療はステロイド剤の軟膏使用と局所の冷却を行う。

表3-17 抗がん薬・分子標的薬による皮膚症状

| | 症　状 | 病態・原因 | 主な薬剤 一般名（商品名） |
|---|---|---|---|
| 細胞傷害性抗がん薬 | 発疹・紅斑 | 抗がん薬により分裂が活発な皮膚の細胞が影響を受け，角質層が薄くなり皮脂腺や汗腺の分泌が抑えられることから皮膚本来の機能であるバリア機能が低下して皮膚炎などが生じる。また，汗などに微量の抗がん薬が排出され，その影響で発症する | シタラビン（キロサイド），ブスルファン（ブスルフェクス・マブリン）など |
| | 色素沈着 | 抗がん薬がメラニン細胞を刺激し，メラニン色素の生産が亢進することから起こる症状である | シスプラチン（シスプラチン，ブリプラチン，ランダ），ドキソルビン（アドリアシン），エピルビシン（ファルモルビシン）など |
| | 皮膚の乾燥 | 抗がん薬により分裂が活発な表皮の細胞が影響を受け，角質層が薄くなり皮脂腺や汗腺の分泌が抑えられることから起こる症状である | パクリタキセル（タキソール，パクリタキセル，アブラキサン），テガフール，ギメラシル，オテラシルカリウム（ティーエスワン）など |
| | 爪の変化 | 爪をつくっている細胞は分裂が盛んである。抗がん薬は分裂が盛んな細胞に影響を及ぼすことによって爪の成長が傷害され，脆くなることから起こる症状である | リポソーマルドキソルビン（ドキシル），フルオロウラシル（5-FU），カペシタビン（ゼローダ），テガフール。ギメラシル，オテラシルカリウム（ティーエスワン）など |
| | 手足症候群 | 物をつかんだり，立ったり歩いたりすることにより，一時的に手のひらや足底に圧迫が加わり毛細血管が破壊され，そこから抗がん薬が微量に漏れる現象から生じる症状である | リポソーマルドキソルビン（ドキシル），フルオロウラシル（5-FU），カペシタビン（ゼローダ），テガフール，ギメラシル，オテラシルカリウム（ティーエスワン）など |
| 分子標的薬 | ざ瘡様皮疹 | 治療開始後，数日で出現，1～2週間でピークになり，毛穴に角質がつまる症状である | パニツムマブ（ベクティビックス），ゲフィチニブ（イレッサ），セツキシマブ（アービタックス），エルロチニブ（タルセバ）など |
| | 爪囲炎 | 爪の周りに炎症を生じ，紅斑・腫脹，亀裂，肉芽が形成され，治療開始から1～2か月ごろより出現し治療抵抗性で長引く | パニツムマブ（ベクティビックス），ゲフィチニブ（イレッサ），セツキシマブ（アービタックス）など |
| | 皮膚乾燥症 | 治療後3～5週間後に角質層の水分保持能力が低下し，著しく乾燥する症状である | パニツムマブ（ベクティビックス），ゲフィチニブ（イレッサ），セツキシマブ（アービタックス）など |
| | 手足症候群 | 角質層が厚い，手のひらや足の裏に起こる。治療開始から2週間ころから出現し，6～9週間までに見られる症状である | ソラフェニブ（ネクサバール），スニチニブ（スーテント），ラパチニブトシル（タイケルブ），エルロチニブ（タルセバ）など |

### ② ざ瘡様皮疹

治療は比較的強めのステロイド剤の軟膏を使用し，効果が出てきたら弱めのステロイド剤にステップダウンする。その後，にきび治療薬（アダパレン®）に変更していく。症状が強いときは，抗炎症作用のある抗菌薬（ミノサイクリン），抗ヒスタミン作用のある痒み止めの内服を併用する。

### ③ 皮膚乾燥症

治療は保湿剤を塗布し皮膚を乾燥させない。痒みが強いときは，ステロイド剤の軟膏，痒み止めを内服する。特に自分で掻いて皮膚を傷つけないように注意する。

表3-18 皮膚障害のグレード評価

| | Grade1 | Grade2 | Grade3 | Grade4 | Grade5 |
|---|---|---|---|---|---|
| ざ瘡様皮疹 | 体表面積の<10％を占める紅色丘疹および/または膿疱で、瘙痒や圧痛の有無は問わない | 体表面積の10-30％を占める紅色丘疹および/または膿疱で、瘙痒や圧痛の有無は問わない；社会心理学的な影響を伴う；身の回り以外の日常生活行動の制限 | 体表面積の>30％を占める紅色丘疹および/または膿疱で、瘙痒や圧痛に有無は問わない；身の回り以外の日常生活行動の制限；経口抗菌薬を要する局所の重複感染 | 紅色丘疹および/または膿疱が体表のどの程度の面積を占めるかによらず、瘙痒や圧痛を問わないが、静注抗菌薬を要する広範囲の局所の二次感染を伴う；生命を脅かす | 死亡 |
| 爪囲炎 | 爪襞の浮腫や紅斑；角質の剥脱 | 局所的処置を要する；内服治療を要する；疼痛を伴う爪襞の浮腫や紅斑；滲出液や爪の分離を伴う；身の回り以外の日常生活動作の制限 | 外科的処置や抗菌薬の静脈内投与を要する；身の回りの日常生活動作の制限 | - | - |
| 瘙痒症 | 軽度または限局性；局所治療を要する | 激しいまたは広範囲；間欠性；搔破による皮膚の変化；内服治療を要する；身の回り以外の日常生活動作の制限 | 激しいまたは広範囲；常時；身の回りの日常生活動作や睡眠の制限；経口副腎皮質ステロイドまたは免疫抑制療法を要する | - | - |
| 皮膚乾燥 | 体表面積の<10％を占めるが紅斑や瘙痒は伴わない | 体表面積の10-30％を占め、紅斑または瘙痒を伴う；身の回り以外の日常生活動作の制限 | 体表面積の>30％を占め、瘙痒を伴う；身の回りの日常生活動作の制限 | - | - |
| 手掌・足底発赤知覚不全症候群 | 疼痛を伴わないわずかな皮膚の変化または皮膚炎 | 疼痛を伴う皮膚の変化；身の回り以外の日常生活動作の制限 | 疼痛を伴う高度の皮膚の変化；身の回りの日常生活動作の制限 | - | - |

CTCAE v4.0日本語訳JCOG版　JCOG：日本臨床腫瘍研究グループより引用
JCOGホームページ http://www.jcog.jp

### ④爪の変化・爪周囲炎

　爪の変化や周囲炎で強い痛みがあると，物を持つ・立つ・歩行など手足を使う動作が困難になるため，速やかに皮膚科受診をする。治療は症状に合わせて薬を使用し，皮膚科的処置を行う。爪の変化に対しては爪が欠けたり，はがれないようにする。変形した爪で皮膚を傷つけないように注意する。

　爪周囲炎に対する治療は，以下のとおりである。

【薬剤による治療】

　肉芽形成がある場合は，強めのステロイド剤の軟膏を使用する。腫れがひどい場合は，強めのステロイド剤の軟膏を使用し，局所には冷却を行う。創部に細菌感染を合併した場合は，短期間の抗菌薬の内服を行う。

【皮膚科的処置】

　薬剤治療だけで症状が改善されない場合に薬剤に併用して皮膚科的処置を行う。
　スパイラルテープ法は，爪の際に肉芽が形成されて爪がくい込んでいるときに行う。
　つけ爪は肉芽が爪の上までかぶるように増殖した場合に行う。アクリル樹脂製のつけ爪

を付けてカバーする方法である。つけ爪を付けることで、痛みが軽減し靴を履くことが楽になる。

爪がくい込んで痛みがひどいときには、原因となっている爪の部分的な切除を行う（部分抜爪）。

凍結療法は液体窒素をコットンチップに付け、肉芽部分に塗布し凍結させ固まらせる方法であり、難治性の肉芽に対して行う。

#### ⑤手足症候群

日常生活のなかでは手足の保温と保護に努める。手足症候群を予防する目的では、手足症候群の出現頻度の高い抗がん薬を使用するときには、点滴開始から終了まで手や足を冷却すると症状が抑えられる。手や足を冷却するために使用するものはフローズングローブ、ペットボトルを凍らせた簡易冷却法、凍結ジェルの利用などが有効である。

#### ⑥色素沈着

日光に当たることで増強する。外出時には帽子やアームカバーを利用する。皮膚のかぶれや損傷がない場合は日焼け止めを使うことが有効である。

### （2）皮膚障害悪化時の日常生活の工夫

日常生活について患者と相談しながら工夫することが重要である。

- 食事時：はしが使いにくい場合はスプーンやフォークで代用する。
- 入浴時：石けんの泡立ては、手のひらの症状がひどい場合は、泡の状態で出てくる商品を利用する。
- 調理時：手の皮膚障害がひどく包丁を使うのが困難なときは、ピーラーやフードプロセッサーを使用する。または、すでにカットされた野菜を利用する。
- 衣類、靴：衣服は着脱しやすいようにファスナーや大き目のボタンの付いたものにする。素材は皮膚障害へ影響しないように柔らかい綿素材のものを着用する。靴は靴底が硬い場合、痛みを伴うことがあるので、靴にクッションとなる中敷を敷く。

皮膚障害の予防と爪のケアについては看護技術の実際 Ⅰ Ⅰ、p.85に詳述する。

## 8 脱　毛

### 1）脱毛とは

頭皮の毛根細胞は、細胞活性が高く抗がん薬の影響を受けやすい。毛包には毛周期があり成長期、退行期、休止期のサイクルを繰り返す。抗がん薬による脱毛は、毛包内にある毛母細胞が障害された結果である。毛母細胞の障害の程度は、成長期脱毛と休止期脱毛の2つに分けられる。成長期脱毛は毛母細胞機能が著しい場合に生じ比較的早い時期から始まる。毛母細胞の障害が軽い場合、抗がん薬投与後から3〜6か月程度で休止期脱毛を起こす。通常、抗がん薬により毛母細胞が完全に消失することなく、脱毛は一時的かつ可逆性で、治療終了後半年くらいで新しい毛髪が再生する。再生した髪はもとの髪質と異なった髪が生えてくることもあるが、2年程度でほぼもとの髪質に戻る。

脱毛により様々な身体・心理・社会的影響が引き起こされる。脱毛した頭皮は寒冷刺激や紫外線によるダメージを受けやすく乾燥や外傷になることがある。また、白血球減少時

表3-19 脱毛のグレード評価

|  | Grade1 | Grade2 | Grade3 | Grade4 | Grade5 |
|---|---|---|---|---|---|
| 脱毛症 | 遠くからではわからないが近くで見ると正常よりも明らかな50％未満の脱毛；脱毛を隠すために，かつらやヘアピースは必要ないが，通常と異なる髪形が必要となる | 他人にも容易に明らかな50％以上の脱毛；患者が脱毛を完全に隠したいと望めば，かつらやヘアピースが必要；社会心理学的な影響を伴う | － | － | － |

CTCAE v4.0日本語訳JCOG版　JCOG：日本臨床腫瘍研究グループより引用
JCOGホームページ http://www.jcog.jp

表3-20 脱毛を起こす主な抗がん薬

（　）内は商品名

|  | 高度 | 中等度 | 軽度 |
|---|---|---|---|
| アルキル化剤 | シクロホスファミド（エンドキキサン），イホスファミド（イホマイド） | プロカルバシン（ナツラン） | メルファラン（アルケラン），ニムスチン（ニドラン） |
| 代謝拮抗薬 |  | メトトレキサート（メソトレキセート） | テガフール・ギメラシル・オテラシルカリウム配合剤（ティーエスワン），ゲムシタビン（ジェムザール），フルオロウラシル（5-FU） |
| 抗がん性抗生物質 | アクチノマイシンD（コスメゲン），ドキソルビシン（アドリアシン，ドキセル），ダウノルビシン（ダウノマイシン），アムルビシン（カルセド），エピルビシン（ファルモルビシン），イダルビシン（イダマイシン） | アクラルビシン（クラノシン），ピラルビシン（ピノルビン），ミトキサントロン（ノバントロン） |  |
| ビンカアルカロイド |  | ビンクリスチン（オンコビン），ビンデシン（フィルデシン），ビノレルビン（ナベルビン） |  |
| 植物由来 | エトポシド（ペプシド，ラステット，エトポシド），イリノテカン（トポシン，カンプト，イリノテカン），パクリタキセル（タキソール，パクリタキセル，アブラキサン），ドセタキセル（タキソール，ドセキタキセル，ワンタキソテール），ノギテカン（ハイカムチン） |  |  |
| 白金製剤 |  | カルボプラチン（パラプラチン），ネダプラチン（アクプラ） | シスプラチン（ビリプラチン・ランダ） |
| 免疫療法薬 |  | インターフェロンα-2a（キャンフェロン），インターフェロンα-2b（イントロンA） | インターフェロンα（スミフェロン） |

吉田清一監：がん化学療法の有害反応対策ハンドブック，先端医学社，2004．を参考に作成

には毛嚢炎を引き起こすことがある。睫毛が抜けると眼に埃や塵が入り眼球を傷つけるおそれがある。毛髪や眉毛が抜けることは外見に変化をもたらす。患者は髪の抜けた自分の

姿に拒絶・否認・戸惑いなど様々な感情を経験する。脱毛はがん患者の自己イメージの低下につながる。

### 2）脱毛の早期発見とアセスメント

脱毛が患者に与える苦痛は大きい。看護師は患者が受ける精神的な衝撃を最小限にし，脱毛に対する適切な対処をするためには，アセスメントが重要である（表3-19）。

### 3）脱毛に対するケア

脱毛を起こす主な抗がん薬を表3-20に示す。脱毛は，ほとんどの抗がん薬で起こる有害事象である。脱毛を引き起こす抗がん薬を理解し，治療前から患者の指導を行う（➡看護技術の実際 K L M，p.86に詳述）。

## 9 下　痢

### 1）下痢とは

化学療法に伴う下痢には，抗がん薬投与直後から発現する早期性下痢と投与後24時間以上経過してから発現する遅発性下痢がある。

早期性下痢の特徴は，①一過性であり抗がん薬投与当日から翌日までに消失する。②抗がん薬によるコリン様症状により消化管の副交感神経が刺激されて腸管蠕動が亢進する。③発現強度は重篤ではないが患者にとっては不快な症状である。

遅延性下痢の特徴は，多量の水様便が突発して始まり頻回に繰り返すことが多い。①抗がん薬投与後，数日から14日ほど経過してから発現することが多い。②抗がん薬とその代謝物によって腸管粘膜上皮の線毛が萎縮，脱落して起こる。③下痢は頻回で数日以上続く。④腸内細菌叢の変化や防御機構の低下を招き，骨髄抑制の時期と重なった場合は重篤な感染症を合併することがある。

### 2）下痢の早期発見とアセスメント

下痢の対策は，早期発見とアセスメントが重要である。原疾患と病状，患者背景，治療方法，抗がん薬の投与量や投与回数，通常の排便パターン，抗がん薬投与前後の便の性状や量，下痢の有無と程度，脱水・電解質異常の有無と程度を把握する。

抗がん薬投与後24時間以内にGrade2以上の下痢（表3-21）が発現する場合は，抗がん薬の有害反応である可能性が高い。ストーマ造設患者では軟便が多いことから下痢の発見が遅れることがある。排便量の増加と水様性の変化に注意し，常に便性状を観察するよう指導する。

24時間以内に7回以上の水様便（Grade3以上）になったとき（ストーマ造設患者では多量の水様便）は，脱水や腸管粘膜の障害を起こしている可能性があるため，速やかに対処する。

次に挙げる観察項目に沿ってアセスメントを行う。
①抗がん薬投与前・後の便の性状と量および排便パターンを把握する。

## 表3-21 下痢のグレード評価

| Grade1 | Grade2 | Grade3 | Grade4 | Grade5 |
| --- | --- | --- | --- | --- |
| ベースラインと比べて＜4回/日の排便回数増加；ベースラインと比べて人工肛門からの排泄量が軽度に増加 | ベースラインと比べて4-6回/日の排便回数増加；ベースラインと比べて人工肛門からの排泄量が中等度増加 | ベースラインと比べて7回以上/日の排便回数増加；便失禁；入院を要する；ベースラインと比べて人工肛門からの排泄量が高度に増加；身の回りの日常生活動作の制限 | 生命を脅かす；緊急処置を要する | 死亡 |

CTCAE v4.0日本語訳JCOG版　JCOG：日本臨床腫瘍研究グループより引用
JCOGホームページ http://www.jcog.jp

## 表3-22 化学療法により下痢を引き起こしやすい薬剤

| | 一般名（商品名） | 適応疾患 |
| --- | --- | --- |
| 細胞傷害性抗がん薬 | イリノテカン（トポテシン，カンプト，イリノテカン） | 大腸がん |
| | フルオロウラシル（5-FU） | 胃・大腸・乳がん，子宮頸がん |
| | ドセタキセル（タキソテール） | 非小細胞肺・乳・卵巣・子宮体・前立腺・食道・胃・頭頸部がん |
| | シスプラチン（シスプラチン，ブリプラチン，ランダ） | 肺・消化器・婦人科・泌尿器系がん |
| | メトトレキサート（メソトレキセート） | 肉腫，急性白血病，悪性リンパ腫 |
| | ドキソルビシン（ドキシル） | 卵巣がん，エイズ関連カポジ肉腫 |
| | エトポシド（ペプシド，ラステット，エトポシド） | 急性白血病，悪性リンパ腫，精巣腫瘍，膀胱・絨毛がん |
| | マイトマイシンC（マイトマイシン） | 大腸・腎・肺・膵・肝・膀胱・乳がんなど |
| | アクチノマイシンD（コスメゲン） | ウィルムス腫瘍，ユーイング肉腫，横紋筋肉腫など |
| | シタラビン（キロサイド） | 急性骨髄性白血病，急性リンパ性白血病，悪性リンパ腫 |
| 分子標的薬 | エルロチニブ（タルセバ） | 非小細胞肺がん，膵臓がん |
| | ゲフィチニブ（マイロターグ） | 急性骨髄性白血病 |
| | ソラフェニブ（ネクサバール） | 腎細胞がん，肝細胞がん |
| | スニチニブ（スーテント） | 腎細胞がん，GIST，膵神経内分泌腫瘍 |
| | イマチニブ（グリベック） | 慢性骨髄性白血病，急性リンパ性白血病，GIST |
| | セツキシマブ（アービタックス） | 大腸がん，頭頸部腫瘍 |
| | パニツムマブ（ベクティビックス） | 大腸がん |

②抗がん薬投与後の下痢の有無と程度を把握する。下痢の重症度の評価として**表3-21**の下痢のグレード評価を活用するのが有効である。これは，下痢の客観的評価ができるため，介入も含めたケアの評価に使うことができる。

③腹痛，食欲不振，発熱，全身倦怠感，悪心・嘔吐，肛門痛など下痢の随伴症状の有無と

程度。
④脱水・電解質異常の有無と程度，水分出納を把握する。
⑤抗がん薬の種類，投与量，投与回数を把握する。
⑥原疾患と病状の把握，患者背景を確認し，患者の全身状態を把握する。

下痢を起こしやすい抗がん薬を表3-22に示す。患者の苦痛を最小限にするためには使用する抗がん薬の有害反応の特徴を知り，看護師は効果的にかかわる。

### 3) 下痢の対策とケア

排泄のケアでは，患者の羞恥心や自尊心により看護師に依頼，報告しにくいことがある。抗がん薬による有害症状である下痢は患者自身が症状を早めに伝えてもらうようにする。

#### (1) 日常生活上の注意と食事療法

看護技術の実際 N O，p.89に詳述する。

#### (2) 輸液療法の管理

経口摂取が困難な場合に，十分な水分補給と電解質のバランス保持のために行われる。特に高齢者の場合は早期に脱水になりやいので注意する。

#### (3) 止痢薬・整腸薬の投与

軽い下痢が始まった場合は収斂薬や吸着薬が用いられる。止痢薬を投与しても下痢が持続する場合は塩酸モルヒネを使用することもある（表3-23）。

イリノテカンによる下痢は重篤な症状を引き起こすため，腸管でのβ-グルクロニターゼ（SN-38）による活性化を阻害する半夏瀉心湯をイリノテカン投与2～3日前から内服する（表3-24）。

**表3-23 抗がん薬の下痢治療に使用される薬剤**

| | | |
|---|---|---|
| 抗コリン薬 | ロートエキス，臭化ブチルスコポラミンなど | コリン作動性の下痢に有効 |
| 収斂薬 | タンニン酸アルブミン，次硝酸ビスマス，没食子酸ビスマス，沈降炭酸カルシウム | 炎症の消退，粘膜保護 |
| 吸着薬 | 天然ケイ酸アルミニウム，水酸化アルミニウムゲル，カルメロースナトリウム | 有害物質，微生物，過剰の水分・ガス，粘膜などを吸着して排除する |
| アヘンアルカロイド関連薬剤 | 塩酸ロペラミド，リン酸コデイン，塩酸・硫酸モルヒネ | 抗分泌作用，腸管の運動抑制による止痢作用 |
| 整腸薬 | ビフィズス菌，酪酸菌製剤，有胞子性乳酸菌製剤 | 腸内のpHを下げ，有害菌の進入，増殖を抑制し，腸内異常発酵を防止する |

**表3-24 イリノテカン(CPT-11)による下痢予防に使用される薬剤**

| | |
|---|---|
| 酸化マグネシウム ＋ 炭酸水素ナトリウム | 腸管内のアルカリ化とCPT-11とその代謝物を含んだ便の排泄促進作用 |
| ウルソデオキシコール酸 | 胆嚢内胆汁をアルカリに傾ける |
| 半夏瀉心湯 | 腸管内のSN-38の再生を阻害する（SN-38Gの脱抱合抑制） |

## 10 便秘

### 1）便秘とは

　大腸内の糞便の通過が通常より遅れ，腸内に停滞すると，硬く乾燥した糞便となり排便時に強度な努責と苦痛を伴う。排泄後は残便感があり，排便回数が減少した状態である。

　化学療法中にみられる便秘は，抗がん薬により自律神経が障害され腸管の運動が抑制されたために生じる機能性便秘である。痛み止めとして使う麻薬では腸の動きが抑えられることから便秘になりやすい。抗がん薬に伴う便秘に対しては，毎日下剤を飲んで量を調整しながらコントロールする。

### 2）便秘の早期発見とアセスメント

　抗がん薬は便とともに排泄される場合が多いことから，便秘により抗がん薬の排泄が滞り，副作用が増強することがある。便秘は，個人差が大きいことを念頭に置きながら普段から排便状況や食事摂取量，活動量など患者個人に合わせたアセスメントを行う。抗がん薬による便秘は，便秘に気づいてから対処するのではなく，便秘のグレード評価（表3-25）

**表3-25 便秘のグレード評価**

| Grade1 | Grade2 | Grade3 | Grade4 | Grade5 |
|---|---|---|---|---|
| 不定期または間欠的な症状；軟便化薬/緩下薬/食事の工夫/浣腸を不定期に使用 | 緩下薬または浣腸の定期的な使用を要する持続的症状；身の回り以外の日常生活動作の制限 | 摘便を要する頑固な便秘；身の回りの日常生活動作の制限 | 生命を脅かす；緊急処置を要する | 死亡 |

CTCAE v4.0日本語訳JCOG版　JCOG：日本臨床腫瘍研究グループより引用
JCOGホームページ http://www.jcog.jp

**表3-26 便秘を引き起こしやすい薬剤**

| | 一般名（商品名） | 適応疾患 |
|---|---|---|
| 細胞傷害性抗がん薬 | ビンクリスチン（オンコビン） | 急性白血病，慢性白血病，悪性リンパ腫 |
| | ビンデシン（フィルデシン） | 急性白血病，悪性リンパ腫，肺がん，食道がん |
| | ビンブラスチン（エクザール） | 悪性リンパ腫，絨毛がん，杯細胞腫瘍，尿路上皮がん |
| | パクリタキセル（タキソール，パクリタキセル，アブラキサン） | 非小細胞肺がん，乳がん，卵巣がん，子宮体がん，胃がん |
| | ドセタキセル（タキソテール） | 非小細胞肺がん，乳がん，卵巣がん，子宮体がん，前立腺がん，食道がん，胃がん，頭頸部がん |
| その他 | 5-HT$_3$受容体拮抗制吐薬（カイトリル，ゾフラン，セロトーン，ナゼア） | 抗がん薬による吐き気止め |
| | オピオイド系鎮痛薬：塩酸モルヒネなど | 鎮痛薬 |
| | 向精神薬（コントミン，ノバミン） | 吐き気止め |
| | 抗コリン作動薬（ブスコパン） | 吐き気止め |

を用いながら早期に対処する。
　患者の化学療法から便秘を起こしやすい薬剤を理解し（表3-26），早期に便通コントロールを図る。

### 3）便秘対策とケア
　化学療法中は食事の摂取が進まず，排便がなくても仕方ないと考えがちである。しかし，便秘が続くと腹部膨満感や停滞感により不快感が増すとともに，麻痺性イレウスや腸穿孔を引き起こす可能性がある。抗がん薬による便秘に対しては，治療期間をとおして予防的かつ継続的なケアを行う。

#### （1）化学療法開始前の便秘予防
　便秘は年齢，性格，ストレス，運動量，生活リズム，食事や水分摂取，緩下薬や麻薬製剤の使用などが影響する。これらの状況とともに，患者の理解度，治療や副作用に対する受け止め，治療薬剤，スケジュールを把握し，副作用および予測される発現時期を患者に説明する。

#### （2）化学療法開始後の便秘予防
　抗がん薬による便秘は，予防の視点から日常生活上の注意，食事への援助が大切である。また，痔や肛門の裂傷がある場合は清潔の保持，軟膏などを使用し，便を軟化させるために緩下薬や排便時の肛門痛に対して鎮痛薬の使用を検討する（➡看護技術の実際P，p.90参照）。

#### （3）薬物療法とケア
　抗がん薬による便秘は副作用により食事療法や適度な運動など実行しにくいことがある。そのため適当な緩下薬を早めに使用する（表3-27）。普段の排便習慣にもよるが1日1回排便があるようにコントロールする。

表3-27　抗がん薬の便秘治療に使用される薬剤

| 一般名（商品名） | 作用機序 | 効果発現時間 | 用法・用量・注意点 |
|---|---|---|---|
| 酸化マグネシウム（マグミット） | 便を軟らかくして排便を容易にする | 0.5～2時間 | 1～3g/日で増減する。多めの水分摂取により効果が出る |
| センノシド（プルセニド，アローゼン） | 大腸の粘膜を刺激して，腸の運動を促す | 8～12時間 | 1～2錠/日から開始する。最大投与量は8～10錠/日 |
| ピコスルファート（ラキソベロン） | 大腸の粘膜を刺激して腸の運動を促す・腸内で水分吸収が行われる | 7～12時間 | 10滴/日から開始する。5～10滴を目安に増減していく |
| 炭酸水素ナトリウム（新レシカルボン®坐薬） | 発泡性で直腸に入れると$CO_2$が発生し，直腸を刺激して排便を促す | 10分～30分 | 1個/回。便意を感じているが，便が硬くて通過困難なときや腹圧がかけられないときに有効 |
| 浣腸（グリセリン浣腸） | 直腸の粘膜を刺激して，腸の運動を促す。便を軟らかくして排便をしやすくする | 2～5分 | 10～150mL/回。便意を感じているが，便が硬くて通過困難なときや腹圧がかけられないときに有効 |

### （4）心理社会的要因の軽減

患者は病気や抗がん薬の治療により不安やストレスを抱えている。心理社会的要因が，便秘を増強することがあるので，治療・処置・副作用・対処法について十分に説明し，医療者との良好なコミュニケーションを図るようにする。

### （5）患者教育

抗がん薬の副作用のほかに，運動不足・精神的ストレスなどで便秘が増強することがある。患者自身がセルフコントロールできるように指導する。

## 🌱 看護技術の実際

### A アレルギー反応，インフュージョンリアクション出現時の対応

- 目　　的：アレルギー反応，インフュージョンリアクションの対処方法について理解し，実際に起こったときに迅速に対応する
- 適　　応：抗がん薬投与中にアレルギー反応，インフュージョンリアクションが起こった患者

| | 方　法 | 留意点と根拠 |
|---|---|---|
| 1 | アレルギー反応，インフュージョンリアクション出現時には，ただちに薬剤の投与を中止する（➡❶） | ❶薬剤の投与を継続することによって症状が重症化するおそれがある |
| 2 | 軽微な症状の場合<br>1）症状を観察し，バイタルサインの測定を行う（➡❷）。医師に報告し，その指示に従い対症療法を行う<br>2）症状が消失後，投与を再開するか医師より指示を受ける。再開後の滴下速度や変更を確認し，投与再開後も注意深く症状やバイタルサインの観察を続ける（➡❸） | ❷くしゃみや蕁麻疹，瘙痒感といった軽度の症状であっても，症状が悪化する可能性もある<br>❸投与再開後も再び症状が出現することがある |
| 3 | 重篤な症状が出現した場合<br>1）患者のそばを離れず，別のスタッフの応援を求める（➡❹）<br>2）可能であるなら，患者を仰臥位にし，症状の観察とバイタルサインの測定を行う。必要時，心電図モニターの装着，酸素投与を行う（➡❺）<br>3）輸液ルートはすべて交換し，新たなルートから対症療法の薬剤を投与する（➡❻） | ❹重篤な症状が出現した場合には，急変時の対応と同様に，まずは応援を求める<br>❺症状が急激に変化してゆく可能性もあるため，心電図の装着や酸素吸入など必要に応じて迅速に対応することが求められる<br>❻対症療法で用いる薬剤を投与するときには，原因となる薬剤が体内に注入されることがないようにする<br>●医師の指示に従い対症療法を行うが，アナフィラキシーショックの場合には，心肺蘇生法に則った対処が必要になる |

### B 血管外漏出時のケア

- 目　　的：抗がん薬の血管外漏出時の対処方法について理解し，実際に起こったときに迅速に対応する
- 適　　応：抗がん薬投与中に血管外漏出が起こった患者

| | 方　法 | 留意点と根拠 |
|---|---|---|
| 1 | 抗がん薬の漏出が疑われたときには，ただちに注入を中止し，漏出した抗がん薬の組織傷害性に基づく分類（表3-4参照）を確認し（➡❶），発赤・疼痛・腫脹やその範囲などを確認する | ❶抗がん薬によって血管外漏出時の組織傷害性の程度は異なる。それらの分類や漏出の量や範囲，症状によって対処法が異なる |
| 2 | 点滴ラインをすぐに抜去せず，漏出部の薬液と血液を可能な限り吸引してから，穿刺針を抜去する（➡❷） | ❷吸引してから針を抜くことに関しては十分な有効性が示されていないが，できる限り漏れた薬液を除去する |
| 3 | 医師の診察を依頼する<br>1）起壊死性抗がん薬の場合：できるだけ速やかに漏出部位に，ヒドロコルチゾンコハク酸ナトリウム（ソル・コーテフ®）やベタメタゾン（リンデロン®）などのステロイドを，大きくかつ中枢に向かって数回に分け局所皮下注射を行う（➡❸）<br>2）炎症性抗がん薬の場合：炎症性抗がん薬の場合は，少量の漏出であれば自然解消することが多いが，時に疼痛・発赤・腫脹が継続することがある。大量漏出の場合は，起壊死性抗がん薬と同様の処置を行う<br>3）起炎症性抗がん薬の場合：特に処置は必要なく，経過観察する。状態により冷罨法などを行う | ❸起壊死性抗がん薬の漏出，炎症性抗がん薬が大量に漏れた場合には，組織傷害を起こすリスクが高い。そのため，血管外漏出時に中和剤やステロイドを用いる。どの抗がん薬にどの薬剤がよいのかという標準治療法は確立されておらず，日本ではステロイドの使用が推奨されている<br>●局所皮下注射と局所外用処置の方法を図3-3に示す<br><br>図3-3　局所皮下注射と局所外用処方の方法 |
| 4 | 記録する<br>漏出した血管の部位，漏出の状況（抗がん薬名，漏出部位の皮膚の状態と程度，漏出が起こった状況），行った処置や対応について記録する（➡❹） | ❹血管外漏出が起こったときには漏出部位を継続的に観察することが必要である。そのため，漏出時の状況を評価できるよう客観的に記録しておく |

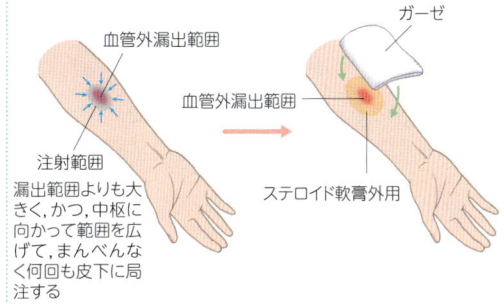

## C 悪心・嘔吐の予防と苦痛軽減に向けた対策

- 目　　的：悪心・嘔吐の予防や症状出現時の苦痛を軽減する
- 適　　応：抗がん薬投与中に悪心・嘔吐が出現した患者

| | 方　法 | 留意点と根拠 |
|---|---|---|
| 1 | 症状出現状況の観察と記録<br>症状の出現時期，食品や周囲のにおいなどの誘因や増悪因子の有無，症状の程度，持続期間，食事や水分摂取への影響などを観察・記録しておく（➡❶❷） | ❶出現時期に応じた制吐薬の使用や，次回治療時の予防，栄養摂取不足や脱水など二次的問題の防止のため<br>❷医療者の症状の程度の共通理解を図るため，CTCAEによるグレード評価を行う |
| 2 | 不快症状の軽減に向けた援助<br>1）嘔吐時は速やかに吐物を処理し，換気や口腔ケアを行う（➡❸）<br>2）制吐薬の指示があれば使用し，楽な姿勢で臥床するなど安静を促す | ❸嘔吐物のにおいや口腔内の残留は悪心・嘔吐を助長する |

| 方法 | 留意点と根拠 |
|---|---|
| 3　脱水の予防<br>悪心があるときや嘔吐後1〜2時間は食事を控え，可能であればスポーツドリンクやジュースなどを少量ずつ摂取する（➡❹） | ❹経口による水分摂取が困難な場合は，輸液による水分や電解質の補給が必要となる |
| 4　誘因となるにおいの回避<br>換気や調理の工夫，周囲の人の協力などにより，悪心・嘔吐の誘因となりやすい食品や化粧品のにおいを避ける（➡❺） | ❺調理中のにおい，芳香剤や化粧品のにおいが悪心・嘔吐の誘因となりやすい<br>●リラクゼーションを目的としたアロマオイルの香りも不快体験との条件づけが成立してしまうと悪心・嘔吐の誘因となる |
| 5　食事摂取時間の工夫<br>1）悪心がある時期は，食べられそうなときに食べられそうなものを少量ずつ摂取する（➡❻）<br>2）1日3回の食事時間にこだわらず，少量ずつ5〜6回に分け，全体量も控えめにする | ❻少量ずつ控えめに摂取することで，消化器への負担を減らすとともに，嘔吐時の苦痛軽減にも役立つ<br>●治療後2〜3日間程度は悪心が出やすく，無理に摂取をすると嘔吐につながる |
| 6　誘因となりやすい食品の回避や調理等の工夫<br>1）肉や魚の焦げたにおいは悪心・嘔吐の誘因となりやすいので調理法を工夫する<br>2）炊きたてのご飯や温かい汁物，煮物のにおいも誘因となりやすいので室温程度に冷ますなど工夫する<br>3）胃腸に負担がかかりやすい脂肪分が多い食品を避ける<br>4）山盛りの米飯やおかずを目にすることで悪心が誘発されることがあるので，食べきれる程度の小盛りにするなど工夫する（➡❼） | ❼悪心や食欲低下のあるときは，食事を小盛りにしたり，一口の食べきりサイズにすることで悪心の回避につながり，食べられたときの満足感や安心感をもたらす |
| 7　摂取しやすい食事の選択<br>1）水分の多い果物，シャーベットやゼリー，ヨーグルト<br>2）お粥，菓子パン，サンドイッチ，一口おにぎり，お餅，すし飯 | ●抗がん薬治療に伴う悪心・嘔吐は治療後数日間で軽減してくるので，症状があるときは水分やミネラル，糖質を中心に消化の良いものを無理せず摂取してもらう |

## D 感染症予防に向けた対策

- 目　的：白血球・好中球減少時の感染症を予防する
- 適　応：抗がん薬投与中に白血球・好中球減少が予測される患者

| 方法 | 留意点と根拠 |
|---|---|
| 1　手洗い<br>石けんと流水を用いた手洗いにより（➡❶），患者自身や患者と接する家族，医療従事者の手指を清潔に保つ | ❶芽胞をもつ細菌や，手指消毒薬が無効な細菌やウイルスもあるため，石けんと流水を用いた手洗いが推奨される |
| 2　流行性感染症の予防<br>1）発熱や風邪症状のある人の面会や接触を制限する（➡❷）<br>2）できる限り人込みを避けることにより，感染症の罹患機会を減らす（➡❷）<br>3）インフルエンザワクチンなどの予防接種について，主治医に相談する（➡❸） | ❷感染力の強いインフルエンザやノロウイルス感染症などの感染機会を減らす<br>❸好中球減少時を避けた接種時期の検討が必要である |

| | 方　法 | 留意点と根拠 |
|---|---|---|
| 3 | **衛生的な環境の整備**<br>1）病室には生花や鉢植えを置かない（➡❹）<br><br>2）自宅でペットを飼っている場合は，他の人に世話を替わってもらう（➡❺） | ❹生花や鉢植えには緑膿菌などの細菌やアスペルギルスなどの真菌が付着しているため，好中球減少時の患者からは遠ざける必要がある<br>❺糞便やひっかきによりペット由来の感染症が生じることがある |
| 4 | **口腔内や身体の清潔保持**<br>1）柔らかい歯ブラシを使用して，毎食後歯みがきを行う（➡❻）<br>2）シャワー浴などにより身体を清潔に保つ（➡❼） | ❻う歯や歯周病，口内炎，肺炎予防のため，口腔内の清潔保持が重要である<br>❼炎症や感染症を予防するため，皮膚や陰部の清潔を保持する |
| 5 | **衛生的な食品の摂取**<br>1）清潔な調理器具を使用し，肉や魚は十分に加熱調理する（➡❽）<br>2）肉や魚を調理した後は手指や調理器具をしっかり洗浄する<br>3）できあがった料理は常温に放置せずに速やかに摂取するなど，食中毒に注意する<br>4）主治医から果物や生野菜の摂取許可がある場合は，新鮮なものをよく洗ってから摂取する（➡❾） | ❽腸炎ビブリオや病原性大腸菌，サルモネラ菌，ノロウイルスなどによる食中毒を防止するため<br><br><br><br>❾果物を摂取する場合は，リンゴやスイカ，オレンジなど中身が皮に覆われたものが比較的安全とされている |
| 6 | **コロニー刺激因子（CSF）の投与**<br>医師の指示のもと，発熱性好中球減少症の発症リスクが高い患者に対し，CSFの投与を行う（➡❿） | ❿CSFの投与によって，発熱性好中球減少症や感染症の発症リスクの減少，入院期間が短縮することが報告されている |

## E 出血予防に向けた対策

- 目　　的：血小板減少時の出血を予防する
- 適　　応：抗がん薬投与中にGrade 2以上の血小板減少が予測される患者

| | 方　法 | 留意点と根拠 |
|---|---|---|
| 1 | **日常生活活動に伴う出血の予防**<br>1）転倒や転落事故の防止に向けた指導と環境整備を行う<br>2）はさみやナイフなどの鋭利な刃物の使用を避けるよう指導する（➡❶）<br>3）爪楊枝やデンタルフロスの使用を避け，柔らかい歯ブラシを使用するよう指導する（➡❷）<br>4）ひげそりはカミソリではなく電動のものを使用する<br>5）食事の工夫や緩下薬の使用により便秘を予防する（➡❸） | ●ベッド柵や手すりの設置，滑りにくい履物の使用を促し，転倒や転落を防止する<br>●特に頭部外傷に伴う頭蓋内出血に注意する<br>❶刃物による外傷を予防するため<br><br>❷歯肉からの出血を予防するため<br><br><br>❸排便時の出血を予防するため<br>●血小板減少時は白血球も減少していることが多いため，感染予防の観点からも肛門部からの出血予防は重要である |
| 2 | **医療行為に伴う出血の予防**<br>1）膀胱カテーテルや坐薬，浣腸，皮下注射や筋肉注射を避ける（➡❹）<br>2）採血などの静脈穿刺後は5分以上圧迫止血を行う（➡❹）<br>3）血圧測定時は加圧しすぎないよう注意する（➡❺） | ❹血小板減少時は，通常出血が問題とならないような医療行為でも出血が起きやすく止血もしにくくなるため<br><br>❺皮下出血を防止するため |

| | 方　法 | 留意点と根拠 |
|---|---|---|
| 3 | **出血徴候の観察**<br>1）血液検査による血小板数の確認とともに，皮膚の点状出血や口腔や鼻腔，肛門部などからの出血，女性の場合は不正出血についても観察や聴取を行う（➡❻）<br>2）頭痛や意識レベルの変化，けいれんなど頭蓋内出血が疑われる症状の有無 | ❻白血病治療中の患者については，特に出血のリスクが高くなるため<br>●血小板数の確認とともに出血徴候の有無についても観察することが重要である |

## F 口内炎予防に向けた対策

- ●目　　的：口内炎を予防する
- ●適　　応：抗がん薬投与後に口内炎が予測される患者

| | 方　法 | 留意点と根拠 |
|---|---|---|
| 1 | **基本的な口腔ケア**<br>1）柔らかい歯ブラシを用いて，やさしくていねいに歯みがきを行う。食事がとれる場合は毎食後，とれない場合でも1日最低2回は実施する<br>2）血小板数が5万/mm³以上あり出血のリスクが高くなければ，歯科衛生士などの助言を受けながら歯間ブラシやデンタルフロス，舌ブラシを使用する<br>3）処方された含嗽薬があれば指示どおりに，処方がなければ水道水や食塩で含嗽を行う（➡❶） | ●睡眠時は特に口腔内細菌が増殖しやすいため，就寝前や朝食後の歯磨きは特にていねいに行う<br>●食事摂取ができないときほど，唾液分泌の低下などにより口腔内が不潔になりやすい<br><br>❶市販の含嗽薬にはアルコールが含まれ，炎症の原因となることがある |
| 2 | **専門的な口腔ケア**<br>可能であれば，担当医の指示のもと，治療開始前に歯科医による専門的な口腔評価やう歯の治療，歯石や歯垢の除去を行う（➡❷） | ❷歯科医や歯科衛生士などによる専門的な口腔ケアを行うことで口腔内細菌の減少や，口内炎の発症リスクが軽減する |
| 3 | **口腔乾燥の予防**<br>1）口腔乾燥を予防するため（➡❸），口腔保湿剤を使用する<br>2）適切な水分摂取を維持する<br>3）口腔乾燥が著しい患者では担当医から処方された人工唾液を使用する | ❸口腔乾燥は口内炎の発生リスクである<br>●口腔保湿剤にはジェルタイプのものやリキッドタイプのものがあり，病院の売店などで販売されている |
| 4 | **刺激物を避ける**<br>1）喫煙やアルコールを避ける（➡❹）<br>2）酸味が強いもの，辛いもの，熱いもの，表面がざらざらしたり，とがっていて口腔内を傷つけるおそれのあるものを避ける（➡❹） | ❹口腔粘膜に対する化学的刺激や物理的刺激は口内炎の誘因になることがある |
| 5 | **オーラルクライオセラピー**<br>半減期が短いフルオウラシルの急速静注を受ける患者に対しては，点滴の5分前，点滴中，点滴終了後30分間，氷や冷水を口に含むことで口内炎の軽減を図る | ●フルオウラシルは消化器がんや婦人科がんの治療に広く使用される<br>●すべての患者に実施するというより，重症の口内炎が予想されるケースや，前回治療時に症状が重かったケースでの実施が現実的である<br>●オキサリプラチンの投与を受けている患者では寒冷刺激による激しい疼痛がみられるため実施不能である |

## G 口内炎の悪化防止や苦痛軽減に向けた対策

- ●目　　的：口内炎の悪化や症状に伴う苦痛を軽減する
- ●適　　応：抗がん薬投与後に口内炎が出現した患者

| 方　法 | 留意点と根拠 |
|---|---|
| 1　基本的な口腔ケア<br>　1) ごく柔らかい歯ブラシを用いて，やさしくていねいに歯みがきを行う（➡❶）<br>　2) 疼痛が強い場合には口腔ケア前に鎮痛薬を使用し，最低でも1日2回はブラッシングを実施する（➡❷）<br>　3) 歯ブラシの使用が困難な場合は，スポンジブラシを用いて口腔ケアを行う<br>　4) 担当医から処方された含嗽薬を用いて含嗽を行う | ❶バイオフィルムとよばれる口腔内の汚れやねばつき，細菌叢を除去するためには，含嗽だけでなくブラッシングが必要である<br>❷疼痛により口腔ケアが困難な場合は，局所麻酔薬や麻薬性鎮痛薬を使用しながら口腔ケアを継続する<br>●保湿や保清，殺菌を目的に複数の含嗽薬が処方されることが多い |
| 2　口腔内や自覚症状，血液検査データの観察<br>　1) 口腔内の疼痛や違和感の有無（➡❸）<br>　2) 口腔内の発赤やびらん，潰瘍，偽膜，出血，白苔や水疱の有無（➡❹❺）<br>　3) 口内炎に伴う疼痛の程度，食事・水分摂取や会話などへの支障の有無<br>　4) 白血球など血液検査データの変化（➡❻） | ❸口内炎の早期発見のために自覚症状を聴取する<br>❹日和見感染によって起こりやすい口腔カンジダ（真菌）症，ウイルス性口内炎ではそれぞれ白苔や水疱がみられる<br>❺CTCAEによる口内炎のグレード評価をする<br>❻白血球減少がピークを迎える時期と口内炎のピークは一致しやすく，白血球数の回復がみられると口内炎も回復に向かうことが多い |
| 3　口腔内の保湿<br>　口腔保湿剤や人工唾液の使用により，口腔乾燥を防止する（➡❼❽） | ❼食事摂取が困難な患者や口腔周囲に放射線治療を併用している患者では口腔乾燥が起こりやすい<br>❽疼痛の軽減や治癒の促進に向けて口腔内を湿潤状態に保つ |
| 4　麻薬性または非麻薬性鎮痛薬による含嗽<br>　口内炎による疼痛を軽減するため，担当医の処方による局所麻酔薬や麻薬性鎮痛薬による含嗽を行う | ●放射線治療を併用する頭頸部がんや造血幹細胞移植を受ける患者では特に疼痛が強いため，麻薬性鎮痛薬が使用されることが多い |
| 5　食事の工夫<br>　1) 酸味や濃い味付け，香辛料を避ける（➡❾）<br>　2) おかゆやプリン，アイスやゼリーなど，水分が多く柔らかいものを選んで摂取する（➡❾）<br>　3) 栄養士にも協力を得て，軟菜食やミキサー食，流動食など摂取可能な食形態を検討する<br>　4) 経口摂取が困難な場合は経腸栄養法を検討する | ❾塩味や酸味が強い食品，香辛料を多く含む食品，熱いものや硬いものは痛みを増強させるので摂取を避ける |

## H 末梢神経障害におけるケア

- ●目　　的：（1）末梢神経症状による事故を防止する
　　　　　　（2）末梢神経障害の程度を把握しセルフケアへの働きかけを行う
- ●適　　応：（1）化学療法を受けている患者
　　　　　　（2）末梢神経症状が出現している患者

| 方　法 | 留意点と根拠 |
|---|---|
| 1　患者の末梢神経障害の程度など状態を観察する（➡❶❷） | ❶今まで普通に行うことができていた日常動作に困難を覚え，不安が強くなることがある<br>❷CTCAEによる末梢神経障害のグレード評価を行う |

| | 方　法 | 留意点と根拠 |
|---|---|---|
| 2 | 日常生活のなかの転倒やけがなどの注意と工夫について指導する（→❸）<br>時間に余裕をもって落ち着いて行動するように指導する | ❸足先のしびれや足の筋力低下，感覚異常によりけがや転倒を起こしやすいのでセルフケア指導が重要である |
| 3 | 温度に注意する（→❹）<br>1）直接，鍋やフライパンなどに触れないようにする。鍋つかみを使用するとよい<br>2）風呂の温度確認で直接手を入れない。水温計を使用したり家族などに依頼する<br>3）ストーブや湯たんぽなどで火傷をしないように気をつける。ストーブ側に長時間いない<br>4）カイロを長時間身につけたままにしない | ❹末梢神経障害があると，熱いものに触っても気がつかないことがある |
| 4 | 転倒に注意する（→❺）<br>1）階段やちょっとした段差につまずきやすいので注意する（玄関マット，じゅうたんなど敷物，足元に注意）（→❻）<br>2）歩くときは，かかとから着くようにし，また大腿を上げる<br>3）脱げやすいスリッパやサンダル，転びやすいヒールの高い靴は履かない<br>4）歩きにくいときは介助し，状態に応じて車椅子を使用する<br>5）床や畳に座るより，可能ならば椅子にする | ❺足先のしびれや足の筋力低下により転倒しやすい<br>❻家のなかでも安全に配慮が必要である |
| 5 | 手足や指先のしびれ，筋力低下がある場合の日常生活の工夫（→❼）<br>1）包丁などで手を切らないようにする。ピーラーやフードプロセッサーなどを使用する。肉や魚は店で切ってもらう。野菜はカットされたものを利用する<br>2）ペットボトルなどのふたが開けにくい場合は，すべり止めシートを活用すると開けやすい<br>3）はしが使いにくい場合は，スプーンやフォークで代用。柄が太いほうが持ちやすい<br>4）重い荷物は持たないようにする<br>5）衣類は着脱しやすいように，かぶるだけのものやボタンが大きめで位置確認しやすいものを選ぶとよい | ❼手足や指先のしびれ，筋力低下による事故を防止する |
| 6 | 寒冷刺激を避ける（→❽）<br>1）仕事も含め，日常生活のなかで寒冷刺激を避けることができない場合は医療者や家族，職場などと相談する<br>2）冷たいものに触れたり，飲んだりしない<br>3）洗面や手洗いなど可能な限り温水を使用する<br>4）炊事や洗濯時は厚めのゴム手袋を着用する<br>5）皮膚が濡れたらすぐに拭き取る<br>6）エアコンなど冷気にからだをさらさない<br>7）床など「ひんやり感」を感じる所に直接座らない | ❽抗がん薬（特にオキサリプラチン）によっては，寒冷刺激が症状を誘発，悪化させる要因になっているものもある<br>●寒冷刺激とは，「冷たい」「ひんやり感」を感じる刺激 |
| 7 | 循環をよくする工夫<br>1）入浴時などにお湯の中でマッサージをする。マッサージができない場合は手のグーパー運動を行う<br>2）指の曲げ伸ばし運動や散歩を無理のない範囲で行う<br>3）足首のゴムがきつい靴下，サイズの小さい靴を履くことは避ける | ●抗がん薬治療で皮膚が弱くなっているので強くこすらない |

| 方　法 | 留意点と根拠 |
|---|---|
| 4）時計やブレスレットなどのアクセサリーで指や手首を締めつけない | |

## I 皮膚障害の予防

- 目　　的：（1）皮膚の清潔・保湿・保護に努め，皮膚障害を予防する
  　　　　　（2）皮膚の観察とセルフケアへの働きかけを行う
- 適　　応：皮膚障害を起こしやすい抗がん薬を使用している患者
- 必要物品：石けん（低刺激性・添加物が少ない・弱酸性のもの），スポンジ，保湿ケアに使うローションおよびクリーム（香料や添加物の少ないもの），手袋や靴下

| | 方　法 | 留意点と根拠 |
|---|---|---|
| 1 | **患者の皮膚障害の程度など状態を観察する（➡❶❷）**<br>1）皮膚の色や潤いの状態，傷がないかを確認する<br>2）入浴時は全身の皮膚を観察する<br>3）観察が難しい場所は手鏡を使用したり，家族などに見てもらう<br>4）かゆみや痛み，チクチク感などの自覚症状がある場合はていねいに観察をする | ❶適切なケアを継続するためには皮膚の状態を知ることが大切である<br>❷CTCAEによる皮膚の障害のグレード評価を行う |
| 2 | **皮膚を清潔に保つ（➡❸）**<br>1）皮膚が汚れたら洗う<br>2）石けんを泡立てる前に手をよく洗う<br>3）石けんはよく泡立てる<br>4）泡は掌いっぱいにつくる<br>5）逆さまにしても泡が垂れないくらいの硬さにする<br>6）泡状で出てくるポンプ式の石けんを利用してもよい | ❸皮膚障害の出現時には二次感染にて症状が悪化するため，清潔に保つ必要がある |
| 3 | **皮膚の保湿を行う（➡❹）**<br>1）手洗いや入浴後は水分を押え拭きし，しっとりしているうちに保湿ケアをする<br>2）保湿剤を使用した後手袋や靴下で皮膚を保護する<br>3）熱いお湯（40℃以上）の使用は避ける | ❹皮膚障害の出現時には皮膚の乾燥により皮膚の亀裂などを生じるため保湿は必要である<br>● 保湿ケアに使用するローションやクリームは香料や添加物が少なくアルコール成分の入っていないものを選び，たっぷり使用する |
| 4 | **皮膚の保護に努める**<br>皮膚への負担は避ける：紫外線・けが・虫刺され・不潔な状態でいること・摩擦・締め付け・喫煙など | ● 保護とは紫外線などから刺激を避ける，身体を傷つけないなど |

## J 爪のケア

- 目　　的：（1）爪がもろくなったり，色が変化するのを保護する
  　　　　　（2）爪の変形や炎症を予防する
- 適　　応：爪の変化を引き起こす抗がん薬を使用している患者
- 必要物品：石けん（低刺激性・添加物が少ない・弱酸性のもの），保湿ケアに使用するローションおよびクリーム（香料や添加物の少ないもの），マニキュアやトップコート（トルエンフリーのもの），水絆創膏など

| | 方　法 | 留意点と根拠 |
|---|---|---|
| 1 | 清潔に保つ（➡❶） | ❶感染予防が重要<br>●手を洗うときは爪の間を意識してていねいに洗う |
| 2 | 保湿に努める（➡❷）<br>1）手に保湿ローションやクリームを塗るときは爪全体にも塗る<br>2）マニキュア，トップコート，水絆創膏の使用後は必ず手洗い後に乾燥しないように保湿剤を塗る | ❷乾燥により爪の割れが起こる |
| 3 | 爪の保護を行う（➡❸）<br>1）爪が弱くなっているときは可能な限り手袋・靴下を着用する<br>2）爪切りの注意：爪は伸ばしすぎ，深爪もよくない。ひび割れを防ぐために爪切りは入浴後など爪が柔らかいときに行う<br>3）爪がもろくなっている場合は爪やすりを使用する<br>4）マニキュア，トップコート，水絆創膏を活用し，爪の補強や色をカバーする<br>5）手作業時は手袋をする<br>6）足先が出る靴は避ける。しかし，爪の状態でどうしてもサンダルを履くときは靴下を履く<br>7）底が固い靴はクッションとなる中敷を使用する | ❸爪が弱くなっていることがあるので保護が重要である<br><br><br><br><br>●マニキュアなどを使用したときは落とした後のケアが大切である |

## K 脱毛が始まる前のケア

- 目　　的：脱毛していく自分の状況を受け入れ治療に向かう姿勢をもつ
- 適　　応：化学療法により脱毛が予測される患者
- 必要物品：爪切り，かつら，帽子など

| | 方　法 | 留意点と根拠 |
|---|---|---|
| 1 | 適切な情報を提供する（➡❶）<br>以下の情報を提供する<br>・脱毛発生のメカニズムについて（➡❶）<br>・脱毛の進み方と再生について<br>・抗がん薬の種類による脱毛の程度について（➡❸）<br>・髪の毛の再生と髪質の変化について<br>・髪の毛以外が抜けることによる弊害<br>・脱毛時の注意事項（髪が抜けるときの対処など）<br>・脱毛後の皮膚ケア<br>・頭部の保護・補整対策：かつら，帽子，バンダナなど（➡❹） | ❶脱毛の正しい知識や情報を提供することで患者は脱毛過程を理解し，予測できる<br>●家族や近親者などと共に情報提供を行う（➡❷）<br>❷患者の苦痛を共有できる<br>❸患者自身が自分に合った対処方法を選択でき，活用できる<br><br><br><br><br>❹患者への心理社会的な苦痛を和らげ，QOLの向上につながる |
| 2 | 爪は短く切る（➡❺） | ❺髪を洗うときに爪で脱毛した頭皮を傷つけないため |
| 3 | 髪は短く切る（➡❻❼） | ❻抜け毛の量を少なく感じ，ケアも容易になる<br>❼脱毛時の変化を最小限にできる |

| 方　法 | 留意点と根拠 |
|---|---|
| 4　おしゃれ情報を集める（➡❽）<br>　　かつらや帽子，バンダナ，付け毛などの情報を集め，工夫するように指導する（図3-4） | ❽外見の変化で受ける精神的なダメージを和らげ，乗り越えるための情報を集めるのに有効である |

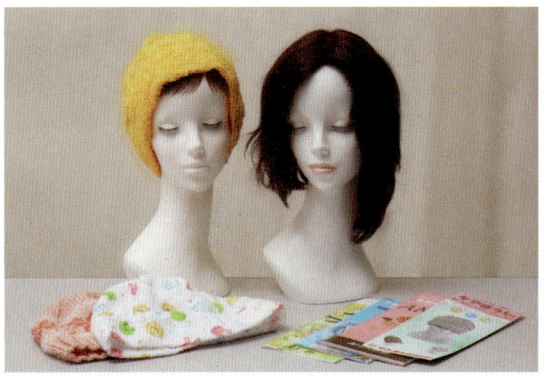

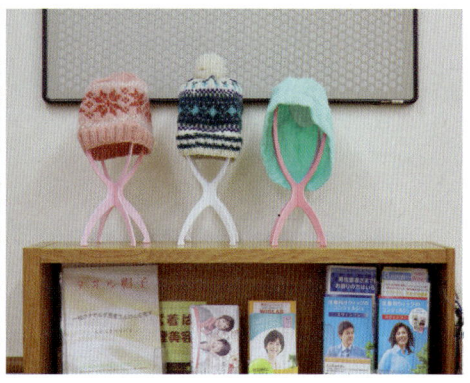

図3-4　かつらと帽子

| 方　法 | 留意点と根拠 |
|---|---|
| 5　かつら，帽子，バンダナなどを準備する（➡❾） | ❾治療前自分に合ったかつらなどを選ぶと，抜け始めたときに不安がなく治療を受けることができる<br>●事前にかつらの準備ができない場合は，脱毛が起こる前の自分のヘアスタイルを前後左右から写真を撮っておくと便利である |

## L　脱毛中のケア

- ●目　　的：（1）脱毛していく自己の姿を受け入れる
- 　　　　　（2）脱毛していく髪の毛の手入れができる
- ●適　　応：抗がん薬を使用し髪が抜け始めた患者
- ●必要物品：シャンプー（弱酸性で低刺激のもの），リンス・トリートメント（低刺激のもの），ドライヤー，ブラシ，サングラス・かつら・帽子（必要に応じて）など

| 方　法 | 留意点と根拠 |
|---|---|
| 1　脱毛に伴う心理面への援助を行う（➡❶）<br>　1）脱毛による感情の変化<br>　2）ボディイメージやセクシュアリティへの影響<br>　3）自尊心の変化<br>　4）脱毛に伴う心理的な変化を話し合う | ❶脱毛開始時は心理的な変化を伴い，自己に対する否定的なイメージなどを支えることが重要である |
| 2　髪の洗い方（頭皮は清潔に）を指導する（➡❷）<br>　1）シャンプーは刺激の少ない弱酸性のものを使用する<br>　2）爪を立てずに指の腹でやさしくゆっくり洗う<br>　3）シャンプーが地肌に残らないようによく洗う。お湯はぬるま湯を使う<br>　4）リンスやトリートメントは毛先に少量つける | ❷頭皮が不潔な状態であると毛穴がつまり，皮膚炎を起こすことがある |
| 3　髪の乾かし方を指導する（➡❸）<br>　1）洗髪後はタオルでごしごしすらず，水分を吸収させるように押さえるようにやさしくタオルを当てる<br>　2）ドライヤーの使用はできるだけ控え，使用するときは低温・弱風または冷風で行う | ❸頭皮を傷つけないようにする |

| 方　法 | 留意点と根拠 |
|---|---|
| 4　髪のとかし方を指導する（→❹）<br>　1）頭皮を刺激しないようにやさしくゆっくりブラッシングする<br>　2）ブラシは目が粗く，ピンが柔らかく，先が丸くなっていると髪への抵抗が少なくてよい | ❹頭皮を傷つけないようにする<br><br>●ピンの台がクッションになっているブラシがよい<br>●脱毛中は髪の毛がもつれないようにブラッシングする |
| 5　室内で髪が抜け落ちることへの工夫を指導する（→❺）<br>　1）家にいるときでも帽子，スカーフ，バンダナ，フィットキャップなどを使う（→❻）<br>　2）就寝時は睡眠を妨げないようにフィットキャップやナイトキャップをかぶると髪の毛が寝具につきにくい<br>　3）枕にタオルを巻くなど工夫をする<br>　4）髪の毛が寝具に付着したときはガムテープやコロコロクリーナーを使うと簡単に取れる | ❺室内の汚染を防ぐ<br>❻髪の毛が床や料理したものに入ることを防ぐ |
| 6　外出時に髪が抜けることへの工夫を指導する（→❼）<br>　1）外出時は白っぽい洋服を避け，黒系の洋服を着る<br>　2）外出時にかつらや帽子をつけると髪の毛が落ちるのを予防できる<br>　3）眼にほこりなどが入るのを防ぐためにサングラスやメガネをかける<br>　4）鼻毛が抜ける場合はマスクをして乾燥を防ぐ | ❼髪の毛が抜け落ちるのを目立たなくする<br>●まつ毛が抜けるとゴミやチリで眼にチクチクする痛みを感じた場合，そのままにしておくと結膜炎などを起こす可能性があるので眼科受診を勧める |

## M　脱毛後のケア

- 目　　的：脱毛した自己を受容し，患者の望む容姿に整える
- 適　　応：抗がん薬で脱毛をきたしている患者
- 必要物品：必要に応じて患者と相談のうえ使用する

| 方　法 | 留意点と根拠 |
|---|---|
| 1　頭皮保護・整容を行う<br>　1）かつらを着用する<br>　・かつらの種類：医療用かつらとおしゃれ用かつら<br>　・毛髪の違い：人工毛（合成繊維）・混合毛・人毛がある<br>　2）かつらの手入れをする（→❶）<br>　・人工毛（合成繊維）・混合毛：熱に弱いので水洗いの後，ドライヤーの冷風または自然乾燥<br>　・人毛：お湯（ぬるま湯）洗い，ドライヤーでの乾燥ができる<br>　3）スカーフや帽子の使用をする<br>　・かつら以外で帽子やスカーフ・バンダナを上手に活用する<br>　・帽子やバンダナに付けるつけ毛もある | ●かつらの購入は試着してから行う<br>●サイズが調整できるものを選ぶ<br><br>❶毛質の種類により手入れ方法が異なる<br><br><br><br><br>●治療期間，経済性，本人の価値観と照らし合わせ選択できるように支援する |
| 2　眉毛・まつ毛が抜けたときのケア<br>　1）外出時はサングラスを利用する（→❷）<br>　・サングラス：レンズにフレームがあるものや色つきのものを使うとまつ毛の脱毛が目立たなくなる<br>　・目にゴミやほこりにより目やにが強く現れる場合は眼科受診し，抗菌点眼薬を使用するとよい<br>　2）眉毛を描く（→❸） | ❷眼にごみやほこりが入るのを防ぐ<br><br><br><br>❸眉毛：治療前に写真を撮っておく。または，眉の型紙をつくっておく |

| 方法 | 留意点と根拠 |
|---|---|
| 3）まつ毛を付ける，または描く<br>・必要に応じてまつ毛を付ける<br>・つけまつ毛は種類がたくさんあるので自分に合ったものを選ぶ。アイラインを先に引いて付けると付けやすい | ●まつ毛：つけまつ毛を付ける場合は接着剤にかぶれる場合があるので，治療中で皮膚が敏感になっているときには注意が必要である<br>●つけまつ毛を付けなくてもアイラインを引くだけでもよい |

## N 下痢に対する日常生活上の注意

- ●目　　的：二次感染を引き起こさずに苦痛を最小限にする
- ●適　　応：下痢を引き起こしやすい抗がん薬を使用している患者
- ●必要物品：保温できるもの（使い捨てカイロなど），ウォシュレットなど

| | 方法 | 留意点と根拠 |
|---|---|---|
| 1 | 下痢による体力の低下を予防する（➡❶）<br>1）ぴったりとした衣服は避け，ベルトをきつく締めないなど，腹圧をかけない<br>2）だるさや脱力感がある場合は十分な休息をとる | ❶頻回な下痢により体力の消耗があるため |
| 2 | 腹部を冷やすことは避けて衣類やカイロなど腹部を保温する（➡❷） | ❷腹部の保温は腸蠕動を鎮静するだけではなく腹痛の緩和を図ることができる |
| 3 | ウォシュレットや洗浄綿を使用し，肛門部を清潔に保つ（➡❸） | ❸下痢が続き，肛門周囲のびらんや亀裂が生じ感染しやすくなる |

## O 下痢に対する食事療法

- ●目　　的：腸粘膜への刺激を最小限に抑え，下痢の悪化を予防する
- ●適　　応：下痢を引き起こしやすい抗がん薬を使用している患者
- ●必要物品：患者と相談し食事内容を選択する

| | 方法 | 留意点と根拠 |
|---|---|---|
| 1 | 温かく消化吸収のよいもの，栄養価が高く残渣の少ない食品を数回に分けて少量ずつ摂取する（➡❶）<br>1）常温で少量ずつこまめに食事をする<br>2）牛乳やミカンなど柑橘系ジュースは下痢や嘔吐を誘発しやすいので控える<br>3）低脂肪高たんぱく食を心がける<br>4）食欲が出てきたらまずはお粥やうどんなど胃腸を刺激しない食事から始める<br>5）たんぱく豊富な食品を軟らかく調理して摂取する（➡❷）<br>6）脂肪を多く含む食品は胃腸に負担を与えるので避ける | ❶粘膜への負担や刺激を減らすことができる<br>●控えたい食品<br>・繊維が多くて硬いもの（ごぼう，れんこん）<br>・高脂肪食品や料理（揚げ物，うなぎなど）<br>・腸内で発酵しやすいもの（豆類，キャベツ，サツマイモ，栗）<br>・刺激物（香辛料，アルコール，炭酸飲料，カフェイン飲料）<br>❷たんぱく質は傷ついた粘膜を補修する |
| 2 | 少しずつ水分補給を行う（➡❸）<br>1）下痢が続くときは失われた電解質を補うイオン飲料がよい<br>2）イオン飲料は2倍に薄めたほうが吸収性がよく嘔吐も起こりにくい | ❸下痢のときは水分補給が必要である |

## P 化学療法開始後の便秘予防

- ●目　　的：毎日，排便があるようにコントロールする
- ●適　　応：便秘を起こしやすい抗がん薬を使用している患者

| | 方　法 | 留意点と根拠 |
|---|---|---|
| 1 | 水分を補給する（➡❶）<br>　1）水分の補給や緩下剤を組み合わせることによって便秘を予防する<br>　2）1日1.5L～2Lの水分を摂る<br>　3）便を軟らかくする薬と腸を動かす薬を使用し，排便をコントロールする | ❶大腸はからだに必要な水分を再吸収する役目をしている。水分が少ないと便が硬くなり，便秘の原因の一つになる |
| 2 | 毎日同じ時間にトイレに行き，排便習慣を身につける（➡❷） | ❷排便を我慢させないで，毎日排便習慣をつけるためにトイレに行く習慣をつける |
| 3 | 腹部のマッサージや軽い運動を行う（➡❸）<br>可能な範囲で積極的に歩くことを勧める | ❸便秘に効く体操・マッサージ・つぼ刺激・温罨法は，腸の蠕動運動を促進させる |
| 4 | 便秘予防に有効な食事の工夫をする<br><br>　1）食物繊維を摂取する（➡❹）<br><br>　2）乳酸菌食品（ヨーグルト類）を摂取する（➡❺）<br><br><br><br>　3）適量の植物油を摂取する（➡❻） | ●悪心・嘔吐の徴候があれば，制吐薬を使用し少しでも食べやすいものを摂取できるように工夫する<br>❹不溶性食物繊維は便のかさを増やし腸の働きを良くする<br>❺腸内善玉菌は感染や腸内腐敗を防ぎ，腸の働きをスムーズにする原動力になる<br>●善玉菌を増やすには食物繊維とオリゴ糖，乳酸菌食品（ヨーグルト類）が効果的である<br>❻油には便を軟らかくし，すべりを良くする働きがある<br>●特にオリーブ油に含まれる不飽和脂肪酸のオレイン酸は腸壁を刺激し，腸の働きを良くする |

### 文　献

1) 佐藤温・坂下暁子・田口進：新しい有害反応対策　過敏症，癌と化学療法，30（6）：793-800，2003．
2) 佐藤一也・高橋裕：分子標的薬による特異的な副作用とその対策　Infusion reaction，癌と化学療法，35（10）：1671-1674，2008．
3) 国立がん研究センター内科レジデント編：がん診療レジデントマニュアル，第6版，医学書院，2013．
4) Mahon SM：SITE-SPECIFIC CANCER SERIES BREAST CANCER, 2nd ed, Oncology Nursing Society, 2011, p.151.
5) NCCN Clinical Practice Guidelines in Oncology：Antiemesis Ver. 2. 2014.
http://www.nccn.org/professionals/physician_gls/PDF/antiemesis.pdf
6) NCCN Guideline Ver. 1. 2015 Antiemesis, p.AE-7.
http://www.nccn.org/
7) Eaton LH, Tipton JM, Irwin M編，鈴木志津枝・小松浩子 監訳：がん看護PEPリソース，医学書院，2013，p.64-84．
8) Morrow GR, Roscoe JA, Kirshner JJ, et al：Anticipatory nausea and vomiting in the era of 5-HT3 antiemetics, *Support Care Cancer*, 6（3）：244-247, 1998.
9) Basch E, Prestrud AA, Hesketh PJ, et al：Antiemetics：American Society of Clinical Oncology clinical practice guideline update, *J Clin Oncol*, 29（31）：4189-4198, 2011.
10) 狩野太郎・神田清子：化学療法患者が体験する味覚変化症状と対処法の分類，*The KITAKANTO Medical Journal*, 61（3）：293-299，2011．
11) National Cancer Institute著, 日本臨床腫瘍研究グループ訳：Common Terminology Criteria for Adverse Events v4.03, 2015.
http://www.jcog.jp/doctor/tool/CTCAEv4J_20150310_miekeshi.pdf
12) National Cancer Institute at the National Institutes of Health：Managing Chemotherapy Side Effects：Nausea and Vomiting, 2012.

http://www.cancer.gov/cancertopics/coping/chemo-side-effects/nausea.pdf
13) 前掲書7), p. 273-291.
14) 高松泰：発熱性好中球減少症の診療―発熱性好中球減少症診療ガイドラインの概要，癌と化学療法，40（6）：697-702，2013.
15) Flowers CR, Seidenfeld J, Bow EJ, et al: Antimicrobial prophylaxis and outpatient management of fever and neutropenia in adults treated for malignancy : American Society of Clinical Oncology Clinical Practice Guideline, J Clin Oncol, 31（6）：794-810, 2013.
16) NCCN Clinical Practice Guidelines in Oncology : Acute Myeloid Leukemia Ver. 2. 2014.
http://www.nccn.org/professionals/physician_gls/pdf/aml.pdf
17) Lalla RV, Bowen J, Barasch A, et al : MASCC/ISOO clinical practice guidelines for the management of mucositis secondary to cancer therapy, Cancer, 120（10）：1453-1461, 2014.
18) 前掲書7), p .198-220.
19) 厚生労働省：重篤副作用疾患別対応マニュアル抗がん剤による口内炎，2009.
http://www.mhlw.go.jp/topics/2006/11/dl/tp1122-1l09.pdf
20) 濱口恵子・本山清美編：がん化学療法ケアガイド改訂版―治療開始前からはじめるアセスメントとセルフケア支援，中山書店，2012.
21) 佐藤禮子監訳：がん化学療法・バイオセラピー　看護実践ガイドライン，医学書院，2009.
22) 上杉英生：アナフィラキシー／過敏症，がん看護，14（1）：48-51，2009.
23) 向原岬・内山由美子：インフュージョンリアクション，がん看護，14（1）：52-55，2009.
24) 日本がん看護学会編：外来がん化学療法看護ガイドライン2014年版［1］抗がん剤の血管外漏出およびデバイス合併症の予防・早期発見・対処，金原出版，2014.
25) NCCN Clinical Practice Guidelines in Oncology : Prevention and treatment of cancer-related infections Ver. 2, 2014.
http://www.nccn.org/professionals/physician_gls/pdf/infections.pdf
26) National Cancer Institute at the National Institutes of Health : Managing chemotherapy side effects : Infection, 2012.
http://www.cancer.gov/cancertopics/coping/chemo-side-effects/infection.pdf
27) National Cancer Institute at the National Institutes of Health : Managing chemotherapy side effects : bleeding problems, 2010.
http://www.cancer.gov/cancertopics/coping/chemo-side-effects/bleeding.pdf
28) Joanne KI, Karen NT著，小島操子，佐藤禮子監訳：がん看護コアカリキュラム，医学書院，2007.
29) 西條長宏編：実例から学ぶ安全で有効な外来がん化学療法の実践，先端医学社，2007.
30) Acetyl-l-carnitine prevents and reduces paclitaxel-induced painful neuropathy, Neurosci Lett, 397（3）：219-223, 2006.
31) Melatonin,a promising role in Taxane-Related neuropathy ; Clinical Medicine Insights, Oncology, 4：35-41, 2010.
32) Amelioration of docetaxel/ cisplatin induced polyneuropathy by α-lipoic acid, Annals Oncology, 14：339-340, 2003.
33) 野崎明・水島麻依子：分子標的薬による皮膚障害，Cancer Therapy.Jp，2014, p.9.
34) 寺岡和美：脱毛時の過ごし方　1―ウィッグの活用，濱口恵子・小迫冨美恵・坂下智珠子・他編，がん患者の在宅療養サポートブック，日本看護協会出版会，2007, p.132-138.
35) 抗がん剤治療と脱毛―治療中の生活を少しでも快適に，静岡県立がんセンター，2013.8.
36) 飯野京子：【不快症状の緩和とセルフマネジメント支援】脱毛，看護技術，47（11）：1264-1267，2001.
37) 谷黒三津子：下痢のケア，癌化学療法　副作用のベストケア，エキスパートナース，18：51-53，2002.
38) 金井和美：【不快症状の緩和とセルフマネジメント支援】下痢，看護技術，47（11）：1256-1260，2001.
39) 小原正幸・他：便秘，臨牀看護，23：798-711，1997.

# 4 長期合併症のアセスメントと援助

**学習目標**
- がん治療と二次がんのリスクについて理解する。
- 二次がんのリスクをもつ人への患者教育が実施できる。
- がん治療と生殖機能障害のリスクについて理解する。
- 抗がん薬治療中の妊娠予防に関する患者教育が実施できる。

　がんの早期発見や治療法の進歩により，長期生存するサバイバーが増えている。そして，かつては目をつぶらざるを得なかった，がん治療後の生活の質（quality of life：QOL）にも目が向けられるようになった。過去にがん治療を受けたサバイバーにとって，長期合併症はQOLに大きな影響を及ぼす。ここでは，代表的な長期合併症である二次がんと生殖機能障害に焦点を当てて説明する。

## 1 二次がん

### 1）二次がんとは
　がん治療が終了した後，数か月から数年後に発症する別の原発がんを，二次がんという。代表的な二次がんとしては，白血病，非ホジキンリンパ腫などが挙げられる。

### 2）二次がんの発生率
　小児期にがん治療経験がある場合，二次がん発症累積リスクは，初期治療後20年において3〜10％で，一般集団の5〜20倍高いと推定されている。たとえば小児期にホジキンリンパ腫の治療を受けた女性では，乳がん発生率が15.4％増加し，40年間に35％が乳がんを発症するという報告[1]がある。
　原発がんに対する治療と二次がんの発生率に関する報告[1]を表4-1に示す。

### 3）二次がんとリスクファクター
　二次がんを発症するリスクファクターとして，原疾患（最初のがん），治療を受けた年齢，性，原発がんへの治療方法（化学療法レジメン，抗がん薬の累積投与量，放射線療法の総照射量・照射部位），治療期間などが挙げられる。特にアルキル化剤（シクロホスファミドなど），アンスラサイクリン系（ドキソルビシンなど），エピポドフィロトキシン（エトポシド）は二次性白血病との関連性が，薬物療法と放射線療法の併用は固形がん発症との関連性が指摘されている。

表4-1 原発がん治療と二次がんの発生率

| 二次がん | 原発がん | 発生率 | 原発がんへの治療方法 |
|---|---|---|---|
| 白血病 | 小児固形がん | 治療終了後10～37か月 | 高用量アルキル化剤とドキソルビシン，エトポシドとの併用療法 |
| | 消化器系がん（結腸・胃・直腸） | 不明 | ミトキサントロン |
| | 卵巣がん | 治療終了後5～6年 | シクロホスファミドとメルファランを含むアルキル化剤 |
| | 非小細胞肺がん | 特定の発生時期なし | エトポシド，ブスルファン，プロカルバジン，ニトロソウレア |
| | 多発性骨髄腫 | 17％（50か月） | アルキル化剤 |
| | 乳がん | 0.7％（10年間） | メルファランを中心とした術後補助化学療法，高用量シクロホスファミド療法 |
| 乳がん | ホジキンリンパ腫 | マントル照射*を受けた30歳未満（治療終了時）の女性で，治療後10～20年間，健常人の14倍 | マントル照射と化学療法 |
| 甲状腺がん | ホジキンリンパ腫 | 健常者の18倍 | 放射線照射 |
| 脳腫瘍 | 急性リンパ性白血病 | 治療終了後6～29年 | 代謝拮抗薬を併用した頭部照射 |
| 膀胱がん | 様々ながん | 特定の発生時期なし | シクロホスファミド |
| 骨肉腫 | 遺伝性網膜芽細胞腫 | 治療後20年まで | アルキル化剤（放射線照射の併用は問わない） |

＊マントル照射：頸部，腋窩，肺門および縦隔リンパ節に行う放射線照射（照射領域）

　一方，二次がんの発症は長期合併症としてだけではなく，生活習慣（喫煙や飲酒など），宿主側の因子（性別，ホルモンや免疫の状態など），環境要因（環境中の発がん物質への曝露），遺伝性素因などによる複合的な影響も受けている。そのため，がん治療を受けた人が二次がんへ進展するリスクは個々に様々である。

### 4）アセスメントと援助の視点

　リスクファクターと，生活習慣などの個人要因がアセスメントの視点となる。ただし，大多数の患者では二次がんの絶対増加リスクは比較的小さいものである。二次がんに関する情報を患者と共有するときは，二次がんは最初のがん治療の成功あってこその問題であること，がん治療により得られる生存の利益は，二次がん発症のリスクよりはるかに大きいことを患者が認識できるように留意すべきである。そのうえで，一般にがん予防に効果的とされる健康的な生活習慣の実践，定期的ながん検診の受診を勧める。

## 2 生殖機能障害

### 1）がん治療と生殖機能障害

　卵巣や精巣などの性腺機能は，薬物療法や腹部・骨盤内への放射線療法による影響を受けやすい。このため，がん治療を受けたことが，妊孕性（妊娠のしやすさ）に一時的または永続的な障害をもたらす場合がある。また，がん治療（手術療法含む）により性欲減退や勃起障害などが生じる場合もある。これらのことから，がん治療を受けた若年者においては生殖機能障害が問題となる。

## 表4-2 化学療法および放射線療法の性腺毒性によるリスク分類（女性）　　ASCO, 2013

| リスク度 | 治療プロトコール | 患者および投与量などの因子 | 使用対象疾患 |
|---|---|---|---|
| High Risk (>70%) | アルキル化剤#+全身放射線照射 | | 白血病への造血幹細胞移植の前処置，リンパ腫，骨髄腫，ユーイング肉腫，神経芽細胞腫，絨毛癌 |
| | アルキル化剤#+骨盤放射線照射 | | 肉腫，卵巣に対して |
| | シクロホスファミド総量 | 5g/㎡（>40歳） 7.5g/㎡（<20歳） | 乳がん，非ホジキンリンパ腫，造血幹細胞移植の前処置など |
| | プロカルバジンを含むレジメン | MOPP：>3サイクル BEACOPP：>6サイクル | ホジキンリンパ腫 |
| | テモゾラミド or BCNUを含むレジメン＋全脳放射線照射 | | 脳腫瘍 |
| | 全腹部あるいは骨盤放射線照射 | >6Gy（成人女性） >10Gy（初経発来前） >15Gy（初経発来後） | ウィルムス腫瘍，神経芽細胞腫，肉腫，ホジキンリンパ腫，卵巣に対して |
| | 全身放射線照射 | | 造血幹細胞移植 |
| | 全脳放射線照射 | >40Gy | 脳腫瘍 |
| Intermediate Risk (30%～70%) | シクロホスファミド総量 | 5g/㎡（30-40歳） | 乳がんなど |
| | 乳がんに対するAC療法 | X 4コース＋パクリタキセル/ドセタキセル（<40歳） | 乳がん |
| | FOLFOX4（フルオロウラシル・フォリン酸・オキサリプラチン） | | 大腸がん |
| | シスプラチンを含むレジメン | | 子宮頸がん |
| | 腹部あるいは骨盤放射線照射 | 10-15Gy（初経発来前） 5-10Gy（初経発来後） | ウィルムス腫瘍，神経芽細胞腫，脊髄腫瘍，脳腫瘍，急性リンパ性白血病（ALL），ホジキンリンパ腫再発 |
| Lower Risk (<30%) | アルキル化剤以外の薬剤を含むレジメン | ABVD，CHOP，COP，白血病に対する多剤療法 | ホジキン病，非ホジキンリンパ腫，白血病 |
| | シクロホスファミドを含む乳がんに対するレジメン | CMF，CEF，CAF（<30歳） | 乳がん |
| | アントラサイクリン系＋シタラビン | | 急性骨髄性白血病（AML） |
| Very Low or No Risk | ビンクリスチンを用いた多剤療法 | | 白血病，リンパ腫，乳がん，肺がん |
| | 放射性ヨウ素 | | 甲状腺がん |
| Unknown | モノクローナル抗体（ベバシズマブ※，セツキシマブ，トラスツマブ） | | 大腸がん，非小細胞肺がん，頭頸部がん，乳がん |
| | チロシンキナーゼ阻害薬（エルロチニブ，イマチニブ） | | 非小細胞肺がん，膵臓がん，慢性骨髄性白血病（CML），消化管間質腫瘍（GIST） |

\# アルキル化剤：ブスルファン，カルムスチン，シクロホスファミド，イホスファミド，ロムスチン，メルファラン，プロカルバジン
※ ベバシズマブ：卵巣毒性を有する可能性あり
MOPP：Xクロレタミン，ビンクリスチン，プロカルバジン，プレドニゾロン　　BEACOPP：ブレオマイシン，エトポシド，ドキソルビシン，シクロホスファミド，ビンクリスチン，プロカルバジン，プレドニゾロン　　BCNU：カルムジン　　ABVD：ドキソルビシン，ブレオマイシン，ビンブラスチン，ダカルバジン　　CHOP：シクロホスファミド，ドキソルビシン，ビンクリスチン，プレドニゾロン　　COP：シクロホスファミド，ビンクリスチン，プレドニゾロン　　CMF：シクロホスファミド，Xトトレキサート，フルオロウラシル　　CEF：シクロホスファミド，エピルビシン，フルオロウラシル　　CAF：シクロホスファミド，アドリアマイシン，フルオロウラシル

表4-3 化学療法および放射線療法の性腺毒性によるリスク分類（男性）　　ASCO, 2013

| リスク度 | 治療プロトコール | 患者および投与量などの因子 | 使用対象疾患 |
|---|---|---|---|
| High Risk（治療後, 一般的に無精子症が遷延, 持続する） | アルキル化剤#＋全身放射線照射 | | 白血病への造血幹細胞移植の前処置, リンパ腫, 骨髄腫, ユーイング肉腫, 神経芽細胞腫 |
| | アルキル化剤#＋骨盤放射線照射 | | 肉腫, 精巣に対して |
| | シクロホスファミド総量 | ＜7.5g/㎡ | 造血幹細胞移植の前処置など |
| | プロカルバジンを含むレジメン | MOPP：＞3サイクル<br>BEACOPP：＞6サイクル | ホジキンリンパ腫 |
| | テモゾラミド or BCNUを含むレジメン＋全脳放射線照射 | | 脳腫瘍 |
| | 全腹部あるいは骨盤放射線照射 | ＞2.5Gy（成人男性）<br>＞15Gy（小児） | ウィルムス腫瘍, 急性リンパ性白血病（ALL）, 肉腫, 胚細胞腫瘍, 非ホジキンリンパ腫, 精巣に対して |
| | 全身放射線照射 | | 造血幹細胞移植 |
| | 全脳放射線照射 | ＞40Gy | 脳腫瘍 |
| Intermediate Risk（治療後, 無精子症が遷延することがある） | シスプラチンを含むレジメン<br>BEP<br>シスプラチン総量<br>カルボプラチン総量 | 2-4サイクル<br>＞400mg/㎡<br>＞2g/㎡ | 精巣腫瘍 |
| | 散乱による精巣への放射線照射 | 1-6Gy | ウィルムス腫瘍, 神経芽細胞腫 |
| Lower Risk（一時的な造精能低下） | アルキル化剤以外の薬剤を含むレジメン | ABVD, CHOP, COP, 白血病に対する多剤療法 | ホジキン病, 非ホジキンリンパ腫, 白血病 |
| | 精巣に対する放射線照射 | ＜2-7Gy | 精巣腫瘍 |
| | アントラサイクリン系＋シタラビン | | 急性骨髄性白血病（AML） |
| Very Low or No Risk（影響なし） | ビンクリスチンを用いた多剤療法 | | 白血病, リンパ腫, 肺がん |
| | 放射性ヨウ素 | | 甲状腺がん |
| | 散乱による精巣への放射線照射 | ＜2Gy | あらゆる悪性腫瘍 |
| Unknown | モノクローナル抗体（ベバシズマブ, セツキシマブ） | | 大腸がん, 非小細胞肺がん, 頭頸部がん |
| | チロシンキナーゼ阻害薬（エルロチニブ, イマチニブ） | | 非小細胞肺がん, 膵臓がん, 慢性骨髄性白血病（CML）, 消化管間質腫瘍（GIST） |

\# アルキル化剤：ブスルファン, カルムスチン, シクロホスファミド, イホスファミド, ロムスチン, メルファラン, プロカルバジン
MOOP：Xクロレタミン, ビンクリスチン, プロカルバジン, プレドニゾロン　　BEACOPP：ブレオマイシン, エトポシド, ドキソルビシン, シクロホスファミド, ビンクリスチン, プロカルバジン, プレドニゾロン　　BEP：ブレオマイシン, エトポシド, シスプラチン
ABVD：ドキソルビシン, ブレオマイシン, ビンブラスチン, ダカルバジン　　CHOP：シクロホスファミド, ドキソルビシン, ビンクリスチン, プレドニゾロン　　COP：シクロホスファミド, ビンクリスチン, プレドニゾロン

## 2）がん治療後の生殖機能障害の発生率

　化学療法開始後1年以内に生じる3か月以上の無月経を化学療法誘発性無月経といい, 20〜100％に発症する。40歳間近または40歳以上の女性では, 若年女性よりも化学療法に伴う永続的な無月経となるリスクが高い。アルキル化剤を投与された男性の90〜100％は一時的または永続的な無精子症を発症する。

2013年，米国臨床腫瘍学会（American Society of Clinical Oncology：ASCO）は，化学療法および放射線療法の性腺毒性によるリスク分類を男女別に示した（表4-2, 3）。

### 3）生殖機能障害とリスクファクター

がん治療を受けた人の生殖機能に影響を与えるリスクファクターとして，がんの種類，治療を受けた年齢，治療方法（化学療法レジメン・抗がん薬の累積投与量，放射線療法の総照射量・照射部位，手術療法の術式・切除部位など），治療期間が挙げられる。アルキル化剤は，特に卵巣機能・精巣機能への影響が大きい。精巣機能障害は，主に薬剤の累積投与量に伴い増加し，薬剤の種類や年齢は重要な要因とならない。

### 4）妊孕性温存

妊孕性温存の方法として，思春期以降の場合，化学療法開始前に，女性は卵子または受精卵（パートナーがいる場合），男性は精子の凍結保存という選択肢がある。また，放射線療法を受ける女性の場合，卵巣の位置を照射野外に移動させることも選択肢となる。ただし，採卵は一般に月経開始後，排卵誘発により行うため約2〜5週間を要する。卵巣位置移動は手術が必要となる。一方で，妊孕性温存のために原疾患の治療開始を遅らせるべきではないという制限もある。このため，がん治療開始前に行われる妊孕性温存は，原疾患に対する治療を遅滞なく行うことを大原則とし，原疾患の治療を担当する医師に可能と判断された場合にのみ行われる限定された選択肢となる。

### 5）アセスメントと援助の視点

生殖機能障害に影響を与えるリスクファクター（年齢や治療方法など）から，治療後に生殖機能障害が生じる可能性についてアセスメントする。また，将来の妊娠・出産の希望について確認する。不妊対策のニーズがあれば，医師と協働し，患者がメリット・デメリットを含む情報を得たうえで，最善の意思決定が行えるよう支援する。

一方，治療開始後の不測の妊娠は母子共にハイリスクとなる可能性が高く，治療中は避妊するよう指導する。

## 看護技術の実際

### A 二次がんのリスクに関する患者教育

- 目　的：薬物療法・放射線療法を受けた患者が，二次がんのリスクを認識し，一般的な予防と早期発見のための行動をとることができる
- 適　応：薬物療法・放射線療法を受けた患者

| 方 法 | 留意点と根拠 |
|---|---|
| 1 二次がんに対するリスク意識をもつ（→❶）<br>治療を受けた時期・期間，治療法（化学療法レジメン・抗がん薬の名前，放射線の照射部位・量など）を把握しておき，他医受診の際，必要時は自ら情報提供する | ❶化学療法・放射線療法を受けた患者は，二次がんのリスクがある |
| 2 定期的にがん検診を受ける（→❷）<br>一般に推奨されるがん検診の内容は以下のとおりである<br>・胃・肺・大腸がん：40歳以上は年1回<br>・乳がん：40歳以上の女性は2年に1回<br>・子宮頸がん：20歳以上は2年に1回 | ❷原疾患に関する定期的な受診は，経過観察に重点が置かれるため，年齢に応じたがん検診を受ける |
| 3 健康的な生活習慣を実践する<br>　1）禁煙<br>喫煙者は禁煙する。副流煙を避ける<br>　2）節度のある飲酒<br>飲酒は1日当たりアルコール量に換算して約23g程度とする<br>　3）健康的な食生活<br>食塩摂取量を最小限にする（1日当たり：男性9g未満，女性7.5g未満）<br>　4）適度な運動<br>歩行またはそれと同等以上の強度の身体活動を1日60分（65歳以上：40分以上）行う<br>　5）適正体重の維持<br>中高年期のBMI（body mass index, 肥満度）は，男性21〜27，女性21〜25の範囲 | ●副流煙はがんの発生が高いことが証明されている |

## B 化学療法中の妊娠予防に関する患者教育

- 目　的：化学療法中の不測の妊娠を避ける
- 適　応：化学療法を受ける閉経前の女性患者およびパートナー

| 方 法 | アセスメントと根拠 |
|---|---|
| 1 化学療法開始後は避妊する（→❶） | ❶多くの抗がん薬は，変異原性，遺伝子毒性，催奇形性などを有する<br>●化学療法中に妊娠し，妊娠継続した場合，出生時異常や流産のリスクがあり，母体の負担も大きい<br>●タモキシフェンは生殖能力を低下させないが，内服中は妊娠の可能性が高くなる<br>●治療開始により一時的に月経が停止しても排卵が再開することがある<br>●コンドームによる物理的な避妊を勧める |

### 文　献

1) 佐藤禮子監訳：がん化学療法・バイオセラピー看護実践ガイドライン，医学書院，2009.
2) 小島操子・佐藤禮子監訳：がん看護　コアカリキュラム，医学書院，2007.
3) 勝俣範之監訳：がんサバイバー，医学書院，2012.
4) Ganz PA：Cancer survivorship；today and tomorrow, Springer, 2007.
5) Yarbro CH, et al：Cancer nursing；principles and practice, 7th ed, Jones and Bartlett, 2010.

# 5 外来化学療法を受ける患者への援助

**学習目標**
- 外来化学療法および外来化学療法を受ける患者の特徴を理解する。
- 初回外来化学療法を受ける患者へのオリエンテーションが実施できる。
- 外来化学療法を受けながら自分らしい生活を送るための患者教育を実施できる。

## 1 外来化学療法の特徴とシステム

　近年，がん治療薬の進歩，支持療法の開発，外来化学療法加算をはじめとする医療施策により，外来化学療法の環境が整い，患者は化学療法を受けながら社会生活を継続できるようになった。ここでは，外来化学療法の特徴を踏まえ，患者が安全に，かつQOLを保ちながら外来化学療法を継続することを支援する看護の役割について説明する。

### 1）外来化学療法の特徴

　外来化学療法では，患者は個別のレジメンに基づき，1～数週間ごとに外来化学療法室を訪れ，数十分～数時間の投与を受ける。それ以外の時間は，基本的に自宅をベースに日常生活を送ることができ，心理的にも経済的にもメリットは大きい。一方，抗がん薬治療に伴う副作用は，投与中に発現するものもあるが，ほとんどは帰宅後の生活のなかで経験される。すなわち，患者は，病院のように医療者がそばにいない環境のなかで，自分で副作用に対処することが求められる。このように，外来化学療法を受ける場合，患者のセルフケアが不可欠である点に大きな特徴がある。

### 2）外来化学療法の目的と患者の特徴

　一口に外来化学療法患者といっても，根治目的の患者もいれば，緩和・延命目的の患者もいる。がんの診断後，患者がどのような経過をたどり，どのような目的で外来抗がん薬治療を受けることになったのかは，患者の心理状態にも影響を及ぼす。個別性のある援助を行ううえでは，副作用対策ばかりに着目するのでなく，患者の心理状態にも焦点を当てアセスメントすることが大切である。外来化学療法の目的と患者の一般的な特徴を表5-1に示す。

### 3）外来化学療法を受ける患者の条件

　外来化学療法を安全に実施し，副作用などに適切に対処するため，外来化学療法を受ける患者は以下の条件を満たしていることが必要である。

表5-1 外来化学療法の目的と患者の特徴

| 治療 | | 治療目的 | 代表例 | 患者の特徴 |
|---|---|---|---|---|
| 術前補助療法 | 根治 | ・再発リスク低減<br>・ダウンステージング<br>　→術野の縮小<br>　→機能の温存 | 乳がん：AC療法 | ・がん診断後，最初の治療であることでの不安・緊張または希望<br>・がんを抱えたまま過ごしていることへの不安<br>・手術に対する不安 |
| 術後補助療法 | | ・微小転移に伴う再発リスク低減 | 大腸がん：5-FU+LV療法<br>乳がん：CMF療法 | ・治療効果が実感しにくい<br>・副作用症状の程度によっては治療継続意欲低下 |
| 寛解導入/寛解後療法 | | ・寛解の導入<br>・寛解状態の維持・強化 | 非ホジキンリンパ腫：CHOP療法<br>多発性骨髄腫：VCAP療法 | ・初回寛解導入時は，がん診断後，最初の治療であることでの不安・緊張または希望 |
| 再発・転移または進行がんに対する療法 | 緩和 | ・症状緩和→QOL維持<br>・延命 | 大腸がん：FOLFOX療法<br>膵臓がん：GEM療法 | ・治療期間が長期にわたり，ゴールがみえない不確かさがある<br>・効果のある治療がなくなるのではないかという不安<br>・長期間の治療による経済的負担<br>・治療の継続/中断への迷い |

・自分の病名・病状を理解している。
・自分が受ける抗がん薬治療について十分説明を受け，理解し，同意している。
・必要なセルフケアを理解し，実施することが可能である。
・全身の諸機能が十分保持され，PS（performance status）が0～2で安定している。

### 4）外来化学療法の流れ

　一般に，外来化学療法は完全予約制であり，受診から投与終了までの流れは次のとおりである。

　患者は受付で受診手続き後，検査室で採血を受ける。続いて，前回治療から今回治療（当日）までの体調を問診票に記載したり，バイタルサイン測定を受けたりする。次に，血液検査や問診票の結果をもとに医師の診察を受け，当日の治療実施の可否が判断される。診察の結果，その日の投与が可と判断されれば，外来化学療法室で点滴投与を受ける（図5-1）。投与終了後，特に変調がなければ帰宅する。

## 2 外来化学療法患者の援助

　治療当日，看護師が一人ひとりの患者と接する時間は限られているが，そのなかで，患者個々の状況に応じた看護実践が求められる。そのため，初回治療以前の情報収集とオリエンテーションで患者の全体像を把握し，信頼関係を構築することが重要となる。また，

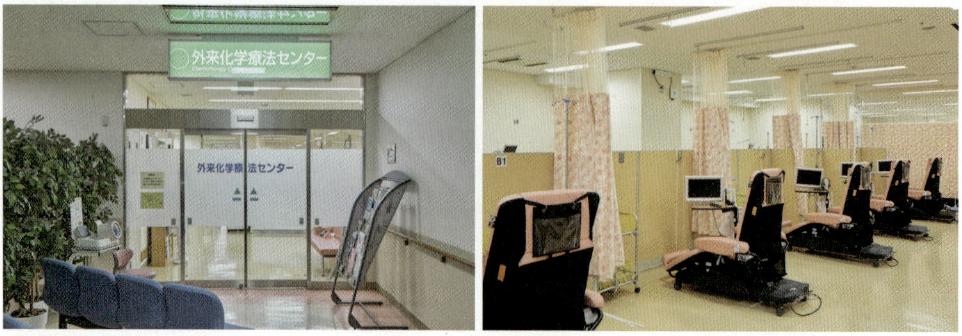

図5-1 外来化学療法室

表5-2 オリエンテーション前に把握すること

| 疾患に関する情報 | がん種・病期，転移，現病歴，治療歴 |
|---|---|
| 治療に関する情報 | 治療目的，予定されているレジメン・治療期間，初回投与予定日，過去の抗がん薬治療時の副作用の有無・程度など（特に予定レジメンの初回投与を入院で受けた場合，そのときの状態） |
| その他 | 既往歴，アレルギーなど |

治療開始後は，患者が実際に自宅で経験した副作用や対処，生活上の困りごとなどに耳を傾け，患者に応じたセルフケア支援を行う。

なお，初回の治療は入院して行い，2回目以降から外来で行う場合が多いが，最近は初回から外来で治療を行う例も増えている。そのような場合は特に，アレルギー反応，インフュージョンリアクション，血管外漏出，急性の悪心・嘔吐に注意する。それぞれの詳細については第Ⅱ章3節，p.54を参照のこと。

### 1）情報収集

オリエンテーション実施前にあらかじめ主治医やカルテから情報収集（表5-2）をしておく。これを踏まえてオリエンテーションを行うことで，さらに具体的な状況を把握する。オリエンテーションには可能な限り家族にも同席してもらい，家族の思いや認識も把握する。

### 2）オリエンテーション

治療にかかわる各専門職者が，それぞれ専門的な立場からオリエンテーションを行う。医師は治療の目的や意義，治療内容，治療期間，リスクなどを説明し，同意を得る。薬剤師は，投与する抗がん薬の作用・副作用，併用薬などについて説明する。看護師は，治療当日の受診方法や一般的な注意点などを説明する（➡看護技術の実際A，p.101に詳述する）。また，医師・薬剤師からの説明への反応も含め患者・家族の理解度を確認したり，治療期間中どのように過ごしたいと考えているのかなどの意向や希望についても把握する（表5-3）。

オリエンテーションは患者・家族と医療者が信頼関係を構築する場でもあり，ここで副作用対策の詳細まで伝えることよりも，患者の不安が解消され治療開始の準備が整うこと

表5-3　オリエンテーション時に把握すること

・疾患・治療に対する受け止め，思い
・家族背景とキーパーソン
・家庭や社会における役割（例；子育て中の専業主婦，週休2日の会社員など）
・日常生活上の希望（例；午前中に治療を受け，午後出勤したいなど）
・家族の理解や協力

に重点をおくとよい。

### 3) セルフケア支援

初回治療以後は，次の治療日ごとに，自宅で出現した副作用と程度，その対処と効果などを患者と共に振り返る。うまく対処できたことに対しては肯定的なフィードバックをし，十分対処できなかったことに対しては工夫の余地はないか共に考えたり具体的な情報提供をしたりする。

一般に，外来治療患者のセルフケア能力を妨げるものとして，最も頻度が高いのはだるさ（倦怠感）の存在である。だるさの程度，それにより家庭や職場での役割遂行に負担が生じていないかを把握し，次に紹介するエネルギー保存療法の考え方を日常生活に取り入れ実践することを勧めるとよい。

### 4) エネルギー保存療法

生活のなかで，どうしても自分でしたいこと，しなくてはならないことに前もって優先順位をつけ，エネルギーの配分を考えた生活の計画を立て実行する方法である。外来治療では，患者が家庭や職場などで役割を継続できるという特徴があるが，このことが逆に患者の負担感につながらないよう，そして最大限のメリットが得られるよう援助していくうえで有用な介入である。その具体的な方法については，看護技術の実際B，p.103に示す。

## 看護技術の実際

### A 初回導入時のオリエンテーション

● 目　的：（1）患者は外来化学療法のイメージがつき，初めての治療への不安が解消できる
　　　　　（2）患者・家族と看護師の信頼関係を構築する
● 適　応：初めて外来治療を受ける患者・家族
● 必要物品：適宜，パンフレット・治療ダイアリーなど

| 方　法 | 留意点と根拠 |
|---|---|
| 1　患者・家族に説明する<br>　1) 治療当日の来院から治療終了までの流れ，おおよその時間（→❶❷） | ❶日常生活のなかに治療を組み入れることのイメージがもてる<br>❷家族が送迎をする場合，家族も予定が立てやすい |

| 方法 | 留意点と根拠 |
|---|---|
| 2）投与中の注意点<br>（1）血管外漏出<br><br><br>（2）アレルギー反応/過敏症，インフュージョンリアクション，急性の悪心・嘔吐<br><br>3）帰宅後に予測される副作用症状と発現時期・対処方法<br>4）治療ダイアリーの記載（図5-2，➡❸）<br><br>図5-2　治療ダイアリー<br><br>5）治療室の施設・設備など<br>・受付・トイレの場所，治療スペースなどに実際に案内する<br>・施設・設備案内時，実際の治療中の患者の様子が把握できるようにする<br>6）治療中の過ごし方<br>治療時間を快適に過ごせるよう，必要なら好みのDVDや雑誌などの持参を促す<br>7）自宅での対処などに困ったときの電話相談体制（➡❹）<br>8）病院に連絡すべき症状（表5-4）と緊急連絡先（➡❺）<br><br>表5-4　病院に連絡する症状<br><br>・38℃以上の発熱が2日以上持続し，解熱しない<br>・水様性の下痢が1日7回以上，下痢止めを服用しても止まらない。腹痛を伴う<br>・飲食できない。飲食すると吐く<br>・尿量が極端に少ない，または回数が少ない<br>・呼吸困難感，動悸，胸内苦悶，圧迫感<br>・日常会話ができない，身の回りのことが自分でできないほどつらい<br>・皮下埋め込みリザーバーや針，ポンプの異常を感じたときなど<br><br>日本がん看護学会がん看護技術開発特別委員会：外来化学療法看護の手引き．より抜粋 | ●点滴刺入部の安静を保ち，漏出予防に努めるよう指導する<br>●点滴刺入部の痛み，腫れ，違和感，その他異変があればナースコールで知らせるよう指導する<br>●患者に使用予定の薬剤，初回投与か2回目以降か，2回目以降であれば以前投与時の発現状態などの情報を踏まえ，必要な内容を指導する<br><br>●患者にもよるが，オリエンテーションでは一般的な内容にとどめる<br>❸治療ダイアリーの意義：自分の症状パターンを認識する助けとなる（→エネルギー保存療法），次回受診時，この間の体調を医師や看護師に適切かつ効率的に伝えられる<br>●治療期間中，毎日の体調や副作用症状の有無・程度などについて記録するよう促す（悪心・嘔吐，排便状況，手足のしびれなど）<br>●各施設で使用している治療ダイアリーがあれば，それを提供し活用を促す<br><br><br><br><br><br><br><br><br><br>❹電話相談ができることを知っているだけでも安心感につながる<br>❺症状によっては早急の受診と対応が必要になる |

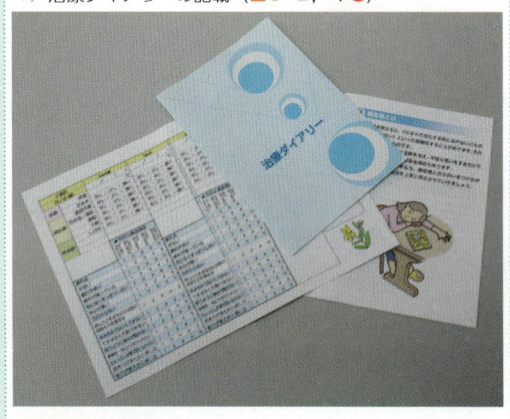

| | 方　法 | 留意点と根拠 |
|---|---|---|
| 2 | 外来化学療法の導入にあたり，患者・家族の具体的な状況を把握する（表5-3参照）（→❻） | ❻外来化学療法に対する理解や受け止めだけではなく，生活者としての日常の過ごし方や希望などを把握することで，個別的な援助につなげる |

## B エネルギー保存療法

- 目　　的：患者が外来で治療を受けながらも自分らしい生活を継続することができる
- 適　　応：治療中の患者
- 必要物品：治療ダイアリー

| | 方　法 | 留意点と根拠 |
|---|---|---|
| 1 | **倦怠感パターンの把握**<br>患者は治療ダイアリーを記録し，自分で治療後のだるさのパターンを把握する | ・治療日から次の治療日までの毎日，だるさの程度をNRS（Numerical Rating Scale，図5-3）で数値評価する<br>・治療ダイアリーに基づき，治療後のだるさが強い時期，軽い時期を把握する<br>・可能なら，一日のなかでだるさの強い時間帯，軽い時間帯を把握する |
| 2 | **優先度の明確化**<br>患者が普段の生活のなかで，自分でしたい／しなくてはならないことと，無理にしなくてもいい／他者に任せられることを区別し，優先度の高いことを明確にする | |
| 3 | **スケジュールの調整**<br>だるさの軽いとき（エネルギーが一番たくさんあるとき）に，優先度の高いことや，多くのエネルギーが必要なことが行えるよう，スケジュールを調整する | 今日のだるさの程度はどのくらいでしたか？<br>全くない　　　　　　　　　　　　　　非常にある<br>0　1　2　3　4　5　6　7　8　9　10<br>**図5-3** NRS (Numerical Rating Scale)の例<br>事例）育児中の専業主婦（30代，乳がん，夫と幼稚園児の3人暮らし）<br>＜優先度＞<br>食事の支度はできるだけ自分でしたい。掃除は3～4日に1度はしたい。子どもの送り迎えは誰かに頼んでもよい<br>＜倦怠感パターン＞<br>治療の翌日から3～4日間は身体が重くて何もする気になれない。4～5日目以降は少しずつ元気になり，10日目以降は次の治療日（3週間後）までほぼ普段どおりの体調で過ごせる<br>＜スケジュール調整と毎日の工夫＞<br>治療翌日から3～4日間は幼稚園の送迎を友達に頼む。次の治療日前の1週間で少しずつ副菜をつくり置き冷凍し，治療翌日から4日目まではそれを食卓に出す。治療日の午前中に家の掃除を済ませ，午後から治療を受ける |
| 4 | **毎日の工夫**<br>何かを行うとき，いつもと同じように行おうとしないよう心がける<br>例）・一度に行う仕事を半分におさえる<br>　　・負担の少ない方法に変える<br>　　・誰かの手を借りるなど | |

### 文　献

1) 小松浩子・中根実・神田清子・他：がん看護学＜系統看護学講座別巻＞，医学書院，2013，p.232-242．
2) 飯野京子・森文子編：安全確実安楽ながん化学療法ナーシングマニュアル＜JJN SPECIAL＞，医学書院，2009，p.178-193．
3) 佐々木常雄・岡元るみ子編：がん化学療法ベスト・プラクティス，照林社，2008，p.201-223．
4) 柳原一広：がん化学療法と患者ケア，改訂第3版，医学芸術社，2012，p.108-138．
5) 日本がん看護学会がん看護技術開発特別委員会編：外来がん化学療法看護の手引き．

# 6 抗がん薬の曝露対策

**学習目標**
- 抗がん薬取り扱い時の曝露対策の必要性を理解する。
- 抗がん薬投与を受ける患者ケア時の曝露対策の必要性を理解する。
- 抗がん薬の曝露を防ぐために，適切な個人防護具を選択し，着脱できる。
- 抗がん薬の曝露を防ぐために，抗がん薬および抗がん薬投与後48時間以内の患者の排泄物・リネン類などを適切に取り扱うことができる。
- 抗がん薬曝露を受けた場合に，適切な対応が実施できる。

　抗がん薬は，投与を受ける患者にとって副作用というリスクはあるものの，抗腫瘍効果という大きな利益が期待される。一方，投与および投与を受けた患者のケアに携わる看護師にとって利益はなく，適切な取り扱いをしなければ曝露による健康上のリスクがある。本節では，抗がん薬の特性の理解に基づき，曝露対策の必要性，安全な取り扱いを行ううえで必要な基本技術について説明する。

## 1 危険性医薬品としての抗がん薬

　米国国立労働安全衛生研究所（The National Institute for Occupational Safety and Health：NIOSH）は，人または動物に対し，表6-1に示す6項目のうち1つ以上に該当するものを危険性医薬品（hazardous drugs：HD）と定義し，その危険性について警告を示している。また，該当する薬品のリストも公表しており，抗がん薬はこのリストの大半を占めている。このように，抗がん薬は潜在的な健康リスクを有する薬剤であり，取り扱いの際は特別な注意が必要である。

**表6-1　危険性医薬品（HD）の定義（NIOSH）**

発がん性
催奇形性または他の発生毒性
生殖毒性
低用量での臓器毒性
遺伝毒性
構造や毒性が既存のHDに似ている新薬

## 2 抗がん薬曝露による健康への影響

　　曝露の数時間から数日後に起きる短期の影響としては，接触性皮膚炎，脱毛，局所の皮膚または粘膜の刺激症状，眼のかすみ，アレルギー反応，眩暈，消化器症状，頭痛などがある。一方，曝露の数か月から数年後に起こる長期的な影響としては，肝障害，染色体異常，発がんリスクの増加，生殖へのリスクなどがある。

## 3 抗がん薬曝露の経路と機会

### 1）曝露の機会

　　抗がん薬の調製，運搬，投与，廃棄に至る取り扱いのすべての場面は，直接的な曝露の機会となりうる。また，抗がん薬投与を受けている患者の尿，便などの排泄物，吐物や汗などには，様々な量の残留物および代謝物が排泄されており，一般に投与後最低48時間の患者の排泄物，それらで汚染した衣類やリネン類の取り扱い時は，間接的な曝露の機会となりうる。曝露の機会として，特に注意を要する場面を図6-1, 2に示す。

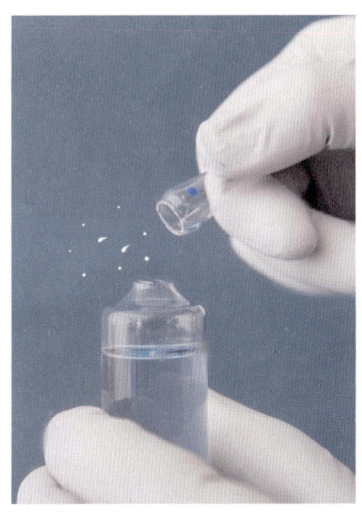

アンプルカット
**調製場面**

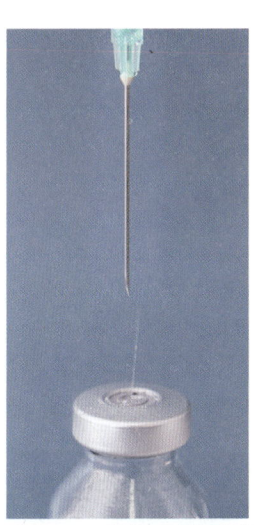

バイアルへの注射針の穿刺・抜針

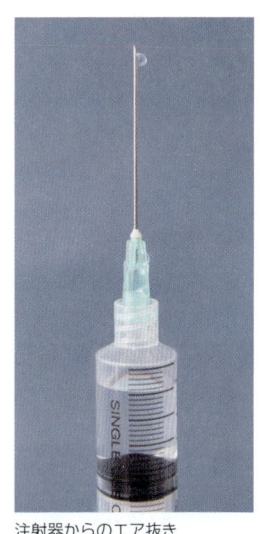

注射器からのエア抜き

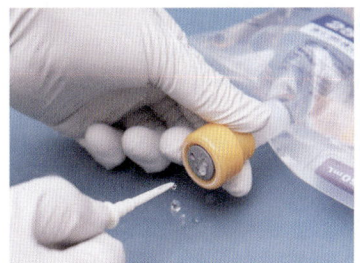

点滴交換（びん針の穿刺・抜去）
**投与場面**

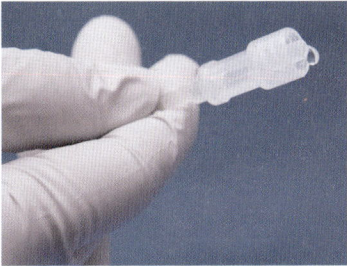

抗がん薬でのプライミング*
（*点滴ラインを満たすこと）

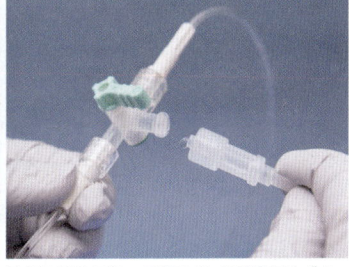

抗がん薬投与後，点滴ラインの接続をはずす

**図6-1** 曝露の機会

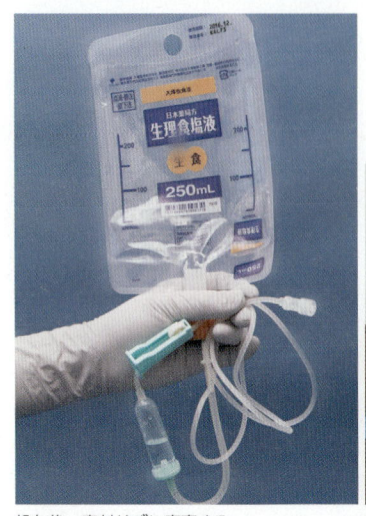

投与後，密封せずに廃棄する
**廃棄場面**

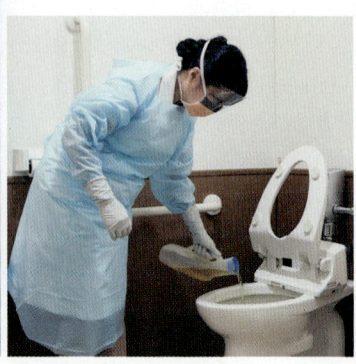

排泄物の処理
**投与後最低48時間の患者ケア時**
＊写真は曝露予防のため，適切な個人防護具を着用したもの

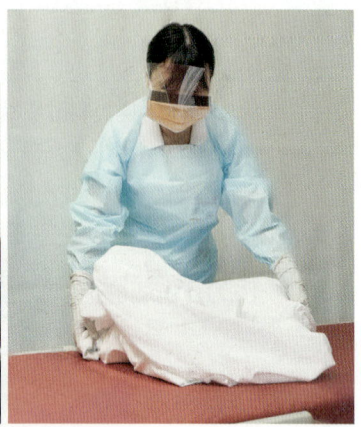

吐物で汚染したリネンの取り扱い

**図6-2** 曝露の機会（つづき）

### 2）曝露の経路

　抗がん薬曝露の経路には，①抗がん薬成分の皮膚・粘膜への付着または針刺しによる経皮的吸収，②気化またはエアロゾル化（微粒子，飛沫など）した抗がん薬成分の吸入，③抗がん薬成分で汚染された飲食物の摂取や，汚染された手指での飲食・喫煙などによる経口摂取がある。

## 看護技術の実際

### A 個人防護具（personal protective equipment：PPE）の選択と着脱

- **目　　的**：抗がん薬および抗がん薬投与後最低48時間の患者の排泄物などによる曝露から，看護師を直接的に防護する
- **適　　応**：抗がん薬の取り扱いおよび抗がん薬投与後最低48時間の患者の排泄物，体液に触れるすべての場面
- **使用物品**：手袋，マスク，ガウン，保護メガネ（ゴーグルまたはフェイスシールド），ヘアキャップ（抗がん薬に曝露するリスクに応じて選択する）（図6-3）

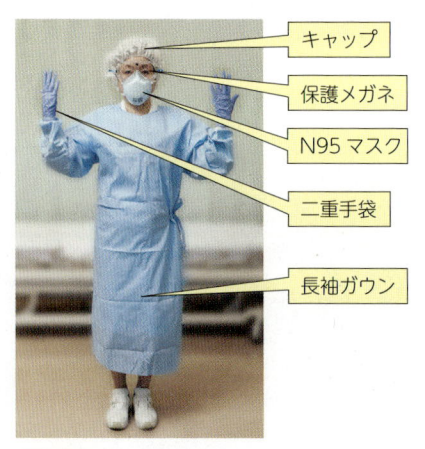

キャップ
保護メガネ
N95マスク
二重手袋
長袖ガウン

**図6-3** 高濃度の抗がん薬を取り扱う場合の個人防護具

## 1）個人防護具の選択と着用

| | 方 法 | 留意点と根拠 |
|---|---|---|
| 1 | **手袋**<br>1）素材はラテックスまたはニトリルまたはネオプレン®で，パウダーフリーのディスポーザブル手袋を選択する（➡❶）<br>2）視覚的に破損がないことを確認する<br>3）抗がん薬に触れる危険がある場合（調製，投与，こぼれ処理など）は，二重に装着する。内側の手袋はガウンの袖口の下に，外側の手袋はガウンの袖口の上に出す（➡❷）<br>4）手袋の装着中に破損があれば，ただちに交換する（➡❸） | ❶パウダーは抗がん薬を吸着するため，パウダーの飛散は汚染の拡大につながる<br><br>❷万一，外側の手袋が破損した場合も，内側の手袋によって防護できる。また，PPEを除去する際，先に外側の手袋を除去することで汚染の拡大が防止できる<br><br>❸破損部位からの汚染を防ぐ |
| 2 | **マスク**<br>抗がん薬を吸入する危険がある場合（安全キャビネット（図6-4）*がない環境下での調製，こぼれ処理など）は，N95またはN99タイプのマスクを選択する（➡❹）<br><br>**図6-4 安全キャビネット内での調製** | ❹通常のサージカルマスクでは，気化またはエアロゾル化した抗がん薬を吸入する可能性がある<br>●排泄物・体液処理などの場面ではサージカルマスクで可 |
| 3 | **ガウン**<br>1）抗がん薬に触れる危険性がある場合（調製や投与，こぼれ処理など）は，表面がポリエチレンでコーティングされ，薬剤不透過性，背開き，長袖で袖口が締まったディスポーザブル製品を選択する（➡❺）<br>2）一度脱いだら，再着用しない（➡❻） | ❺皮膚や衣服が完全に覆われることで，抗がん薬と直接接触しない<br>●排泄物・体液処理などの場面では，長袖・撥水性の素材であれば可<br>❻一度着用したガウンは，表面が抗がん薬で汚染している可能性が高い。そのため，一度脱いだガウンを掛けておいたり，再着用したりすると，衣服や周囲の環境に接触し汚染を拡大する |
| 4 | **保護メガネ（ゴーグルまたはフェイスシールド）**<br>1）抗がん薬が目に飛散する危険性がある場面では，必ず保護メガネを装着し，眼・口・鼻などに液体が跳ねるような場面では，フェイスシールドを選択する（➡❼）<br>2）眼鏡を装着している場合でも使用する（➡❽） | ❼フェイスシールドは保護メガネよりも広範囲に顔面を覆う<br>●腰椎注射や膀胱内・胸腔内などへの抗がん薬の注入，排泄物・体液処理などの場面では，フェイスシールドを選択する<br>❽個人の眼鏡が，抗がん薬により汚染されることから防護する |
| 5 | **ヘアキャップ**<br>透過性の小さい素材で，毛髪を完全に覆うディスポーザブル製品を選択する（➡❾） | ❾抗がん薬の飛散による頭髪の汚染を防ぐ |

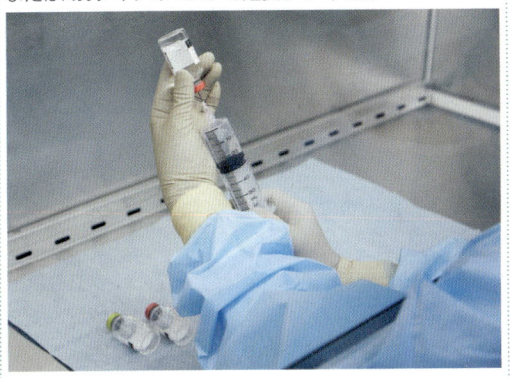

＊安全キャビネット：調製の際，抗がん薬に曝露しないための排気システムを備えた装置

## 2）個人防護具の除去（手袋を二重に装着した場合）

| | 方　法 | 留意点と根拠 |
|---|---|---|
| 1 | 外側の手袋一双を中表に（表が内側になるように）してはずし，密封式プラスチックバッグに廃棄する（➡❶❷） | ❶外側の手袋は最も汚染している可能性が高く，他の個人防護具を除去する際，皮膚や衣類などに接触することで汚染を拡大するため，最初にはずす<br>❷はずした手袋を放置したり無防備に廃棄したりすると，環境を汚染する |
| 2 | 同様に，表面に触れないよう注意しながら保護メガネをはずし，密封式プラスチックバッグに廃棄する（➡❸） | ❸はずした個人防護具は，そのつど同じ密封式バッグに入れ，環境への汚染を防ぐ |
| 3 | ガウンの表面に触れないよう注意しながらガウンを脱ぎ，中表にまとめて密封式プラスチックバッグに廃棄する（➡❸） | |
| 4 | 最後にマスク，内側の手袋を中表にしてはずし，密封式プラスチックバッグに廃棄する（➡❸） | |
| 5 | 密封式プラスチックバッグを密封し，専用の廃棄物容器に廃棄する（➡❹） | ❹一般の廃棄物とは別の取り扱いをする |
| 6 | 流水でよく手洗いをする | |

## B 抗がん薬の安全な取り扱い

- **目　的**：抗がん薬を取り扱う際の曝露のリスクを最小限にする
- **適　応**：抗がん薬の調製，運搬，投与，廃棄に至るすべての場面
- **使用物品**：取り扱いの際は適切な個人防護具を装着していることが前提である

### 1）注射薬の取り扱い

| | 方　法 | 留意点と根拠 |
|---|---|---|
| 1 | **運搬時**<br>調製済の点滴バッグは，密封式プラスチックバッグに入れ，手袋（一重）を装着して取り扱う（➡❶） | ❶点滴バッグの表面は，抗がん薬調製時に発生した飛沫や微粒子などが付着している可能性がある |
| 2 | **投与時**<br>1）二重手袋，ガウン，保護メガネ，N95マスクを装着する（➡❷）<br>2）作業はすべて，目の高さよりも低い位置で行う（➡❸）<br>3）投与終了後，できるだけ点滴バッグと点滴ラインの接続ははずさず，一体のまま密封式プラスチックバッグに入れ密封する（➡❹） | ❷投与時は皮膚・粘膜への付着や吸入の可能性がある<br>❸作業の安定性を高めるとともに，万一，注射液が飛び跳ねた際の曝露を最小限にする<br>❹接続をはずした部位から注射液が漏出または気化する危険性がある |
| 3 | **廃棄時**<br>プラスチックバッグに密封された廃棄物は，専用の蓋付き廃棄物容器に廃棄する（➡❺❻） | ❺一般の廃棄物とは区別して取り扱う<br>❻プラスチックバッグに密封し，さらに廃棄物容器の蓋を閉めることで，残液の漏出や気化による曝露の機会を減らす |

## 2) 経口抗がん薬の取り扱い

| | 方法 | 留意点と根拠 |
|---|---|---|
| 1 | 投与時<br>1) 可能な限り患者が自分で包装を開け，薬剤に直接触れないようにして自分で内服すること，内服後は手洗いをすることを患者に指導する（➡❶）<br>2) 内服介助を行う場合，錠剤・カプセル剤では手袋（一重）を，散剤では，二重手袋，N95マスク，ガウン，保護メガネを装着する❶（➡❷）<br>3) 患者が嚥下困難となった場合，錠剤の粉砕や脱カプセルなどの処置は行わず，医師や薬剤師と共に投与方法を検討する（➡❸） | ❶錠剤・カプセル剤の表面は無傷であっても，包装までの過程でパウダー状の抗がん薬成分が付着している可能性がある<br>❷散剤は，錠剤・カプセル剤に比べて飛散による吸入曝露の危険性が高い<br>❸錠剤の粉砕や脱カプセルなどの操作は吸入曝露の危険性があるため，行ってはならない。簡易懸濁法が望ましい |

❶National Institute for Occupational Safety and Health：NIOSH ALERT：preventing occupational exposure to anti-neoplastic and other hazardous drugs in health care settings, 2014.

## C 抗がん薬投与後最低48時間の患者の排泄物・リネン類の安全な取り扱い

- 目　　的：抗がん薬投与後最低48時間の患者ケアにおいて，曝露のリスクを最小限にする
- 適　　応：抗がん薬投与後最低48時間の患者ケアにかかわるすべての場面
- 使用物品：手袋，サージカルマスク，ガウン（撥水性のものであれば可），保護メガネ（特に飛散の可能性がある場合はフェイスシールドを選択）

### 1) 投与後最低48時間の患者の排泄物の取り扱い

| | 方法 | 留意点と根拠 |
|---|---|---|
| 1 | 可能な限り尿器やポータブルトイレは使用せず，トイレで排泄するよう指導する（➡❶） | ❶尿器やポータブルトイレの排泄物は曝露源となりうる。処理する際，曝露の危険性がある |
| 2 | 可能な限り，男女とも洋式トイレを使用し座位で排尿するよう指導する（➡❷） | ❷洋式便器の座位使用では，和式便器や男性用小便器に比べ，排尿時の飛び跳ねが少ない |

### 2) 投与後最低48時間の患者のリネン類の取り扱い

| | 方法 | 留意点と根拠 |
|---|---|---|
| 1 | 排泄物などによる明らかな汚染のないリネン類は，通常の洗濯物と区別する必要はない（➡❶） | ❶患者が使用したリネン類に含まれる抗がん薬の残留物や活性代謝物は微量である |
| 2 | 便・尿・吐物，胸水や腹水，血液，乳汁，大量の発汗などで汚染したリネン類の取り扱いは区別し（➡❷），洗濯は2度洗い（1回目は患者のリネン類のみ予洗い，2回目は通常の洗濯）する | ❷排泄物などで汚染したリネン類を処理する場合は曝露の危険性がある |
| 3 | 嘔吐や便失禁など汚染が予測される場合は，あらかじめディスポーザブルのリネン類を使用する | |

## D 抗がん薬の曝露を受けた場合の対応

- ●目　　的：抗がん薬の曝露を受けた場合に，健康への影響を最小限にする
- ●適　　応：抗がん薬が皮膚や眼球に付着した場合

| 方　法 | 留意点と根拠 |
|---|---|
| 1　皮膚に付着した場合<br>　1）ただちに石けんと流水で十分洗い流す（➡❶）<br>　2）大量に付着した場合は，応急処置後に皮膚科を受診する（➡❷）<br>2　眼球に付着した場合<br>　1）ただちに流水または生理食塩水で十分に（15分以上）洗浄する（➡❶）<br>　2）応急処置後に眼科を受診する（➡❷） | ❶抗がん薬の多くは皮膚や粘膜への刺激性があり，組織障害を起こす危険性がある。<br>❷応急処置および受診については，各施設の方針に従う |

### 文　献

1) The National Institute for Occupational Safety and Health：NIOSH ALERT：preventing occupational exposure to antineoplastic and other hazardous drugs in health care settings, 2014.
http://www.cdc.gov/niosh/docs/2004-165/pdfs/2004-165. pdf,p.44-45.［2014.Oct.17］
2) NIOSH List of Antineoplastic and Other Hazardous Drugs in Healthcare Settings, 2014.
http://www.cdc.gov/niosh/docs/2014-138/pdfs/2014-138. pdf［2014.Oct.17］
3) 小島操子・佐藤禮子監訳：がん看護　コアカリキュラム，医学書院，2007，p.649-654.
4) Martha Polovich：Safe handling of hazardous drugs, 2nd ed, Oncology Nursing Society, 2011.
5) 石井範子編：看護師のための抗がん薬取り扱いマニュアル—曝露を防ぐ基本技術，第2版，ゆう書房，2013.
6) 日本病院薬剤師会監，遠藤一司・加藤裕久・他編：抗悪性腫瘍剤の院内取扱い指針　抗がん薬調製マニュアル，第3版，じほう，2014，p.3-10.

第Ⅲ章

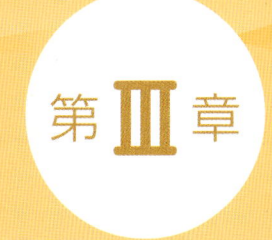

# がん手術療法の看護

# 1 がん手術後合併症の観察と看護

**学習目標**
- がん手術療法によって発症しやすい合併症と要因を理解する。
- 周術期をとおし，がん手術後合併症のリスクをアセスメントできる。
- がん手術後合併症の予防や回復を促進する治療と看護について理解する。

　手術療法はがんが局所に限局している場合に適用となり，治癒，生存期間の延長，症状緩和の目的で選択される。

　手術侵襲は，術式，手術範囲，麻酔の種類，患者の予備能力で異なる。周術期をとおして予測される手術侵襲をアセスメントし，合併症を予防し，手術侵襲から早期に回復できる計画を立案し，実践する。患者は医師から病名，手術療法の選択理由，手術侵襲と予測される合併症，術後の補助療法などに関する説明を受けて手術療法を選択する。患者には手術に関する理解を促す，侵襲に耐えられる体調を整える，術後の回復や合併症を予防する生活調整および教育訓練に術前から主体的に参加できるように支援する。

## 1 肺がん手術による"肺炎，無気肺"

### 1）肺炎，無気肺の発症要因

　肺がん手術は胸腔鏡を用いた方法と，脊椎と肩甲骨の間から前腋窩線まで約30cm切開する開胸手術がある。両術式とも腫瘍がある肺葉切除と縦隔リンパ節郭清を行う。

　肺がん術後合併症の肺炎および無気肺は，肺葉切除・全身麻酔・術中の体位で呼吸機能の低下や気道内分泌物の増加で痰の喀出力が低下し，肺胞の炎症や虚脱が起こった状態である（図1-1）。呼吸機能は術前と比較し，肺全摘術（一側）で半分程度，肺葉切除で70〜80％に低下する[1]。

### 2）合併症の観察

　術前における呼吸器合併症のリスクアセスメントは肺切除範囲・手術時間・体位・麻酔薬・％肺活量・1秒率，喫煙指数（ブリンクマン指数＝1日の本数×年数），禁煙期間などで行う。

　術後は痛みの有無，口唇・爪床・四肢末梢のチアノーゼ，呼吸困難の視診，気管・気管支・気管支肺胞・肺胞の左右差・上下差・副雑音を聴診する。無気肺は呼吸音が減弱あるいは消失し，高調な捻髪音（髪を耳元ですり合わせたときの音）が吸気の終わりに聴診される。肺炎は，呼吸音の強度が増大し，吸気後半1/3で捻髪音がある。術後数日間はパルスオキシ

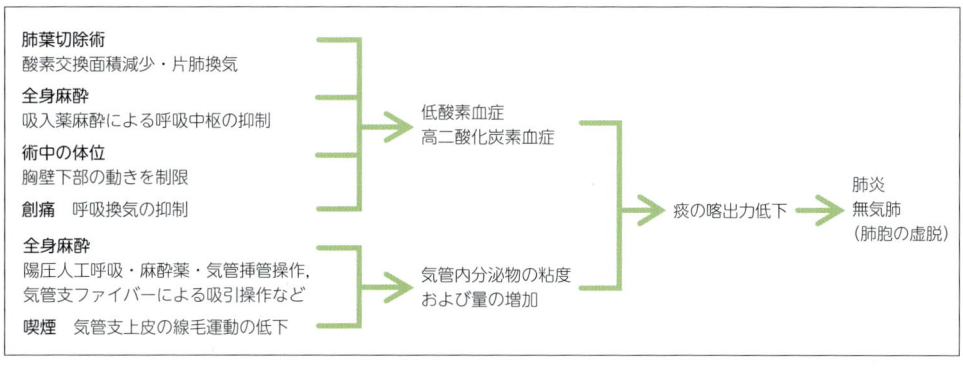

```
肺葉切除術
  酸素交換面積減少・片肺換気
全身麻酔                          ┐
  吸入薬麻酔による呼吸中枢の抑制  ├→ 低酸素血症
術中の体位                        │  高二酸化炭素血症
  胸壁下部の動きを制限            ┘                    ┐
創痛  呼吸換気の抑制                                    ├→ 痰の喀出力低下 →  肺炎
全身麻酔                          ┐                    │                     無気肺
  陽圧人工呼吸・麻酔薬・気管挿管操作，├→ 気管内分泌物の粘度 ┘                     （肺胞の虚脱）
  気管支ファイバーによる吸引操作など │  および量の増加
喫煙  気管支上皮の線毛運動の低下   ┘
```

図1-1 肺がん手術による肺炎，無気肺の発症機序

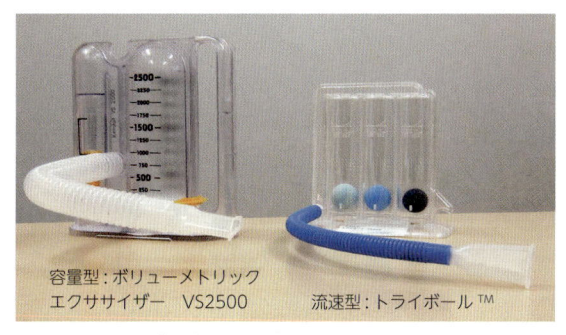

容量型：ボリューメトリック
エクササイザー VS2500

流速型：トライボール™

写真提供：日本コヴィディエン株式会社
図1-2 呼吸練習器

メーターを装着し，経皮的動脈血酸素飽和度（SpO$_2$）95％未満の低酸素血症に注意する。

### 3）合併症の看護

　無気肺・肺炎の予防は，術前・術後の呼吸機能に応じて機能改善と排痰を促す。患者がその必要性や方法を学習し，術後に効果的に実践できるように支援する。

#### （1）深呼吸・腹式呼吸（横隔膜呼吸）を促す

　麻酔覚醒直後は，創痛や胸部圧迫感などで浅く速い呼吸になりがちである。痛みや苦痛を緩和し，深呼吸と腹式呼吸を促す。深呼吸と腹式呼吸は吸気量を増やし，増加した呼気とともに力強い咳嗽で痰を喀出させ，肺の再膨張を促す効果がある。麻酔覚醒後は2時間ごとに，4日目以降は日に5～6回計画的に行う。効果的な呼吸ができない場合は，横隔膜を下げて肺が拡張しやすいようにベッドを30度までギャッチアップする。

#### （2）呼吸練習器を用いて肺の再膨張を促す

　呼吸練習器（インセンティブ・スパイロメトリー，図1-2）を用いた呼吸訓練は，呼吸量および換気の維持と改善のために術前から開始する。特に喫煙歴が長い，高齢である，呼吸機能データが低い患者には，積極的な練習を促す（図1-3）。術後1日目3回，それ以降も低肺機能防止のために続ける。呼吸練習器は容量型と流速型があるが，肺切除術後の呼吸リハビリテーションには容量型が適している[1]。

#### （3）吸入・加湿・咳嗽によって気道内分泌物を喀出する

　聴診によって気道内分泌物が貯留している位置を確認する。粘稠性の痰は医師の処方に

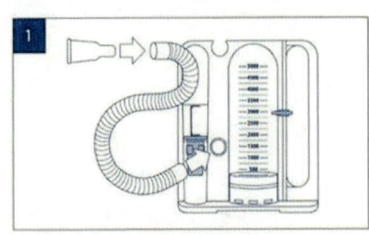

**1** マウスピースをチューブに取り付け，チューブのもう一端を器具本体の前面の取り付け口にしっかりと差し込みます

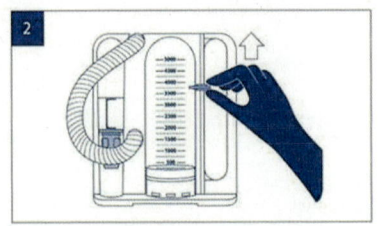

**2** 目盛りポインタを目標とする吸気量のところまでスライドさせます。器具は垂直に立てて使用してください

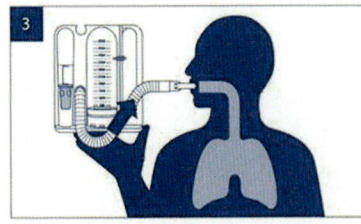

**3** 普通に息を吐き出した後，マウスピースを唇でしっかりとくわえます

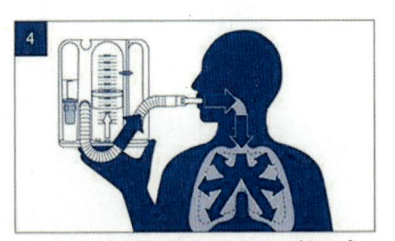

**4** ゆっくりと息を吸い，フローチャンバ内のピストンを上昇させてください。フロートカップが透明な窓の目印の間に浮くように，ゆっくりと吸い続けます

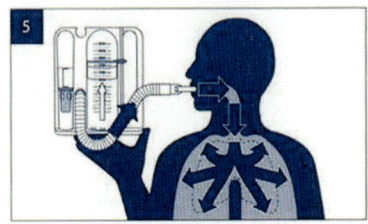

**5** ピストンの上部が目盛りポインタの指している位置へ到達するよう，息を吸い続けます。吸気後は，1回ごとにマウスピースを唇から離して普通に息を吐き出し，ピストンがフローチャンバの底部へ降りてきた後，練習を再開します。練習は，少ない吸気量より始め，目標を達成するごとに徐々に多くしていき，担当の医師や医師の指示を受けた専門の医療従事者の指示に従って，繰り返し行ってください

カタログ提供：日本コヴィディエン株式会社

**図1-3** 呼吸練習器の使い方

よる去痰薬を用いた超音波ネブライザー吸入を1日3〜4回，痰の粘稠性や喀出状態に応じて実施する。咳嗽による痰の喀出法は深呼吸を5〜6回行った後に，大きく，ゆっくりと息を吸い，口を開けて声を出さずにのどの奥から「ハッ」と強く息を吐き出す。腹筋を使って4〜5回繰り返す。

**（4）禁煙，口腔内の清潔，早期離床を促す**

　手術が決まったらすぐに禁煙する。口腔内は麻酔覚醒後に歯みがきや含嗽で清潔にし，肺炎を予防する。また，長時間の臥床安静は，肺下部に気道分泌物を貯留させる。呼吸や循環動態を観察し，手術1日目には洗面所やトイレへの歩行を開始し，積極的に座る，立つ，歩く運動を行う。胸部ドレーンが挿入されている場合は，管が抜けないように挿入部位を押さえて起き上がる。

## 2 消化器がんなどの手術操作および局所・全身要因による"縫合不全"

### 1）縫合不全の発症要因
　がん術後の縫合不全は，主に手術の際に縫合した組織間が十分に癒合せず，縫合部位の一部もしくは全体が開創してしまう状態である。縫合後の正常な創は，縫合後2～3日で組織中の線維芽細胞の活性化が始まり，約1週間で癒合する。

　縫合不全の局所的要因は組織の血行障害，感染，体位による創部の緊張であり，全身的要因は栄養障害（低たんぱく血症・貧血など），代謝障害（耐糖能異常・肥満），低酸素状態，抗がん薬・ステロイドなどの使用がある。

### 2）合併症の観察
　術前は縫合不全のリスク要因をアセスメントする。特に生活支援が必要な栄養や代謝のコントロール指標である血中総たんぱく量，ヘモグロビン，血糖，HbA1c，OGTT（経口ブドウ糖負荷試験）の検査データを収集する。

　縫合不全は術後3～7日で起こりやすい[2]。特にその期間は創部の離開・発赤・腫脹・熱感・疼痛・排膿・出血がないかを視診する。同時に術後3日間は吸収熱37.0℃台が続くが，それ以降の38.0℃以上の発熱，炎症反応である白血球数（WBC）およびCRPの上昇がないかを観察する。内臓の縫合不全は，消化液の漏出や腹腔内出血を合併する。ドレーン排液の性状が唾液・胆汁・膿性排液・混濁・血液でないかを観察する。膿瘍の有無は，術後透視やCT検査で画像診断する。

　術式別に特徴的な縫合不全の徴候を挙げると，幽門側胃切除術後は消化管を吻合・縫合した部分から消化液や食物が漏れる。膵島十二指腸合併切除術後は膵臓切除断端や膵損傷によって膵液が漏れ，大出血を起こす危険がある。膵液が吻合部から漏れるのを防ぐために挿入された膵管チューブから1日100～400mLの透明な膵液が排出されているかを観察する。腹会陰式直腸切断術後は，骨盤死腔に膿瘍を合併する頻度が高くなる。大腸がん切除術は，手術操作で創が腸内容物や腸内細菌で汚染される可能性が高い術式である。ドレーンから腸液や便の排出があれば縫合不全を疑う。

### 3）合併症の看護
#### （1）低栄養・代謝障害（耐糖能異常・肥満）・低酸素状態を改善する
　術前に低栄養状態や代謝障害がある場合は，たんぱく質を補給する食事療法や中心静脈栄養，血糖をコントロールする治療が行われる。低酸素状態は，呼吸や循環機能の低下が原因として考えられるため，処方された酸素療法や薬物療法を確実に行い，深呼吸・腹式呼吸などを指導する。

#### （2）血行障害・感染を予防し，吻合部の減圧を図る
　血行障害の予防には禁煙を指導し，早期離床を促す。

　創の消毒は，創傷治癒に必要な常在菌や細胞を死滅させるため行わない。また，創の滲出液がない限り，ガーゼなどで保護する必要がない。感染予防目的で術後に抗菌薬が処方

された場合は，指示された量，方法で正確に行う。

　内臓の縫合不全を予防するためには，臓器切除した死腔部に貯留する滲出液の排液を促し，吻合部に圧をかけない。そのためにはドレーンが閉塞し，抜去していないかを排液の性状や量の変化で観察し，ドレーン挿入部を押さえて体位を変える。大腸の手術前は，手術操作による感染を予防するために腸管内を空にする。手術前日は低残渣食や食事が制限され，当日は経口腸管洗浄薬を服用し，胆汁由来の黄色透明な液体が排泄されるまで腸内を洗浄する。

　創部の過緊張を予防するためには，体位による緊張を避けて縫合部に負荷をかけない。

## 3　胃を切除することにより貯留機能が減少したことに起因して生じる"ダンピング症状"

### 1）ダンピング症状の原因と観察

　胃全摘出術や幽門側胃切除術後は，食物を胃液と混ぜて粥状にし，食物を胃に一定時間蓄えて徐々に小腸に送るという機能が消失または低下する。ダンピング症候群はその機能が低下した結果，食べた物が十分に消化されないまま小腸内に急速に落下（ダンピング）して起こる。ダンピング症候群は発現時期，原因，症状によって，早期と後期に分類される（表1-1）。

### 2）合併症の看護

#### （1）ダンピング症候群を予防する

　ダンピング症候群を予防するためには，食事方法と内容に注意する。

　患者の「食」の嗜好や習慣を観察し，改善が必要な食生活をアセスメントする。ダンピング症候群を予防する食事法は，食事を少量ずつ，口の中の物がなくなるまでよく噛み，ゆっくりと時間をかけて食べる。1日の食事回数は5〜6回で，1回量の少ない分割食にする（図1-4）。分割食は患者が食事療法の意義について理解し，調理や食事の摂り方に活かすように入院中の分割食献立を写真などで記録するように勧める。患者が調理者でなければ，調理者に入院中の献立を教材にして指導する。食後は横になって安静にする。

　胃切除術後の食事は，切除範囲，術後の消化症状に合わせて，液状から固形へ，エネルギー・たんぱく質・脂肪などの栄養成分が高い食事へと変更になる。少量で栄養価の高い

**表1-1** 早期ダンピング症候群と後期ダンピング症候群の原因・症状

|  | 早期ダンピング症候群 | 後期ダンピング症候群 |
|---|---|---|
| 発現時期 | 食事中や食後30分以内 | 食後2〜3時間後 |
| 原　因 | 高濃度の食物が急速に小腸に流入する | 食物が腸に移動し，腸管から短時間のうちに吸収されて一過性の高血糖になり，これに反応してインスリンが過剰に分泌され，低血糖状態になる |
| 症　状 | 全身症状：冷汗，動悸，眩暈，脱力感，全身倦怠感，手足のしびれ，顔面紅潮，眠気など<br>腹部症状：腹鳴，腹痛，下痢，悪心・嘔吐など | 全身症状：頭痛，冷汗，眩暈，全身脱力感，倦怠感，手足のふるえなど |

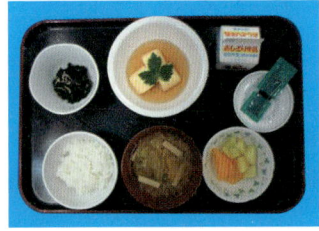

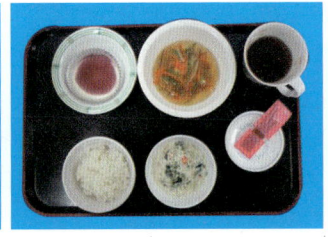

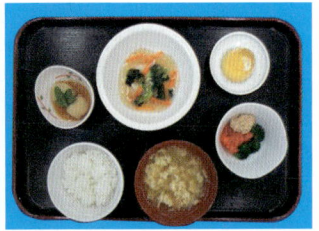

|  | 献立 |
|---|---|
| 朝食 | ・ごはん<br>・みそ汁<br>・卵豆腐<br>・ほうれん草のお浸し<br>・果物盛り合わせ<br>・のり佃煮<br>・牛乳 |
| 昼食 | ・ごはん<br>・鯛の野菜あんかけ<br>・クリーム煮<br>・豆乳レアケーキ<br>・梅びしお<br>・麦茶 |
| 夕食 | ・ごはん<br>・中華風たまごスープ<br>・中華風旨煮<br>・里芋のみそ煮<br>・ボイルサラダ<br>・グレープフルーツゼリー |
| 10時 | ・きなマンジェ<br>・野菜ジュース |
| 15時 | ・サンドウィッチ<br>・ココアミルク |

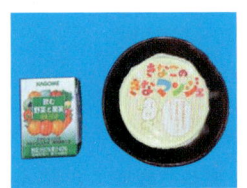

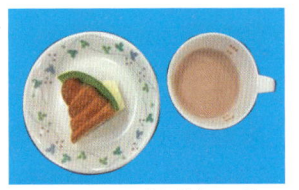

写真提供：東北大学病院栄養管理室

**図1-4　「上部消化管術後食」の5回食例**
1回の食事量を少なくし，1回の食事量で摂りきれない栄養素を10時，15時に摂取する

食品を選択し，バランスのとれた食事を摂る。早期ダンピング症候群の予防には，糖質を少なくし，食事中の水分を控える。

### (2) 食べることの不安を緩和する

ダンピング症状が続くと，食事が思うように摂れずに「食」に対する不安が強まる。そのような状態が長期間持続すると栄養状態，免疫力，消化機能が低下し，全身の健康状態に影響する。入院中にダンピング症状の予防と対処方法を学習し，症状の改善と胃機能に応じた食生活が実践できているかを継続的にフォローし，患者の不安や気がかりに対応する。

ダンピング症状の不安から食事が思うように摂れない場合は，以下のことを実践するための方法について患者・家族と話し合う。

・ダンピング症状を予防する食べ方に注意すること。
・ダンピング症状が発現した場合の対処方法を理解し，今は体力，術後の回復のために経口摂取が重要であること。
・食べなければならないという強迫観念をもたず，楽しく，おいしく食べるためにどうしたらよいかを考えること。

### (3) ダンピング症状に対処できる能力を獲得する

下痢が続く場合は止痢薬が処方されるが，改善がみられない場合は薬を変更するなどの方法をとるべきか患者と話し合う。また，水分出納を観察し，糖質と電解質を含んだ水分を摂って脱水を防ぐように説明する。

体重減少は患者のボディイメージに影響し，胃切除術後の回復指標を体重の増減として

いる人も多い。したがって、食事摂取量が増えるにつれて体重が徐々に増えれば、食事療法に対する意欲も高まることが多い。食事が摂れて、標準体重を維持する方法について患者や家族と継続的に話し合う。

食後の血糖は食後30分ほどが一番高く、1～2時間で低下する。後期ダンピング症候群の低血糖症状を改善するためには、血糖が低下する食後1時間にあめ1個、角砂糖1個、ジュース100mLなどを摂取する。低血糖症状に対処するために、あめやチョコレート、角砂糖を常備する。低血糖症状を予測した対応を患者が習得するためには、食事摂取量、食事内容、間食、食べ方、食後の活動状況、低血糖症状の発現時間と症状の改善に合った方法、その後の経過を記録する。その記録をもとに患者と対処方法について話し合い、改善策を見いだす。

## 4 麻酔・手術操作による"麻痺性イレウス"

### 1）麻痺性イレウスの発症要因

麻痺性イレウスは、腸の動きが悪くなる、または蠕動（腸管が交互に収縮と弛緩を繰り返し、内容物を動かす）の停止による腸内容物の通過障害をいう。麻酔や腹腔内・後腹膜の炎症やショックによって生じる。

### 2）合併症の観察

腹部膨満感（お腹が張る）、便秘、軽度の腹痛、悪心・嘔吐などの自覚症状は徐々に現れ、持続する。他覚症状は、排ガスの減弱・停止、腸管内ガスの増加、腸音の減弱または消失、腹部膨隆であり、腹部の圧痛や打痛はない。腹部の視診、聴診（図1-5）、打診の順番でフィジカルアセスメントを実施する。聴診で腸音が聴こえない場合は、腹部1か所につき少なくとも1分間は聴診する。術後48時間以上経過して排気や腹鳴がなく、腹部膨隆がある場合は、麻痺性イレウスの可能性がある。腹部単純X線検査では、腸管の拡張、腸管内の大量の内容物、ガスの貯留がみられる。嘔吐が続く場合は、脱水による電解質のアンバ

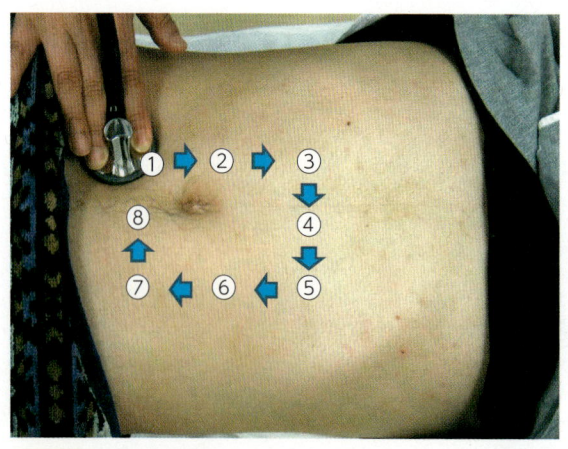

図1-5 腸蠕動の聴診
右下腹部①から⑧の順番で行う。①が一番強く腸音が聴取される

ランス，尿量の減少がないかを観察する。

　麻痺性イレウスは，腸管が癒着して発症する機械性イレウスと鑑別する。機械性イレウスは麻痺性イレウスと違って持続性の強い腹痛や嘔吐があり，腸雑音が亢進していることが多い。食事開始1週間前後にこのような症状がみられた場合は，機械性イレウスを疑う。

### 3）合併症の看護
#### （1）早期離床を開始する
　麻酔や手術操作で動きが悪くなっている腸管の動きを良くするためには，可能な限り早期から離床を開始する。通常，消化管の術後当日はベッド上で手足関節の回転運動，足の踏込運動，上下肢屈伸運動から始め，循環動態が安定していればファーラー位，座位，立位，歩行と段階的に進める。

　離床を進めるにあたって，顔色の変化，めまい，冷汗，血圧低下を伴う起立性低血圧，肺動脈塞栓症，体動による苦痛の増強，輸液チューブやドレーン類の閉塞や抜去に注意する。特に術後初めて歩行した瞬間や腹圧をかけた排便時などに肺動脈塞栓症を発症し，死亡する例もある。臥床時間が長い場合は，下肢の深部静脈に血栓が形成されないように予防的に弾性ストッキングを着用し，離床前に下肢の腫脹や違和感など血栓のリスクを評価し，慎重に進める。

#### （2）経鼻カテーテルが効果的に作用する
　カテーテルによって消化液，排液の流出を図る。そのためには体動を促し，カテーテルの不快感からの自己抜去や体動によって抜去しないように患者への説明や固定を確実にする。

#### （3）腹部を刺激する
　腸蠕動を促進する腹部マッサージ，温罨法は，患者の苦痛反応がなければ実施する。

#### （4）段階的に経口食を進める
　腸の動きによって食事量・質を決め，流動食から三分粥，五分粥へと段階的に進める。

#### （5）ストレスを緩和する
　ストレスや不安が強いと空気を必要以上に嚥下し，腹部膨満が強まることがある。術後の経過，治療，生活などに関する患者の反応をとおして理解し，その緩和に努める。

## ❺ 前立腺がんや子宮がんなどの広範囲の切除・郭清による"排尿障害"

### 1）排尿障害の発症要因
　前立腺全摘出術，広汎子宮全摘出術，腹会陰式直腸切断術後の排尿障害は骨盤内の排尿機能を司る自律神経が損傷され，膀胱に尿をため（蓄尿），膀胱に尿がいっぱいになったら体外に排出（排尿）するサイクルの障害である。症状は，頻尿，尿失禁，尿意がない，腹部に力を入れなければ尿が出にくい，尿がまったく出ないなどがある。術後の尿失禁は，①突然強い尿意を感じ，トイレに間に合わない過活動膀胱による切迫性尿失禁と，②体動やくしゃみなどの腹圧で尿を漏らす腹圧性尿失禁がある。

　排尿障害は左右どちらか一方の自律神経が温存された場合に軽く，完全に損傷されると重い。尿意がはっきりしない症状は手術直後が一番強く，徐々に回復する。

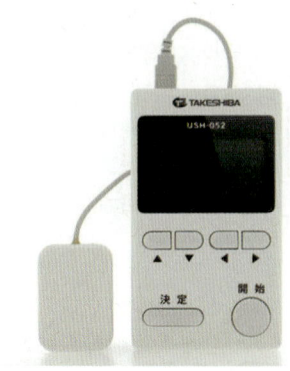

写真提供：ユリケア株式会社

**図1-6** 残尿測定器（ゆりりん®）
超音波で膀胱内の尿量を測定し数値で表示する

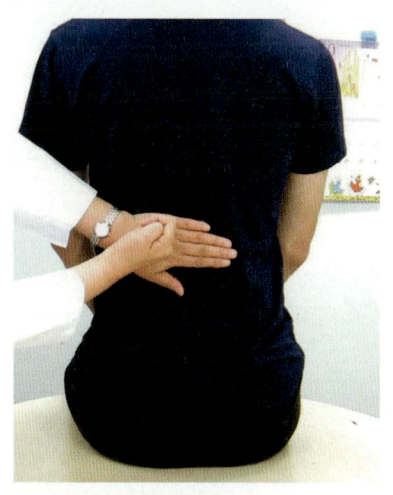

**図1-7** 腎臓の叩打診

## 2）合併症の観察

　膀胱留置カテーテルは，術後1週間前後を目安に抜去される。カテーテル抜去後は自然排尿を試み，尿意があるか，自尿があるか，1回の尿量，排尿回数，尿失禁の有無と回数，残尿量を測定し，排尿機能を評価する。

　成人は膀胱容量が約300～400mLになったときに尿意を最大に感じる。そのため，昼間は3～4時間ごとに尿意を観察する。尿意がなく，膀胱に多量の尿がたまった状態が続くと膀胱圧が高まり，背部痛や腰痛を感じる。腹圧をかけても排尿がない場合や自尿があっても1回量が少ない場合は，導尿または超音波を用いて残尿量を測定する（図1-6）。残尿が50mL以上ある場合は，自己導尿や留置カテーテルを再挿入する。尿失禁がある場合，尿の刺激で陰部に炎症を起こしている可能性があるので，陰部痛や排尿時痛の有無，清潔さを観察する。

　残尿や尿閉で膀胱に尿がたまりすぎると，尿が膀胱から尿管，腎臓へと逆流する膀胱尿管逆流症や尿路感染症を引き起こし，腎機能の低下がみられる場合がある。発熱や腎盂腎炎による背部痛，BUN，Crの血液データを確認する。腎盂腎炎の有無は，背部脊柱角（第12肋骨と脊椎のなす角）に手を置き，その手を握りこぶしで叩打する（図1-7）。叩打診によって内部に圧痛がある場合は，腎盂腎炎の可能性がある。

## 3）合併症の看護

### （1）排尿（膀胱）機能障害を改善する膀胱訓練の実施

　子宮全摘術後は，人工的に膀胱の弛緩（蓄尿）と収縮（排尿）を繰り返し，膀胱機能サイクルを回復させる間欠導尿法を用いた膀胱訓練を行う。間欠導尿法で尿意がまったくない場合は，定期的に膀胱の収縮を図るために4時間ごとに導尿する。排尿がある場合は残尿量に応じて導尿を行う。導尿回数は，残尿量100mL以上は排尿ごとに，50～100mLは1日2～4回，30～50mLは1日1～2回か，不要になる[3]。

　前立腺全摘出術後の留置カテーテルは，膀胱造影によって異常がないことを確認した後に約1～2週間で抜去される。カテーテルを抜去した当日は通常尿漏れがあり，約1週間

で改善するが，1年以上過ぎても改善しない例もある。腹圧性尿失禁に対する治療には，肛門括約筋を締める骨盤底筋運動や電気刺激療法がある。

### （2）自己導尿法を習得する

自己導尿を継続して行う場合，患者が導尿を行えるように訓練する。視力や上肢機能障害などの理由で自己導尿ができない場合は，家族ができるようにする。

自己導尿は次のような内容を記載した冊子を渡し，患者が安全に安心して自己導尿が行えるまで一緒に行う。

①12Fネラトンカテーテル，潤滑ゼリー，尿器，鏡を用意する。
②石けんと流水で手指を洗い清潔にする。
③椅子または洋式トイレに浅く腰かけ，導尿しやすい姿勢をとる。
④女性は尿道口を鏡で，男性はペニスの先端を持ち上げ，尿道口を確認する。
⑤カテーテルに潤滑ゼリーをつけ，尿道口からゆっくり，口呼吸で緊張をとりながら女性は5～6cm挿入する。男性は15cm挿入した後に尿が出始めたら，さらに2cmほど奥に挿入する。
⑥カテーテルを通して出てきた尿を尿器またはコップに取り，完全に尿が出なくなったら，ゆっくりカテーテルを抜く。

### （3）尿路感染を予防する

膀胱の過伸展が尿路感染の原因になる。尿閉がある場合は，膀胱容量が400mL以上にならないように時間間隔で導尿する。

### （4）尿漏れ（失禁）による不快症状を緩和する

尿漏れのために外出や仕事，人との交流を制限し，家に閉じこもりがちになる。日常生活を快適に維持できる方法として，失禁量やライフスタイルに合った紙おむつ・パッド・パンツの紹介，水分の摂り方，外出先のトイレマップの作成などを紹介する。

尿の刺激によって陰部の炎症を起こすことがある。おむつやパッド交換は失禁量が多い場合には尿刺激による痛みや皮膚炎が起こる前に行い，シャワーやウォシュレットによる陰部洗浄を習慣化する。

---

文　献

1) 田沼明：臓器別のがんの特徴・治療・リハビリテーション―肺がん・食道がんの特徴・治療・リハビリテーションの概要.
   http://www.lpc.or.jp/reha/modules/seminar_new/index.php
2) 伊奈志乃美・山上裕機：膵臓，消化器外科ナーシング，14 (1)：39, 2009.
3) 国立がん研究センターがん対策情報センターがん情報サービス：女性生殖器がん手術後の排便・排尿障害のリハビリテーション.
   http://ganjoho.jp/public/dia_tre/.../female_reproductive_system.html
4) 国立がん研究センターがん対策情報センターがん情報サービス：前立腺を摘出した場合のリハビリテーション.
   http://ganjoho.jp/public/dia_tre/rehabilitation/reha03/prostatectomy.html

# 2 ストーマ造設時のケア

**学習目標**
- ストーマの種類や特徴を理解する。
- ストーマ造設までの流れと必要な看護ケアのポイントを理解する。
- ストーマサイトマーキングの方法を理解する。
- ストーマおよび周囲の皮膚,排泄物の観察をし,アセスメントできる。
- ストーマ装具の種類と特徴を理解する。
- ストーマ装具の装着・交換方法と便やガスの処理方法を理解し,実施できる。

　ストーマとは,ギリシャ語で「口」を意味しており,医学的には,消化管や尿路を人為的に体外に誘導して造設した開放孔をいう[1]。ストーマは,消化管ストーマと尿路ストーマに大別される。ここでは,主に消化器ストーマについて述べる。

## 1 消化器ストーマの分類

### 1) 永久的ストーマ
　永久的に使用するストーマであり,主に開口部の数が1つの単孔式ストーマとなる(図2-1a)。腹会陰式直腸切断術(マイルズ手術)やハルトマン手術などにより造設される。

### 2) 一時的ストーマ
　直腸などの大腸切除後における縫合不全を予防するために造設されることが多く,一定期間が経過した後に閉鎖される。主に開口部が2つの双孔式ストーマとなる(図2-1b)。超低位前方切除(super low anterior resection:SLAR)や内肛門括約筋切除術(intersphincteric resection:ISR)などにより造設される。

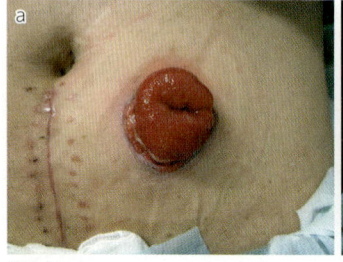

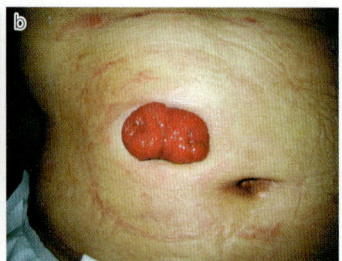

単孔式ストーマ　　　　　双孔式ストーマ

**図2-1** 単孔式ストーマと双孔式ストーマ

## 2 ストーマリハビリテーション

　ストーマ造設患者への看護は，ストーマリハビリテーションの考え方をもとに援助を展開していく。ストーマリハビリテーションとは，「ストーマと合併症の障害を克服して自立するだけでなく，オストメイト（人工肛門・人工膀胱保有者）の心身および社会生活の機能を回復させること。また，それを促進する技術と方法」[2]と定義されている。ストーマ造設患者は，術後に自然肛門を喪失することから，ボディイメージが大きく変化する。自然肛門の喪失について説明を受けた直後から，危機状態に陥る可能性が高く，受容過程の段階に応じた援助が必要となる。

## 3 ストーマ造設患者への看護ケアのポイント

### 1）術　　前

　術前においては，オリエンテーションを実施し，受容を促すための支援を行う。説明内容は，次のとおりである。①ストーマとは何か（解剖生理も含めて），②術後のストーマには特別なケアが必要であること，③ストーマ造設術の一般的な術後経過，④日常生活に関すること（食事，入浴，仕事，趣味など），⑤ストーマサイトマーキング，⑥必要に応じてオストミービジターや患者会の紹介，⑦排尿障害・性機能障害について[3]，⑧社会保障制度について，⑨専門外来の紹介。なお，オストミービジターとは，ストーマ造設前後のオストメイトに対し，自分の経験を活かして精神的サポートをするオストメイトのことである。

　また，ストーマサイトマーキングを行い，術後にセルフケアしやすいように造設位置を決めておく。ストーマサイトマーキングとは，「オストメイトの術後の生活パターンに合わせたセルフケアが容易になるように，装具の装着に好都合で最適なストーマ位置を選んで，術前に造設予定のしるしをつけておくこと」[4]であり，ストーマ造設によるボディイメージの変化の受け入れを促進することにもつながる（➡看護技術の実際A，p.124に詳述）。

### 2）術後急性期

　術直後は，全身状態が安定するまで看護師がストーマケアを実施していく。ストーマの状態が安定していないため，観察とケアを確実に行い，異常の早期発見と予防に努める（➡看護技術の実際B，p.125に詳述）。

### 3）回復期

　社会復帰に向けて，セルフケアを確立していく必要がある。入院期間は短いため，ストーマ造設患者は，新たな排泄習慣を短期間のうちに獲得しなくてはならない。受容過程の段階を十分に考慮し，術前オリエンテーション内容の復習や，セルフケア指導を実施していく（➡看護技術の実際C D，p.126に詳述）。セルフケア移行のタイミングは，ADLが自立し，ストーマを直視でき，機能を認知できる時期を目安とする。

# 看護技術の実際

## A ストーマサイトマーキング

- 目　　的：術後の生活パターンに適合したセルフケアを容易に行えるように，装具の装着に最適なストーマ位置を術前に決める
- 適　　応：ストーマ造設予定の患者
- 使用物品：マーキングディスク（60mm・70mm・75mm・80mm），測定用ノギス，油性ペン，水性ペン，アルコール綿，フィルムドレッシング材，記録用紙

| 方　法 | 留意点と根拠 |
| --- | --- |
| 1　患者への説明<br>必要物品を準備してから，実施する内容について患者の理解度を確認し，心理状態を観察しながら説明する | ● 事前に，医師が患者に説明した内容を把握してから説明する。患者の理解度を確認し，追加説明が必要であれば行う<br>● ストーマサイトマーキングは，患者がストーマ造設をするという事実を現実として受け止めるにあたり，重要な初期段階のケアである。患者と対話できる機会であるので，積極的に心理状態の把握をし，不安の表出に努める |
| 2　ストーマサイトマーキングを行う<br>1）患者に水平仰臥位になってもらい，腹部の全体像を把握する<br>2）基本ラインをマーキングする。水性ペンを用いて，臍を通る体軸に垂直な横線と正中の縦線，肋骨下縁に線を描く（図2-2a）。両側腹直筋外縁に沿って，線を描く（図2-2b）<br>3）マーキングディスクを腹部に当て，腹直筋上の最も安定した位置に置く（図2-2c） | ● 皮膚のくぼみやしわ，瘢痕の有無を確認する<br>● 腹直筋外縁が確認しづらい場合は，可能な範囲で，患者に仰臥位で首を上げて臍をのぞく姿勢をとってもらう（➡❶）<br>❶首を上げることで，腹直筋に力が入り隆起するので，ラインを確認しやすい<br>● クリーブランドクリニックの原則（表2-1参照）に従う❶ |

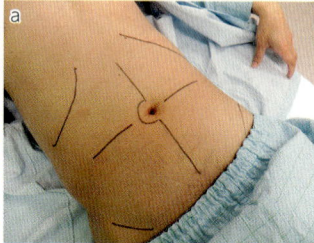

**a** 基本ラインをマーキングする。臍を通る体軸に垂直な横線，正中の縦線，肋骨下縁に線を描く

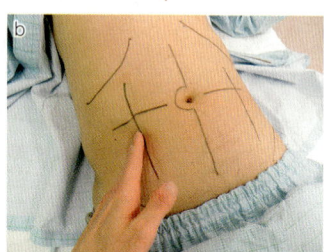

**b** 仰臥位で首を上げてもらい，両側腹直筋外縁に沿って線を描く

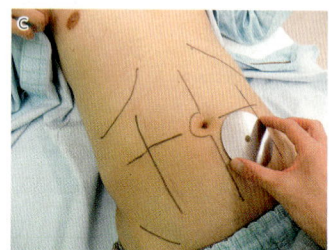

**c** マーキングディスクを腹部に当て，腹直筋上の最も安定した位置に置く。マーキングディスク中央の穴に水性ペンでマーキングする

**図2-2** ストーマサイトマーキングの実際

**表2-1** クリーブランドクリニックの原則

1. 臍より低い位置
2. 腹部脂肪層の頂点
3. 腹直筋を貫く位置
4. 皮膚のくぼみ・しわ・瘢痕，上前腸骨棘の近くを避けた位置
5. 本人がストーマを見ることができ，セルフケアしやすい位置

| 方法 | 留意点と根拠 |
|---|---|
| 4）マーキングディスク中央の穴に，水性ペンでマーキングする | ●マーキングディスクは，体格や骨突出の程度を考慮して，使用するサイズを決める。一般的な体格の場合は，70mmを用いる |
| 5）患者に様々な体位をとってもらい，マーキングした部分が適切か確認し，位置の微調整をする<br>・仰臥位だけでなく，座位や立位で前屈位をとってもらう<br>・患者から見える位置か，ベルトラインと重なっていないかを確認する | ●それぞれの体位で，しわができる位置を把握し，マーキング部位と重ならないか確認する。また，日常的にとることが多い体位を考慮できるとよい<br>●ストーマ造設後の日常生活のイメージ化につながるようにする。ただし，受容段階に応じた情報提供をし，不安をあおらないように注意する |
| 6）適切な位置の調整が終わったら，油性ペンでマーキングし，最後にフィルムドレッシング材で覆い，ストーマ造設予定位置を確定する<br>・油性ペンでマーキングし，フィルムドレッシング材で保護しておく（→❷）<br>・マーキングした位置を患者と共に確認し，了承を得ておく<br>・マーキングした部位は，フィルムドレッシング材で保護してあるため，消えることはないが，念のため，患者に強くこすったり，フィルムドレッシング材をはいだりしないように伝えておく | ❷服との摩擦や汗などで，ペンの色が薄くなったり，消えてしまったりすることもあるため |
| 3 マーキングしたストーマ造設予定の位置について，記録をする | ●基本ライン（臍の横線，正中の縦線，腹直筋外縁）から，何mmの位置にあるかを記す |
| 4 マーキング位置以外に水性ペンで描いた線を，アルコール綿で消す | ●アルコール過敏でないかを確認してから行う |
| 5 すべての手技が完了したら，後片づけをし，患者をねぎらう<br>　患者に質問はないか尋ね，適宜回答する | ●マーキングが終わると，患者はストーマ造設することを現実のこととして，意識を強める。受容に向けた精神的なケアが重要である。 |

❶ Erwin-Toth P, Barrett P：Stoma site marking；A primer, *Ostomy Wound Management*, 43(4)：18-25, 1997.

## B ストーマの観察とアセスメント

- ●目　　的：ストーマおよび周囲の皮膚の状態を把握し，適切なケアに結びつける
- ●適　　応：ストーマを造設した患者
- ●使用物品：ノギス，カメラ，ガーゼやペーパータオル（未滅菌でよい）

| 方法 | 留意点と根拠 |
|---|---|
| 1 ストーマの観察<br>1）色調を確認する<br><br>2）形を確認し，サイズを測定する<br>3）出血，浮腫，弾力，湿潤状態を確認する | ●観察する前に，目的や方法について患者に説明をする<br>●正常な色は赤色。淡いピンク色は栄養状態不良，暗黒色は血流不良である<br>●観察している間も患者とコミュニケーションを取り，不安の軽減に努める。また，患者への情報提供の機会でもあるので，受容段階に応じて，セルフケア確立に向けた指導として活用する<br>●一連の観察のなかで，異常がみられた場合は，患者の気質や受容段階を考慮して，伝え方を考える。たとえば，ストーマを否認はしていないが，前向きにはとらえられていない患者の場合は，異常の内容をそのまま伝えるのではなく，「回復の過程では起こりうることであり，徐々に改善していくし，そのためのケアをしていく」など |

| 方法 | 留意点と根拠 |
|---|---|
| 2　粘膜皮膚接合部の観察<br>　1）縫合状態（縫合部の色調や出血の有無，離開・びらん・潰瘍・膿瘍の有無と程度）を確認する．抜糸後も同様<br>　2）炎症反応（発赤，腫脹，熱感，疼痛）の有無を確認する | ●排泄物や装具，縫合糸などの物理的な刺激により皮膚障害を起こすことがある．物理的刺激の除去が第一選択であり，対処した後も観察を続け，状態の改善を確認する<br>●図2-3にトラブル例を示す<br>●近年，埋没縫合により抜糸を行わないこともある．また，結節縫合よりも埋没縫合のほうが粘膜皮膚接合部離開の合併頻度が低いという研究結果がある❶ |

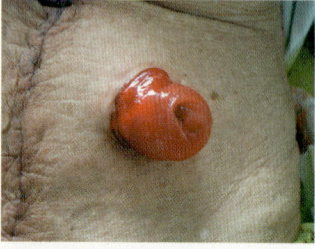

粘膜皮膚接合部のびらん 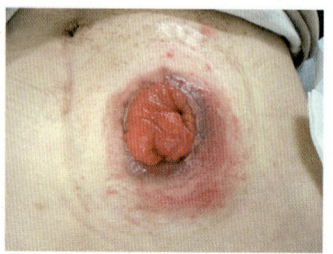　　ストーマ周囲の皮膚のびらん

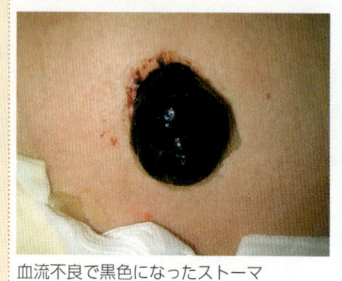

血流不良で黒色になったストーマ 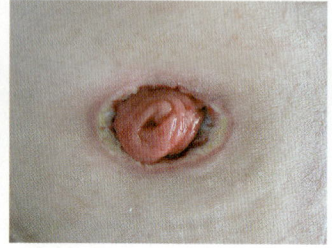　　皮膚粘膜接合部の離開 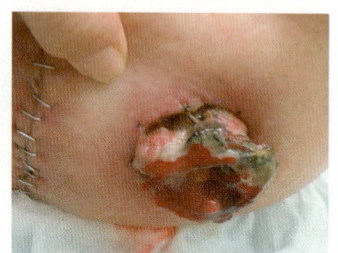　　ストーマ上部の壊死と接合部の剥離

図2-3　粘膜皮膚接合部のトラブル

| 方法 | 留意点と根拠 |
|---|---|
| 3　ストーマ周囲皮膚の観察<br>　1）発赤・発疹・瘙痒感の有無と程度を確認する<br>　2）びらん・潰瘍の有無と程度を確認する<br>　3）ストーマ，粘膜皮膚接合部，ストーマ周囲皮膚すべての観察が終了したら，写真を撮り，記録をする | ●発赤・発疹・瘙痒感がある場合は，何が原因かを考える．面板の成分が合わない，形状の問題などが考えられる場合は，装具の検討をする<br>●びらんや潰瘍がある場合は，疼痛や滲出液の有無を確認し，皮膚保護材の使用を検討する<br>●写真は，ストーマ正面からだけでなく，高さや異常部位が見える角度など，その後の状態比較に活用できるように撮影する |

❶内野基・池内浩基・岡山カナ子・他：ストーマ造設時の粘膜皮膚縫合方法に関する検討，STOMA，20(1)：1-5，2013．

## C　ストーマ装具内排泄物の処理方法（図2-4, 5）

- ●目　　的：ストーマ装具内の排泄物を適切に処理し，ストーマ周囲の皮膚障害を予防する
- ●適　　応：ストーマを造設した患者
- ●使用物品：トイレットペーパー，排液用カップ（患者が歩行できない場合）

| 方法 | 留意点と根拠 |
|---|---|
| 1　排泄物の処理を行うことについて，患者に説明する | ●排泄物の処理について患者の同意を得る．また，知識の提供にもつながるため，排泄物を処理する一つひとつの方法やタイミングも含めて，説明をする |

| 方　法 | 留意点と根拠 |
|---|---|
| 2　手袋とガウンを着用する<br>　　スタンダードプリコーションに準じて行う | ●自分と患者双方の感染予防のためであることを患者に説明する |
| 3　トイレットペーパーを切り，短冊状に折ったもの（➡❶）を数枚準備する（図2-4a） | ❶短冊状にすると，排液口の内側を拭くのが容易になる |
| 4　便を排液カップに排液する（図2-4b）。トイレまで行ける場合は，直接便器に排液する | ●便器に排液する姿勢は，座位と立位がある（図2-5）❶。座位で破棄する場合は，便器に向かって座るか，便座に座って軽く開脚した状態で行う。また，立位では，便器に向かって中腰になった状態で行う（➡❷）<br>❷立位での排液は，筋力や平衡感覚が必要なため，患者の状態をよく把握してから行う<br>●患者がセルフケアとして行う場合は，行いやすい体位を選択してもらう。セルフケアが確立するまでは，座位・立位の両方を説明し，実際に行ってもらい，行いやすい方法を見つけられるように促していく |

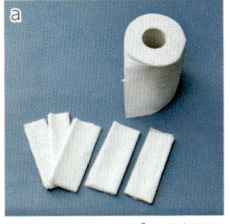

a　トイレットペーパーを切り，短冊状に折ったものを数枚準備する

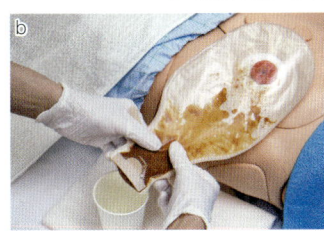

b　カップまたはトイレに排液する

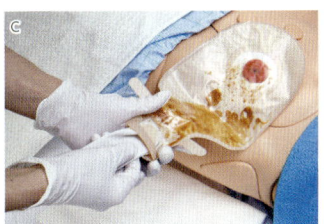

c　短冊状のトイレットペーパーで排液口の内側を拭く。外側も拭く

図2-4　ストーマ装具内排泄物の処理方法

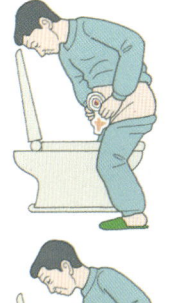

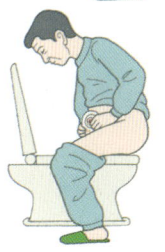

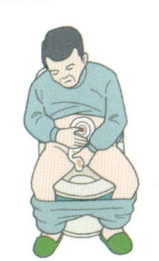

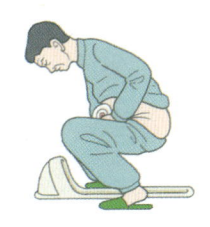

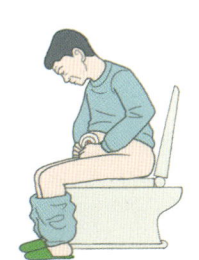

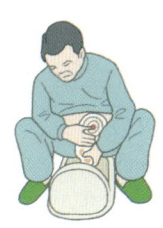

図2-5　便器での排便処理方法

| | |
|---|---|
| 5　排液口の内側と外側をトイレットペーパーで拭く（図2-4c）<br>　・内側は，短冊状にしたトイレットペーパーを用いて，排液口付近の便をかき出すように拭き取る<br>　・外側は，短冊状にしたものでなくてもよい。内外共にできるだけ便が残らないように行う（➡❸） | ❸少しでも便があると，少なからずストーマ袋に臭気が残ってしまう。また，患者は周囲の人よりも便臭を強く感じる傾向があるため，患者の主訴を尊重してかかわる |

第Ⅲ章 がん手術療法の看護

| 方　法 | 留意点と根拠 |
|---|---|
| 6　排液口を閉める<br>・看護師が行う場合も，患者自身が行う場合も，同じ手順を踏む。ただし，看護師はスタンダードプリコーションに準じて行い，患者自身の場合は，必ずしも手袋やガウンを着用する必要はない（→❹） | ❹自身の排泄物による感染は，手洗いで予防できるため。患者によっては，手袋着用を好む場合もあるので，それを制する必要はない |

❶日本ET/WOC協会編：ストーマケアエキスパートの実践と技術，照林社，2007，p.36.

## D ストーマ装具の交換

- ●目　　的：適切な方法・頻度で装具交換を行い，合併症や皮膚障害を予防する
- ●適　　応：ストーマを造設した患者
- ●使用物品：ストーマ剪刀，型紙，マジックペン（以上，既製孔の装具の場合は不要），ストーマ装具，ノギス，ガーゼやペーパータオル（未滅菌でよい），微温湯を入れた容器，石けん，汚物入れ（ビニール袋），カメラ

| 方　法 | 留意点と根拠 |
|---|---|
| 1　必要物品を準備してから，実施する内容について，患者に説明する | ●Cストーマ装具内排泄物の処理方法の項と同様に，患者の同意を得る。また，方法やタイミングについても説明する<br>●装具の交換中に物品の不足に気づいた場合，患者を一人にした状態でその場を離れることになり，精神的苦痛を与える可能性がある。事前準備は，重要である |
| 2　貼ってあるストーマ袋内にある排泄物を処理する（→❶） | ❶排泄物を処理しておかないと，装具交換中に袋外に出てしまう可能性がある<br>●患者が移動可能な場合は，トイレで破棄するように誘導する。方法は，Cストーマ装具内排泄物の処理方法を参照 |
| 3　面板をはがし，溶解・膨潤の程度を確認する（図2-6a）<br>・皮膚を押さえながら，面板をはがしていく（→❷）<br>・面板の粘着力が強い場合は，随時ぬらしたガーゼや石けんを用いてはがす<br>・面板の溶解・膨潤は，5〜15mmを目安とし，主に10mmを超える前に装具交換を行う（→❸） | ❷強い刺激が加わると，皮膚トラブルの原因となるため<br><br>❸面板が溶解・膨潤することで，皮膚保護材の効果が薄れ，皮膚トラブルが生じやすくなるため❶ |
| 4　ストーマ周囲の皮膚を洗い，乾燥させる（図2-6b）<br>・石けんをよく泡立て，ストーマの外側から内側に向かって，汚れを泡に含ませるように洗い，最後に十分な量の微温湯で洗い流す（→❹）<br>・残った水分は，ガーゼなどで拭き取る。ドライヤーで乾かそうとする患者もいるため，熱風は強い刺激になるので使わないように説明しておく | ❹こすり操作を行う洗浄において，こする回数が増えるに従い経表皮水分蒸発量が上昇し，皮膚に影響があるという報告がある❷。きめ細かい石けんの泡は，摩擦を軽減し，汚れの吸着力が高いため，皮膚トラブルの予防に効果がある |
| 5　ストーマ，周辺皮膚の観察を行う | ●Bストーマの観察とアセスメントの項を参照 |
| 6　ストーマのサイズを測り（図2-6c），面板をカットする（図2-6d）<br>・縦，横，高さ（基部から排泄口までの高さ）をみる<br>・ストーマ剪刀は，刃の中間あたりを使い，面板を回しながらカットする。カット部分は，指の腹を使って馴らす（図2-6e）（→❺） | ❺面板による刺激を最小限に抑えるため<br>●浮腫が強い術後1週間程度は，ストーマより10mm程度大きくカットする<br>●ストーマサイズが落ち着いたら，プレカット（あらかじめ決まったサイズに加工してあるもの）を検討する |

| 方 法 | 留意点と根拠 |
|---|---|
| 7　装具を貼付する（図2-6 f）<br>術後3日目あたりまでは，必要に応じて，装具貼付後にストーマ粘膜と皮膚の接合部分に粉状皮膚保護材を散布する（→❻） | ❻粘膜皮膚接合部が十分に癒合していないため，離開のリスクが高い場合は，吸水力の高い粉状皮膚保護材を使用し，保護をする |

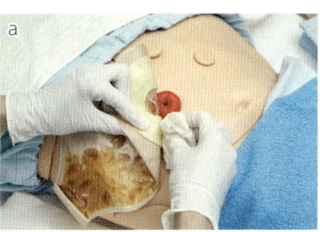

a　ストーマ袋内の排泄物を処理した後に面板をはがし，溶解・膨潤の程度を確認する

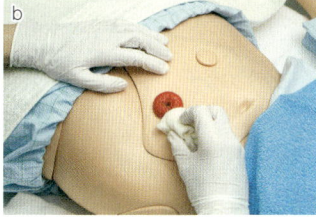

b　ストーマ周囲の皮膚を洗い，乾燥させる。ストーマ，周辺皮膚の観察を行う

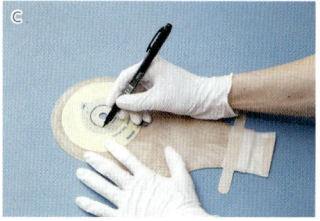

c　ストーマのサイズを測り，面板に印を付ける

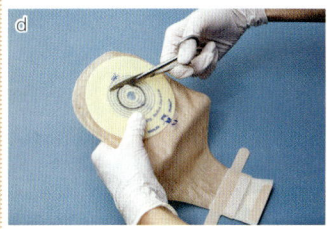

d　印のとおりに，面板をストーマ剪刀でカットする

e　カット部分は指の腹を使って馴らす

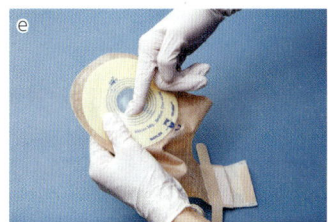

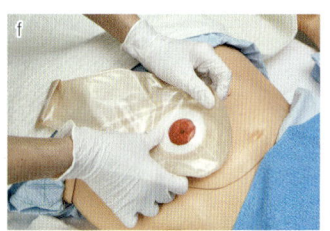

f　装具を貼付する

**図2-6　ストーマ装具の交換手順**

| | |
|---|---|
| 8　後片づけをする<br>・使用済み装具や便汚染したペーパータオルなどは，必ず袋に密閉してから室外へ運ぶ（→❼）<br>・患者がセルフケアを継続していけるように必ず行えたことをねぎらう | ❼室外にまで便臭が充満してしまうと，患者はにおいを過度に気にするようになるだけでなく，自尊心を傷つけ，羞恥心をもたらすことになる |

❶佐内結美子：セルフケア支援に必要なストーマケアの知識―装具の交換間隔，総合消化器ケア，7(3)：145-148，2002.
❷奥田峰広・吉池高志：皮膚洗浄方法の角層バリア機能に及ぼす影響について，日本皮膚科学会雑誌，110(13)：2115-2122，2000.

### 文　献

1) 日本ストーマリハビリテーション学会編：ストーマリハビリテーション学用語集，第2版，金原出版，2003，p.66.
2) 前掲書1），p.70.
3) 松原康美編著：ストーマケアの実践＜ナーシング・プロフェッショナル・シリーズ＞，医歯薬出版，2007，p.6.
4) 日本オストミー協会編：オストミー用語解説集．
　http://www.joa-net.org/~glossary/[2015.Apr.3]

129

# 3 乳がん・婦人科がんの周術期ケア

**学習目標**
- 乳がん・婦人科がん手術に伴うボディイメージの変化と受容に及ぼす要因を理解する。
- 乳がん・婦人科がん手術に伴うボディイメージの変化に対する看護について理解する。
- 乳房の補正方法，乳がん術後上肢機能障害の回復および予防指導，リンパ浮腫予防指導に関する看護技術を習得する。

## 1 乳がん・婦人科がん患者の周術期ケアとボディイメージ

ボディイメージは，「自己自身の身体に関する心象。通常は順応によって意識のなかからはずれているが，知らず知らずにもっている自己自身の身体に関する全体または部分の像」[1]と定義されている。乳房，子宮，卵巣は生殖器官であり，女性としてのシンボル，母性的欲求，異性愛的性質で意味づけられることが多い。手術療法による外観（形態）と機能の変化は，新たなボディイメージの確立を必要とする。乳がんによる乳房切除術，婦人科がんによる子宮切除術および卵巣切除術の周術期ケアは，生殖器の喪失に伴うボディイメージの変化の確立に向けた看護が焦点になる。

## 2 乳房・子宮・卵巣の喪失に伴うボディイメージの変化と受容に及ぼす要因

乳がんや婦人科がんの手術を受ける患者の多くは，乳房・子宮・卵巣の喪失に伴うボディイメージの変化を体験する。生理的機能の低下による生活動作・活動の障害，対人関係および家族内における自己の役割期待の障害，手術による身体の外観および機能の変化を受容できない体験は，アイデンティティの問題を生みだす。それらの体験は他者の視線が自分の乳房や腹部に常に当てられているように感じる，他者の視線が気になって外出できない，パートナーとの性生活の苦痛や不安として表現される。生殖器喪失によるボディイメージの変化は，喪失を過剰に気遣う他者の言動をとおして患者が意識化させられる場合もある。妊娠・出産・授乳の経験を人生の理想とする患者にとっては，乳房・子宮・卵巣の形態・機能喪失が患者の自己実現を阻む要因となり，深い喪失感を伴う。

乳房・子宮・卵巣の喪失によるボディイメージは，社会が乳房・子宮・卵巣をどのようにとらえているか，患者が社会から乳房・子宮・卵巣に対してどのようなメッセージを受けてきたか，乳房・子宮・卵巣切除術を受けるまたは受けた患者の身体に関して，家族をはじめとする身近な人，友人，同僚からどのような言動を受けたかなど，社会および個人の乳房・子宮・卵巣に付与される価値観に影響される。さらに患者の年齢，がん手術療法

に対する期待，人的・物的資源の有無などが患者のボディイメージの変化に影響する。

## 3 乳がん・婦人科がん手術に伴うボディイメージの変化に対する看護

　乳房・子宮・卵巣切除術に伴うボディイメージの変化に対する看護の目標は，患者が喪失体験の過程を経て，新しいボディイメージとライフスタイルを確立することである。アセスメントは，乳がん・婦人科がん手術を受けた患者および家族の身体に関する知覚，対処機制，ソーシャルサポートに焦点を当てる。具体的には，①診断名や手術に対する情緒的な反応，②手術後の身体変化が仕事や日常生活にどのように影響を及ぼすととらえているか，③ストレスの多い出来事に対してどのように解決してきたか（対処機制），④ソーシャルサポートや利用できる社会的資源があるかである。患者のボディイメージの変化に伴う孤独感や喪失感は，入院中よりむしろ，外観や機能の変化がない人とかかわる退院後に初めて実感することが多い。したがって，患者や家族のボディイメージに関する反応は，がんの診断から手術療法の決定までの時期，手術後から退院までの時期，退院後の各時期における手術侵襲および心理的衝撃からの回復，社会的適応の状態を加味し，継続してアセスメントする。

　乳がん・婦人科がんの周術期ケア，特にボディイメージの変化に対する看護は，乳房・子宮・卵巣喪失の受容，乳房の補正，患側上肢機能障害に対するケア，リンパ浮腫の予防に焦点を当てて解説する。

### 1）乳房・子宮・卵巣喪失の受容

　乳房・子宮・卵巣の切除術を受ける患者は，治療を受けるまでに医療者や他の情報源を用いて手術療法の適用，術式による外観や機能の変化，外観や機能の変化による生活への影響に関する情報を得る。これらの情報は，治療の選択決定，治療によるボディイメージの変化に対する受容に影響する。したがって，患者や家族が得た情報の適切性と情報が適切に認知されているかを確認する。不適切な認知があれば，看護師がその場で修正するか，情報の修正に適切な医師，看護師，乳がん認定看護師またはがん看護専門看護師など，患者が信頼を寄せる専門職や人を選択し，支援が受けられるように調整する。

　がんの診断時や手術前の患者および家族は，手術を「がん」による死を回避するための手段ととらえ，治療を優先する傾向がある。患者が乳房・子宮・卵巣喪失による外観や機能の変化に直面し，その変化を受容する過程に向き合える支援を必要とする時期は手術後からである。医療者は患者および家族が創や機能障害に対して悲嘆や怒りなどありのままの感情を自由に表出し，語れる環境をつくる。パートナーである男性や家族は，時として患者の衝撃を気遣いながらも当人にどのようにかかわればよいか悩んでいる場合がある。患者のボディイメージには身近な人の反応が影響するという理解を得て，喪失した生殖器に対する家族の価値観について話し合い，喪失を肯定的にとらえられるようにする。最終的に医療者は，患者および家族が病気や乳房・子宮・卵巣の喪失体験をとおして人間の価値や生き方を再確認し，現実を受け止め，成長のプロセスをたどることができるように寄り添うことである。

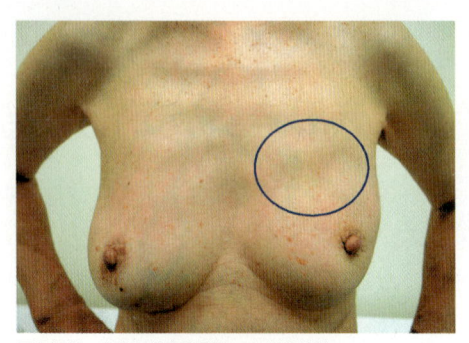

写真提供：東北大学病院乳腺・内分泌外科
図3-1 乳房温存術（術後2年）（切除部位：○部）

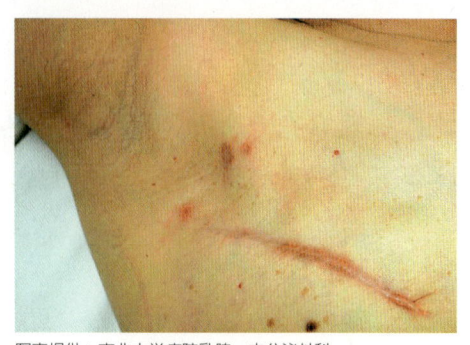

写真提供：東北大学病院乳腺・内分泌外科
図3-2 乳房切除術（術後2年）

## 2）乳房の補正

　早期乳がんの標準外科治療は乳房温存術であり，全乳がん手術の6割を占める[2]。乳房温存術（図3-1）は乳房切除術と比べて整容性が高い術式であり，切除範囲や位置にもよるが乳房の補正を必要としない事例が多い。一方，乳房切除術（図3-2）は，整容上の問題や片側乳房の喪失によって身体のバランスや姿勢が崩れるという問題が生じる。乳房喪失による外観の変化を女性喪失ととらえる患者にとっては，乳房の補正が女性性を回復させ，自信をもって生きていくために必要な方法の一つである。

　乳房の補正方法には，乳房再建術（自家組織を用いる方法または乳房インプラント人工乳房），人工乳房，補正下着がある（表3-1）。

表3-1 主な乳房補正方法と特徴

|  | 乳房再建術 | 人工乳房 | 補正下着 |
|---|---|---|---|
| 方法 | 自家組織と人工乳房（インプラント）を用いた方法がある。乳がん手術と同時に行う再建と，乳がん手術を終えてから行う場合がある | 既製とオーダーメイドの人工乳房がある（図3-3）。シリコン，ウレタン樹脂，ゴム発泡体などの素材が使われている | 乳がん術後専用の胸帯，ブラジャー，ランジェリー，水着などがある |
| 特徴 | 手術療法であり，術後の疼痛や麻酔など身体への負担がある<br>自家組織再建術は，移植可能な自家組織が少ない（痩せている）患者に適用とならない場合もある<br>インプラントを用いた乳房再建術は，乳がん切除時または術後にエキスパンダーを挿入し，約半年かけて皮膚拡張した後にインプラントに入れ替える方法である。自家組織を用いた方法に比べ身体の負担は少ないが，インプラントの破損や感染のリスクがある。日本乳房オンコプラスティックサージェリー学会では合併症を防ぐための基準を設けている[3]。照射を受けた患者は皮膚拡張ができないため適用にならない | 手術部位や範囲，温泉や水泳など水に浸る，動きが激しいスポーツをする，ドレスを着用して社交ダンスをする，毎日仕事で外出するなど個人の生活ニーズに合わせて選択できる。<br>オーダーメイドによる人工乳房は既製と比べて高価格であるが，肌に合う着色や乳房の形，重さを左右対称にできるなど品質が高い。実際の乳房に近い柔らかい素材でできている人工乳房は，手触りがよく，フィット感がある。粘着剤を用いて肌に接着させる人工乳房を用いる場合は，皮膚トラブルを防ぐ方法の指導を受ける。専用のブラジャーに入れて使用する場合もある | 胸帯はブラジャーが着用できない術後早期の創保護や皮膚保護材を固定する目的で使われる。皮膚に優しい綿や天然繊維などを素材にしている。着脱が容易なように，前開きスナップやマジックテープが用いられている<br>乳房切除術後専用のブラジャーは，術後の創回復や服装に合わせてワイヤーのありなし，患側のみワイヤーなしにするなどオーダーできる。乳房の形や重さが左右対称となるように人工乳房を挿入できるポケット付きのブラジャーがある。ブラジャーの価格は，非専用ブラジャーとほぼ同額である。実際に装着した着用感や安定感を確認して選択する |

写真提供：株式会社マエダモールド
図3-3 人工乳房

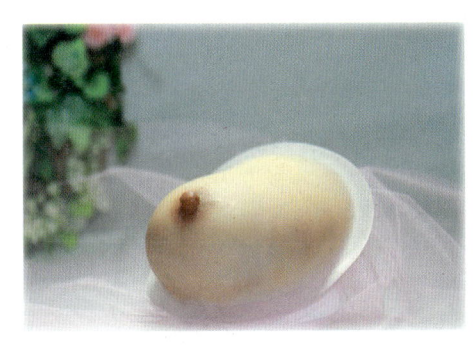

右乳房切除部位に接着

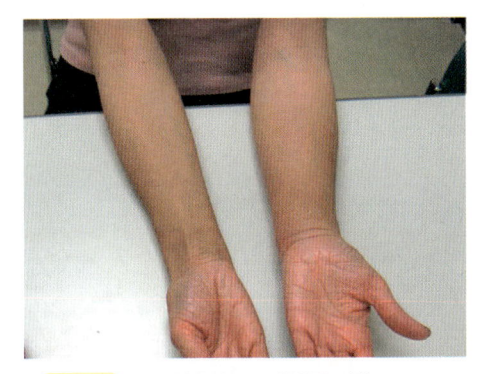

図3-4 左患側上肢リンパ浮腫の例

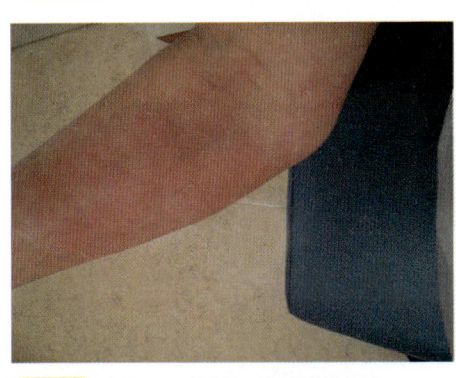

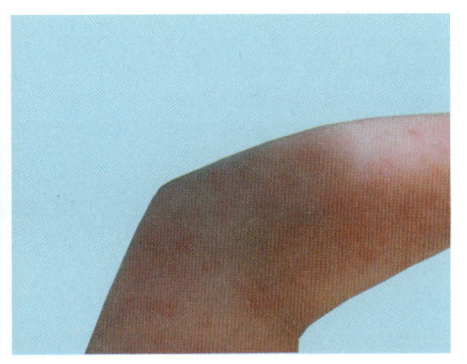

図3-5 上肢リンパ浮腫の蜂窩織炎合併

## 3）患側上肢の機能障害に対するケア

　乳房切除や腋窩リンパ節郭清をした側の上肢（腕）には，腫脹，肩関節拘縮（運動障害），痛み，知覚鈍麻，筋力の低下，皮膚のひきつれ感などの症状が現れる場合がある。これらの症状は，腋窩リンパ節郭清による肋間上腕神経の切断や損傷，手術で筋肉や腋の皮膚が縮むなど乳がん手術療法に起因する合併症である。術後1年までの乳がん患者を対象とした横断調査では，対象者の約8割が上肢の知覚変化や機能的変化を日々の生活のなかで認知していた[4]。症状は仕事や家事，育児，介護で腕を使う壮年期女性の生活と関連し，QOLの低下や苦痛の要因になる[4,5]。

### 4）リンパ浮腫の予防

　乳がん・婦人科がん術後の続発性リンパ浮腫は，リンパ節郭清やリンパ管の損傷などによってリンパ液の流れが悪くなり，アルブミンなどのたんぱくを含んだ体液が間質に貯留したものである[6]。皮下組織に体液がたまり，四肢がむくんだ状態になる（図3-4）。

　手術直後のむくみの多くは改善するが，手術した数年後にリンパ浮腫と診断された場合は治療による改善が得られにくい。また，リンパ浮腫患者の皮膚は細菌感染の抵抗性が低下し，蜂窩織炎を合併することがある[6]（図3-5）。術後早期からリンパ浮腫を予防する生活や効果的な運動を生活に取り入れる。

## 看護技術の実際

### A 乳房の補正方法指導

- 目　　的：①乳房喪失による外観の変化を補正する
　　　　　　②片側乳房の喪失による身体のバランスや姿勢の崩れを予防する
- 適　　応：乳房の手術を受け，乳房の補正を希望する患者
- 必要物品：人工乳房や補正下着に関するカタログ

| | 方　法 | 留意点と根拠 |
|---|---|---|
| 1 | 乳房の補正に関する希望の有無を術前から継続して観察する<br>・患者が乳房の補正に関心があるかを知る（→❶）<br>・患者が相談するきっかけをつくる（→❷）<br>・たとえば「この手術を受けるにあたって（受けたことで），ご心配な点はありませんか」と聞き，患者の乳房喪失に対する気持ちを確認する | ❶喪失感やボディイメージの変化には，個人差がある<br>❷乳房の補正に関する情報と強い関心をもっていながら，自己の適用について医療者に相談するタイミングがわからずにいる場合がある |
| 2 | 主な乳房の補正方法と特徴（表3-1参照）に関する情報を提供する（→❸） | ❸乳房の補正方法は乳房に対する価値観，乳房の術式，創の回復状態，生活スタイルや活動，放射線照射の有無，経済状態によって，患者が補正方法や適用時期を決定できる情報が必要である |
| 3 | 患者が興味，関心をもった方法について，より専門的で詳細な情報提供や試着経験を希望した場合に対応する（→❹）<br>・乳房再建術：患者が適用対象になるのか，受ける時期などを医師に相談するように提案する<br>・人工乳房や補正下着：商品カタログを渡す。そのうえで患者が必要とする情報を提供し，患者自らが販売者の開催する試着会に参加することを提案する。希望があれば，患者が希望する乳房補正方法を選択した同病者の体験を聞く機会を設定する | ❹患者が希望する補正方法が必ずしも適用にならない場合がある。特に乳房再建術は手術療法であり，放射線療法や抗がん薬などの術後補助療法の適用の有無，身体に負担がかからない時期など医学的判断が必要である。また，創の回復状態や生活スタイル，乳房喪失の受容に合わせて，適切で，快適な方法を選択できるように，患者の希望に沿って情報を提供しなければならない |

### B 乳がん術後上肢機能障害の回復および予防指導

- 目　　的：乳がん手術合併症である上肢機能障害の回復を促進，または予防する方法を習得する

- ●適　　応：①乳がん手術に伴う腋窩リンパ節郭清中に肋間上腕神経の切断または傷害がある
　　　　　　②創部の痛みや皮膚のつっぱり感があって腕が挙げづらく，肩関節可動域が制限される可能性がある
- ●必要物品：小冊子，腕角度計，握力計，ボール

## 1）術　前

| 方　法 | 留意点と根拠 |
|---|---|
| 1　術後上肢機能障害の定義および原因について説明する<br>・患者の理解度を確認しながら説明する（→❶）<br>・上肢機能障害の定義や原因，術後は症状の変化を観察する方法，上肢機能障害の予防および改善方法を生活に取り入れることができるように，小冊子（図3-6）を用いて教育する（→❷） | ❶上肢機能障害に関する患者の反応，特に誤った理解，不安の有無を確認し，支援の必要性を判断する<br>❷手術前後の精神的に不安定な時期の患者教育は，必ずしも有効でない場合がある。重要ポイントを記載した冊子は，患者が日常生活に戻ってから術後上肢機能障害の予防回復を図る行動に主体的に取り組む際に参考となる<br><br>図3-6　小冊子表紙と導入例（筆者作成の小冊子） |
| 2　腕の機能に関する主観的および客観的評価を行う<br>1）痛み：「服が腕に触れると痛い」「腕を動かすと痛い」「腕を動かさなくても痛い」<br>2）肩関節可動域制限（運動障害）：手術した側の腕が肘を曲げずに「前に伸ばして耳の高さまで挙がらない（屈曲）」「横に広げて耳の高さまで挙がらない（外転）」「横に広げて後ろにそらせない（水平伸展）」<br>3）知覚鈍麻：「触っても感じ方が鈍い」「しびれがある」<br>4）筋力低下：「物を持ち上げる力がない」「物を握る力がない」<br>5）皮膚の引きつれ感：「腕を挙げたときに腕の皮膚がつっぱる感じがする」❶の有無を観察する<br>6）肩関節可動域：腕角度計（図3-7）を用いて測定する<br>7）筋力：握力計を用いて測定する<br><br>屈曲（前方挙上）・外転（側方挙上）　　水平伸展<br>図3-7　角度計を用いた肩関節可動域の測定 | ●患者は肩関節可動域制限による運動障害を，頭上の棚に物を置く，洗濯物を干す，背中を洗うなどの困難さで実感する。肩関節可動域制限は生活への支障とボディイメージにも影響するため，術後早期から機能訓練（運動）を継続する必要がある。<br>●手術侵襲による上肢機能障害の有無は，術後と同じ観察方法で術前の機能を評価し，判断する（→❸）<br>❸術後上肢機能障害の症状である痛み，肩関節可動域制限，知覚鈍麻は，加齢や術前化学療法，既往症でも観察される<br>●測定できる肩関節可動域制限と握力低下は，主観的評価と客観的評価で判断する（→❹）<br>❹患者の主観的評価と客観的評価は必ずしも一致しない❷ |

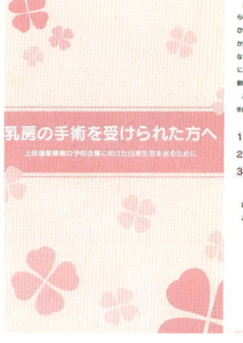

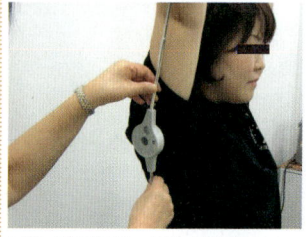

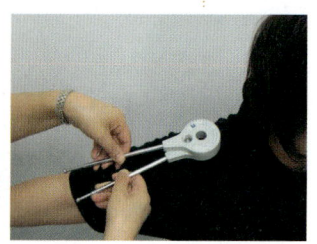

| 方　法 | 留意点と根拠 |
|---|---|
| 3　肩関節可動域制限（運動障害）の予防と改善のために手術直後からドレーンが抜けるまで運動について説明する（図3-8）<br>手術直後から患者が主体的に実践するように準備する。ドレーン抜去前までの運動は肘関節までとする（→❺） | ❺ドレーン抜去前の肩運動は，腋窩や創部の血性成分およびリンパ液の貯留を増加させる可能性がある❸ |

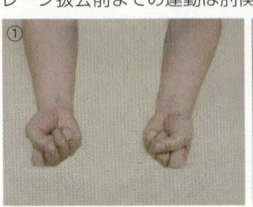

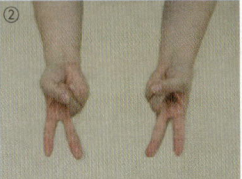

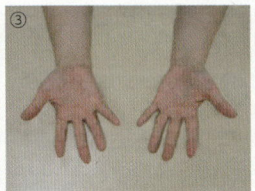

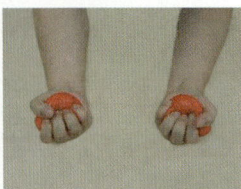

【指の曲げ伸ばし運動】：グー　チョキ　パー　をゆっくり繰り返す　　　　ボール握り

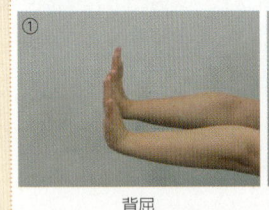

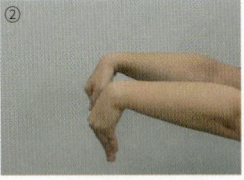

背屈　　　掌屈　　　【肘関節の曲げ伸ばし運動】
【橈骨手根関節の運動】

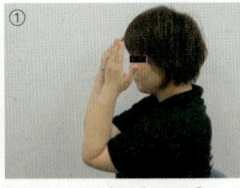

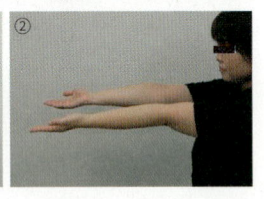

図3-8　肩関節可動域制限（運動障害）予防・改善のための運動（手術直後からドレーン抜去まで）

❶佐藤冨美子：乳がん体験者の術後上肢機能障害に対する主観的認知尺度の作成と信頼性および妥当性の検討，日本がん看護学会誌，22(1)：31-42，2008．
❷佐藤冨美子：乳がん体験者の術後上肢機能障害に対する主観的認知と客観的評価の関連，日本がん看護学会誌，23(2)：33-41，2009．
❸日本乳癌学会編：科学的根拠に基づく乳癌診療ガイドライン1 治療編　2013年版，金原出版，2013，p.229-230．

## 2）術　後

| 方　法 | 留意点と根拠 |
|---|---|
| 1　**症状の主観的評価を習慣化する**<br>毎日の主観的評価を習慣化し，症状が生活に支障をきたしたり，苦痛を感じたりする場合は医療者に報告するように説明する（→❶） | ❶症状の主観的評価は，治療に関連した後遺症の早期介入を判断する指標である❶<br>●患者が日常生活や環境とのかかわりによって感ずる心身の苦痛をアセスメントし，行動変容や教育の必要性を判断できるようにする<br>●肩関節可動域制限は健側-患側差が10度以上，握力低下は4kg以上とする。術前の患側値と比較し判断する（→❷）<br>❷手術の影響かを判断する |
| 2　**肩関節可動域制限（運動障害）の予防と改善方法の実施**<br>1）ドレーン抜去までは術前に説明した運動を実施しているか確認する<br>・運動で創が簡単に離開しないことや，動かせる範囲を少しずつ広げられるように毎日運動する<br>・運動は各項目10回1セットで，1日3セット程度行う。術後6週～8週までに改善することを目標❷に継続するように説明する<br>2）ドレーンを抜去した次の日から徐々に肩や腕の運動を開始する（図3-9）。痛みや腋窩の皮膚のつっぱり感がある場合はできる範囲から始める。運動は入浴や活動の後に行う（→❸）<br>3）握力低下の予防は両手にボールを持ち，腕を上げたときに握る，腕をおろしたときに開く運動を肩関節運動と一緒に行う | ●痛みの増強や創の離開をおそれて手術した側の腕，肩をかばいすぎると動く範囲が限られる<br><br><br><br><br>❸ドレーン抜去後の腕・肩の運動は，身体が温まっているときに行うと痛みが軽く，効果的である |

| 方 法 | 留意点と根拠 |
|---|---|
| 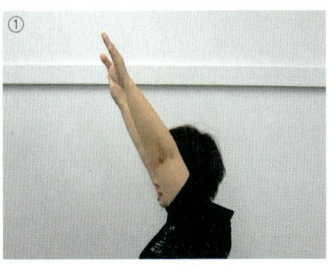 ① 両腕を前方から挙げる（参考可動域180度）【上肢の挙上運動】 ② 両腕を側方から挙げる（参考可動域180度） ③ 腕を挙げにくい場合は両手を組んで健側の腕で引き上げる ① 健側の腕を伸ばし，手の届く一番上を目標にする【壁のぼり運動】 ② 患側の指先を，健側の指先一番上の目標に向けて壁に沿って伸ばす 肘の高さを90度以上挙げて肩関節を回す【肩関節運動】 | |

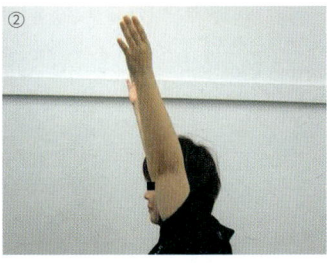

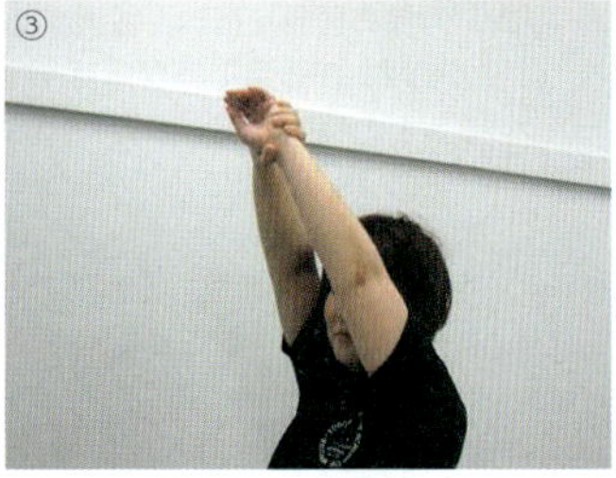

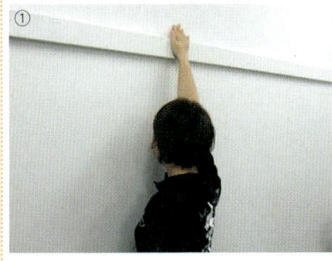

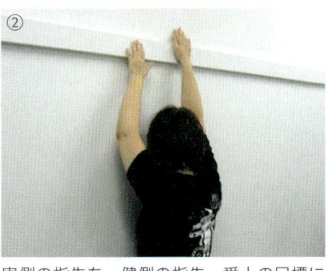

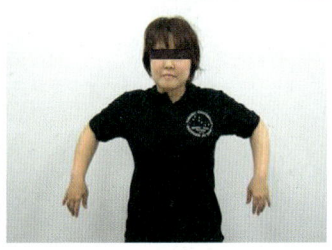

**図3-9** 肩関節可動域制限（運動障害）予防・改善のための運動（ドレーン抜去後）

| | |
|---|---|
| 3 | 不眠や生活に支障をきたすような不快な痛みが続く場合は，医師に報告するように伝える<br>適切な治療で痛みをコントロールできることを伝える（➡❹） | ❹腋窩リンパ節郭清後の神経障害性疼痛は，術後数年続く場合がある❸。痛みによって生活に支障が出ているにもかかわらず治療を受けずに諦めている人もいる |

❶Petrek JA, Pressman PI, Smith RA : Lymphedema : Current issues in research and management, *CA Cancer J Clin*, 50(5) : 292-307, 2000.
❷Harris SR, Schmits KH, Campbell KL & Mcneely ML : Clinical Practice Guidelines for Breast Cancer Rehabilitation-Syntheses of Guideline Recommendations and Qualitative Appraisals, *Cancer*, 118, 2312-2324, 2012.
❸Macdonald L, Bruce J, Scott NW, Smith WCS & Chambers WA : Long-term follow-up of breast cancer survivors with post-mastectomy pain syndrome, *Br J Cancer*, 92(2), 225-230, 2005.

## C リンパ浮腫予防指導

- 目　　的：四肢のリンパ浮腫を予防する方法を習得する
- 適　　応：乳がんおよび婦人科がん手術に伴うリンパ節郭清の患者
- 必要物品：小冊子，メジャー

| 方 法 | 留意点と根拠 |
|---|---|
| 1 | **リンパ浮腫について説明する**<br>・リンパ浮腫を予防する方法があることを説明し，患者のセルフケア行動の動機づけをする（➡❶）<br>・「なぜ症状が出るのか」，リンパ浮腫の定義および原因に関する知識を確認し，具体的に説明する | ❶リンパ浮腫に関する不適切な情報や認知は，ボディイメージの変化による恐怖感を増幅させる |

| | 方　法 | 留意点と根拠 |
|---|---|---|
| 2 | リンパ浮腫の評価を行い，観察する<br>1）上肢が肘から肩に向かって10cm，肘から指先に向かって5cm，手関節の周径，下肢が膝から大腿に向かって10cm，膝から足先に向かって5cm，足関節の周径を測定する<br>2）視診による左右差，皮膚の乾燥・硬化・瘢痕・疼痛の有無，だるさや重さを観察する | ●患側健側差2cm以上をリンパ浮腫とする。リンパ浮腫の評価は，周径，体積の計算，皮膚・血管・疼痛の有無で行う❶（→❷）<br>❷四肢周径の患側-健側差は，患者でもリンパ浮腫を評価できる簡便な方法である。測定部位はガイドラインに示されている❷。リンパ節郭清範囲や体重などリンパ浮腫の発症要因を考え，測定部位の精密さを決める |
| 3 | リンパ浮腫予防法について説明する（→❸）<br>1）リンパ液の流れをよくする<br>・手術翌日から指，肘の曲げ伸ばし運動を始める。ドレーン抜去後は肩回しや患肢の運動（図3-10，11）を1セット10回，1日2～3回行う<br>・腕に負担がかかる動作をなるべく避け，負担がかかる動作を続ける場合は，30分に1回は休憩や運動を取り入れる<br>・患肢を冷やしすぎないようにする<br>・衣類や下着は身体を締めすぎない，ゆったりとしたものを身につける<br>・寝るときは抱き枕を用いるなどして，患肢を下にしないように習慣化する<br>・血圧測定は，健側で行う<br>・重い，だるいなどの症状を自覚したときには患肢を安静にし，運動をする（→❹）<br>2）傷を作らない（→❺）<br>・けがや虫刺されに注意する | ❸がん治療による続発性リンパ浮腫に対する適切な予防教育は発症率を減少させる❸。リンパ浮腫はリンパ液の流れが悪くなって発症するため，リンパ液の流れをよくする運動を取り入れ，流れを悪くする生活を避ける（リンパ浮腫予防行動に関する詳細は，文献❹❺参照）。患者が行うセルフケアリンパドレナージの効果は科学的に証明されていない❺<br>●腕に負担がかかる動作には灯油タンクほどの重い物を持つこと，引っ越し，雪かき，長時間（2時間以上）の運転やパソコン操作，育児や介護がある<br><br>❹四肢の重さ，だるさは，リンパ浮腫発症の前兆症状である❻<br>❺腕に傷をつくると血液の循環量が増え，リンパ液が滞ってむくみやすくなる |

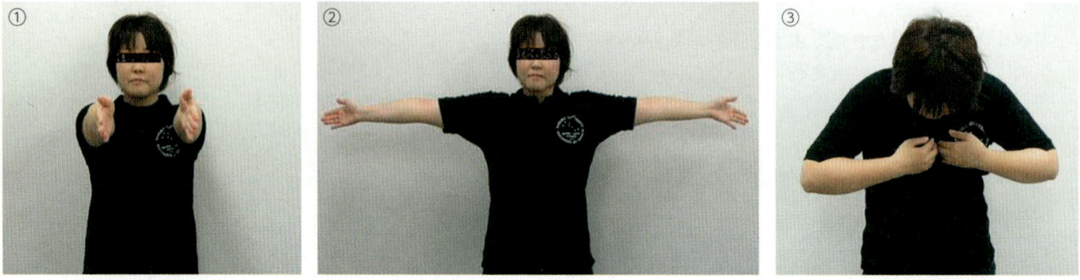

① 息を吸いながら腕を横に広げていく　② 横に広げて3秒静止する　③ 息を吐きながら腕を胸元に戻す

**図3-10　上肢のリンパの流れを良くする運動**

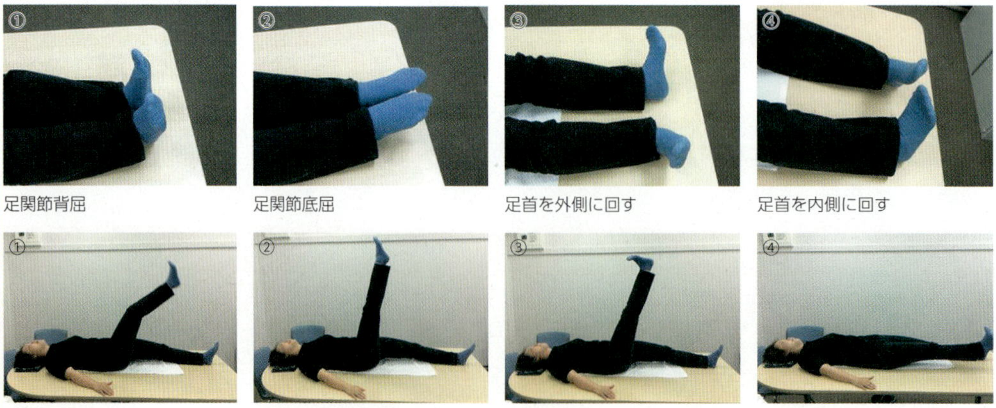

① 足関節背屈　② 足関節底屈　③ 足首を外側に回す　④ 足首を内側に回す

① 患肢をゆっくり挙げる　② 挙げた姿勢で3秒間保持する　③ 足首を90度にし，ゆっくり患肢をおろす

**図3-11　下肢のリンパの流れを良くする運動**

| 方　法 | 留意点と根拠 |
|---|---|
| ・家事や庭仕事のときには手袋を着用し，水を使った後はハンドクリームなどで肌の手入れをする<br>・夏に戸外で活動するときは，虫刺され予防スプレーを使用し，肌の露出が少ない長袖シャツやズボンを着用する<br>・鍼や灸を患肢に絶対にしない<br>・採血や注射は，健側の腕で行う<br>3）肥満にならない（➡❻）<br>・体重はできるだけ毎日測定する<br>・栄養バランスのよい食事を摂るように心がけ，ウォーキングや水泳などの有酸素運動を生活に組み入れる | ❻肥満はリンパ液の流れを悪くする一因である❼。BMI 18.5〜25.0に維持または改善する必要がある |
| 4　リンパ浮腫に注意した観察や生活を継続するように説明する（➡❼） | ❼リンパ浮腫の多くは術後3年以内に発症するが，術後10年以上で発症した例が報告されている❽ |

❶日本リンパ浮腫研究会編：リンパ浮腫診療ガイドライン，2014年版，金原出版，2014, p.24.
❷前掲書❶, p.5.
❸日本乳癌学会編：科学的根拠に基づく乳癌診療ガイドライン1 治療編　2013年版，金原出版，2013, p.231.
❹Petrek JA, Pressman PI, Smith RA：Lymphedema：Current issues in research and management, *CA Cancer J Clin*, 50(5)：292-307, 2000.
❺McLaughlin SA, Wright MJ, Morris KT, Sampson MR, Brockway JP, Hurley KE, Riedel ER & Van Zee KJ：Prevalence of Lymphedema in Women With Breast Cancer 5 Years After Sentinel Lymph Node Biopsy or Axillary Dissection: Patient Perceptions and Precautionary Behaviors, *J Clin Oncol*, 26：5220-5226, 2008.
❻Armer JM, Radina ME, Porock D, Culbertson, SD：Predicting Breast Cancer-Related Lymphedema Using Self-Reported Symptoms, *Nurs Res*, 52(6)：370-379, 2003.
❼前掲書❶, p8.
❽Petrek JA, Senie RT, Peters M, Rosen PP：Lymphedema in a cohort of breast carcinoma survivors 20 years after diagnosis, *Cancer*, 92(6)：1368-1377, 2001.

## 文　献

1）看護学大辞典，第四版，メヂカルフレンド社，1994, p.1080.
2）中村清吾：術前化学療法後乳房温存手術の切除範囲決定―現状と今後の課題，園尾博司監，これからの乳癌診療　2013-2014，金原出版，2013, p.38.
3）安全性を重視した実施基準を設定，インプラントの形状には課題残る
　　http://medical.nikkeibp.co.jp/leaf/mem/pub/report/201307/531568_3.html
　　2013/7/16, 日経メディカル.
4）佐藤冨美子・黒田裕子：術後1年までの乳がん体験者の上肢機能障害に対する主観的認知とクオリティ・オブ・ライフの関連，日本看護科学会誌，28(2)：28-36, 2008.
5）佐藤冨美子：術後1年までの乳がん体験者における患側上肢の苦痛に関連する要因の検討，日本保健医療行動科学会年報，27：157-170, 2012.
6）日本リンパ浮腫研究会編：リンパ浮腫診療ガイドライン，2014年版，金原出版，2014, p.1.

# 4 喉頭摘出術後のケア

> 学習目標
> - 喉頭がんおよび手術療法を説明できる。
> - 喉頭全摘出術後の形態的変化・機能障害を説明できる。
> - 失声に伴う音声リハビリテーションを説明できる。
> - 失声や永久気管孔を造設した患者の心理的問題をアセスメントできる。
> - 代用発声や永久気管孔の管理方法の指導やケアができる。

## 1 喉頭がんと手術療法

### 1）喉頭がんとは

　喉頭がんは，頭頸部がんのなかで最も頻度が高く，男女比は10：1である。組織学的には扁平上皮がんが大部分を占め，発生部位により声門がん・声門上がん・声門下がんに分類される。症状は，声門がんでは嗄声，声門上がんでは咽頭痛や嚥下時痛，声門下がんでは呼吸困難がみられる[1]。

### 2）手術療法

　喉頭全摘出術の適応は，TNM分類によるT3～T4の進行がんや，放射線療法後の腫瘍残存や再発の場合である。喉頭全摘出術では，腫瘍とともに喉頭を摘出し，気管断端を前頸部断端に縫合し，2cm前後の永久気管孔が造設される。

## 2 喉頭全摘出術後の機能・形態的変化

　喉頭は，軟骨や靱帯・筋肉などで形成され，主に呼吸・発声・嚥下機能を有する。喉頭全摘出術後は，鼻腔・口腔・咽頭から気道が完全に分離され，呼吸・発声・嚥下などの形態的変化・機能障害を生じる。特に，発声機能を喪失し，永久気管孔の造設が特徴である。
　永久気管孔造設により，①気道と食道が完全に分離されることにより通常の呼吸経路を

表4-1　喉頭全摘出術後の機能障害

| | |
|---|---|
| ・発声できない | ・効果的な咳嗽ができない |
| ・においがわからない | ・吸気の加温，加湿が不足する |
| ・味覚や風味を感じにくい | ・便秘傾向になる |
| ・鼻をかめない | ・重い荷物が持てない |
| ・熱い物を冷まして食べられない | |

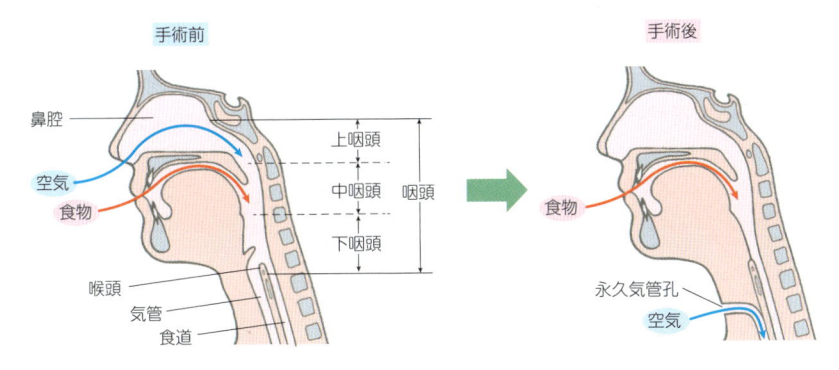

図4-1 喉頭全摘出術前後の呼吸道の変化

喪失する，②吸気や呼気は，上気道を通過しないため，気道の加温や加湿，気道の除塵ができなくなる，③永久気管造設孔に伴い，声門閉鎖機能が喪失し，腹圧上昇が困難となる。これらの形態的・機能的変化に伴い様々な機能障害が生じる（表4-1，図4-1）。

## 3 喉頭全摘出術後の看護

### 1）声を失った人々への支援

#### (1) 心理的支援

喉頭全摘出術後は，発声機能の喪失や永久気管孔造設に伴う日常生活上の制限を余儀なくされる。特に，コミュニケーション障害によるQOLの低下に加え，ボディイメージの変容による精神的ダメージが大きい。患者と十分に意思疎通を図り，早期から失声や永久気管孔造設による心理的問題をとらえ，継続的に支援する。

#### (2) 音声リハビリテーション

発声機能喪失後の代用音声には，笛式人工喉頭・電気喉頭（エレクトロラリンクス）・食道発声・気管食道瘻発声がある（図4-2）。食道発声は利便性が高いが獲得が困難であり，電気喉頭は簡便ではあるが活動時に不都合を生じる[2]など，それぞれ利点や欠点がある。食道発声のリハビリテーションは，患者団体（公益社団法人銀鈴会）の主催する発声教室を中心に行われている。患者会における食道発声習得者との交流は，食道発声への希望を

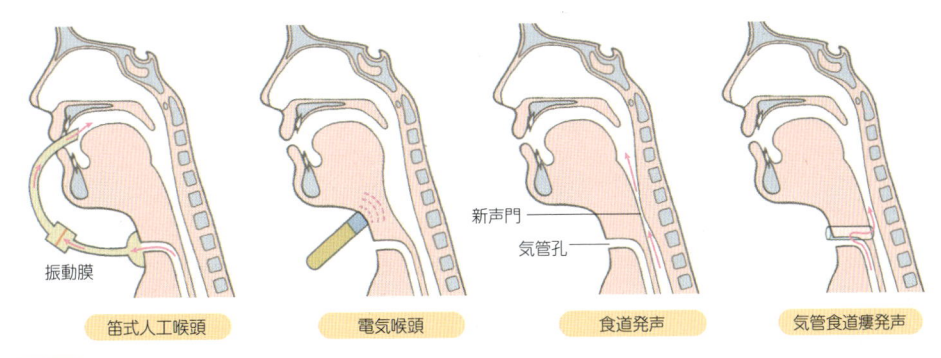

図4-2 代用音声の種類

得る機会をもたらす。一方，食道発声の習得レベルには，年齢や術後の状態などによる個人差があり，リハビリテーションに対する継続意欲の減退をもたらす場合もある。看護師は，食道発声の習得状況を含め，社会復帰に向けた日常生活状況を把握し，術後継続的な援助を行う[3]。電気喉頭および食道発声の指導については，看護技術の実際 A B に詳述する。

### 2) 永久気管孔造設に伴う日常生活への援助

永久気管孔は，気管孔周囲のスキントラブルや窒息・肺炎などを生じないよう永久気管孔の清潔保持や管理に注意する（➡看護技術の実際 C，p.144 に詳述）。

### 3) 肩・上肢運動障害に対するリハビリテーション

リンパ節転移がある場合には，喉頭全摘出術に加え，頸部郭清術が行われる。頸部郭清術では，副神経を切除・損傷することから肩関節挙上制限や上肢の上下回旋運動の障害，さらに二次的肩症候群が生じる。患者や家族に，パンフレットなどを活用し，症状改善に向けた継続的なリハビリテーションの必要性を説明する。

## 🌱 看護技術の実際

### A 声を失った人の代用発声の指導（電気喉頭）

- 目　　　的：代用音声を習得する
- 適　　　応：発声機能を喪失した患者
- 使用物品：電気喉頭

| | 方　法 | 留意点と根拠 |
|---|---|---|
| 1 | 術前のオリエンテーション時に，代用発声について説明をする<br>・喉頭全摘出術後の失声や代用発声の受け入れ状態などを情報収集する（➡❶）<br>・パンフレットやDVD教材などを用いて，代用発声をイメージ化する（➡❷） | ❶インフォームドコンセントにおいて，患者および家族は，突然の病名告知により衝撃を受け，説明内容を十分に理解できないことが多い<br>❷術後経過を理解することにより，手術や術後不安の軽減につながる |
| 2 | 電気喉頭（図4-3）の機器の構造や使用方法を指導する<br>1）振動体の当てる場所について<br>・電気喉頭の使用方法の実際は，術後，医師の許可を得た段階から開始する<br>・電気喉頭の振動体を頸部または顎下部に当て，振動音を得ることができる場所や押し当てる角度・強さを確認する<br>2）音量調節の方法について<br>・機器のつまみを調節して最適な音量とピッチを選択する（➡❸）<br>3）電源の操作方法について | ❸音量が大きすぎても，会話が聴き取りにくく，不快な音となる |

| 方　法 | 留意点と根拠 |
|---|---|
| 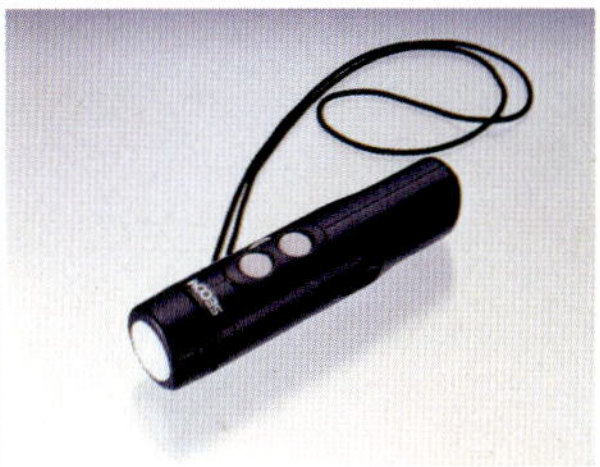 4）発話と気管孔の雑音について<br>・発話をしていないときは，電源をOFFにするなど，ON-OFF操作方法を確認する<br>・気管孔の雑音に注意し，声を出さずに口の動きだけで発話する。気管孔に手を当て気管孔の雑音を確認する（➡❺） | ●正確に発音すること，ゆっくり発話すること，口を大きく発音することなどに注意する（➡❹）<br>❹電気喉頭は，適切な構音動作により言葉となる<br>❺喉頭発声では，呼気を利用し発話する。習慣により呼気時に発話をすると，呼気が気管孔から出て雑音となる |

写真提供：セコム株式会社
**図4-3** 電動式人工喉頭（セコム「マイボイス®」）

## B 声を失った人の代用発声の指導（食道発声）

●**目的・適応**：A「声を失った人の代用発声の指導（電気喉頭）」に準じる

| | 方　法 | 留意点と根拠 |
|---|---|---|
| 1 | 術前のオリエンテーション時に，代用発声について説明をする | ●A「声を失った人の代用発声の指導（電気喉頭）」に準じる |
| 2 | 具体的発声方法の指導をする<br>　1）空気摂取訓練：十分な空気を食道内に取り込む訓練<br>　2）発声訓練：取り込んだ空気を使って新声門を振動させて音声をつくる訓練<br>　3）構音訓練：新声門での音声を口腔内に伝えて舌などの構音器官を使用し，話し言葉としてつくりだす訓練 | |
| 3 | 空気摂取訓練の実際を指導する<br>　1）吸気吸入法について<br>（1）下顎を少し前に突き出し，下咽頭食道入口前壁を前にずらした状態で口を開けながら息を吸う<br>（2）最大吸気時に左右の口角を引きながら口唇を強く閉じる<br>（3）（2）と同時に舌背を硬口蓋から軟口蓋へと接触されるように後方に移動させ，舌根部を咽頭後壁にぶつけるように口腔内の空気を食道内へと押し込む<br>　2）嚥下法について<br>空気を食道内に取り込む訓練である | ●空気摂取訓練の開始については，術後経過により医師の許可を得て行う<br>●食道発声者の多くは，吸気注入法を用いている。気管孔から息を十分に吸い込み，肺とともに食道を広げることで食道内が陰圧となり，空気を食道内に入りやすくする<br>●術式によっては，新声門の形態などにより吸気吸入法が困難な場合もある<br>●ごく少量の白湯やお茶と一緒に空気を飲み込む |
| 4 | 発声訓練の実際を指導する<br>　1）食道内に空気を摂取し，腹部に力を入れて吐き出すタイミングで発声する<br>　2）ゲップを出す要領で発声をする<br>　3）初めは母音「あ」の発声を練習する | ●ゲップを出す要領をつかむことができない場合は，サイダーなどの炭酸飲料を用いてゲップを出す感覚を練習する |

| 方　法 | 留意点と根拠 |
|---|---|
| 5　構音訓練の実際を指導する<br>構音訓練では，構音動作をほとんど必要としない母音の訓練から始める<br>　1）母音<br>　2）母音＋母音の2音節　例）あお<br>　3）母音＋子音の2音節　例）あめ<br>　4）子音＋母音の2音節　例）かお<br>　5）3音節　例）たまご<br>　6）4〜7音節，会話　例）おはよう<br>　7）句，単文，会話 | ●母音を中心に単語訓練を進めることで，構音動作を要する子音の構音が容易となる<br>●食道発声の習得には個人差がある。第1音声の「あ」を発声できるまでの期間も様々である。継続した練習が必要である<br>●外来受診時などに訓練の状況や発声の程度を確認する |

## C 永久気管孔の管理

- 目　　的：永久気管孔の清潔を保つ
- 適　　応：喉頭全摘出術後の患者
- 使用物品：エプロンガーゼ，ティッシュペーパー，ネブライザー

| 方　法 | 留意点と根拠 |
|---|---|
| 1　永久気管孔の管理方法を指導する<br>　1）気管孔の観察について<br>・気管孔の観察をする。気管孔周囲の痰の付着，痰の量や色，粘稠度，皮膚の発赤や腫脹など（➡❶）<br>　2）清潔保持・保湿について<br>・エプロンガーゼの利用（図4-4）やスカーフなどを頸部に巻き，気管孔を保護する（➡❷）<br><br>図4-4　エプロンガーゼ使用の例<br>・気管孔の周囲は，柔らかい布や湿らせたガーゼなどを用いて拭く<br>　3）痰の除去方法について<br>痰が乾燥している場合は，吸入や入浴をし，ティッシュで取り除く<br>　4）吸入と排痰について<br>・気管孔に付着した痰が取れない場合は，水で2〜3倍に薄めたオキシドールに浸した綿棒で気管孔の周りを拭き取り除く<br>・痰が硬く除去できない場合は，ピンセットで皮膚を傷つけないように取り除く<br>・空気が乾燥しているときは，加湿器の使用や，室内に濡れたタオルを干すなど，湿度を保つことが必要である（➡❸）<br>・吸入は気管を加湿し，痰を排出しやすい<br>・痰を排出することにより，塵や埃などを除去し，気管内を清浄する<br>・吸入器を使用する場合は，1日1回清掃し，清潔を保つ | ❶気管孔は肺に直接つながっているため，乾燥した空気や塵・埃などが直接気管に入り，痰の量や咳嗽が増加する<br>❷気管孔は直接肺につながっているため，気管内への冷気や異物の侵入を予防する<br><br><br><br><br><br>❸気管が乾燥すると，咳嗽が増加し，粘膜が傷つき出血する場合がある |

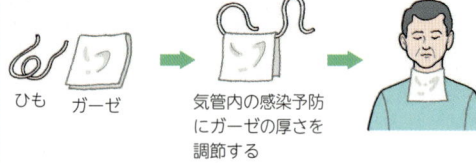

| 方　法 | 留意点と根拠 |
|---|---|
| 5）吸引について<br>・痰の排出が困難な場合は，吸引器を使用して取り除く<br>・鏡を見ながら自己吸引を行う | |
| 2　**入浴・洗髪時の注意点を指導する**<br>・入浴やシャワー，洗髪の際は，気管孔に湯水が入ることを予防する（➡❹）<br>・入浴やシャワー時は，頸部にぬらして絞ったタオルやエプロンガーゼを巻く<br>・湯船には，胸（気管孔の下）までつかるようにする。肩までつかりたい場合は，気管孔に湯水が入らないように注意しながら，片方ずつ肩を湯につける<br>・入浴に慣れない時期は，手鏡で湯と気管孔の位置を確認しながら入る<br>・洗髪するときは，頭を下げ，うつむく姿勢で頭部にシャワーをかける。シャンプーハットなども利用するとよい | ❹永久気管孔に湯水が入ると咳き込みや窒息・肺炎を生じる可能性がある |

## 文　献

1）小松浩子・生井明浩・村田千年・他：耳鼻咽喉＜系統看護学講座　成人看護学14＞，医学書院，2013，p.169-171.
2）白坂康俊：喉頭摘出術―言語聴覚士の立場から，医療，60（6）：376-382，2006.
3）廣瀬規代美：喉頭摘出を受けた喉頭・咽頭がん患者の食道発声獲得プロセス，日本看護研究学会誌，30（2）：31-42，2007.
4）雄西智恵美・秋元典子編：周手術期看護論，第2版，ヌーヴェルヒロカワ，2010，p.325.
5）辻哲也編：実践！がんのリハビリテーション，メヂカルフレンド社，2007，p.98-101.
6）小林範子：食道音声の訓練，音声言語医学，39（4）：456-461，1998.
7）深沢美香・伊藤りつ子：頭頸部がんの治療選択時の看護，がん看護，12（5）：509，2007.

第 IV 章

# がん放射線療法の看護

# 1 放射線照射時の観察と援助

**学習目標**
- 放射線の特徴と人体に及ぼす影響を理解する。
- がんに対する放射線療法の適応を理解する。
- 放射線療法の治療プロセスに沿ったアセスメントができる。
- 放射線療法時の観察の視点を理解する。
- 放射線療法における援助の根拠を理解する。

　放射線療法は，薬物療法，手術療法とともにがん治療の3本柱として確立している。放射線療法の利点は各臓器機能と形態の欠損が少なく，正常組織への損傷を最小にとどめて治療ができることである。医療技術の進歩に伴い，現在は様々ながんの病態に応じた集学的治療が展開され，社会生活を続けながらがん治療を受けることが可能となっている。

## 1 放射線の特徴と人体に及ぼす影響

### 1）放射線の種類

　放射線は，空間や物質中を通じてエネルギーを伝えるものであり，電離放射線と非電離放射線に分類される。電離放射線は，電磁波と粒子線の2種類に大きく分けられ，直接・間接的に気体を電離し，写真作用，蛍光作用などの働きをもっている（図1-1）。
・電離放射線：電磁波（X線，$\gamma$線），粒子線（電子線，$\beta$線，陽子線，重粒子線など）。

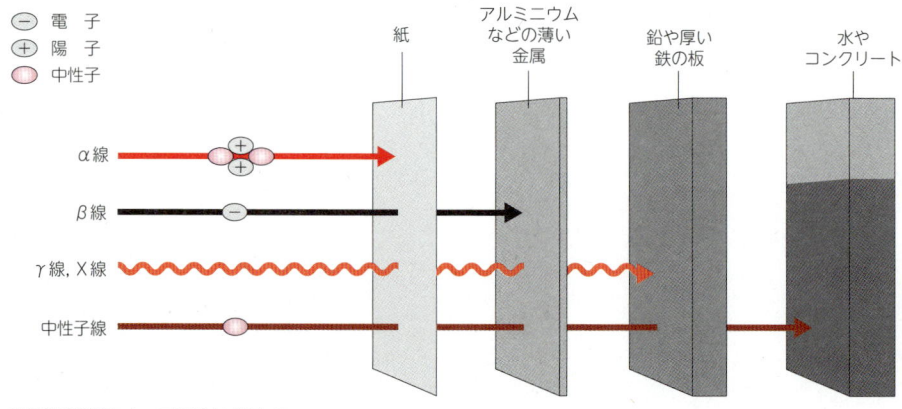

放射線の種類によって透過力は異なる

**図1-1 放射線の種類**

池田恢編：放射線診療と看護＜新体系看護学全書　別巻＞，メヂカルフレンド社，2012, p.3. より引用

・非電離放射線：紫外線，赤外線，レーザー光線，電波など。

### (1) X 線

　X線は，人体を透過することができ，CTや診断用撮影装置，リニアック治療装置として利用されている。X線は機器のスイッチが入っている間しか存在しない。そのためスイッチを入れていなければ被曝はない。

　現在リニアックによるX線の外部照射が一般的に広く行われている。透過する線量のピーク（ブラッグ曲線：図1-2参照）となる深さが，X線のエネルギーによって違いがある。体表から3〜4cmのところで線量が最大となり，がんの病巣（体表から10cm前後）で70〜80％を維持している。標的（腫瘍）の存在する体表からの深さによって，10MV・6MV・4MVのX線を使い分けている（MV：メガボルト）。

　肺がん，子宮がん，胃がんなど体幹部分の標的には10MVのX線が使用され，乳がんや甲状腺がんなど皮膚表面近くの標的には，6MV・4MVなどX線のエネルギーを調整して使用される。

### (2) γ 線

　γ線としては，コバルトの放射性同位体としてコバルト60（$^{60}CO$）が用いられる。頭蓋内病巣の治療として使用するガンマナイフは，ヘルメット型の固定具を患者の頭部にかぶせ，そのヘルメット型の固定具から，$^{60}CO$をがん細胞の1点に集中して放射する。放射性同位体は半減期があり，時間の経過とともに放射能が低下するため，定期的に機器の線源を交換する。密封小線源治療では，放射性同位元素から出されるγ線が利用される。

### (3) 粒子線

　陽子線や重粒子線は，体表から一定の深さに達したときに線量がピークとなる。その後急速に線量が低下するため，腫瘍にピンポイントで治療ができる。この特性から正常組織への影響が少ない点から，頭頸部がん，肺がん，膵臓がん，子宮がん，前立腺がん，骨肉腫，直腸がんなど限局した腫瘍に用いられ成果をあげている。粒子線による治療は特殊な

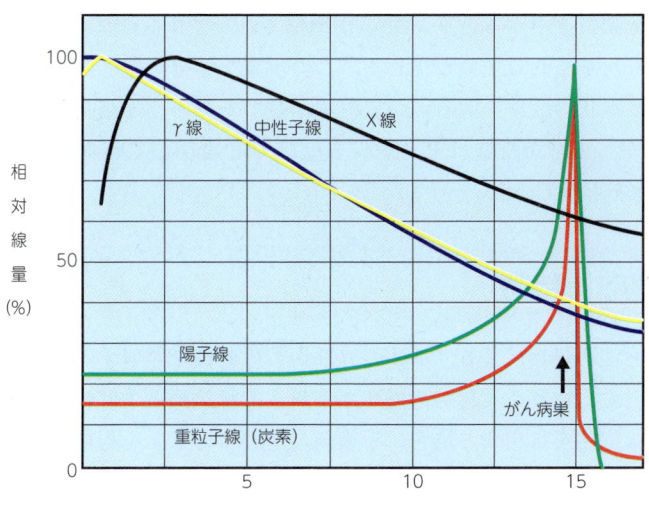

**図1-2** 放射線の種類別の人体への吸収相対線量（ブラッグピーク）

治療装置が必要で，設置費用や治療費用も高額であることから，現在は限られた施設で行われている。

### （4）電子線

電子線はリニアックで発生させることができる。皮膚表面に線量のピークがあり，表在性の腫瘍の治療に適している。皮膚がんや外陰部がん，表在のリンパ節などに有効である。

### （5）β線

β線は，ラジオアイソトープ（RI）内服治療において放射性同位体を内服や注射によって体内に取り入れ，特定の臓器に集積する性質を利用して照射される。骨転移の疼痛緩和目的のために内服されるストロンチウム（Sr）や，甲状腺がんの転移に対するヨード131（$^{131}$I）などがある。β線は体内では8mm範囲の組織にしか影響を及ぼさないので，周囲に影響を及ぼさない。しかし，静脈注射後に尿や血液から放射線が排泄されるので注意が必要である。

## 2）放射線の単位

- ベクレル（Bq）：放射能の強さを表す。1秒間に1つの原子核が崩壊する際の放射能を1ベクレルという。
- グレイ（Gy）：吸収線量を表す。生体に吸収された放射線のエネルギー量の単位。
- シーベルト（Sv）：人体への影響を表す。放射線による人体に対する実効線量。
  実効線量（Sv）＝吸収線量（Gy）×放射線荷重係数*

*放射線荷重係数：放射線の種類によって人体に与える影響は異なる。そのために設定された係数のこと。

## 3）放射線の作用

地球上の物質は原子が集まって分子を構成している。物質に放射線を当てると電子が飛び出す。この現象が電離作用である。電子が飛び出すと，原子や分子は不安定になる。その結果として細胞が分裂できなかったり，DNAが損傷され，アポトーシスという現象を増強したりして，細胞を死滅させる現象が生じる。この現象を腫瘍細胞に対して意図的に発生させ，がんの縮小や症状の改善を図るのが放射線治療である。腫瘍細胞は放射線治療によって死滅していくが，正常な細胞はダメージを受けても残存している幹細胞の分裂によって再生していく力をもっている。

# 2 放射線療法の適応と特徴

放射線治療は照射方法の違いにより，身体の外部から放射線を照射する外部照射と身体の内部に放射線を放出する物質を入れて治療する密封小線源治療とよばれる内部照射がある。手術療法と放射線療法を併用する場合，手術前に照射することを術前照射，手術中に行うことを術中照射，手術後に行うことを術後照射という。

また，治療目的の違いにより，治癒を目的とした根治治療と症状を和らげるために行う緩和治療など，放射線療法は幅広い役割を担っている。

## 1）外部照射

外部照射には，以下のものがある。

- リニアック：X線，電子線〔定位放射線治療，三次元放射線治療，IMRT（強度変調放射線治療），画像誘導放射線治療，呼吸同期定位放射線治療〕。
- 粒子線治療：陽子線，重粒子線。
- ガンマナイフ：コバルト，イリジウム。
- サイバーナイフ：X線。
- トモセラピー：X線。

外部照射で最も多く行われているのがリニアック（図1-3）とよばれる機械を用いての治療である。患者は治療台の上で横になり，リニアック装置が患者の周囲を移動しビームが照射される。一方向から照射される一門照射や，患者を両側から照射する対向二門照射，あらゆる方向から照射する振り子照射や回転照射などがある。現在，外部照射はほとんどすべてのがん腫に対して根治目的や緩和目的として用いられる。

照射方法はがんの種類，広がり，深さ，患者の全身状態，治療歴などによって異なる。

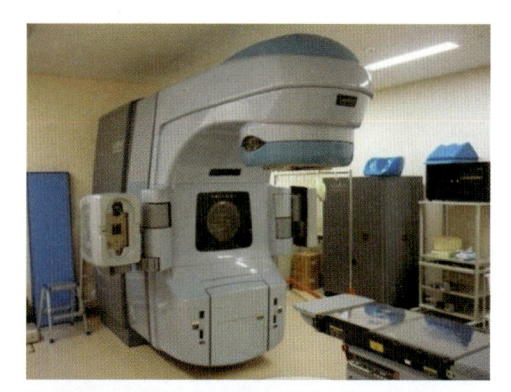

写真提供：大野達也先生（群馬大学重粒子線医学センター）
図1-3 放射線治療装置(リニアック)

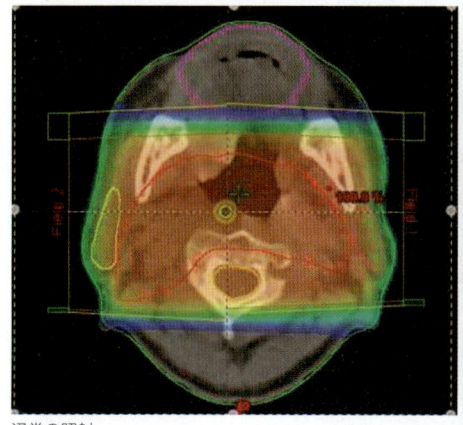

通常の照射　　　　　　　　　　強度変調放射線治療（IMRT）
耳下腺への線量を低減することにより，口腔内乾燥など唾液腺障害を軽減する
写真提供：大野達也先生（群馬大学重粒子線医学センター）
図1-4 頭頸部腫瘍に対する強度変調放射線治療(IMRT)

外部照射は身体的負担が少なく，入院ではなく外来治療で行われることが多い。照射部位を確実に保つため，患者の皮膚にマーキングをし，治療期間中はマーキングを消さないよう指導し治療する。しかし最近はボディイメージやQOLを考慮し，シェルというもので型取りをしたものを使用し，直接皮膚にマーキングをすることは少なくなっている。

また，日々治療装置の開発が進んでいる。コンピュータで照射する形態，照射量を計算し，腫瘍部分のみに放射線を照射する強度変調放射線治療（intensity modulated radiation therapy：IMRT）（図1-4）は，コリメーターとよばれる金属板が高速で動くことにより，ビームの形や線量を自由に変えることができる。IMRTは前立腺がん，頭頸部がん，脳腫瘍，食道がん，肝臓がん，肺がん，膵臓がん，子宮がん，乳がんなどの局所に限定した腫瘍に用いられている。

### 2）内部照射

内部照射には，以下のものがある。

- 密封小線源治療：組織内照射〔舌がん；$^{192}$Ir（イリジウム），$^{137}$Cs（セシウム），前立腺がん；$^{198}$Au（金），$^{125}$I（ヨード）〕，腔内照射：子宮がん；$^{137}$Cs（セシウム），RALS（remote after-loading system）。
- RI 内服・静注療法：甲状腺がん；$^{131}$I（ヨード），$^{89}$Sr（ストロンチウム），悪性リンパ腫，$^{90}$Y（イットリウム静注）。

密封小線源治療は，腫瘍の内部に直接線源を置く組織内照射と，食道や気管，子宮などの管腔臓器に放射線線源を置いて照射する腔内照射がある。治療は入院して行われる。組

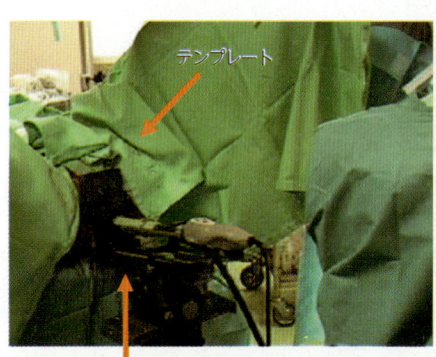

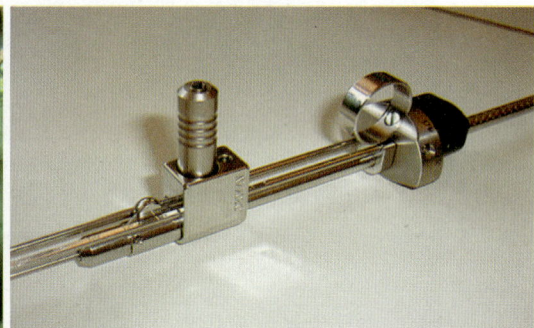

写真提供：大野達也先生（群馬大学重粒子線医学センター）

図1-5 前立腺がんに対する I-125シード永久刺入

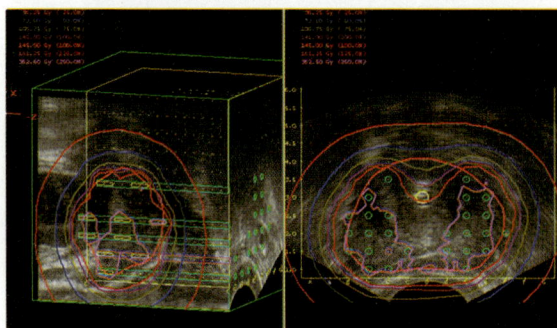

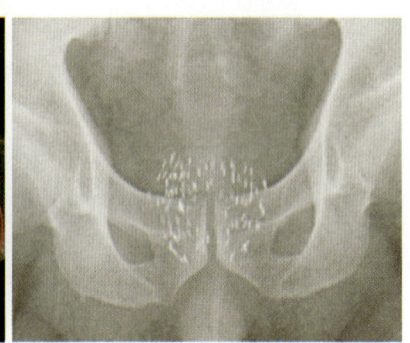

織内照射は主に頭頸部，前立腺，子宮頸部，卵巣，乳房，肛門周囲など腫瘍部位を限局して用いられる。前立腺への$^{125}$I（ヨード）の永久刺入も成果をあげている（図1-5）。腔内照射はアプリケータを体内に挿入し，RALS（図1-6）の機械から放射線が充填され，上咽頭がん，食道がん，胆管がん，子宮がんなどの治療に用いられる。リモコン操作で線源の挿入と照射が行われるため，医療者の被曝はほとんどみられない。外部照射法と密封小線源治療を組み合わせて治療することもある（図1-7, 8, 9）。

RI内服・静注療法は，$^{131}$I（ヨード）の内服や$^{90}$Y（イットリウム）の静注で行う治療である。RIが排泄物や唾液に排出されるため，体内のRIが減り，基準値以下になるまで数日間放射線治療室で過ごすことになる。

## 3）術前照射

がんが大きく切除が困難な場合，手術前に照射することでがんを縮小させ，切除範囲を小さくして患者の負担や後遺症を軽減させる目的で行われる。乳がん（温存療法），頭頸部がん，食道がん，肺がんなどで行われている。また，手術前に，病巣付近の肉眼ではわからない微小ながん細胞を死滅させておくという目的もある。それによって術後の再発率を低下させることができる。

## 4）術中照射

術中照射は，手術でがんを切除する際，周囲の臓器に再発する危険性がある場合など，肉眼では確認できない微小ながんを死滅させるために用いられる。手術中に病巣部に1回の高線量照射が行われる。開腹した状態なので，直接確認してがん組織に照射することができる。正常細胞へのリスクを軽減し，がん組織周囲の腸管など放射線に弱い組織を避け

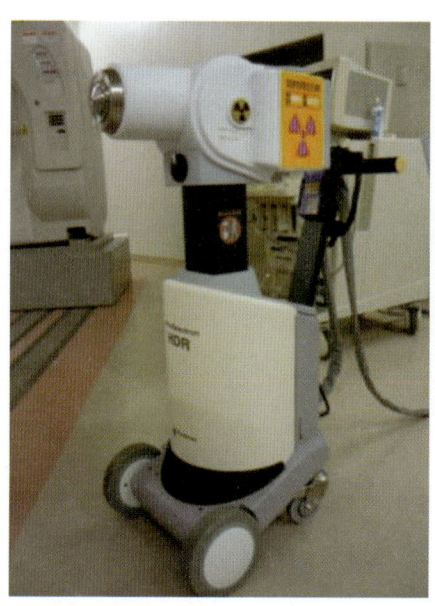

写真提供：大野達也先生（群馬大学重粒子線医学センター）
図1-6　腔内照射時のRALS

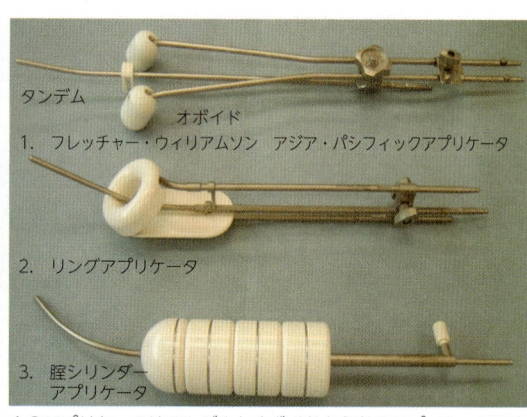

タンデム
オボイド
1. フレッチャー・ウィリアムソン アジア・パシフィックアプリケータ
2. リングアプリケータ
3. 腔シリンダーアプリケータ

1のアプリケータはタンデムとオボイドからなるアプリケータであり，最も多く用いられている。オボイドキャップの大きさには，複数の種類がある。原則として，左右のキャップがフランジを挟み込める最大の大きさのものを選択するようにする。また，3の腔シリンダーアプリケータは，腔が狭くオボイドが挿入困難な場合や腫瘍の腔浸潤がある場合に用いられる

写真提供：大野達也先生（群馬大学重粒子線医学センター）
図1-7　腔内照射時の挿入器具

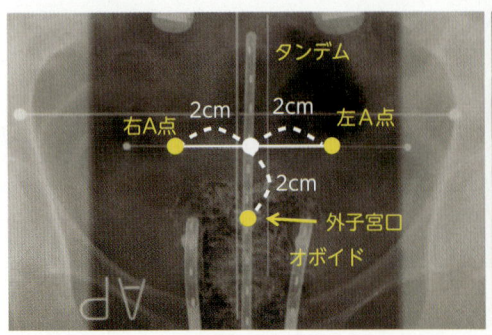

正面画像
治療の際の基準点には，A点が用いられる。取扱い規約では，A点は「外子宮口から子宮長軸方向に2cm上方で，長軸に直交する線上で2cm外側の点」と定義されている。また，膀胱や直腸といった正常組織に対する評価基準点としては，「X線写真上の膀胱内バルーンの後表面の点」および「X線写真上のオボイド線源中心から下した垂線上で腟後壁から5mm後方の点」が，それぞれ国際放射線単位測定委員会の勧告書で示されている

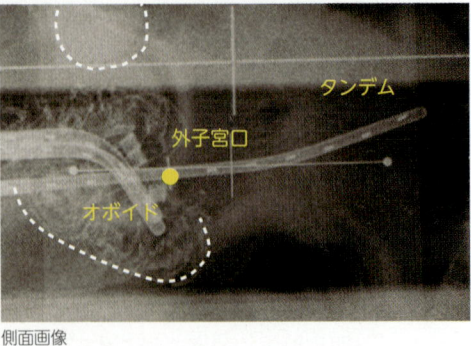

側面画像
膀胱内に留置されたバルーンカテーテル（バルーンに造影剤が注入されている）。腟内にX線で確認できるガーゼが挿入されている（点線は腟の後壁）

写真提供：大野達也先生（群馬大学重粒子線医学センター）

**図1-8** 腔内照射（子宮がん）時のX線画像

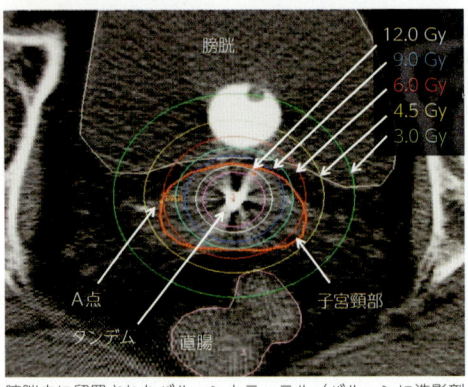

膀胱内に留置されたバルーンカテーテル（バルーンに造影剤が注入されている）

写真提供：大野達也先生（群馬大学重粒子線医学センター）

**図1-9** アプリケータ挿入状態のCT画像と線量分布

て治療ができるため副作用も軽減できる。この術中照射は膵臓がんや胆管がん，直腸がんなどで行われる。

### 5）術後照射

　術後照射は，手術でがんを切除した後，取り残した可能性のある微小ながんの再発を予防するために行われる。乳がんの乳房温存療法がこれにあたり，放射線で再発を防ぐことができるため，切除範囲が最小限ですむというメリットがある。また，通常の方法では切除できない部位にがんが拡がっている場合，切除可能な部位だけを切除し，切除できなかった部位を放射線で治療するという方法もある。

### 6）全身照射

　骨髄移植を施行する直前に，全身の照射を受けることで自分の免疫力が落ちる。移植さ

れる骨髄と自分の免疫との抗体反応を避け，移植する骨髄を生着させるために行われる。また白血病などの再発を減らすために行われる。

### 7）抗がん薬との併用治療

臓器の形態や機能を温存することが可能な治療である。頭頸部がん，悪性リンパ腫，子宮頸がん，肺がん，食道がん，前立腺がん，皮膚がんなどで行われている。化学放射線療法（chemotherapy＋radiotherapy，通称「ケモラジ」）は，集学的治療として現在広く行われている。

### 8）緩和治療

日常生活を苦痛がなく安楽に過ごすことができるようにすることが目的である。症状緩和のために患者のQOLを低下させないよう副作用が少ない線量で照射が行われる。骨転移による疼痛のコントロール，神経症状の改善，骨折予防，脳転移による神経症状，がん組織による気管・血管・神経などの圧迫症状の緩和などがある。

## 3 放射線の安全管理

放射線による被曝を最小限にするために，医療従事者として限度が決められている。放射線従事者では通常作業5年間で100ミリシーベルト，1年間で50ミリシーベルトという基準が設けられている。そのための測定器具として，フィルムバッジや熱ルミネッセンス線量計，蛍光ガラス線量計，ポケットチェンバーなどを，放射線を取り扱うときには携帯することが義務づけられている。通常男性は胸部，女性は腹部に付けるが，それ以外の部位で被曝が考えられる場合は，その部位に着用する（図1-10）。

放射線管理区域では，災害や救急時の対策として防災訓練を実施したり，従事者の教育を行い，施設内外の環境を安全に管理していく。放射線区域の安全を図るための放射線シンボルマークが表示されている（図1-11）。

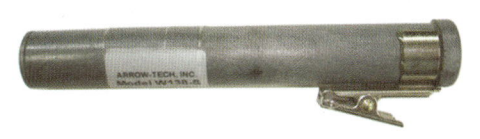

写真提供：MEASURE WORKS株式会社
図1-10 放射線線量バッジ（直読式ポケット線量計）

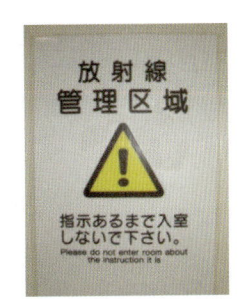

写真提供：医療法人社団日高会日高病院
図1-11 放射線シンボルマーク

# 看護技術の実際

## A 主治医からの説明の確認

- 目　　的：放射線治療を受ける患者のインフォームドコンセントの場に立ち会い，理解度を把握する
- 適　　応：放射線治療の適応が検討された患者

| | 方　法 | 留意点と根拠 |
|---|---|---|
| 1 | 治療計画の理解（➡❶）<br>1）医師の説明内容を把握する<br>2）患者の表情を観察する<br>3）患者が自己決定できるよう反応を確認する | ●看護師は医師と患者の調整役・代弁者となる<br>●がん治療として有効な治療法の一つであることを踏まえてかかわる<br>❶不安をもって受診する患者は，医師からの説明を理解するのに時間がかかったり，質問があってもできない状況がある |
| 2 | 患者の反応理解（➡❷）<br>放射線治療に対する不安の表出があれば，それを聞いて対処する | ❷患者の理解度を確認する |
| 3 | 放射線科治療部門との連携<br>患者の状況を放射線科看護師に申し送る | |

## B 放射線科医師の診察時の介助

- 目　　的：放射線治療医からの具体的な説明時の患者の反応や理解度を把握する
- 適　　応：悪性腫瘍，悪性リンパ腫，脳転移など放射線治療を始める患者

| | 方　法 | 留意点と根拠 |
|---|---|---|
| 1 | 医師からの説明の場に立ち会う | ●放射線科医師から患者へ，放射線治療の適応や治療効果，有害事象，治療計画などが説明される |
| 2 | 説明を聞いている患者の反応を確認する | |
| 3 | 治療方法のパンフレットを用いてわかりやすく説明する（➡❶）<br>1）いつ，どこで，どのように治療が行われるのか，具体的なスケジュールを示す<br>2）可能性のある症状や副作用を説明する | ❶放射線治療に対して患者はすぐに理解を得られないことがある<br>●治療方法や疾患別のパンフレットに個別性を考慮して説明する |
| 4 | どんなことでも話を聞く受容的な態度で接する | ●治療法のメリット・デメリットを理解したうえで治療の決定をすることが大切である |
| 5 | 質問や疑問，不安なことに対して医師に伝えたり，解決策を考える | |

## C 位置決め（照射範囲決定）時の介助

- 目　　的：放射線を照射する部位や範囲を正確に決定する
- 適　　応：悪性腫瘍，悪性リンパ腫，脳転移など放射線治療を始める患者

| | 方　法 | 留意点と根拠 |
|---|---|---|
| 1 | 排尿を済ませておく | ●正確な治療部位の決定のため治療時と同じ体勢で撮影となり，慎重に時間をかけて行われる |
| 2 | 検査中の声かけや観察を行う | |
| 3 | 時々進行状況を説明し，訴えを聴く | |
| 4 | 治療時の体位と位置決め<br>　1）治療時と同じ体位のため，上肢を挙上したままの姿勢をとり続けることもある<br>　2）頭頸部の場合，固定具（シェル）を顔全体にかぶせるので，手を握って反応を確認する（➡❶）<br>　3）シェルは温めて柔らかくして使用することを説明して使う<br>　4）患者の意向をくみながら，腰枕などを使用し安楽な体勢をとる | ●位置決めのときは放射線技師と医師が中心となってかかわっているため，看護師は患者の表情や状態の変化を見逃さないよう観察を行う<br>●治療部位によって，体位や前処置が変わる<br>❶シェルは鼻の部分のみ開け，目を閉じ，口も動かせない状態になることもある |
| 5 | 造影剤を使用する場合（➡❷），サチュレーションモニターをつけたり，救急カートの準備をしておく（アドレナリン，サクシゾンなど） | ●造影剤はヨード剤であり，アレルギーの有無の確認，腎機能の確認，体重の確認などが必要である<br>❷頭頸部の疾患など細かい部位で，血管などの存在を区別するため造影剤を使用する |
| 6 | 検査台が高いため，終了後は転落しないよう気を配り，声をかける | |

## D マーキング指導

- 目　　的：放射線治療範囲を確実に継続する
- 適　　応：胸部，腹部に放射線治療を受ける患者

| | 方　法 | 留意点と根拠 |
|---|---|---|
| 1 | 照射範囲に油性ペンや専用シールで印をつける（➡❶） | ❶正確な照射範囲を保つ必要があり，消えてしまうともう一度位置決めをしなければならない |
| 2 | 下着にも油性ペンのマジックがついてしまうことを話し，了解を得る。その際，タオルで保護することもある | ●顔面や頭部，肺への照射時は固定具（シェル）を使用することが多い（➡❷）。<br>❷シェルは，呼吸の動きによって照射部位の違いが出ないように，呼吸を安定させて治療するために使用される<br>●乳房・肺・子宮・前立腺などの照射では，シェルは使わず，直接皮膚にマーキングすることが多い |
| 3 | 治療中に印が消えないように気をつけることを説明する | ●印が消えた場合，治療時に放射線技師が書き直すので大丈夫であることを説明する<br>●入浴や汗によって印が消えないように気をつけることを伝える。万一印が消えた場合は，患者が自分で書き加えない |
| 4 | 治療中は，放射線技師が印の位置を確認する | ●放射線技師のかかわりが多くを占めるが，看護師も時々患者に声をかけ，訴えを聴く |
| 5 | 治療が終わればマーキングは消せることを説明する | |

## E 照射線量の決定に合わせた指導

- 目　　的：個々の患者に合わせた照射線量の違いによる治療回数を理解する
- 適　　応：それぞれの患者によって異なる

| | 方　法 | 留意点と根拠 |
|---|---|---|
| 1 | 照射線量は，腫瘍の大きさや種類に合わせて放射線腫瘍医が決める（→❶） | ❶腫瘍制御の線量を必要とされる |
| 2 | 照射線量<br>1）1回1.8～2Gyで週5回，総線量60Gy程度の根治照射（→❷）<br>2）術前・術後照射では30～50Gy，1日2Gy×15日間で30Gy<br>3）悪性リンパ腫では30Gy～40Gy | ❷根治的か緩和的か，重篤な障害が許容できる障害か，耐容線量のバランスはどうかなど，様々な状況を考慮しながら決める<br>●他の抗がん薬治療や手術療法と組み合わせて治療を進める |
| 3 | 緩和的照射<br>1）転移性骨腫瘍では，1～3週の外部照射<br>2）転移性脳腫瘍では，状態に応じて手術または放射線治療が行われる。2～5週の外部照射 | ●転移性骨腫瘍により脊髄が圧迫されると，歩行困難，しびれや感覚がなくなる<br>●転移性脳腫瘍では，神経症状の60～70％が放射線治療前よりも改善されている |

## F 外部照射時の看護

- 目　　的：リニアック，ガンマナイフ，サイバーナイフなどの外部照射機器を用いた放射線照射を安楽・安全に受けることができる
- 適　　応：悪性腫瘍，悪性リンパ腫，脳転移，緩和治療中の患者

| | 方　法 | 留意点と根拠 |
|---|---|---|
| 1 | リニアック<br>1）リニアックの寝台に仰臥位になる<br>2）側臥位や腹臥位になることもある（→❶）<br>3）少しでも安楽な体位とする<br>4）ベルトで体幹を固定する<br>5）治療中は一人になるため，落ちないように気をつける（→❷）<br>6）治療中はモニターで観察していること，声は聞こえることを話す<br>7）安心して治療を受けられるように気を配る<br>8）治療中のみ被曝する（→❸）<br>9）皮膚の変化がないか治療時に観察する（→❹）<br>10）軟膏などを使用した場合は，照射の前に落とすか，照射後すぐに塗布し，その後は使用しないようにする<br>11）表情から不安や苦痛がないか観察し，声かけをする | ❶治療する腫瘍の部位によって体位が決まる<br><br>❷治療中は患者以外の人間の被曝を避けるため，患者一人となる<br>●数分間動かないようにして治療を受けなければならず，安楽・安全に配慮する<br><br>❸リニアックのスイッチ（電源）を入れなければ放射線は出ない<br>❹皮膚の変化によって，治療を休止することもある |
| 2 | ガンマナイフ<br>1）患者の頭部を動かないよう金属でしっかりと固定する<br>2）患者の治療位置が決まり次第，治療室から退室する（→❺）<br>3）ヘルメット型の固定具を患者の頭部にかぶせ，そのヘルメット型の固定具から，$^{60}$Coががん組織の1点に集中して放射される | ●ガンマナイフは脳腫瘍の治療に使用され，ナイフで切り取ったようなシャープな効果が得られる<br>❺医療者の被曝を最小限にするため |

| 方法 | 留意点と根拠 |
|---|---|
| 3　サイバーナイフ（図1-12）<br>　1）病巣位置の確認のため，メッシュ状のマスクをつける<br>　2）金属で固定する必要はない<br>　3）X線透視用カメラが患者の動きをモニターしている<br>　4）患者のセットアップ時のずれや治療中の微妙な動きを自動的に検出し，ビームを補正する<br>　5）看護師は治療前後の患者の訴えを聞いたり，訴えの対処をする | ●サイバーナイフは，ガンマナイフをさらに進化させた治療機器である<br>●脳腫瘍や耳鼻科，口腔外科の腫瘍などに限定される<br>●米国などでは肺がんや膵臓がんへの治療も行われ，正常細胞へのダメージが少ないことから今後の発展が期待される |

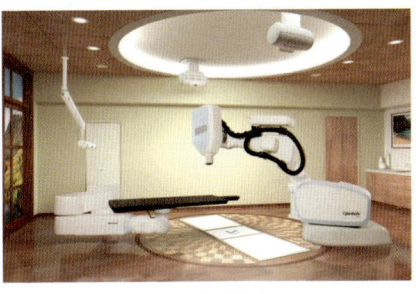

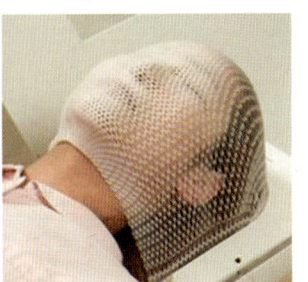

写真提供：日本アキュレイ株式会社
**図1-12　サイバーナイフ**

## G　小線源照射時の看護（前立腺がん）

- ●目　　的：腫瘍組織に直接小線源を刺入して治療効果を得る
- ●適　　応：前立腺がんの患者

| 方　法 | 留意点と根拠 |
|---|---|
| 1　事前の準備<br>　1）患者の事前準備を医師に確認する<br>　2）麻酔など，患者には事前にオリエンテーションをし，同意を得る<br>　3）超音波（エコー）の器械を用意する | |
| 2　小線源治療の実際<br>　1）検査着，検査パンツに着替える<br>　2）全身麻酔もしくは下半身麻酔を行う<br>　3）砕石位をとる<br>　4）検査中は定期的にバイタルサインの観察をする<br>　5）医師は手袋を着用する<br>　6）膀胱留置カテーテルを挿入する<br>　7）直腸からプローブ（超音波検査器具）を挿入する<br>　8）治療は2時間程度かかる<br>　9）超音波の画像を見ながら，会陰部から前立腺内へ筒状の針を刺入する<br>　10）針を通して$^{125}I$の小線源が挿入される<br>　11）針を刺入する位置，小線源を挿入する部位はコンピュータで計算して決定する | ●小線源治療のメリット<br>・身体的負担や治療のリスクが少ない<br>・入院期間が4日間程度で早い社会復帰が可能<br>・治療効果は手術や外照射療法と同程度である<br>・性機能障害や尿失禁などの副作用が手術に比べて少ない |
| 3　治療終了後の日常生活指導（→❶）<br>　1）退院後に小線源が排出されたら，手で触らずにスプーンなどで瓶に回収し，治療を受けた病院に連絡する | ❶治療後1年間は小線源が体内にあるので，被曝に対する生活上の注意が必要である<br>●小線源治療をした証明のカードを携帯する |

| 方法 | 留意点と根拠 |
|---|---|
| 2）治療後2〜3週間は性行為を避ける。シード線源が精液中に出ることがあるので、一定期間はコンドームを使用する<br>3）普通の生活なら周囲の人に被曝の影響はないが、小さい子どもを長時間膝の上に乗せたり、妊婦との長時間の接触を避ける | ● MRI検査や空港の金属探知検査は問題ないが、放射線探知などでは検出される場合があり、治療後1年以内の海外旅行には英文の治療証明書を持参することが望ましい<br>● 治療後1年以内にその他の手術を受ける場合には、手術担当医と小線源治療担当医同士で連絡を取り合ってもらう<br>● 治療後1年以内に患者が死亡した場合は、前立腺を摘出・保存の解剖が必要となるため、家族やキーパーソンに小線源治療を受けた病院に連絡するよう説明する |

## H 内部照射（腔内照射）時の看護（子宮がん）

● 目　　的：子宮内腔から放射線を照射し、腫瘍細胞を縮小させる
● 適　　応：子宮がんの患者

| | 方法 | 留意点と根拠 |
|---|---|---|
| 1 | **事前準備**<br>1）治療に対するオリエンテーションを実施し（→❶）、同意を得ておく<br>2）病棟または外来で前投薬を使用し、鎮静を図る（アタラックス®P、ペンタジン®、ボルタレン®SP、サイレース®など） | ❶患者が安心して治療を受けることができるように努める<br>● 看護師は必要物品を無菌的に拡げ、用意しておく<br>● 病棟や外来からの移送を受け、治療台に乗るための介助をする |
| 2 | **治療の実際**<br>1）排尿を済ませ、治療用のパンツに履き替える<br>2）患者は治療台に砕石位となる<br>3）長時間になるため、低反発マットを使用したり、安楽な状態で治療できるように工夫する<br>4）転落しないよう、両足を固定する<br>5）膀胱留置カテーテルを挿入する<br>6）キシロカイン®スプレーで子宮口に麻酔をかける<br>7）アプリケータ（オボイド、タンデム）を子宮頸部から挿入する<br>8）子宮頸部にニードル針を刺入することもある<br>9）CTでアプリケータの位置を確認する<br>10）看護師は患者の状態を確認したり、転落などないように傍で見守る<br>11）治療器具の位置を確認し、RALSに接続し、治療を開始する<br>12）照射範囲の位置決めに時間がかかるが、実際の照射時間は15分〜20分くらいである | ● 治療台で砕石位になるので、羞恥心に配慮する<br>● 掛け物の調整をして、安楽な状態をつくる<br><br>● 治療中の安静のため、膀胱留置カテーテルを挿入するので、患者への説明と医師の介助を行う<br>● 子宮頸部を拡張するとき、患者は苦痛を伴うので、患者の観察を続け対処する<br><br>● 鎮静薬を使用しているが、終了するまで、治療中はモニターから観察を続ける<br>● 放射線医師・放射線技師・看護師の連携を図りながら治療を進める<br>● 外部照射＋腔内照射1週間に1回を4クールしたり、抗がん薬治療4クール＋腔内照射など、患者によって照射回数は異なる<br>● 外部照射後の皮膚や粘膜の状態によって、痛みの感じ方が違ったり、治療回数によっても患者の感じ方が違うため、個別性を考慮してかかわる |
| 3 | **治療後のケア**<br>1）アプリケータを抜去すると、出血がある。ヨードホルムガーゼを挿入した場合は、翌日抜去する<br>2）ナプキンを使用し、出血の持続に注意する。止血を確認したり、患者に説明する<br>3）次回の診察、または今後の診察など説明する | ● 止血の確認とその後の日常生活における指導を行う<br>● 治療が終了すれば被曝などの心配はないが、晩期合併症などの説明をして理解を得ておく |

## I 内部照射（RI内用療法）時の看護　（甲状腺がん）

- 目　的：RI内服による甲状腺へのRI集積によって，腫瘍の縮小を図る
- 適　応：甲状腺がんの患者

| | 方　法 | 留意点と根拠 |
|---|---|---|
| 1 | **RI内服計画に合わせた事前準備**<br>1）患者に事前オリエンテーションを行い，同意を得る<br>2）医師の指示により，甲状腺ホルモン薬を休薬する。チラーミンS（T4製剤），チロナミン（T3製剤）（➡❶）<br>3）ヨード制限食を摂取する | ❶甲状腺ホルモンを中止したり，ヨード制限食とすることで，一時的にホルモン低下状態にしている。そのため甲状腺刺激ホルモンが活性化され，RI薬（$^{131}$I）を内服したときに吸収力が強まる |
| 2 | **RI病棟での治療開始**<br>1）RI管理病棟に入院する（➡❷）<br>2）RI薬（$^{131}$I）内服を開始する<br>3）投与量3700〜7400MBq<br>4）体表の放射線量を測定する<br>5）1週間程度の入院が必要である<br>6）RI薬投与後の副作用や状態の変化を観察する<br>7）排泄後はできれば2度水洗の水を流す<br>8）体表の放射線量が，基準値（500MBq，1mの距離で30μSV/h）以下になったら退院となる | ❷汗，唾液，尿，大便などにも放射性ヨウ素が含まれ，周囲の人が微量の放射線を受ける可能性がある<br><br>●放射線は時間とともに少なくなるので，ある程度の期間，注意して生活することで周囲の人への影響が減少する |
| 3 | **RI病棟での治療後の生活指導**（➡❸）<br>1）医師の指示により，甲状腺ホルモン薬を再開する<br>2）退院後の生活について説明する<br>3）生活指導を行う<br>4）周囲への被曝について説明する<br>5）小児や妊婦と接する機会のある人は，職場を2週間ほど休職することをすすめる<br>6）治療後6か月間は妊娠，授乳などは避ける。男性も6か月間避妊する<br>7）定期的に外来受診し，検査を行う<br>8）RI病室の投与記録は5年間保管する | ❸内服した放射性ヨウ素は，退院後も極少量の放射線を出す<br>●日常生活上の注意点は，施設で基準を決めている<br>●小児や妊婦と親密に接触したり，添い寝するなど近くで長時間過ごすことは避ける<br>●15分以上小児を抱かないようにする<br>●数日間は，汗や唾液がつくようなタオル，歯ブラシ，はし，スプーンなど個人専用で使用する<br>●数日間は，洗濯は他の人と別にして，入浴も最後に入る<br>●男性は尿の飛散による汚染を軽減させるため，便座に座り排尿する<br>●他の人と同じベッドや布団で寝ることは避ける |

## J 定期的診察時の看護

- 目　的：放射線治療の有害事象，晩期合併症の観察と対処を行う
- 適　応：放射線治療を受ける患者

| | 方　法 | 留意点と根拠 |
|---|---|---|
| 1 | 放射線腫瘍医師による定期的な診察の介助をする | ●週に1〜2回の診察を行い，経過観察しながら，治療を進めていく |
| 2 | 患者が訴えやすいような環境をつくる | |
| 3 | 患者の訴えや症状をもとに，治療計画の変更を行うこともある | ●状態や症状によって，薬が処方されることもある<br>●フィードバックして照射範囲の位置決めからやり直したり，中止することもある |
| 4 | 副作用の出現がないか観察をする | ●X線検査や血液検査を行い，状態を確認する |

## K 治療終了時の生活指導

- 目　　的：放射線治療を実施した後の日常生活上の注意点を説明する
- 適　　応：放射線治療終了した患者

| | 方法 | 留意点と根拠 |
|---|---|---|
| 1 | 看護師は患者の訴えを聴く（➡❶） | ❶看護師が聴こうとする姿勢でいることで，治療中に感じたことや，気になることを話すことができる |
| 2 | 患者に声をかけ，異常や心配事がないか確認する（➡❶） | |
| 3 | 照射部位の皮膚の保護について説明する。印を消さない，こすらない，傷つけないなど | |
| 4 | 皮膚の状況を確認する（発赤，腫脹，びらん，色調の変化，瘙痒感など） | ● 皮膚の管理については，必ず守ってほしいため，パンフレットなどを使用し，周知する |
| 5 | 次回の治療について説明する | ● 長い期間放射線治療が行われるため，患者が納得して治療を終えることを目指す |
| 6 | 外来の患者であれば，受診手順，会計方法など来院時から，放射線治療を受けて病院を出るまでの流れを説明する（➡❷） | ❷放射線にネガティブなイメージをもつ患者がいるため，不安なく治療が進められるよう看護師は患者の立場になってかかわる |

### 文献

1) 池田恢編：放射線診療と看護＜新体系看護学全書　別巻3＞，メヂカルフレンド社，2000.
2) 小松浩子・中根実・神田清子・他：がん看護学＜系統看護学講座　別巻＞，医学書院，2013，p.137-156.
3) 祖父江由紀子：放射線治療にともなう看護，大西和子・飯野京子編，がん看護学—臨床に活かすがん看護の基礎と実践，ヌーヴェルヒロカワ，2011，p.179-212.
4) 古瀬信代表・菅原正：放射線治療，臨床放射線医学＜系統看護学講座　別巻7＞，医学書院，2002.
5) 岩井郁子代表，岡部聰子・大西和子：放射線治療を必要とする患者の看護，臨床看護総論，医学書院，2008，p.304-316.
6) 放射線医学総合研究所監：ナースのための放射線医療，朝倉書店，2002.
7) 群馬健康医学振興会・群馬大学医学部同窓会刀城クラブ編：重粒子線切らずに治すがん治療と医療最前線，上毛新聞社，2010.
8) 日本核医学会分科会・腫瘍・免疫核医学研究会・甲状腺RI治療委員会：甲状腺癌の放射性ヨウ素内用療法に関するガイドライン　第5版，腫瘍・免疫核医学研究会ホームページ.
http://oncology.jsnm.org/files/pdf/thyroid-guideline_201408.pdf〔2015. Apr. 15〕

# 2 有害事象に対する症状マネジメント

**学習目標**
- 放射線療法による口腔粘膜炎とその生活への影響を理解する。
- 放射線療法による皮膚炎とその生活への影響を理解する。
- 放射線療法による有害事象の程度をアセスメントし援助することができる。

　一般に放射線治療期間中から3か月以内に発症するものを急性期有害事象，放射線治療終了後約6か月から数年経過してから発症するものを晩期有害事象とよぶ。本節で取り上げるのは前者であり，晩期有害事象については，次節の「晩期合併症のアセスメントと援助」で詳述する。急性期有害事象は，主に照射部位の炎症として粘膜炎や組織の浮腫状の変化に起因するもので（表2-1），照射終了後徐々に軽快・改善する。放射線療法による有害事象として，ここでは口腔粘膜炎と皮膚障害に焦点を当てて述べる。

## 1 放射線照射による口腔粘膜への影響

　口腔は，歯・歯肉・顎・口蓋・頰・舌・粘膜・唾液腺などを含む口の中の空間のことであり，唾液により常に湿潤している。頭頸部領域で行う放射線治療は，原疾患だけでなく転移しやすい頸部リンパ節にも広範囲に照射を行うため，口腔のほかに咽頭や喉頭，上部食道にも影響を及ぼす。口腔内に疾患や症状があると，開口や咀嚼・嚥下機能，言語・発音の能力，気道の一部としての機能が障害される。思うように食べられない・飲み込めない，スムーズに話せない・聞き取ってもらえない，痰や粘性の強い唾液の貯留や逆に乾燥

**表2-1 放射線治療にみられる急性期有害事象**

| 照射野にある臓器・組織 | 有害事象 |
|---|---|
| 皮膚 | 放射線性皮膚炎（軽い発赤，紅斑，乾燥，熱感，瘙痒感，脱毛，湿性落屑，びらん） |
| 頭頸部 | 口内炎，味覚障害，咽頭部痛・嚥下時痛，唾液分泌減少，口腔内乾燥，食事摂取困難，鼻閉感，嗅覚減弱 |
| 食道 | つかえ，嚥下時痛，胸焼け，嘔吐，食事摂取困難 |
| 腸管 | 下痢，腹痛，食欲低下，脂肪分の吸収低下 |
| 肺 | 咳，発熱，息切れ，X線写真上の肺炎像（放射線性肺臓炎） |
| 脳 | 脳浮腫・頭蓋内圧亢進（頭痛，悪心，眩暈） |
| 骨・骨髄 | 骨転移部の疼痛緩和，再石灰化，骨髄障害（骨芽細胞減少） |
| 眼 | 結膜炎，角膜炎（かすみ，涙の減少，眼脂，充血） |
| 生殖・泌尿器 | 膀胱炎（頻尿，血尿，残尿感），腎炎，不正性器出血，会陰部・肛門周囲の皮膚炎 |

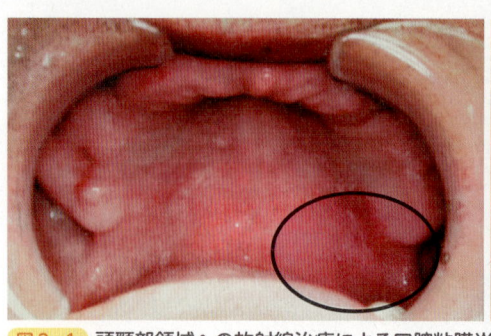

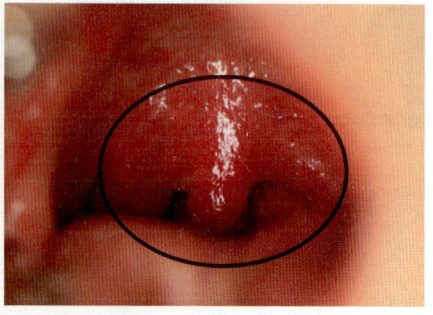

図2-1 頭頸部領域への放射線治療による口腔粘膜炎（○で囲った範囲）

しヒリヒリする感覚，咽頭粘膜の浮腫によって気道が狭まり息苦しさを感じる場合もあり，身体的・心理的苦痛が増す。

　放射線は粘膜感受性が高いため，頭頸部領域への照射による口腔咽頭粘膜の反応は比較的早期から出現する。照射範囲内には耳下腺・顎下腺・唾液腺があり，照射線量20Gyくらいより唾液の分泌が障害されて著明な口腔内乾燥や味覚障害が生じる。唾液の分泌低下に伴い口腔内の自浄作用が低下し，う歯やカンジダ症などの感染が発生しやすくなる。

　照射線量が30～40Gyになると，粘膜の発赤・紅斑・びらん・白苔付着・口内痛・嚥下時痛が出現し（図2-1），抗がん薬治療を併用する場合は症状が悪化しやすい。また口腔粘膜炎の痛みや嚥下困難から誤嚥しやすい。それらは患者の生活の質を低下させるだけでなく，誤嚥性肺炎や出血を伴うびらんを形成すると治療を休止することになり，治療効果が低下してしまう。そのため，口腔内の状態を的確にアセスメントし，口腔ケアを適切かつ継続的に実施すること（表2-2，3，4），患者がセルフケアできるようになることはとても重要である。治療開始前に，歯科医の診察やう歯の抜歯，歯科衛生士にブラッシング方法の指導を受けてもらい，指導どおりに実施できているかの確認と一部介助を行う。義歯

表2-2 口腔内のアセスメント項目と内容

| 項　目 | アセスメント内容 |
| --- | --- |
| 口腔粘膜・口蓋 | 発赤，乾燥，疼痛，潰瘍，出血，カンジダの有無 |
| 舌 | 発赤，疼痛，舌苔，乾燥，潰瘍（アフタ），カンジダの有無，色調（舌の再建術後であれば皮弁の色調と状態） |
| 歯牙 | 疼痛，う歯や動揺の程度，義歯の有無とかみ合わせ |
| 歯肉 | 色，発赤，疼痛，腫脹，潰瘍（アフタ），出血の有無 |
| 咽頭 | 発赤，疼痛，乾燥，潰瘍，カンジダ，出血の有無 |
| 開口状態 | 開口の程度，開口障害の原因となるもの |
| 口腔内の清掃状態 | 食物残渣，口臭，歯垢・歯石 |
| 歯磨きの習慣 | 回数（各食後と寝る前），歯磨き剤の種類，義歯の有無と洗浄・保管方法，患者の口腔ケアへの関心とセルフケア能力 |
| 含嗽の習慣 | 含嗽液の種類（保湿剤や表面麻酔薬の混合の有無），実施回数 |
| 食事内容 | 食事の形態と摂取量，食べられる食材と形態，飲水量，咀嚼・嚥下の状態，ムセの有無 |
| リスクファクター | 刺激物（喫煙，飲酒，香辛料，高温の飲食物）による粘膜刺激，抗がん薬併用の有無，骨髄抑制や低栄養の有無 |

**表2-3** 口腔内の有害事象の一部とCTCAEv4.03のグレード評価

| CTCAE v4.0 | Grade 1 | Grade 2 | Grade 3 | Grade 4 | Grade 5 |
|---|---|---|---|---|---|
| 口腔粘膜炎 | 症状がない，または軽度の症状がある；治療を要さない | 中等度の疼痛；経口摂取に支障がない；食事の変更を要する | 高度の疼痛；経口摂取に支障がある | 生命を脅かす；緊急処置を要する | 死亡 |

CTCAE v4.0日本語訳JCOG版　JOC：日本臨床腫瘍グループより引用
JOCGホームページ　http://www.jcog.jp

**表2-4** 照射線量と口腔粘膜の症状へのケア

| 照射線量の目安 | 口腔内の主な症状 | ケア |
|---|---|---|
| 開始〜20Gy | 口腔内の乾燥の自覚<br>わずかな症状で摂食に影響なし（Grade 1） | ①ブラッシング指導・口腔内用保湿剤使用 |
| 20〜40Gy | 粘膜の紅斑，嚥下時痛，口腔内乾燥の進行<br>症状はあるが，食べやすくした食事を摂取し嚥下することはできる（Grade 1〜2） | ①に追加して，<br>②含嗽液の使用（ハチアズレやP-AG液）<br>③食前のアセトアミノフェン内服 |
| 40Gy〜 | びらん，白苔付着，血がにじむ，強い嚥下時痛<br>十分な栄養や水分の経口摂取ができない（Grade 2〜3） | ①〜③に追加して，<br>④４％キシロカイン入りハチアズレ含嗽，カンジダの偽膜があればファンギゾン含嗽，<br>⑤鎮痛剤：オピオイド製剤を併用<br>⑥粘膜が易出血状態のときはブラッシングなど刺激禁<br>⑦別経路での栄養管理と指導（末梢・中心静脈栄養，胃瘻や経管での栄養管理）<br>⑧誤嚥のリスクが高ければ，照射終了まで経口摂取を禁止あるいは嚥下リハビリテーション指導 |

を使用している場合，頭頸部領域への放射線治療中と治療終了後2〜3週間は義歯が粘膜炎の炎症部位に当たり悪化する可能性があるので，基本的に義歯は装着しない。食事のときに咀嚼しにくければ義歯を装着し，毎食後に必ず取りはずして洗浄し保管をする。

粘膜炎（びらん・発赤）や疼痛は，照射終了後2週間程度で徐々に軽快するが，口内乾燥や味覚障害は長期間残存する。舌の一部も照射野に入るため味蕾が障害され，味覚消失や何を食べても苦く感じるなどの味覚障害を生じる。味覚だけが問題というよりも，唾液減少・嚥下困難感・嗅覚障害・口腔咽頭粘膜炎・口腔内の不衛生などが関連しあって食欲が減退し，嚥下時痛や嚥下障害も出現して思うように食べられないことや，以前好きだった物がおいしく感じらないために挫折感・失望感につながる。これらの症状と折り合いをつけて生活ができるように，食事の工夫の仕方について家族も含めて指導をし，理解と協力を得る。また，咀嚼や嚥下に苦痛が伴うようならばミキサー食へ変更したり，経管栄養（経腸栄養）・点滴での補液を併用したりする。少量でも経口摂取ができるよう，疼痛マネジメントを行う。食前にアセトアミノフェンの内服を開始し，その後照射回数が増え粘膜炎が悪化するにつれ，オピオイド製剤を追加する。薬の使用量や内服や貼付剤・注射など投与方法の選択は，疼痛と嚥下障害の程度に応じて行う。照射がすべて終了し，粘膜炎が改善してきたら徐々にオピオイド製剤を減量し，1か月程度でほぼ中止することができる。

## 2 放射線照射による皮膚への影響

　皮膚は人体の表面を覆い，諸臓器を保護しているが，単なる覆いではなく生命の維持に必要な様々な機能を担っている。皮膚の表皮には皮溝という大小の溝が交差し，その間に皮丘が形成されている。皮溝に区画された三角形・多角形の領域は，皮野とよばれている。皮膚の厚さは1.5～4mmで，掌蹠（手掌と足底）が特に厚くなっている。皮膚は上層から表皮・真皮・皮下組織の3層に分けられ，その下に筋肉・骨などの組織が存在している。

　皮膚の機能には，外力や刺激に対する保護作用，免疫機能，保湿作用，体温調節作用，知覚作用，分泌・排泄作用がある。

　放射線性皮膚炎とは，放射線被曝の刺激により照射野の皮膚に急性・慢性炎症が生じた状態であり，照射開始から2～3週間後に発生することが多い。一般に照射線量が少量の場合は一過性の紅斑のみで皮膚症状が現れないことが多いが，ある程度の照射線量を超えると紅斑，浮腫，小水疱，びらん，潰瘍などの急性炎症症状が出現する（図2-2）。また，数年後に瘢痕，萎縮，角化，毛細血管拡張，潰瘍などの後遺症を残すことがある。

　患者の全身状態，年齢，栄養状態，皮膚疾患の有無，抗がん薬併用の有無などにより，症状の出現時期や程度，回復にかかる時間は異なるが，皮膚と皮膚が重なり合うところや可動性の高い頸部，腋窩，乳房下，肘窩，会陰部，大腿内側，膝窩などは皮膚障害が発生しやすい。

　放射線性皮膚炎の程度によっては治療中止の検討が必要となるが，患者は症状が悪化しても「治療を中止したらがんが進行するのではないか」といった不安から，日常生活に支障をきたすようになって初めて医療者に相談してくる人もいる。また，放射線性皮膚炎は自覚症状としての瘙痒感や痛みだけでなく，外見的変化により患者の不安や羞恥心を増強させることもある。会陰部や肛門部は羞恥心から炎症や痛みがかなりひどくなるまで我慢することや，治療後に残る照射部位の色素沈着や脱毛がボディイメージの変化につながり，悩む患者もいる。このような患者への精神的サポートが重要であり，皮膚の状態を観察する際も，プライバシーに十分配慮する。また，放射線治療による急性の皮膚反応や脱毛は適切なケアを行うことによって回復することを説明し，安心感につなげる。

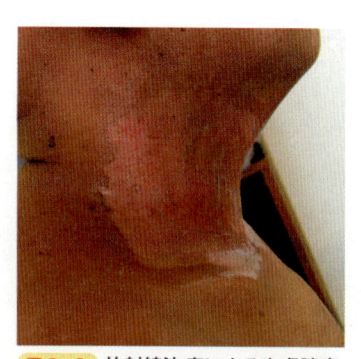

図2-2 放射線治療による皮膚障害

## 看護技術の実際

### A 口腔粘膜炎が起きているときの口腔ケア

- 目　　的：（1）口腔内の清潔を保持し，誤嚥性肺炎や口腔粘膜炎の悪化を予防する
　　　　　　（2）口腔内の観察とセルフケアへの働きかけを行う
- 適　　応：頭頸部領域への放射線療法を受ける頭頸部がんや上部食道がん・頸部リンパ節転移がん患者で，口腔ケアの手技を習得していない場合や介助を要する場合
- 必要物品：歯ブラシ（毛が軟らかくヘッドが小さいもの），スポンジブラシ（自己喀出が困難なときにはサクションスワブや吸引機材を用意），コップ，水（しみるときは生理食塩水やアルコールを含まない低刺激性の含嗽薬），局所の疼痛緩和に表面麻酔薬（キシロカイン®ゼリー）や炎症性皮膚疾患治療薬（アズノール®軟膏），口腔内用保湿剤，タオル，ガーグルベースン，ペンライト，舌圧子，アングルワイダーや開口器（開口困難時），ディスポーザブルの手袋・エプロン・マスク

| | 方　　法 | 留意点と根拠 |
|---|---|---|
| 1 | 石けんと流水で手洗いを行い，ディスポーザブル手袋とエプロン・マスクを着用する（→❶） | ❶二次感染を予防するため |
| 2 | 患者に説明をする | ●目的や方法と所要時間 |
| 3 | 必要物品をベッドサイドに準備する | |
| 4 | 患者の準備をする<br>　1）口腔ケアを行いやすい体位にする<br>　2）口元をすぐ拭けるようタオルをそばに置く | ●病室内に洗面台があれば，その前で椅子に腰かけてもらう<br>●ベッド上生活患者では，しっかり座った姿勢になるまでギャッチアップをする，もしくは側臥位にして誤嚥や嘔吐に注意をする |
| 5 | 開口をし，口腔内を観察する | ●開口保持が困難な場合は，アングルワイダーや開口器を使用する（患者の苦痛に配慮する）<br>●「あー」と声を出してもらうと，舌背が下がって口蓋垂などの咽頭部が観察しやすくなる<br>●観察のポイントは**表2-1**を参照 |
| 6 | 局所の痛みのある箇所には，表面麻酔薬を混ぜた軟膏を塗布する | ●綿棒で，痛みのある箇所に触れないよう軟膏をたらすように塗布する |
| 7 | ブラッシングを行う<br>　1）1〜2歯ごとに歯ブラシを歯と歯肉の境に固定し，小きざみな振動を加える<br>　2）スポンジブラシを用いるときには，湿らせてスポンジを柔らかくしてから水気を絞り，歯茎から歯冠へ向かって歯垢をすくい取るようにみがく。1か所みがくごとに，水で汚れを落として次の箇所をみがく<br>　3）舌背は，奥から手前へ舌苔を絡め取るようにみがく<br>　4）開口の疲労や呼吸（咳嗽やむせ）に注意を払いながら，手早く行う | ●歯ブラシは，歯の側面に垂直になるように当てて実施（スクラッピング法）<br>●ブラッシングによる機械的な汚れの除去が主体なので，歯みがき粉はブラシの先にわずかにつける程度<br>●使用後のスポンジブラシは保管せず毎日処分する<br>●粘膜炎が強ければ，ブラッシングは控えて含嗽をこまめに実施する（**表2-2**参照） |

| 方　法 | 留意点と根拠 |
|---|---|
| 8　含嗽の介助をする<br>　1）1回量10〜20mLの水を口に含ませる<br>　2）ブクブクと前洗口を3回以上行い含嗽した液を吐き出してもらう（→❷） | ●水がしみるときは，別の含嗽液を用いる（表2-5）<br>●イソジン®やアルコールが含まれる含嗽液はしみるので用いない<br>❷誤嚥のリスクがあるのでガラガラと上を向いて含嗽はしない |

表2-5　含嗽液について

| 処　方 | 適　応 |
|---|---|
| 食塩水　NaCl 9グラム＋水1,000mL | 後頸部領域のCRT・造血幹細胞移植の重症口内炎 |
| ハチアズレ®・グリセリン・キシロカイン®含嗽<br>ハチアズレ®5包＋水500mL＋グリセリン60mL＋4％キシロカイン®5-10mL | 放射線療法・抗がん薬治療による口内炎の疼痛，咽頭炎の嚥下時痛に用いる<br>食事の口腔痛には食前に含嗽する |
| P-AG液<br>ブロマック®D 9錠＋注射用蒸留水20mL＋アルロイド®G液320mL | 頭頸部領域・縦隔照射<br>食後に10mL口に含んで口腔内にまんべんなく行き渡らせてから飲み込む |

| 方　法 | 留意点と根拠 |
|---|---|
| 9　患者の状態を確認する<br>　1）口腔内の清潔や疼痛・不快感の有無を確認する<br>　2）ケアの終了を伝え，労をねぎらう | |
| 10　片づけをし，記録・報告をする | ●患者の物品を使用したときは，紛失しないように注意する |

## B 放射線性皮膚炎のグレード別ケア

●目　　的：（1）皮膚炎のGrade評価（表2-3）を行い，適切なケアを行う
　　　　　　（2）皮膚を清潔に保ち，保護をすることで，二次感染を予防する
　　　　　　（3）グレードに合わせた適切なケアを行い，皮膚障害の重症化を防ぐ
●適　　応：（1）放射線療法を受けている患者
　　　　　　（2）放射線療法を受けており，皮膚障害が出現している患者

| 方　法 | 留意点と根拠 |
|---|---|
| 1　**Grade 0：変化なし**<br>　1）照射後1時間アイシングを行う<br>　2）スキンケアと日常生活における注意点として，以下のことを説明する❶<br>【清潔ケア】<br>（1）入浴やシャワーは可能である<br>（2）皮膚炎の程度により入浴ができない場合は，清拭を行う<br>（3）照射部位はナイロン製のタワシやタオルなどの硬くてざらざらしているものでこすらない。水分を拭くときは押さえるようにする<br>（4）照射部位は清潔を保つ。皮膚洗浄剤は低刺激性（弱酸性）のものを使い，十分に泡立てた泡を手に取って汚れを包み込むようにして洗う。皮膚洗浄剤が皮膚に残らないように十分洗い流す（→❶） | ❶弱酸性洗浄剤は脱脂力が低く低刺激性である。皮膚をこすったり，界面活性剤が皮膚に残留すると，角質が損傷を受け，角質水分量や皮脂量を喪失し，皮膚の乾燥を進行させる❷ |

| 方　法 | 留意点と根拠 |
|---|---|
| （5）頭部に照射している場合は，洗髪はぬるま湯で洗い流す程度にする。照射方法から頭皮への影響が少ないと思われる場合は，水で薄めたシャンプーを使用し，頭皮をこすらず流す程度に洗う。ドライヤーの熱風を使用しない<br>【衣服】<br>（1）下着や洋服は，身体を締めつけないゆったりしたものにする（きついブラジャー，ガードル，コルセット，下着のゴム，ベルトなど）（➡❷）<br>（2）照射部位に刺激になる衣服は避ける（糊のきいた硬い襟のワイシャツ，ウール・アンゴラなど毛の長い素材のタートルネックセーター，マフラーなど）。前にボタンがある上着を着用する<br>（3）直接肌に触れる下着や寝具は，刺激が少なく軟らかい素材がよい<br>【刺激物を避ける】<br>（1）照射部位に絆創膏や湿布類を貼らない<br>（2）市販の軟膏を使用しない。軟膏は医師から許可されたものだけにする<br>（3）照射部位のひげをそるときは，カミソリではなく（➡❸）電気シェーバーで軽く行う<br>（4）陰部や肛門に照射している場合は，排泄後に硬いトイレットペーパーでこすらない<br>（5）肛門洗浄器（ウォシュレット）は弱めの水圧で使用し，押さえるようにして拭く<br>（6）毎日シャワーで肛門部を洗浄し，清潔を保つ<br>（7）頭部に照射している場合，頭皮はブラシやくしで地肌をとかない。ヘアトニックや育毛剤などの使用も避ける<br>（8）照射部位に携帯カイロ，温枕，電気毛布，電気あんかなどを使用しない<br>（9）照射部位に香水を使用しない<br>（10）許可されたクリーム，化粧品，ローション，パウダー以外は使用しない（➡❹）<br>（11）照射部位はこすったり，掻いたりしない<br>（12）爪は常に短く切り，先を滑らかにしておく<br>（13）照射部位は直接日光（紫外線）が当たらないように衣服，帽子，サングラス，日傘などで保護する<br>【その他】 | ❷衣類の締めつけや化学繊維による刺激は，瘙痒感から皮膚の損傷につながる危険性がある<br><br><br><br><br><br><br><br><br><br><br><br>❸カミソリは表皮損傷をきたす<br><br><br><br><br><br><br><br><br><br><br><br>❹化粧品や外用剤の中には亜鉛や銀などを含むものもあり，散乱線によって有害事象を増強させる可能性がある❷<br><br><br><br><br>●以下のことに留意する<br>●治療中は温泉，プール，サウナ，岩盤浴，マッサージ，あん摩などは避ける<br>●照射部位の長時間の圧迫を避ける<br>●長時間の臥床時には，耐圧分散マットレスを使用する<br>●自力で動けない患者を介助するときは，皮膚の摩擦やずれが生じないようにする。衣服やシーツを引っ張らないで，身体を持ち上げて移動や体位調整を行う<br>●照射部位の粘膜は炎症を起こしやすい。仙骨部の治療の場合は，治療前に排便しておくことにより直腸粘膜への照射を防ぐことができる<br>●ストーマや瘻孔があり装具を装着している場合は，照射時に毎回剥がす必要はない。治療前に袋内の排泄物を廃棄しておく |

Ⅳ-2　有害事象に対する症状マネジメント

| 方法 | 留意点と根拠 |
|---|---|
| | ● 皮膚障害は入院中だけでなく退院後や通院治療中も生じる可能性があるので，予防的ケアは照射終了後も2～4週間は続ける |
| **Grade 1：わずかな紅斑や乾性落屑**<br>1) 皮膚刺激を避けるよう指導する<br>2) 肛門や会陰部は，ノンアルコール性の皮膚保護材や保護膜形成剤（サニーナ®＜油性＞，リモイスコート®，スキンプレップ®＜ノンアルコール＞）などを使用し皮膚を保護する<br>3) アズノール®軟膏塗布，オリーブ油塗布 | ● 放射線療法開始後2～3週間，20～30Gy頃に出現することが多い |
| **Grade 2：中等度から高度の紅斑，まだらな湿性落屑，ただしほとんどがシワやヒダに限局している。中等度の浮腫**<br>1) レスタミン®，アズノール®，アンテベート®，リンデロンVG®軟膏，ワセリン塗布<br>2) 痛みや範囲により自己管理困難であれば，洗浄，軟膏塗布を介助する | ● 放射線治療開始後3.5～4.5週間，35～45Gy頃に出現することが多い |
| **Grade 3：シワやヒダ以外の部位の湿性落屑。軽度の外傷やあん摩により出血する**<br>1) 滲出液の量や排膿の有無などに合わせて，レスタミン®，リンデロンVG®，リフラップ®，ソルコセリル®，GM®，アズノール®軟膏にソフラチュールガーゼ，バラマイシン®軟膏塗布，ワセリンなどを追加する。<br>2) 古い軟膏は生理食塩水を浸した大綿棒などでなでるようにして拭き取る。ガーゼの交換は1～2回/日程度とし，頻回な交換は皮膚の再生過程を妨げるため避ける<br>3) 疼痛コントロールを行う | ● 放射線治療開始後5～6週間，50～60Gy頃に出現することがある |
| **Grade 4：生命を脅かす皮膚全層の壊死や潰瘍。病変部より自然に出血する。皮膚移植を要する**<br>1) 疼痛コントロールと感染予防を行う<br>2) 消毒とGrade 3に示した各種軟膏処置を行う<br>3) 回復不可能な皮膚潰瘍や壊死をきたすため，医師の判断により放射線療法の一時休止など治療方針の再考が必要となる | ● Grade 4の皮膚炎はまれであるが，耐容線量以上の放射線照射によって生じることがある |

❶嶺岸秀子・千﨑登美子・近藤まゆみ編：放射線治療を受けるがんサバイバーへの看護ケア＜ナーシング・プロフェッション・シリーズ　がん看護の実践3＞，医歯薬出版，2009，p.46．
❷唐澤久美子・藤本美生編：がん放射線治療＜がん看護セレクション＞，学研メディカル秀潤社，2012，p.212-214．

## 文献

1) 久米恵江・祖父江由紀子・土器屋卓志・他編：がん放射線療法ケアガイド，新訂版，中山書店，2013．
2) 群馬県立がんセンター：口腔ケアマニュアル．
3) 小松浩子・中根実・神田清子・他：がん看護学＜系統看護学講座　別巻＞，医学書院，2013．
4) 宮下和男・道谷英子編：放射線科エキスパートナーシング，改訂第2版，南江堂，2009．
5) 辻井博彦監：がん放射線治療とケア・マニュアル＜クリニカル・ナースBOOK＞，医学芸術社，2003．
6) 丹生健一・佐々木良平編：カラーアトラス　目で見て学ぶ　放射線療法の有害反応，日本看護協会出版会，2011．

# 3 晩期合併症のアセスメントと援助

**学習目標**
- 晩期合併症の種類と出現時期について理解する。
- 放射線肺臓炎の病態と症状，治療の方法を理解する。
- 放射線肺臓炎の患者に対する看護支援方法を実施できる。
- 消化管出血の病態と症状，治療の方法を理解する。
- 消化管出血のみられる患者に対する看護支援方法を実施できる。

## 1 晩期合併症とは

　放射線治療後約6か月から数年経過してから発症するものを晩期有害事象とよぶ。晩期有害事象には，放射線肺臓炎，消化管出血，放射線脊髄炎，脳壊死などがあり（表3-1），これらの症状はいったん出現したら治癒することは少ない（不可逆的反応）。また急性期有害事象が落ち着いた後，一定の潜伏期間をおいて症状が出現することにより，患者は長期にわたって，症状出現のリスクを抱えながら生活をする。放射線治療終了後も継続的な

**表3-1 臓器別にみた一般的な晩期有害事象**

| 照射される臓器 | 晩期有害事象 |
| --- | --- |
| 脳 | 壊死，血管障害，頭痛，髄液漏 |
| 口腔・舌 | 口腔内乾燥，潰瘍，萎縮，味覚障害 |
| 咽頭・喉頭 | 疼痛，嚥下障害，潰瘍，喉頭浮腫 |
| 食道 | 狭窄，潰瘍，出血，疼痛，嚥下障害 |
| 胃 | 潰瘍，出血，穿孔，腹痛 |
| 小腸・大腸 | 狭窄，出血，潰瘍，下痢，穿孔 |
| 肺・気管 | 線維化，咳嗽，喀痰，発熱，呼吸困難 |
| 肝臓 | 線維化，肝機能障害，倦怠感，肝不全 |
| 腎臓 | 腎硬化症，血尿，腎機能低下 |
| 膀胱 | 萎縮，出血，頻尿，失禁 |
| 脊髄 | 運動神経障害，知覚障害 |
| 心臓 | 不整脈，心不全，心筋梗塞，心嚢水貯留 |
| 骨 | 骨硬化，骨壊死，易骨折性 |
| 皮膚 | 線維化，硬化，色素沈着，萎縮，潰瘍 |
| 眼球 | 白内障，視力低下，失明 |
| 卵巣・精巣 | 不妊 |

171

フォローアップと今後起こりうる有害事象の出現時期や症状，対処方法について指導し，セルフケア能力の向上を図ることが重要である。

晩期有害事象は，臓器の正常な組織が耐えられる放射線の最大量（耐用線量）を超えた場合に発生する。患者が過去に行った放射線治療の履歴は，患者がこれまで受けた放射線量を知るうえで重要である。体内の組織が耐用線量を超える放射線照射を受けることのないよう，照射範囲や線量を把握した治療計画を立て，治療が進められる。

本節では，晩期有害事象のなかでも放射線肺臓炎と消化管出血について取り上げる。

## 2 放射線肺臓炎

肺は他の臓器に比較して，耐用線量が低い。そのため，正常な肺への放射線照射はできるだけ避けるように治療計画が立案されるが，肺がんや食道がん，乳がんなど胸部に放射線治療を行う場合は肺への影響は避けられず，放射線肺臓炎とよばれる有害事象を引き起こすことがある。

放射線肺臓炎とは，放射線感受性の高いII型肺胞上皮細胞や血管内皮細胞，マクロファージなどが放射線照射によって障害されることにより，毛細血管の充血，肺胞中隔の膨化，肺線維化が生じるために起こる間質性肺炎である。肺胞壁が肥厚し，微小血管系が障害されるために線維化が起こることで肺胞でのガス交換が障害され，乾性咳嗽，労作時の息切れ，全身倦怠感，発熱，喀痰，呼吸困難，胸痛，食欲不振などの症状がみられる。

放射線肺臓炎の発生には照射体積の大きさ，1回線量・総線量，照射時間，抗がん薬治療やホルモン療法，ステロイドの併用，喫煙歴，肺合併症（COPD，特発性肺線維症，塵肺など）の有無，治療以前からの肺機能の低下が関連している。一般的には照射線量が40Gyを超える照射の場合，放射線肺臓炎の多くが照射終了後1〜3か月以内に発症し，3〜6か月後にピークに達する[1]。いったん発症すると難治性で，特に照射範囲を超えて広がる肺炎は重症度が高く[2]，致死的な転機をたどることもある。しかし，エビデンスとして確立されている治療はなく[3]，無症状で胸部画像上の変化のみであったり，症状が軽い場合には，鎮咳薬，去痰薬，解熱薬，抗菌薬などを使用し，経過観察される。日常生活に影響を及ぼすような呼吸困難などの症状がみられる場合は，副腎皮質ステロイドを用いたステロイド療法や在宅酸素療法（HOT）が導入されることもある。

放射線肺臓炎に対しては重篤化の予防と早期発見，早期治療が重要である。そのため，治療後数か月が経過してから生じる放射線肺臓炎について，患者自身が正しく理解し，セルフケアができるよう指導することが求められる。また，呼吸は生命の維持に直結するため，それが障害されることは生命を脅かす感覚をもたらし，恐怖や不安を与える。患者の訴えに耳を傾け，不安の軽減に努めることも必要である。

## 3 消化管出血

消化器は放射線感受性の高い臓器である。放射線治療により粘膜上皮細胞の再生を障害されることにより，血管内皮細胞の崩壊と血管透過性が亢進し，浮腫や炎症をきたす。こ

れらの症状は時間の経過や放射線治療の終了とともにいったんは改善するが，潜伏期をおいて数か月後に再度出現し，線維素の析出，血管内の肥厚が進行する。数か月から数年後には結合組織の増生による組織の線維化および血管内肥厚が著明となり，消化管粘膜組織の線維化や潰瘍，それに伴う出血をきたす。

　放射線の晩期有害事象である消化管出血は，前立腺がんや子宮がんに対する全骨盤内照射など下部消化管近縁の放射線照射において，一過性ではなく，持続的あるいは間欠的にみられる。血便，下血，下痢，便秘，しぶり腹，腹痛，腹部不快感，悪心・嘔吐，食欲不振，貧血などの症状がみられ，時には大量出血することもある。大量出血の場合は，致死的となることもあるため注意する。

　消化管出血のリスクファクターには，飲酒，喫煙，香辛料や酸味の強いもの，熱いもの，硬いものなど刺激の強い食品や消化の悪い食品の摂取，慢性的な糖尿病，抗がん薬治療の併用などがある。消化管出血の治療には，便秘や硬便による出血を避けるために緩下剤を投与することや，自然軽快せず，不快感が続く場合には副腎皮質ステロイドの坐薬を使用し，毛細血管の収縮を図る[4]ことがある。持続的に出血がみられたり，出血量が多い場合には，出血部に高周波電流を流し出血部位に集中して発生する熱により組織を凝固止血する内視鏡的止血術や，薬剤（ガストローム®など）を経腸的に出血部位に投与し，潰瘍や出血部位の保護や治癒を図る薬物注腸療法，ホルマリンを肛門に注入し止血を図るホルマリン固定術，高圧酸素の投与により血管新生を促し創傷治癒の促進を図る高圧酸素療法などが行われる[5]。

# 看護技術の実際

## A 放射線肺臓炎の増悪予防とケア

- 目　的：（1）放射線肺臓炎の重篤化を予防する
　　　　　（2）患者自身がセルフケアを行うことができる
- 適　応：胸部周辺に放射線治療を受けており，CTCAE Grade 1 以上（表3-2参照）の放射線肺臓炎のある患者

| 方　法 | 留意点と根拠 |
|---|---|
| 1　アセスメント<br>　1）胸部単純X線写真：肺炎像の有無，照射野に一致した陰影がみられるか<br>　2）胸部CT画像：照射範囲に一致した陰影がみられるか<br>　3）血液検査データ：WBC，CRP，LDH，KL-6（シアル化糖鎖抗原：間質性肺炎マーカー），SP-A（肺サーファクタントプロテインA：間質性肺炎マーカー），SP-D（肺サーファクタントプロテインD：間質性肺炎マーカー）など<br>　4）呼吸状態：呼吸数，呼吸音，呼吸困難の有無，動脈血酸素飽和度の経時的な変化など<br>　5）発熱の有無 | |

| 方法 | 留意点と根拠 |
|---|---|
| 6）痰の有無・性状，咳嗽の有無<br>7）重症度：米国国立がん研究所（National Cancer Institute）が提唱する有害事象共通用語基準（Common terminology Criteria for Adverse Events v4.0: CTCAE v4.0）日本語訳JCOG（Japan Clinical Oncology Group）版による有害事象の分類；放射線肺臓炎（表3-2）を用いて評価する | |

**表3-2** 放射線肺臓炎(有害事象共通用語基準(CTCAE v4.0)日本語訳JCOG版)

| Grade 1 | Grade 2 | Grade 3 | Grade 4 | Grade 5 |
|---|---|---|---|---|
| 症状がない；臨床所見のみ，検査所見のみ；治療は必要なし | 症状がある；内科的治療を要する；身の回り以外の日常生活動作の制限 | 高度の症状がある；身の回りの日常生活動作の制限；酸素を要する | 生命を脅かす；緊急処置を要する（例：気管切開/挿管） | 死亡 |

| 方法 | 留意点と根拠 |
|---|---|
| 2 **環境調整**<br>1）室内の乾燥を防ぐために，定期的に換気を行う（➡❶）<br>2）加湿器などを使用し，室内の湿度を夏は45〜65%，冬は40〜60%程度に保つ❶（➡❷）<br>3）加湿器を使用する場合は，水タンクや機器が清潔に保たれるよう，定期的に清掃を行う（➡❷） | ❶空気が乾燥すると，咳嗽が誘発されるだけでなく，人の口腔や鼻腔，呼吸器系の粘膜が乾燥し，ウイルスなどへの防御機能が低下する<br>❷加湿器は水を使用するため，カビなどの細菌繁殖の温床となりやすい |
| 3 **感染予防**（➡❸）<br>1）外出時，人ごみは避ける<br>2）外出時のマスクの着用を徹底する<br>3）帰宅後や食事前の手洗い，含嗽を励行する<br>4）毎食後，口腔ケアを実施する | ❸上気道感染を併発した場合，肺臓炎の症状が悪化する |
| 4 **排痰**（➡❹）<br>1）自己喀出を促す（図3-1）<br>2）痰の喀出が困難な場合は，スクイージングや超音波ネブライザーを施行する | ❹痰の貯留は，気道クリアランスを低下させ，呼吸困難などの原因となるばかりでなく，感染のリスクも高くなる |

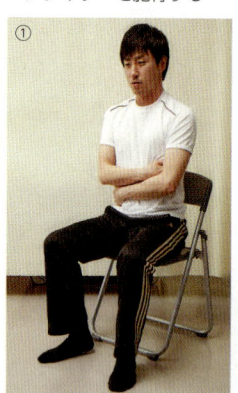

① 足を床につけ，両足を肩の幅に開き，軽く息を吸う
② 胸郭を両手で押さえ，深く息を吸い込み，「ハー」と息を吐く（ハフィング）
③ 2，3回ハフィングを行い，最大吸気位までの深い呼吸にする
④ のどもとに喀痰を感じたら手を口元に当てる。最初に軽く咳嗽をし，次に強い咳嗽をし，痰を出す

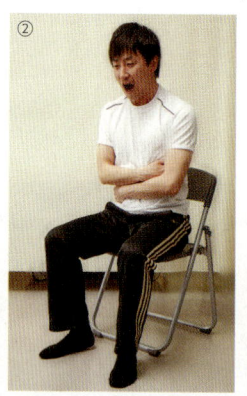

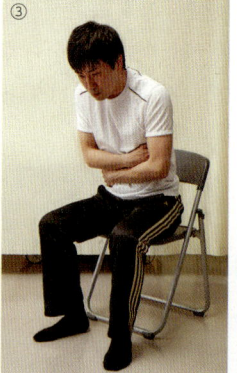

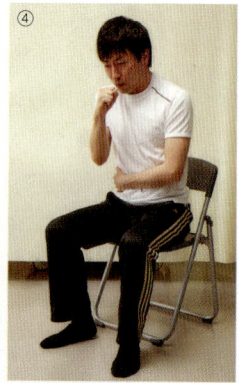

**図3-1** 効果的な咳嗽方法

| 方　法 | 留意点と根拠 |
|---|---|
| **5 禁煙**<br>患者が喫煙者であれば，禁煙するように指導する（➡❺）。禁煙のためには，正確な情報と個別的な支援が必要である。場合によっては，病院などに設置されている禁煙外来などを紹介することも効果的である | ❺喫煙は気流制限を引き起こし，肺機能を低下させることにより，体内の酸素化を悪化させる |
| **6 清潔**<br>1）呼吸症状がみられる場合，ぬるめの湯温とし，長湯は避ける（➡❻）<br>2）呼吸症状がみられる場合は，浴槽につかるときの高さは，胸部までとする（➡❼）<br>3）呼吸苦がみられる場合は，浴室の換気をよくして呼吸苦の出現を防ぐ<br>4）入浴後は安静にし，休養する | ❻入浴は酸素の必要量を増加させるため，呼吸苦が出現しやすい。特に熱いお湯は，一時的に脈や血圧を上昇させ，呼吸苦をもたらしやすい<br>❼浴槽に深くつかると水圧によって胸部の圧迫感を生じやすい |
| **7 排泄**<br>1）便秘は呼吸苦を増強させるため（➡❽），毎日排便があるよう心がける<br>2）呼吸苦がある場合は，なるべく洋式トイレを使用する（➡❾） | ❽努責により呼吸苦が増強する<br>❾和式トイレよりもエネルギーの消耗が少ない |
| **8 食事**<br>1）食事は腹八分目を目安とする（➡❿）<br>2）呼吸症状がみられる場合は，消化のよいものをバランスよく摂取する（➡⓫） | ❿食事で満腹になると呼吸苦が増強するため<br>⓫呼吸に必要なエネルギーを効率よく摂取する |
| **9 セルフモニタリング**<br>1）治療終了後に放射線肺臓炎が生じる可能性があることやその症状について説明し，症状出現時は早急に受診するよう指導する（➡⓬）<br>2）症状が出現し，他院を受診する場合は，放射線治療を受けたことを伝えるよう，患者・家族に指導する | ⓬放射線肺臓炎の増悪や線維化の早期発見・早期対処のため |
| **10 精神的支援**<br>患者の訴えに耳を傾け，不安の除去に努める（➡⓭） | ⓭患者は苦痛症状の出現や増悪により，病気の悪化や死への不安を抱きやすい |

❶阿曽洋子・井上智子・氏家幸子：基礎看護技術Ⅰ，第7版，医学書院，2012，p.135．

## B 消化管出血の予防と消化管出血がみられる患者のケア

● 目　　的：（1）消化管からの出血を予防する
　　　　　　（2）患者自身が適切なセルフケアを行い，消化管出血の重症化を防ぐ
● 適　　応：下部消化管周辺に放射線治療を受けており，CTCAE Grade 1 以上（表3-3参照）の消化管出血のある患者

| 方　法 | 留意点と根拠 |
|---|---|
| **1 アセスメント**<br>1）腹部単純X線写真：鏡面像や遊離ガスの有無<br>2）内視鏡検査：出血部位の確認<br>3）血液検査データ：RBC，Hb，Ht，Plt，APTT，出血時間，凝固時間など | |

175

| 方法 | 留意点と根拠 |
|---|---|
| 4）便検査：便潜血反応の有無<br>5）出血状態：下血の量，色，性状（黒色便，暗赤色，鮮血便など），排便回数，臭気など<br>6）腹部状態：腸蠕動音，腹痛，腹部膨満感，悪心・嘔吐など<br>7）重症度：米国国立がん研究所（National Cancer Institute）が提唱する有害事象共通用語基準（Common terminology Criteria for Adverse Events v4.0:CTCAE v4.0）日本語訳JCOG（Japan Clinical Oncology Group）版による有害事象の分類（表3-3）を用いて評価する | |

**表3-3 肛門出血（有害事象共通用語基準（CTCAE v4.0）日本語訳JCOG版）**

| Grade 1 | Grade 2 | Grade 3 | Grade 4 | Grade 5 |
|---|---|---|---|---|
| 軽症；治療を要さない | 中等度の症状がある；内科的治療または小規模な焼灼術を要する | 輸血/IVRによる処置/内視鏡的処置/待機的外科的処置を要する | 生命を脅かす；緊急処置を要する | 死亡 |

＊出血部位に応じて，盲腸，結腸，十二指腸，食道，胃，回腸，空腸の出血に関するCTCAE v4.0を参照すること

| 方法 | 留意点と根拠 |
|---|---|
| **2 食事**<br>1）消化吸収がよく，食物残渣の少ない食品を摂取する（➡❶）<br>2）強い香辛料を使用した食品や消化の悪い魚介類などの摂取は避ける（➡❷）<br>3）飲酒は避ける（➡❸）<br>4）下血や血便がみられた際には，絶飲食となる（➡❹）<br>5）完全な止血が確認された場合，消化管に負担の少ない流動食から食事摂取を開始し，段階的に通常の食事形態まで戻していく。食事摂取開始後も十分に観察する（➡❺） | ❶消化管への負担が少ない<br>❷消化管に刺激を与え，出血の誘因となる<br>❸アルコールの血管拡張作用により，出血を増長する可能性がある<br>❹消化管の安静と止血のため<br>❺食事の開始は消化管の蠕動を亢進させるため，再出血の危険性をはらんでいる |
| **3 禁煙**<br>患者が喫煙者であれば，禁煙するように指導する（➡❻） | ❻ニコチンの血管収縮作用と血圧上昇により，出血を増長する可能性がある |
| **4 排泄**<br>便秘にならないよう，バランスのとれた規則的な食事の摂取や適度な運動，水分摂取を行う（➡❼） | ❼排便時の努責や刺激によって，下血や消化管の再出血を引き起こすことがある |
| **5 清潔**<br>1）頻回な下痢とともに血便や下血がみられる場合（➡❽），排便後，水圧を弱めにした温水洗浄便座（ウォシュレット®）などを使用する。ただし，毎回温水洗浄を使用すると，皮脂を過度に除去してしまうことになるため，1～2回/日の洗浄とし，必要に応じて保湿剤や皮膚保護材を塗布する❶<br>2）排泄または洗浄後は押さえるようにしっかり水分を拭き取り，肛門周囲を乾燥させる（➡❾）<br>3）出血によりパッドが必要な場合は，陰部の清潔保持のためこまめに交換をする<br>4）パッドがずれることにより陰部の刺激となる場合は，紙パンツや紙おむつのほうが望ましい | ❽肛門周囲の皮膚に発赤やびらんが発生しやすく，二次的な感染の危険もある<br>❾濡れたままだと皮膚が浸軟することで脆弱になり，感染源となり得る |

| | 方 法 | 留意点と根拠 |
|---|---|---|
| 6 | **安静**<br>1) 下血や血便が続いている場合は，原則として腹部に圧迫や緊張を与えない臥位での床上安静とする（➡⑩）<br>2) 下血や血便が続いている場合は，着衣による締めつけがないよう，緩めや大きめのサイズの寝衣や衣服を着用する | ⑩体動は消化管を刺激し，腸蠕動を亢進させることにより，出血を増強させる |
| 7 | **セルフモニタリング**<br>1) 下部消化管周囲に放射線照射を受けた場合，放射線治療終了数か月後に血便や下血などの症状がみられる可能性があることを患者に伝え，排便時には便の性状を観察するように指導する（➡⑪）<br>2) 血便や下血がみられた場合は，速やかに病院に連絡をし，受診することを説明する | ⑪異常の早期発見と早期対処ができるようにする |
| 8 | **精神的支援**<br>1) 検査や処置について一つひとつていねいに説明をし，患者の緊張や不安を軽減するような声かけを行う（➡⑫）<br>2) 出血がみられた場合，患者同様，家族の不安も大きいため，家族の訴えに対しても真摯に耳を傾ける | ⑫下血や血便による出血は，患者に精神的動揺と死への恐怖をもたらす |

❶溝上祐子：肛門周囲皮膚炎（ただれ・かぶれ）の防ぎ方，エキスパートナース，21(1)：60-63，2005．

### 文 献

1) 後東久嗣：【最新肺癌学】放射線肺臓炎，日本臨牀，71(Suppl.6)：526-529，2013．
2) 多胡正夫・祖父江由紀子：放射線治療の有害事象と対策，エキスパートナース，25(8)：152-162，2009．
3) 竹川英徳・高橋和久：【呼吸器疾患-state of arts】放射線肺臓炎，別冊医学のあゆみ，6：264-266，2013．
4) 佐々木良平・橋本直樹・赤坂浩亮：患者説明のための見通しを知ろう 放射線治療の有害事象，プロフェッショナルがんナーシング，1(2)：63-73，2011．
5) 千野晶子・菅沼孝紀・浦上尚之・他：放射線性腸炎．日本消化器内視鏡学会雑誌，52(5)：1381-1392，2010．
6) 唐澤久美子・藤本美生編：がん放射線治療＜がん看護セレクション＞，学研メディカル秀潤社，2012．
7) 井上俊彦・山下孝・齋藤安子編：がん放射線治療と看護の実践，金原出版，2011．
8) 久米恵江・祖父江由紀子・土器屋卓志・他編：がん放射線療法ケアガイド，新訂版，中山書店，2013．
9) 辻井博彦監：がん放射線治療とケア・マニュアル，医学芸術社，2007．
10) 丹生健一・佐々木良平：カラーアトラス 目で見て学ぶ 放射線療法の有害反応，日本看護協会出版会，2011．
11) 嶺岸秀子・千﨑美登子・近藤まゆみ編著：がん看護の実践3 放射線治療を受けるがんサバイバーへの看護ケア＜ナーシング・プロフェッション・シリーズ＞，医歯薬出版，2009．

# 4 放射線被曝防御対策

**学習目標**
- 放射線が人体へ及ぼす影響から健康障害の発生について理解する。
- 放射線被曝防護の考え方や基本原則について理解する。
- 放射線療法の内容に応じた被曝防護の具体策について理解する。

## 1 放射線の人体への影響

　放射線治療は，放射線診断と比べて大量の放射線を標的に当て，がん細胞の死滅を目的として行われる。周囲の正常な組織の被曝を極力少なくするようにコントロールしているが，ある程度の副作用や合併症の発現は避けられない。ヒトの器官・組織は，放射線に対してそれぞれ違った感受性をもち，同じ放射線量を吸収しても影響は異なる。

### 1）放射線の健康への影響
　放射線治療に関する健康への影響は，誰に出現するリスクがあるのか，いつ出現するのか，どのくらいの線量によるのかなどの視点で考えるとよい[1]。

#### （1）身体的影響と遺伝的影響
　被曝本人への出現リスクのある影響を身体的影響，被曝した本人の子孫に出現するリスクのある影響を遺伝的影響という。遺伝的影響は，生殖可能年齢またはそれ以前の若年者が生殖腺に放射線を受けた場合に問題となる。妊娠期間中の被曝による奇形や精神発達遅滞は身体的影響に入る。

#### （2）早期影響と晩発影響
　被曝から放射線の影響によって症状が出現するまでには潜伏期間が存在する。早期影響は細胞分裂が活発な皮膚，粘膜，骨髄などの臓器や組織に，治療中や治療終了後数日から数週間の影響が出ることをいう。晩発影響は，被曝から6か月以降に生じるもので，白内

**表4-1　放射線の健康影響の分類と相互の関係**

|  |  |  |  |
|---|---|---|---|
| 身体的影響 | 早期影響 | 確定的影響<br>（組織反応） | 急性放射線症，急性放射線皮膚障害など |
|  | 晩発影響 |  | 白内障，慢性放射線皮膚障害，循環器障害，胎児の奇形など |
|  |  | 確率的影響 | 白血病，固形がん |
| 遺伝的影響 |  |  | メンデル型の遺伝性疾患，多因子遺伝病，先天異常など |

草間朋子・小野孝二：放射線防護マニュアル，第3版，日本医事新報社，2013, p.116.より引用

障や発がんなどがある。

#### （3）確定的影響と確率的影響

　放射線の影響の出現は，被曝線量に依存する。確定的影響は，少ない線量では出現しないが，ある線量を超えると出始める影響のことで，皮膚発赤，脱毛，白内障，奇形などが挙げられる。その影響が現れる最小の線量を閾線量という。

　確率的影響は，確定的影響のような閾線量はなく，被曝線量が増すとともにその影響の発生確率が増加するものをいい，白血病やがんの発生などが挙げられる。放射線の健康影響の分類と相互の関係を表4-1に示す。

### 2）がんの発生

　患者や医療者の被曝による発がんは，自然発生やその他の発がんリスクと区別するのが難しい。疫学調査では，100mSvを超える被曝線量では，被曝量とその影響の発生率に比例性があるとされ，一方，100mSv以下の被曝線量では，がんのリスクは見込まれるが，統計的な不確かさが大きく，被曝による発がんの確率的影響のリスクを直接明らかにすることはできない，とされている[2]。

### 3）胎児への影響

　放射線の胎児への影響は，発達段階において大きく異なる（時期特異性）。妊娠がわからずに検査などで被曝した場合に，胎児被曝の可能性はある。胎児の被曝は，100mSvを超えなければ影響がないとされている。放射線業務従事者は，放射線関係法令で職業被曝として管理されている。

### 4）不　妊

　不妊は，生殖可能年齢あるいはそれより若年者の生殖細胞が細胞死を起こすことで生じる影響である。生殖腺は放射線感受性が高い器官である。生殖腺の被曝は，生殖細胞の分裂や分化を停止させ，その生産を中止させる。被曝線量に依存して一時的不妊や永久不妊となる（表4-2）。また，被曝は，精子や卵子のDNAや染色体に対して傷害を起こし，確率的または遺伝的影響を起こす場合がある。

**表4-2　不妊の閾線量(mSv)**

|  | 男性 | 女性 |
| --- | --- | --- |
| 一時的不妊 | 150 | 650 |
| 永久不妊 | 3,500～6,000 | 2,500～6,000 |

草間朋子：あなたと患者のための放射線防護Q&A，改訂新版，医療科学社，2005，p76.を参考に作成

## 2 放射線防護の必要性

　国際放射線防護委員会（International Commission on Radiological Protection：ICRP）は，放射線を活用する利益を最大限に受けながら，被曝に伴う放射線障害を防止するという観点から以下の放射線防護（radiation protection）の考え方を示している。

### 1）放射線防護の目的
①利益をもたらすことが明らかな行為が放射線被曝を伴う場合には，その行為を不当に制限することなく人の安全を確保すること。
②個人の確定的影響の発生を防止すること。
③発がんリスク（確率的影響）の発生を減少させるためにあらゆる合理的な手段を確実にとること。

### 2）放射線防護体系の3原則
#### （1）行為の正当化
　それを受ける患者の利益（病気の発見やがん治療など）が，不利益（放射線被曝による健康への影響）よりも大きいものでなければ採用してはならない。
#### （2）防護の最適化
　それを受ける患者の被曝は臨床上とのかね合いを図り，合理的に利益が達成される範囲内でできる限り低く保たなければならない。
#### （3）個人の線量限度
　いろいろな被曝によって個人が受ける線量当量（医療被曝を除く）は，線量限度を超えてはならない。

## 3 放射線被曝の区分

　放射線被曝は法令上，医療被曝，職業被曝，公衆被曝に区分されている。
### （1）医療被曝
　患者への病気の診断や治療を目的とした意図的な放射線照射による被曝を医療被曝という。患者の家族など介護者の被曝も含む。医療被曝には線量限度はない。線量は吸収線量（Gy：グレイ）で表される。
### （2）職業被曝
　放射線業務従事者が，放射線にかかわる仕事に従事している間に受ける被曝線量の総和（医療被曝は除く）を職業被曝という。日本では，職業被曝がある場合には，放射線業務従事者に対して，個人の被曝管理，健康管理，放射線の安全な取り扱いに必要な定期的な教育・訓練を受けるなどが義務づけられている。法令で年間の線量限度が規定されており（表4-3），サーベイメーターなどを装着して線量限度を超えないようにする。
　職業被曝と次に述べる公衆被曝では，人への放射線の影響を表す実効線量（Sv：シーベ

表4-3 被曝線量限度

| 職業被曝 | 公衆被曝 |
|---|---|
| 50mSv/年未満　かつ100mSv/5年(5年間の平均値として年間20mSv未満)<br>妊娠可能女性：5mSv/3か月（実効線量管理）<br>妊娠中の女子：1mSv（内部被曝）<br>　　　　　　　2mSv（腹部表面） | 1mSv/年 |

ルト）が用いられる。2012年度の医療機関における職種ごとの職業被曝線量は，診療放射線技師が最も多く，平均0.80mSv/年であった。看護師の被曝線量は平均0.15mSv/年である[3]。なお，放射線業務従事者とは，放射線管理区域内に立ち入り，放射線にかかわる仕事に従事する者をいう。

### （3）公衆被曝
放射線利用に伴う一般の人々の被曝を公衆被曝という。病院内の放射線管理区域にいる一般患者や放射線利用施設の周辺に居住する一般の人々の被曝などである。

## 4 放射線被曝防護の基本

放射線防護の方法は，放射線被曝の仕方で違う。外部被曝は，身体外部にある線源から放射線を受けること，内部被曝は，身体内に取り込まれ（摂取），放射線核種から放出された放射線を受けることをいう。

### 1）外部被曝防護
外部被曝では，遮蔽（しゃへい），距離，時間の方法がとられる。放射線治療中の放射線業務従事者のプロテクターによる外部被曝防護を図4-1に示す。

#### （1）遮　　蔽
放射線源と人との間に放射線を遮るための遮蔽物を置く。放射線を遮蔽物によって遮

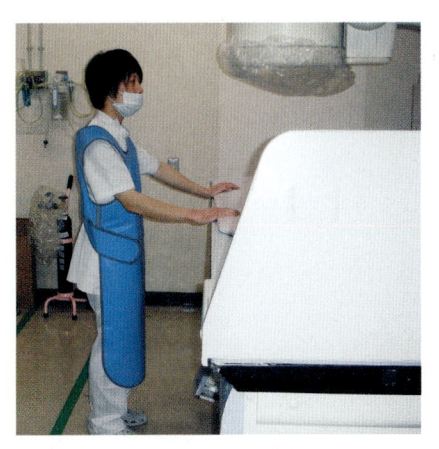

写真提供：医療法人社団日高会日高病院
図4-1 外部被曝のプロテクター

ことにより，被曝を減らすことができる．放射線の種類によって透過力は異なり，遮蔽物の材料や厚さを変える必要がある．

**（2）距　　離**
　放射線源からの距離をとる．放射線量は，その距離の2乗に反比例するため，放射線源との距離をとることで被曝を減らすことができる．放射線源からの距離を2倍にすれば1/4に，3倍にすれば1/9となる．放射線源は，放射線治療装置や放射性医薬品のほかに放射性医薬品の投与を受けた患者自身や，患者の尿なども放射線源となり得る．

**（3）時　　間**
　被曝する時間を短くする．被曝する線量は，放射線の放出場所にいる時間に比例するため，作業時間や滞在時間が短ければ短いほど被曝は少なくなる．

## 2）内部被曝防護
　内部被曝では，放射性物質（放射性同位元素）を体内に取り込むリスクを下げることが重要となる[4]．
（1）放射線業務従事者に対する内部被曝の防護では，「希釈：薄める」「分散：換気するなど」「除去：汚染を除去する」「閉じ込め：容器に入れる」「集中：線源の保管」の原則をとる．
（2）公衆では，「放射性物質を皮膚につけない（皮膚などに付着した場合には，シャワーで身体を洗う）」「放射性物質を吸わない」「放射性物質を口に入れない」ことが防護につながる．

---

**文　献**

1）草間朋子編：看護実践に役立つ放射線の基礎知識―患者と自分をまもる15章，医学書院，2007，p.32-36.
2）原子力規制委員会：低線量放射線の健康影響について
　　http://www.nsr.go.jp/archive/nsc/info/20110520.html［2015. Apr.17］
3）平成24年度個人線量の実態，千代田テクノフィルムバッジニュース，441：7-15，2013.
4）福士政広・三枝健二：放射線安全管理学，医療科学社，2008，p.33-60.
5）菱川良夫監，藤本美生編：放射線治療を受けるがん患者の看護ケア，日本看護協会出版会，2008.
6）草間朋子・小野孝二：放射線防護マニュアル，第3版，日本医事新報社，2013.
7）草間朋子：あなたと患者のための放射線防護Q&A，放射線治療患者の防護，改訂新版，医療科学社，2005.
8）大野和子・栗井一夫編：医療放射線防護の常識・非常識，改訂新版，インナービジョン，2011，p.148-153.
9）唐澤久美子・藤本美生編：がん放射線治療＜がん看護セレクション＞，学研メディカル秀潤社，2012，p.180-197.

# 第Ⅴ章 造血幹細胞移植の看護

# 1 造血幹細胞移植とは

**学習目標**
- 造血幹細胞移植の適応疾患について理解する。
- 造血幹細胞移植の方法について理解する。

## 1 造血細胞移植の適応

　造血幹細胞移植（以下，移植）は，1960年代後半に骨髄移植（bone marrow transplantation：BMT）として確立された治療である。わが国では同種造血幹細胞移植の臨床応用が1974年頃から始まった。2000年頃から顆粒球コロニー刺激因子（G-CSF）による好中球の回復促進や，免疫抑制薬の進歩による急性GVHD予防（第2節・3節で詳述），抗ウイルス薬の開発や抗真菌薬の使用による感染症の予防，輸血や制吐薬の改善などの支持療法の進歩によって移植関連死亡は改善し，年々増加するようになった（図1-1[1]）。日本における造血細胞移植（2014）[2]によると移植後1年生存率は白血病63.8％，悪性リンパ腫72.7％，多発性骨髄腫90.1％で，5年生存率は白血病46.3％，悪性リンパ腫56.8％，多発性骨髄腫56.8％と以前に比べて治療成績が向上している。

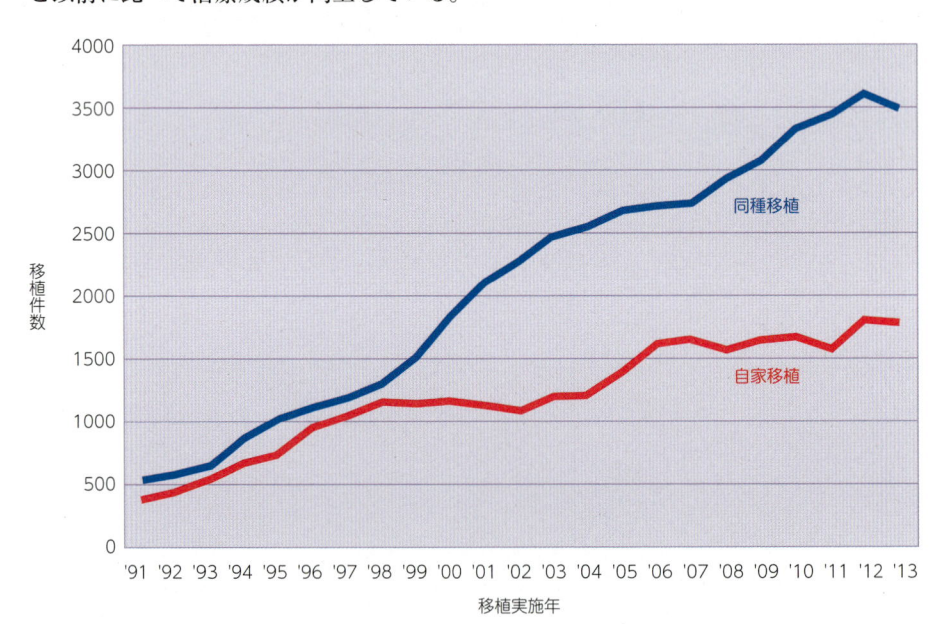

**図1-1 造血幹細胞移植件数の年次推移（ドナー別）**
一般社団法人 日本造血細胞移植データセンター 2014年度 日本における造血幹細胞移植の実績．
http://www.jdchct.or.jp/data/slide/2014/より引用

## 2 造血細胞移植の方法

　移植の方法は，ヒト白血球抗原（human leukocyte antigen：HLA）が患者（レシピエント）と提供者（ドナー）との関係によって分類されている。同種移植（allogeneic：allo）はHLAが完全一致またはほぼ一致した血縁者または非血縁者のドナーから提供された造血幹細胞を用いる。同系移植（syngeneic）は，一卵性双生児間で移植を行う。自家移植（autologous：auto）は事前に採取した患者自身の造血幹細胞を移植する。

　この他に造血幹細胞の採取した種類によっても分類される。骨髄移植は骨髄から採取し移植する。末梢血幹細胞移植（peripheral blood stem cell transplantation：PBSCT）は末

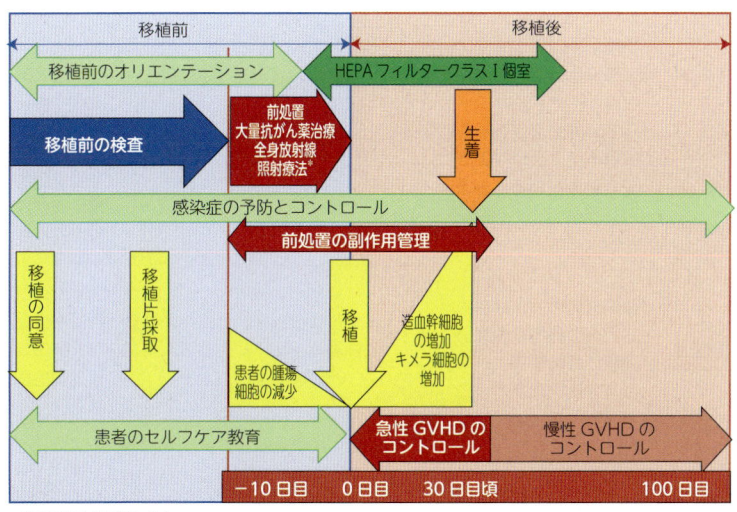

＊PBSCTは施行しない

**図1-2** 造血幹細胞移植の流れ

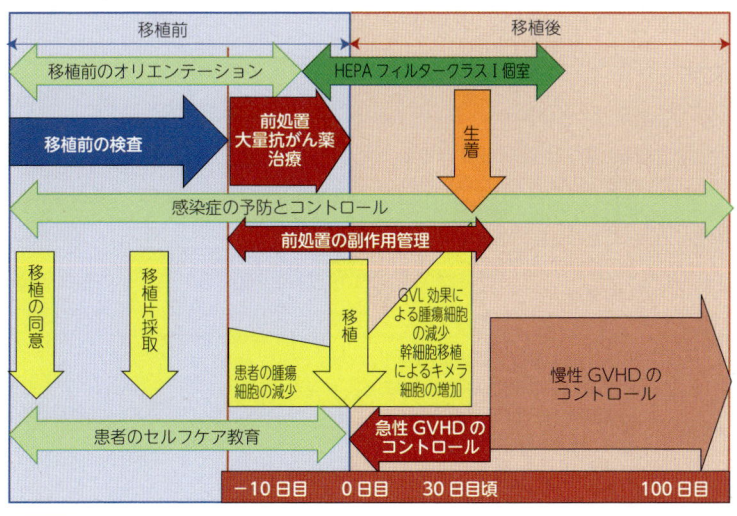

**図1-3** ミニ移植の流れ

梢血内にある造血幹細胞を成分献血のように分離して採取して移植する。臍帯血移植（cord blood stem cell transplantation：CBT）は出産時に娩出される胎盤中から採取された臍帯血中の造血幹細胞を移植する。

強力な化学療法と放射線療法で前処置を行い，患者の白血病細胞などをできるだけ根絶した状態で造血幹細胞移植を行う（図1-2）。加えて近年，造血幹細胞移植の概念が変化し，強力な前処置を施行せずに患者に残っているリンパ球の免疫力で治療するミニ移植（骨

**表1-1 造血幹細胞移植の分類と特徴**

| 分類 | 提供者 | 供給源 | メリット | デメリット | 代表的な適応疾患 |
|---|---|---|---|---|---|
| 同種移植 | 他者 | 骨髄 | ・腫瘍細胞の混入はない<br>・生着に十分な幹細胞を移植できる<br>・血液学的回復が2〜3週間<br>・生着不全，拒絶が少ない<br>・GVL効果を期待できる | ・患者は強力な前処置を受ける<br>・ドナーは全身麻酔下で骨髄液を採取されるので負担が大きい<br>・ドナー数が十分登録されていないため不足している<br>・高齢者など強力な前処置を受けられない患者には適応されない<br>・急性GVHDの発症20〜40％<br>・慢性GVHDの発症20〜60％ | 急性リンパ性白血病<br>急性骨髄性白血病<br>慢性骨髄性白血病<br>骨髄異形成症候群<br>ホジキンリンパ腫<br>非ホジキンリンパ腫<br>再生不良性貧血<br>ファンコニ貧血<br>重症複合型免疫不全<br>など |
| | | 末梢血 | ・腫瘍細胞の混入はない<br>・ドナーの負担が少ない<br>・回復が骨髄移植より早い<br>・GVL効果を期待できる | ・患者は強力な前処置を受ける<br>・骨髄移植よりも急性・慢性GVHDの発症頻度が高い | |
| | | 臍帯血 | ・腫瘍細胞の混入はない<br>・ドナーの負担が少ない<br>・患者の金銭的な負担が少ない<br>・GVL効果を期待できる | ・臍帯血症が不足することがある<br>・血液学的回復が遅い<br>・生着不全・拒絶が他の移植に比べてやや多い傾向がある | |
| 同系移植 | 一卵性双生児 | 骨髄/末梢血 | ・ドナーを見つけやすい<br>・GVHDの発症がない | ・GVL効果を得られない | ホジキンリンパ腫<br>非ホジキンリンパ腫<br>多発性骨髄腫など |
| 自家移植 | 患者 | 骨髄/末梢血 | ・高齢者への移植も適応できる<br>・移植後の血液学的回復が早い<br>・事前に必要量の造血幹細胞が得られたかを確認できる<br>・GVHDの発症がない<br>・入院期間が短い | ・腫瘍細胞を確実に排除できないので再発の可能性がある<br>・GVL効果を得られない<br>・十分量の移植細胞を確保できない可能性がある | ホジキンリンパ腫<br>非ホジキンリンパ腫<br>多発性骨髄腫<br>神経芽腫<br>肉腫<br>胚細胞腫瘍<br>乳がんなど |
| ミニ移植 | 他者 | 骨髄/末梢血 | ・大量の化学療法や放射線療法を施行しないので高齢者（60〜70歳），PSの悪い患者にも適応できる可能性がある<br>・GVL効果により治療を行う | ・GVHDのコントロールが難しい | 同種移植とほぼ同じ |

菅野かおり，矢野久子・矢野邦夫編著：健康の回復と看護③，造血機能障害/免疫機能障害＜ナーシング・グラフィカ＞，第3版，メディカ出版，2014，p.202.より引用一部改変

髄非破壊的前処置による造血幹細胞移植）が開発された（図1-3）。ミニ移植の対象年齢は60〜70歳代まで適応範囲が拡大され，全身状態（performance status：PS）の低下した患者にも適応されるようになった（表1-1 [3]）。

## 文 献

1) 日本造血細胞移植データセンター：2014年度 日本における造血幹細胞移植の実績. http://www.jdchct.or.jp/data/slide/2014/ ［2015.Apr. 15］
2) 日本造血細胞移植データセンター/日本造血細胞移植学会：日本における造血細胞移植，平成26年度 全国調査報告書. http://www.jdchct.or.jp/data/report/2014/ ［2015.Apr. 15］
3) 矢野久子・矢野邦夫編著：健康の回復と看護③，造血機能障害/免疫機能障害＜ナーシング・グラフィカ＞，第3版，メディカ出版，2014，p.202.

# 2 ドナー登録と患者の意思決定

**学習目標**
- ヒト白血球抗原（HLA）について理解する。
- 移植にかかわる人々の意思決定と支援を理解する。
- 患者の意思決定後の支援ができる。
- ドナーの骨髄採取時の看護技術を習得する。
- 移植前の患者のアセスメントができる。
- 移植前に必要なセルフケアについて患者教育ができる。

## 1 HLAとは

　ヒトの血液型は，ABO式，Rh式といった赤血球により分類されるだけでなく，白血球による分類としてヒト白血球抗原（human leukocyte antigen：HLA）型がある。HLA型は，兄弟姉妹間では1/4の確率で，非血縁者間では数百万～数万分の1の確率で一致する。HLA型は対になっており，両親から片方ずつ受け継ぐ。兄弟姉妹間では4種類に分かれ，1/4の確率で一致する（図2-1）。日本では，血縁者のなかにHLAの一致する人を見つけ

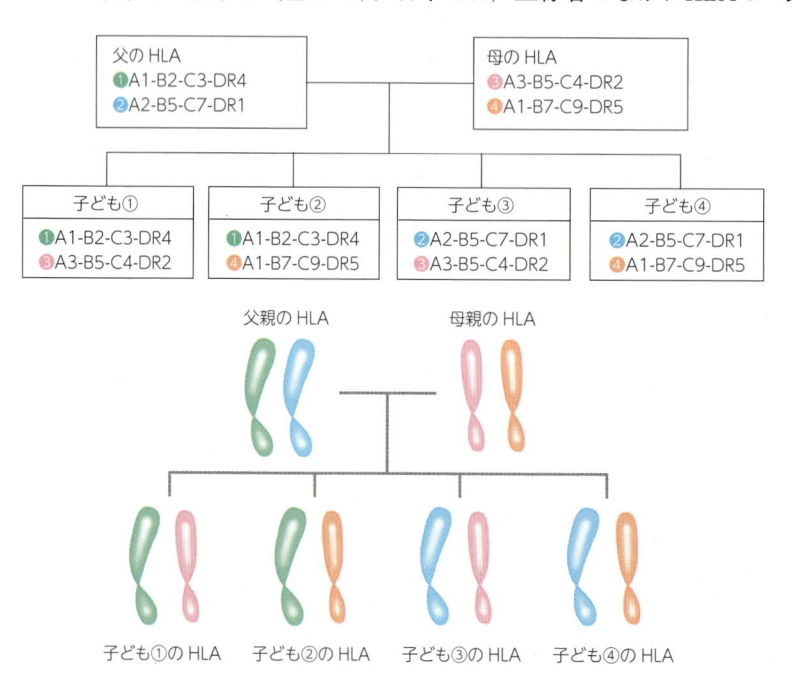

| 父のHLA | 母のHLA |
|---|---|
| ❶A1-B2-C3-DR4<br>❷A2-B5-C7-DR1 | ❸A3-B5-C4-DR2<br>❹A1-B7-C9-DR5 |

| 子ども① | 子ども② | 子ども③ | 子ども④ |
|---|---|---|---|
| ❶A1-B2-C3-DR4<br>❸A3-B5-C4-DR2 | ❶A1-B2-C3-DR4<br>❹A1-B7-C9-DR5 | ❷A2-B5-C7-DR1<br>❸A3-B5-C4-DR2 | ❷A2-B5-C7-DR1<br>❹A1-B7-C9-DR5 |

**図2-1　親のHLAと子どものHLAの種類**

られる患者は約30％程度といわれている。HLAには，A座，B座，C座，DR座など，それぞれが数～数十種類あり，その組み合わせは数万通りある。このためHLA型が一部でも一致しない造血幹細胞移植では，重症の移植片対宿主病（graft versus host disease：GVHD）が起こる。

## 2　骨髄バンクと臍帯血バンク

### 1）骨髄バンク

　骨髄バンクは約44万人のドナー（2014年7月末）[1]が登録されている。日本人は，他国に比較して骨髄バンクのHLAの適合率は高いといわれている。また，移植のリソースの多様化により移植の適応は高くなった。しかし，ドナー登録の絶対数の不足があるためドナー登録の促進が求められている。

　HLAのタイピングは，①HLA-A座，②HLA-B座，③HLA-DR座で行う。それぞれ遺伝子は2つで1組のため，6種類のHLA抗原型がある（図2-1）。これらについてドナーとレシピエント（患者）がどれくらい一致するかの検査（マッチング）を日本骨髄バンクで行う。

　ドナー登録の条件は，①骨髄・末梢血幹細胞の提供の内容を十分に理解している，②年齢が18歳以上/54歳以下で健康である，③体重が男性45kg以上/女性40kg以上である，と決められている。マッチングには患者負担金[2]が必要となる。

### 2）臍帯血バンク

　臍帯血は母体にも子どもにも危害を加えることなく造血幹細胞が採取できる。臍帯血は妊婦が申し込み，出産時の胎盤が娩出される前に臍帯に針を刺して臍帯内と胎盤内の血液を採取する。臍帯血は，健康な母子から採取され，骨髄バンクと契約している保存処理の可能な産科産院での出産しか提供できない。採取された臍帯血は凍結保存され，採取してから移植に用いられる期間は10年までとなっている。

## 3　ドナー（造血細胞提供者）登録

### 1）移植を勧められる時期

　移植の成功のためには，移植前に患者のからだのなかの腫瘍細胞をできるだけ少なくし寛解状態を維持し，GVHDの反応を最小にできるよう患者の骨髄内および末梢血に白血球が存在しないことが望ましい。病名の確定後，医師から患者に対して治療方針，治療の目的と目標が説明される。このときに，移植の適用により完治が望めることを説明されることが多い。白血病の場合は，寛解導入療法を行い，その過程でHLAを検索してドナーを探す。この場合の寛解とは，骨髄中に存在する白血病細胞が全体の5％以下の状態をいう。抗がん薬治療を行って寛解状態にするような治療を寛解導入療法，骨髄抑制後に白血球が回復した状態で寛解かどうかを評価する。寛解であればその後，寛解が維持できるよう，地固め療法が行われ寛解状態を維持できるよう治療を行う。治療中に白血病細胞や血液腫瘍細胞が増加し寛解状態を維持できなくなった状態を再燃という。ドナーが得られた場合は，

寛解状態での造血細胞移植が行われることが望ましい。
　また，ミニ移植の場合は，高齢者や寛解導入することが難しい患者を対象に，移植片対白血病（graft versus leukemia：GVL）効果による腫瘍細胞の減少と新しい骨髄機能の獲得を目的とするため，寛解導入ができなくても移植を行うことが可能になった。

### 2）ドナーの決定における調整

　移植を必要とするレシピエントは，自家移植以外は他者から造血幹細胞の提供を受ける。患者は寛解導入や維持療法の途中で移植の適応を医師から説明される。同種骨髄移植においてドナーが兄弟や親子関係であれば，患者はドナーを知っており様々な葛藤が生じる。一方，骨髄バンクを利用する場合は，移植の機会の公平性や平等性を担保するためにドナーの匿名性が厳密に守られている。このため血縁・非血縁関係にかかわらずドナーとレシピエントの間を取りもつために中立な立場で造血細胞移植コーディネーター（hematopoietic cell transplant coordinator：HCTC）がかかわる。

　医師が骨髄バンクに登録されたドナー候補者のリストからHLAの合致するドナーを検索する。HCTCは移植にかかわる病院と移植バンクの調整，病院内の各部署の調整などを行い，移植が円滑に行われるように働きかける役割を担う。ドナーとレシピエントのそれぞれの意思決定においてHCTCがかかわることで窓口が一本化され，各々の意思疎通が円滑になる。レシピエントコーディネートとドナーコーディネートが並行して行われることで，HCTCはチームに欠かせない調整役割を担っている。

## 4 移植にかかわる人々の意思決定と支援

### 1）移植適応決定時の情報提供

　患者は寛解導入の治療により原疾患をできるだけ改善した状態で移植を受ける。患者はこの治療の過程でも身体的・心理社会的にダメージを受ける。治療スケジュールに沿って患者は自分自身の血液データの変化を理解し，感染予防行動や基礎体力を整えるセルフケアを身につける。患者が移植病室で隔離されるため，移植までにセルフケアの必要性と方法が身につけられるように精神的支援を行い，患者のもつソーシャルサポートや強みも看護師をはじめ医療チームで情報を共有できるようにする。

　たとえば，輸血の治療経験しかない患者，分子標的治療しか受けたことのない患者は，厳しい骨髄抑制を経験しないまま移植を受けることになるので，感染予防行動などのセルフケアや，移植による生活の制限に対する経験と準備の認識が十分でないことがある。移植適応を決める頃には，移植時〜移植後の生活，感染予防，服薬管理，GVHDの早期発見などについてセルフケアの必要性とその効果について情報提供を行う。

　移植が決まれば，移植病室の見学を行い，室内での生活について具体的に説明し，患者および家族からの質問に十分答え，移植までの時間を不安なく過ごせるよう情報提供を行う。見学時には，清潔区域の範囲や家族との面会方法を説明する。また，生活に必要な物品やその目的について家族の支援が得られるよう説明する。たとえば，体調に合った嗜好品（洗髪剤などの銘柄と刺激の少ないものの選び方など），生活必要品の搬入方法など具体

的な方法を説明する。このように，患者・家族が移植病室での過ごし方の対処方法を考えられるように説明し，患者がエンパワーメントされることで，移植病室での生活を前向きに過ごすことができる（図2-2[3]）。

## 2）レシピエントの意思決定

患者は，移植により完治する可能性があることや，繰り返し化学療法を行わなくてすむこと，今までの生活を取り戻すことなど，今後の生活への希望をもつ。またその反面，移植によるリスクとドナーを得ることの困難さも説明される。治療を繰り返すことや，輸血による生活の制約だけでなく，治療を継続することで労働時間が制限され経済的にも負担が大きい。そのうえで，移植にかかる費用も考慮しなければならない。また，前処置の内容によっては不妊症になることもあるので患者の今後の家族計画について配偶者ともよく話し合っておく。前処置を行う前の体調のよいときに精子バンクで凍結保存を利用できるこ

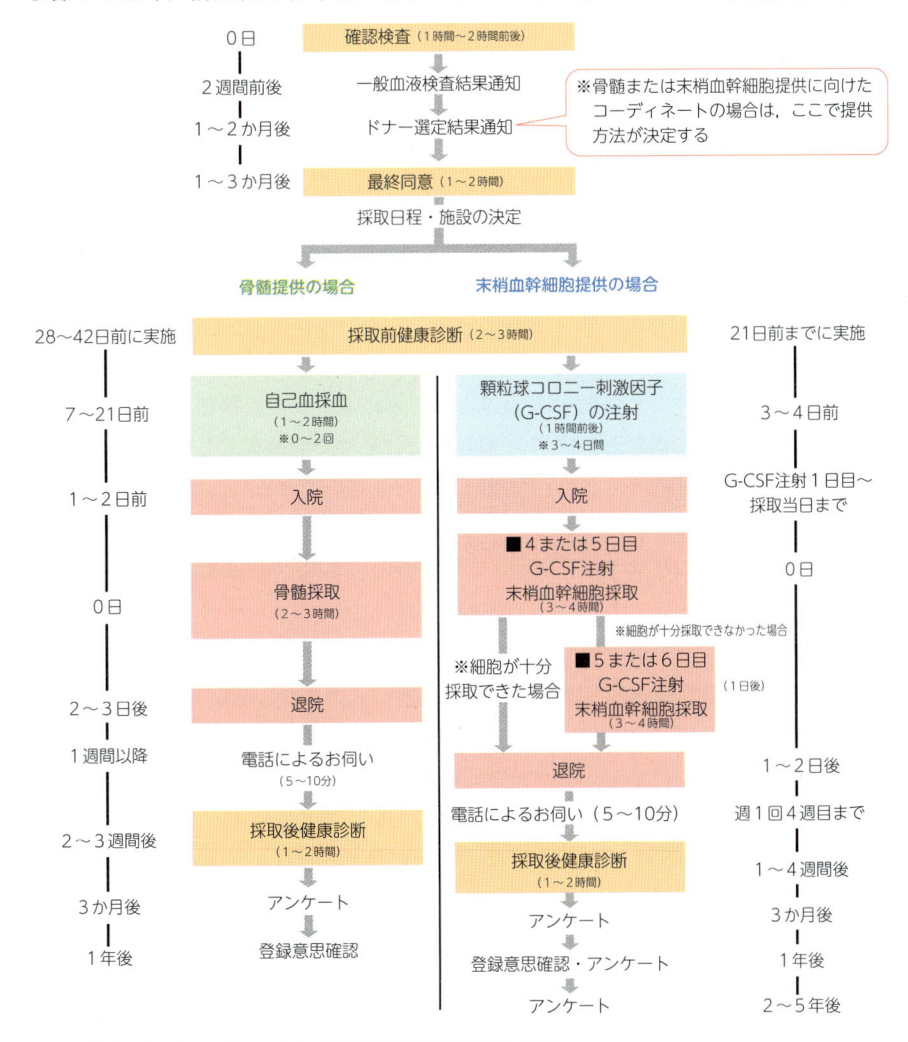

図2-2 確認検査以降のスケジュール
日本骨髄バンク：ドナーのためのハンドブック．より引用

とも説明しておく。卵子については凍結保存が難しいといわれている。

　移植による生存率は改善しているが，移植前の患者の疾患の病状によっては移植前の治療の副作用や有害事象により身体的なリスクが大きいこともある。移植する幹細胞のリソースが多様化しても，想定されるリスクと移植後の効果や副作用・合併症は，実際に移植しない限り予測でしかない。これらの効果と副作用・合併症の可能性について患者は一つひとつメリットとデメリットについて医師や看護師，HCTCと吟味し，ドナーをどのように得るか，移植方法などを決定する。

　家族がドナーの場合，移植までの経過についてお互いが知ることになる。レシピエントはドナーに対して自分のために犠牲になっていると考えることもあり，何も問題なく移植が行われた場合でも，移植後のGVHDの出現などにより関係性に影響を受けることもある。また，生着が遅れたり，移植後に再発したりするなどの好ましくない結果になると，家族の関係性が難しくなる場合もある。そのため，ドナーを決定する前に移植のメリット・デメリット，ドナーの気持ちなどよく話し合っておく。患者が移植を意思決定していても，実際に移植の前処置が開始するまでは，迷ったり不安な気持ちになることがある。移植の期待と同時に不安を抱いている心理状況にあることを理解し，意思決定支援を行う。患者にとって移植が必要であることは認識できても，移植後のドナーの幹細胞が生着するか，再発するかなどの恐怖にさらされている。また，前処置やGVHDのコントロール，感染症に伴う身体的苦痛の生命の危機状態を乗り越えられるかという不確実性にも耐え得ることができるように精神的支援が必要になる。患者の話を傾聴し患者の前向きな選択を支持する[4]。

　看護師は，患者・家族が意思決定する際に，医師の治療説明時に一緒に立ち会う。特に，インフォームドコンセントの内容の理解についてアセスメントし，必要に応じて患者・家族の不安や不明点について医師に追加の説明を求める。また，移植に対して強い葛藤や不安がある場合は医師に相談し，患者の体調の良いときに精神科もしくは心理療法士に面談する場を設け，心理検査（性格，心理傾向，不安など）で移植前の心理状態を評価する。

### 3）ドナーの意思決定

　ドナーは患者を助ける使命感と，幹細胞採取に伴うリスク，生着しなかったときの責任と周囲のプレッシャーなどの間で複雑な葛藤を抱えて同意する。同胞がドナーの場合，特に精神的なケアや家族間の関係性に注意して情報収集と介入を行う。

　ドナーと患者のHLAが適合し判定通知を受けた後，HCTCによるコーディネートが開始される。健康診査が行われ，ドナーとその家族に幹細胞の提供について最終同意の確認が行われる。これ以降は患者の治療計画が進んでいくため，最終同意で承諾の意思決定をしたら撤回はできない。幹細胞の採取は，骨髄採取と末梢血幹細胞採取ではその準備と方法が異なり，ドナーの拘束時期も異なる。移植の日程が決まれば，骨髄の場合，手術室で全身麻酔による採取となるため風邪を引いたりしないよう自己管理が求められる。ドナーが移植適応者として決定された後には，ドナー自身の不安や提供についての迷い，家族や職場の協力が得られなければ移植を行うことは難しい。全身麻酔による骨髄採取中・後の死亡事故のリスクは健康なドナーとその家族にとって不安を伴う。またドナーは患者の状況を十分に理解することが困難であるため，ドナーの不安を傾聴し，可能な範囲での情報提

供を行う。

　末梢血幹細胞移植の場合は、移植適応者の決定後に健康診断を受けるところまでは、骨髄採取と同様である。骨髄採取の入院に比べて身体的負担は少ないが、ドナーは幹細胞採取前に末梢血中に幹細胞を増加させる顆粒球コロニー刺激因子（granulocyte-colony stimulating factor：G-CSF）の注射のために受診が必要になる。G-CSFはドナーの身体に影響はしないが、健康な状態を維持するための注意は骨髄移植の場合と同様である。

## 5 ドナーの骨髄採取時の看護

　同種骨髄移植のドナーは、骨髄採取のために移植前日に入院する。入院までは感染症を起こしたり予防接種を避けたり、細かい指示はバンクや担当医師からも説明を受けている。看護師はドナーが入院してきたらドナーの健康状態を観察し、全身麻酔の導入と合併症を起こさないよう支援する（➡看護技術の実際Ａ、p.194に詳述する）。

## 6 前処置開始前の患者・家族の看護

　患者とその家族は、発病から移植までの期間を身体的にも心理社会的にも大きいストレスにさらされている。移植前の患者の身体的アセスメントは、一般血液検査、主要臓器機能検査（心機能、肺機能、肝機能、腎機能）、疾患の評価（骨髄検査などによる再発の有無）などで感染予防行動やセルフケアについても評価する。化学療法と化学療法の間の骨髄抑制のない時期に歯科受診し、う歯の有無、歯周炎の有無の確認を行い、歯磨き指導を受け、必要に応じて抜歯する。副鼻腔炎や鼻炎、痔、水虫の有無と状態についても各専門医の評価と治療を受ける。また、移植に対する思いや希望、不安、心理的傾向、ストレス状態と対処方法、社会的役割、ソーシャルサポート、経済状況と支援の有無など、必要に応じて移植前から臨床心理士や精神科医による評価や支援を受ける。家族にも面談を行い、患者・家族の認識と対処について、医療者と共有する機会を設ける。

　特に移植の前処置では、患者の不安な気持ちと身体的苦痛が大きく、大量の化学療法を行うために持続点滴のルートの確保など拘束感が強くなる。指示された治療法を確実に行うためには患者の協力が必要だが、倦怠感や悪心などにより十分なセルフケアができない。心身の状態を注意深く観察し、安楽に配慮して前処置が確実にできるようケアしなければならない。全身放射線照射療法（total body irradiation：TBI）は、病室から移動して放射線治療を受けるために患者のストレスも大きいため、体調や前処置と副作用の治療のスケジュールを整えるなどの細心のケアが必要である。

## 7 同種骨髄移植患者の前処置開始までの口腔ケア

　感染予防には、口腔ケア・陰部洗浄・シャワー（または清拭）を欠かさず行う必要がある。特に口腔ケアは重要であることを説明し、患者がセルフケアできないときには看護師が代行し観察と記録を行う（➡看護技術の実際Ｂ、p.195に詳述する）。

# 看護技術の実際

## A　ドナーの骨髄採取時の看護

- 目　　的：（1）ドナーが造血幹細胞採取を不安なく受けられる
　　　　　（2）ドナーから事故なく安全・安楽な状態で造血幹細胞を採取できる
　　　　　（3）ドナーが造血幹細胞採取後の注意点を理解し，スムーズに日常生活に復帰できる
- 適　　応：全身麻酔下で造血幹細胞を骨髄液で提供するドナー
- 必要物品：（全身麻酔の術後の観察に必要な物品）酸素ボンベ，酸素チューブ，流量計，酸素マスク，点滴台，ガーグルベース，体温計，血圧計など

| | 方　法 | 留意点と根拠 |
|---|---|---|
| 1 | **ドナーの健康状態をアセスメントする**<br>1）感染症の有無<br>・血液データ：WBC, RBC, Hb, PLT, CRPなど<br>・胸部X-P，SpO₂，感染症<br>・体温，脈拍，呼吸数，血圧など<br>2）治療中の疾患や常用している薬剤の有無 | |
| 2 | **麻酔科の訪問があり，術前の準備を行う**<br>1）絶飲食の指示の確認と説明<br>・全身麻酔を受けるため麻酔医の指示を確認し，ドナーに伝える<br>・手術室で外回り看護師に絶飲・絶水をいつから開始しているかをデータに残して申し送る<br>2）骨髄採取当日の朝には浣腸を行い，排便を促す | |
| 3 | **骨髄採取を行う**<br>1）骨髄採取は腸骨で行われ，採取後に疼痛が出ることがある<br>・医師の指示に従って術後，疼痛があれば鎮痛薬を用いる<br>・採取日は安静にし，出血を予防する<br>2）全身麻酔を受ける患者の術後ベッドを作成する<br>酸素ボンベ，酸素チューブ，流量計，横シーツなどを配置する<br>3）術後，バイタルサイン，四肢の知覚・運動障害の有無などを観察する | ●術後1〜2日は37℃前後の発熱がみられることがある（➡❶）<br>❶発熱は炎症反応によるもので，骨髄採取時に損傷を受けた生体反応として1〜2日後に起こる |
| 4 | **全身麻酔から順調に回復する**<br>1）事前に採取しておいた自己血の輸血を行う（➡❷）<br>自己血の採取は幹細胞採取の2週間前までに1〜2回行われる<br>2）骨髄採取部位を安静に保つ（➡❸）<br><br><br>3）止血の有無を創部の出血量と範囲で評価する | ❷骨髄採取量が多い場合，骨髄採取後の貧血などの骨髄機能を補填するため<br><br>●医師の指示があるまでベッド上で臥床するので，脊椎の生理的彎曲に配慮し，腰痛を予防できるようにドナーと相談しながら体位を整える<br>❸全身麻酔後であること，骨髄採取部位からの出血を予防し，創部の治癒を促進するため |

| 方　法 | 留意点と根拠 |
|---|---|
| 5　退院前に次回の受診までの生活の注意点を確認する<br>　1）次回受診日までに生活に問題がないことを説明する | ● シャワー・入浴時は創部の痂皮が落屑するまでこすらない<br>● 落屑するまでは入浴しないよう勧め，1週間程度は創部を清潔に保つ<br>● 1週間程度は過度の運動や重労働は避ける<br>● 腰痛は骨髄採取後の問題であるので，手術1週間ぐらいは続くことがある。それ以上続くようであれば，担当の移植コーディネーターに相談する |
| 　2）骨髄採取後，特に問題がなければ2日程度で退院できる<br>　3）体調を整える<br>・呼吸器に感染症や障害がなければ，移植前から呼吸練習を促して肺機能を維持できるよう説明する<br>・移植前の余暇活動に軽い運動を取り入れることで，移植中に起こる筋力低下などを予防できることを説明する | ● 1週間程度は生活に注意が必要であるが，退院すれば学校や仕事に復帰できる<br>● 必要に応じて移植前に移植後のリハビリテーションのために理学療法士にコンサルテーションする場合もある |
| 6　移植後にHCTCからの支援があることを説明する<br>・退院後はHCTCから電話で体調について問診がある<br>・採取の2～3週後には採取施設で採取後の健康診断を行う<br>・採取から3か月経過後にはアンケート用紙により評価される | |

## B 同種骨髄移植患者の前処置開始までの口腔ケア

● 目　　　的：（1）口内炎の予防（同種骨髄移植の場合，前処置で用いる化学療法とTBIの副作用で皮膚粘膜障害を生じる可能性が高い）
　　　　　　（2）口腔粘膜を清潔に保つことで感染症の予防の効果が望める
　　　　　　（3）口腔内の疼痛を軽減できることで移植病室でのQOLの低下を軽減できる
　　　　　　（4）患者自身で口腔内の清潔のセルフケアができる
● 適　　　応：（1）前処置でメルファランを使用する患者（口腔内の粘膜障害が起こる可能性が高い）
　　　　　　（2）易感染状態の続く患者
● 使用物品：柔らかい人工毛のヘッドの小さい歯ブラシ（豚毛などの生体毛は厳禁），スポンジブラシ，水（滅菌水またはペットボトル，しみる場合は生理食塩水）または微温湯，含嗽液（イソジン®ガーグルの場合2～4mLを15～30倍に希釈，アズノール®液の場合4～6mLを約100mLで希釈），口腔内用保湿剤，コップ，清潔なタオルまたはペーパータオル，手鏡，ペンライト，舌圧子，記録用紙，ガーグルベース，ディスポーザブル手袋

| 方　法 | 留意点と根拠 |
|---|---|
| 1　口腔ケアに必要な物品をそろえる<br>・歯ブラシが清潔か確認する（乾燥させて保管できているか，歯ブラシの毛が傷んでいないか）<br>・手洗いが確実にできているかを確認する<br>・清潔なタオルまたはペーパータオルで手が拭けているか確認する<br>・含嗽液は毎回紙コップに作成して使い捨てとする | ● 使用物品が感染源にならないように細心の注意を払う |

| 方　法 | 留意点と根拠 |
|---|---|
| 2　口腔内の洗浄と観察<br>　1）口腔内を洗浄する<br>　・歯ブラシで歯列の汚れを取る<br>　・舌苔は含嗽薬や水で湿潤させたスポンジブラシで優しく清拭・除去する<br>　・含嗽は口腔内だけでなく，歯列の外側と頬部内側まで十分に洗浄する<br>　・含嗽後，口内炎ができるまでは，口腔粘膜用保湿剤（➡❶）を口腔粘膜と歯肉にディスポーザブルの手袋（➡❷）を装着して塗布する<br>　・含嗽後，患者に口腔内を観察するよう説明する<br>　2）洗浄後の観察と記録を行う<br>　看護師はシフトごとにペンライトを用いて口腔内，舌下，歯列の外側と頬部内側，咽頭部の粘膜の色調と状態について記録用紙にスケッチする | ●出血傾向がある場合，口内炎が歯肉にできた場合など，歯ブラシが使用できなくなるとスポンジブラシを使用して歯列および口腔粘膜をやさしく清拭する<br><br>❶乾燥予防のため<br>❷手袋を装着すると爪で口腔内を損傷しない，疼痛のある部位にも手加減して塗布できる |
| 3　食事は可能な限り勧める<br>　患者と家族に食べられるものの説明をする（表2-1）（➡❸） | ●食事は唾液の分泌を促し，口腔内を湿潤させ，患者に「食の楽しみ」を感じてもらう<br>❸食事は前処置が始まれば無菌食になるため |

**表2-1　移植の種類による食事制限**

| 骨髄移植・臍帯血移植 | 末梢血幹細胞移植・ミニ移植 |
|---|---|
| ・HACCP（Hazard Analysis Critical Control Point），無菌充填，加熱殺菌の表示の市販品<br>・缶製品，ペットボトル（できるだけ日本製），パック入りのジュース<br>・一度開封した飲食物は残っていても1〜2時間で廃棄する<br>・レトルト食品，あめ玉は患者の状態に適応したものに制限する<br>・カップ麺は沸騰した湯（ポットの湯）を用いて調理する<br>・アイスクリーム・シャーベット・氷は個別密閉包装されているものとする<br>・調味料は個別パックの物を1回ずつ使い切る | ・前処置開始に伴い，生もの禁止食とする<br>・皮の厚い果物は水洗いした後，皮を厚くむき時間をおかずに摂取する |

＜禁忌＞
　生の肉・魚（さしみ）・にぎり寿司，ドライフルーツ，調理後2時間以上たった食品，発酵食品（生みそ類），煮沸しない漢方薬，カビを含んでいるチーズ，アルファルファ豆他の種の新芽，ラズベリーのような表面の荒い生のフルーツ，期限切れのすべての食品，生の木の実，減塩の梅干し，自宅で漬けた漬物，グレープフルーツジュース

日本造血細胞移植学会：造血細胞移植ガイドラインー移植後早期の感染管理，第2版，2012年改定，p.13-14.より引用　http://www.jshct.com/guideline/pdf/kansenkanri.pdf　[2014.Aug.25]

### 文　献

1）日本骨髄バンク：http://www.jmdp.or.jp　[2014.Aug.25]
2）日本骨髄バンク：患者負担金参考モデル．
　　http://www.jmdp.or.jp/documents/file/03_recipent/futankin_model_201404.pdf　[2014.Aug.25]
3）日本骨髄バンク：ドナーのためのハンドブック．
　　http://www.jmdp.or.jp/documents/file/02_donation/handbook20140815.pdf　[2014.Aug.25]
4）森一恵：造血細胞移植における患者教育と意思決定支援．がん看護，17(3)：346-348，2012．

# 3 造血幹細胞移植関連合併症のアセスメントと援助

学習目標
- 造血幹細胞移植前処置による副作用について理解する。
- 造血幹細胞移植に関連した感染症について理解する。
- 造血幹細胞移植によるGVHDの徴候をアセスメントできる。
- 造血幹細胞移植を受けた患者の移植病室で行う感染予防のケアを習得する。
- 造血幹細胞移植後の患者とその家族の心理的ケアを理解する。
- 造血幹細胞移植の晩期障害のケアを理解する。

## 1 造血幹細胞移植前処置による副作用

移植前の前処置では同種移植の場合は大量の化学療法と全身放射線照射が行われる。ミニ移植の場合は免疫抑制を目的とした抗がん薬治療が行われる。抗がん薬は造血幹細胞移植の前処置において用いる量に比例してより強い抗腫瘍効果が得られる。抗がん薬は患者の疾患・病態・年齢・全身状態（performance status：PS）によって選択される。前処置で使用する抗がん薬とその副作用は表3-1のとおりである。

表3-1 造血幹細胞移植の前処置で用いる薬剤の副作用

| 一般名（商品名） | 副作用など |
| --- | --- |
| シクロフォスファミド（エンドキサン） | 出血性膀胱炎（必要に応じてあらかじめバルーンカテーテルを入れて血尿の有無，尿のpH，尿量を計測する），低ナトリウム血症，心筋障害の可能性があるため，心電図モニターを装着して観察する |
| ブスルファン（ブスルフェクス，マブリン） | ブスルフェクス®はけいれんが，マブリン®は肝中心静脈閉塞症の可能性があるため，意識障害に注意し，あらかじめ抗けいれん薬が投与されることもある |
| シタラビン（キロサイド） | 発熱，筋肉痛などのアレルギー様症状や中枢神経障害（小脳症状）に対してはバイタルサイン，運動機能などを観察し，症状があれば速やかに医師に報告する。角結膜炎は患者の眼痛や羞明感の有無を観察する。手足の紅斑があれば手足症候群を考える |
| メルファラン（アルケラン） | 口腔，消化管の粘膜障害があるため，頻回に口腔内を清潔に努めるよう患者に説明する。また，口内痛や咽頭痛が強い場合は疼痛に応じて鎮痛薬や麻薬の処方を医師に相談する |
| フルダラビン*（フルダラ） | 悪心・嘔吐などの消化器症状，骨髄抑制による感染症や発熱，出血，貧血など |

＊ミニ移植で免疫抑制の目的で用いる

## 2 全身放射線照射

全身放射線照射（total body irradiation：TBI）は，全身の抗腫瘍効果と免疫抑制効果によりドナー由来の細胞の生着をより確実にする目的で行う。全身への照射であるため，抗がん薬の届きにくい中枢神経領域にも効果がある反面，感受性の強い臓器を放射線から守るように線量を調整することで白内障や肺障害などの骨髄抑制以外の副作用をコントロールできるメリットがある。

TBIのスケジュールは，間質性肺炎を起こさないように1回照射量5Gy/分以内とし，1日1～2回を1～3日間照射する。照射計画を立て，臓器障害を最小限にするための眼・肺・卵巣の遮蔽を行う。照射は準備から照射終了まで1回30～60分かかるため，患者が硬い照射台の上で安楽な体位で動かないように照射計画のときから工夫する。また，照射当日は金属類をはずす。歯牙の金属の補填物による口内炎予防のために作成したマウスピースを必ず持参する。

照射当日はTBI前に排泄をすませ，出棟前に制吐薬やステロイド剤の投与を行う。患者の搬送は車椅子もしくはストレッチャーで行う。照射中は均一に全身の照射を行うため半分照射したら体位を変え，残りを照射する。照射終了後，病室に戻って頭蓋内圧降下剤（グリセオール®など）の点滴を行う。TBI後は脳浮腫のために遅れて一時的に悪心・嘔吐の症状が出る。TBI直後は，食事量を控えめにして悪心が軽減した頃に摂取し，無理に食べなくてもよいことを説明する。

## 3 造血幹細胞移植に関連した感染症

前処置によって好中球が減少した状態では感染症が患者の生命・予後のQOLに影響を及ぼす（図3-1）。移植病室で使用する物品のうち衣類は，洗濯したものを天日干しで十分に消毒できる。液体の洗浄剤やイソジン®ガーグルを用いるが，移植病室内は無菌水が使用で

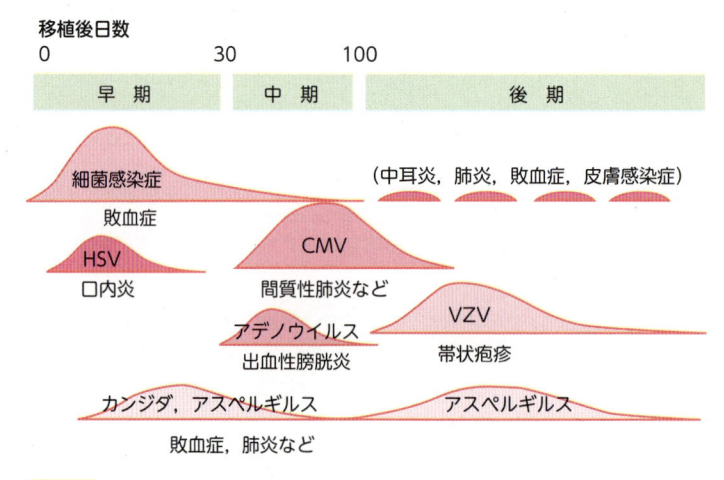

図3-1 移植後の時期別好発感染症

きるのでWBCが減少したときは無菌水を使用する。食器類はディスポーザブルのものを用意する。

### 1）移植後早期の感染症管理

移植後30日までは好中球が減少しているため，単純ヘルペスによる口内炎，カンジダ感染症が起こりやすい。細菌感染症は歯肉痛，咽頭痛，咳などの症状がみられる。ほとんどは患者の常在菌に起因するので口腔内や全身の清潔，点滴挿入部位の清潔操作による予防が効果的である。真菌感染は主にカンジダとアスペルギルスによるものが多く，抗菌薬は無効で抗真菌薬のみ有効である。単純ヘルペスウイルス感染症は患者の免疫が低下すると再活性化し口唇，口腔内，歯肉に水疱を形成し疼痛が強い。抗ウイルス薬だけでなく症状緩和として鎮痛薬を用いる。

### 2）移植後30〜100日頃まで

この時期には，ウイルス感染症が多くなる。粘膜障害は改善し好中球も正常まで増加しているので，細菌感染，真菌感染は減少する。一方，リンパ球による免疫は回復していないのでサイトメガロウイルス（CMV），アデノウイルス（ADV）などのウイルス感染が多くなる。CMV, ADVは移植前から患者の体内に存在し，免疫力が低下してくると発症する。移植1年後までは全身症状を注意して観察する。GVHDの治療にステロイド剤を用いると発症することもある。

### 3）移植後100日目以降

移植後100日以降は肺炎球菌や真菌による感染症が多くなる。好中球やリンパ球の免疫は回復してくるが，まだ液性免疫が不十分であるため，移植後3〜6か月ごろに水痘/帯状疱疹ウイルス（VZV）による帯状疱疹が起こる。内臓播種性VZV感染症は腹部の激痛で発症に気づく。早期のガンシクロビル（デノシン®など）の使用が有効である。また，肺炎球菌による肺炎，中耳炎などの感染症にも注意する。

### 4）感染症の予防

好中球が増殖し液性免疫が回復するまでの期間は，感染症の予防のためにHEPAフィルターによって管理された環境（バイオクリーンルーム，bio clean room：BCR）で過ごすことになる。患者の標準予防策としてスタンダードプリコーションに基づいて患者の身体から出る湿性物質（尿・痰・便・膿など）は感染のおそれがあるとみなして対処する。特に易感染状態の患者を汚染しないように，医療者自身が感染源にならない確実な操作を行う。

前処置が始まるまでに患者は口腔ケアを習得しておく。口腔の清潔は口内炎の予防と肺炎予防に有効である。前処置が始まると細菌予防のための与薬が始まる。ニューキノロン系抗生物質（クラビット®，タリビット®，バクシダール®など），ST合剤（バクタ®）などが処方される。

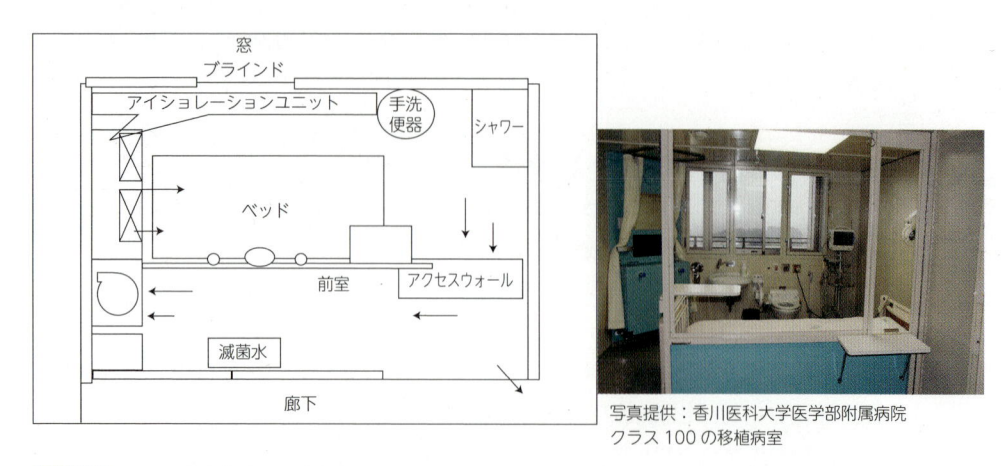

図3-2 水平層流型無菌治療室(バイオクリーンルーム)

写真提供：香川医科大学医学部附属病院
クラス100の移植病室

### 5) 移植病室

　バイオクリーンルーム（bio clean room：BCR）は，2002年の診療報酬制度改定の厚生労働省が定める特定入院料に関する施設基準に加え2012年の診療報酬制度改定で，室内の空気清浄度がクラス6とクラス7に分けられた。無菌治療室の条件として①自家発電装置を有する，②当該管理を行うために滅菌水の供給が常時可能であること，③室内の空気清浄度がクラス1万以下であることなどの要件を満たすことが求められている。無菌室の基準にはJIS規格が取り入れられ，ISO規格と整合がとられるようになり，1㎥当たりの0.1μm以上の粒子数が基準になっている（図3-2）。

## 4 移植片対宿主病

　移植片対宿主病（graft versus host disease：GVHD）は，同種移植を受けた場合にみられる合併症で，移植片に含まれるドナーリンパ球が患者のからだを「よそ者」とみなして攻撃する免疫反応である。ドナー由来のリンパ球は，患者の臓器を自分のものでないとみなして攻撃・排除しようとする一方で，この弱った免疫力を回復させて患者を感染症から

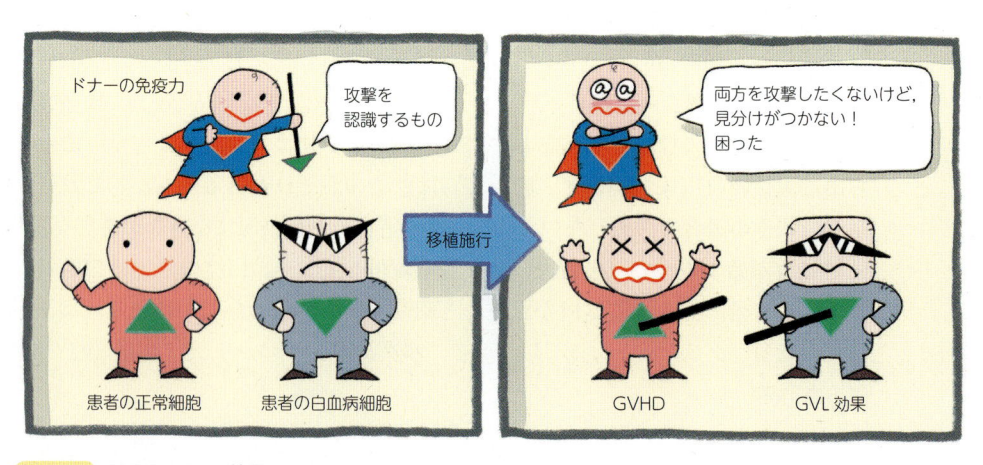

図3-3　GVHDとGVL効果

表3-2 GVHDの分類

| 分類 | 亜分類 | 発症時期 | 急性GVHDの所見 | 慢性GVHDの所見 |
|---|---|---|---|---|
| 急性GVHD | 古典的 | 100日以内 | あり | なし |
| | 続発型，再燃型，遅発型 | 100日以降 | あり | なし |
| 慢性GVHD | 古典的 | 規定なし | なし | あり |
| | 重複型 | 規定なし | あり | あり |

表3-3 急性GVHDの臓器障害のステージ

| ステージ | 皮膚 皮疹（%） | 肝臓 総ビリルビン（mg/dL） | 消化器 下痢（mL/日） |
|---|---|---|---|
| 1 | <25 | 2.0〜3.0 | 成人：500〜1000mL，小児：280〜555mL/m² または持続する嘔気 |
| 2 | 25〜50 | 3.1〜6.0 | 成人：1001mL〜1500mL，小児：556〜833mL/m² |
| 3 | >50 | 6.1〜15.0 | 成人>1500mL，小児>833mL/m² |
| 4 | 全身紅皮症 水疱形成 | >15.0 | 高度の腹痛（±腸閉塞） |

守るだけでなく，からだのなかにまだ残っている白血病細胞を攻撃する（移植片対白血病〔graft versus leukemia：GVL〕効果）（図3-3）。ミニ移植はこのGVL効果を用いて行う治療である。

GVHDには，以下の急性GVHDと慢性GVHDがある（表3-2）。

## 1）急性GVHD

急性GVHD（表3-3）は，同種造血幹細胞移植後早期にみられる皮疹・黄疸・下痢を特徴とする症候群で，移植片の宿主に対する免疫学的反応である。移植された造血細胞が患者（宿主）を攻撃し排除しようとする拒絶反応に対して，免疫抑制薬を使って治療する。造血幹細胞移植の場合には，強い移植前治療を用いて患者の免疫力を非常に弱めて，拒絶反応をできるだけ軽減させる。移植片である骨髄・末梢血・臍帯血中には，ドナー由来のリンパ球が多く混在し，生着を助ける働きがある。

## 2）慢性GVHD

慢性GVHDは，最近では100日以前に症状が出ても診断されるようになった。慢性GVHDの臓器別スコアを表3-4に示す。慢性GVHDは最低1つ以上の所見があり，確定検査（生検，臨床検査，画像検査）により確定する。慢性GVHDは不可逆的変化を起こすため，症状のコントロールには症状をもちながら生活の質を落とさないよう今後の生活の工夫が必要になる。退院前には移植による合併症の早期発見のために定期的に受診することと，患者自身がQOLを向上できるように生活について患者・家族と考える。

表3-4 慢性GVHDの臓器別スコア

|  | スコア0 | スコア1 | スコア2 | スコア3 |
|---|---|---|---|---|
| PS | 無症状 (ECOG0, KPS100%) | 軽度の症状があり, 肉体労働は制限を受けるが, 歩行, 軽労働や坐業はできる ECOG1,KPS80-90%) | 歩行や身の回りのことはできるが, 時に少し介助がいることもある. 日中の50％以上は起居している (ECOG 2,KPS60-70%) | 身の回りのある程度のことはできるが, しばしば介助が必要であり, 日中の50％以上は就床している (ECOG 3-4,KPS<60%) |
| 皮膚 | 無症状 | <18%BSA, 硬化病変なし | 19-50%BSAあるいは浅在性硬化病変（つまみあげられる） | >50%BSAあるいは深在性硬化病変（つまみあげれない） |
| 口腔 | 無症状 | 軽症, 経口摂取に影響なし | 中等症, 経口摂取が軽度障害される | 重症, 経口摂取が高度に障害される |
| 眼 | 無症状 | 軽度dry eye. 日常生活に支障なし（点眼1日3回まで）, 無症状の角結膜炎 | 中等度dry eye. 日常生活に軽度支障あり（点眼1日4回以上）, 視力障害なし | 高度dry eye. 日常生活に高度支障あり, 眼症状のため労働不可, 視力障害あり |
| 消化管 | 無症状 | 嚥下困難, 食欲低下, 嘔気, 嘔吐, 腹痛, 下痢, 5％以上の体重減少を伴わない | 5-15％の体重減少を伴う消化器症状 | 15％以上の体重減少を伴う消化器症状あるいは食道拡張 |
| 肝 | 無症状 | Bil, ALP, AST, ALTの正常上限の2倍以内の上昇 | Bil>3mg/dLあるいは他の酵素の正常上限の2-5倍の上昇 | Bil, 他の酵素の正常上限の5倍以上の上昇 |
| 肺 | 無症状 FEV1>80%or LFS*=2 | 階段昇降時息切れ FEV1：60-79%or LFS：3-5 | 歩行時息切れ FEV1：40-59%or LFS：6-9 | 安静時息切れ FEV1<39%or LFS：10-12 |
| 関節・筋膜 | 無症状 | 日常生活に影響しない軽度の拘縮, 可動制限 | 日常生活に支障のある拘縮, 可動制限, 筋膜炎による紅斑 | 日常生活に高度支障をきたす拘縮, 可動制限（靴紐結び, ボタンがけ, 着衣など不能） |
| 性器 | 無症状 | 内診で軽度異常あるが軽度不快程度で性交痛なし | 内診で中等度異常あり, 不快あり | 内診で高度異常あり, 内診不応, 性交痛あり |

*LFS：Lung Function Score；FEV＋DLco score
日本造血細胞移植学会：造血細胞移植ガイドライン－GVHD（急性GVHDについては第2版），2008.より引用

## 5 移植後合併症

　移植後, 好中球が500/μLを超えると移植した細胞が生着して, 血液の生成を始める. 移植後, 白血球が増えてこない, あるいは一度増えた白血球が再び減少してしまうことを「生着不全」という. 同種移植の場合, 白血球が増えてくるとGVHDが起こり, ドナーの白血球が患者を攻撃する反応が起こる. 急性GVHDは, 免疫抑制薬の増量や追加で対応するが, 重篤になる前に対処しなければならない. そのため, 患者には表3-5に示す移植後合併症の症状について十分に説明しておく.

表3-5 主な移植後合併症

| | 原因 | 出現時期 | 症状と治療 | 看護 |
|---|---|---|---|---|
| 出血性膀胱炎 | 移植の前処置 | 移植早期 | ・膀胱内出血による尿中の血塊，排尿障害，腹部不快，疼痛<br>・大量輸液・メスナ®投与による予防 | ・排尿障害(血尿・尿閉など)を観察し，尿閉が起こらないようにする |
| | 感染症，GVHDなど | 移植後1か月以降 | ・輸液・利尿薬による血塊の排出，膀胱内持続灌流，鎮痛薬など対症療法 | |
| 肝中心静脈閉塞症(VOD) | 移植の前処置による肝類洞の障害 | 移植早期：20日〜30日頃 | ・黄疸（ビリルビン2 mg/dL以上），有痛性肝腫大，腹水，体重増加（2％以上）など<br>・発症予防に低分子ヘパリン，ウルソデオキシコール経口投与<br>・対症療法中心で，軽症例は回復する．多臓器不全により死亡率約40％以上 | ・出血予防に努め，患者・家族の不安に対処する |
| 血栓性微小血管障害(TMA) | 移植前の化学療法，TBI，免疫抑制薬，感染症，GVHD | 移植後平均60日後頃 | ・発熱，下痢，黄疸，中枢神経障害，下血，特異的な治療はない<br>・TMAと診断されると，免疫抑制薬を中止しなければならない<br>・血漿板輸血は慎重に行う | ・指示された投薬を確実に行いGVHDのコントロールを行う<br>・感染症の予防を徹底する |
| 急性GVHD(急性GVHDの臓器障害ステージ*による分類を行い，早期発見・早期治療を行う) | 輸注されたドナーリンパ球が患者の臓器を非自己と認識して攻撃する | 移植後100日以内(2〜3週間目に発症しやすい) | ・皮膚：手掌・足底に紅斑が出現しその後，顔面，体幹，上下肢の小紅斑，小丘疹，瘙痒感，重症になると全身紅斑，水疱形成，表皮剥離<br>・皮膚は生検により確定診断を行う | ・早期発見が有効で，患者の皮膚症状に注意し，小さな変化も報告してもらうよう説明する |
| | | | ・消化管：水溶性下痢(500〜1,500mL/日以上)，悪心・嘔吐，麻痺性イレウス，腹痛<br>・消化器生検による鑑別診断を行う | ・排便の観察の必要性を患者に説明する<br>・下痢の状態を観察する(量，性状を正確に記録する) |
| | | | ・肝臓：肝機能上昇（ビリルビン，ALP，γ-GTPなど）<br>・肝臓は生検が難しい | ・全身の観察と肝機能に注意する |
| 呼吸器合併症(BO，BOOP) | 感染症以外の原因で起こる肺疾患 | 移植後2〜3か月を過ぎて起こる | ・閉塞性細気管支炎（BO）：1秒率70％以下，発熱なし，X-P/CTで浸潤影はない咳・呼吸苦<br>・器質化肺炎を伴う閉塞性細気管支炎（BOOP）：閉塞性と拘束性肺炎の混在，発熱，咳，呼吸苦ありX-Pで陰影や斑状・線状影あり<br>・BOはステロイド治療の効果が乏しい<br>・BOOPはステロイド治療が有効である | ・感染により致死率が著明に上昇するため，感染症を予防する<br>・口腔内の保清を徹底して行い，感染を予防する<br>・体力を消耗しないよう環境や生活を整える |
| 生着症候群 | 移植後の急激な白血球増加による | 生着から96時間以内に起こる | ・非感染性の38.3℃以上の発熱<br>・対表面積25％以上の非薬剤性皮疹<br>・低酸素血症を伴う非心原性肺水腫<br>・G-CSFの投与を中止し，必要ならステロイドの投与を行う<br>・呼吸不全のある重症例ではプレドニン1〜2gのパルス療法施行 | ・ステロド減量後，急性GVHDを発症することがあり，注意を要する |
| 生着不全 | 移植細胞数が少ない<br>免疫学的問題によるなど | 好中球が500個/μL以下 | ・一次生着不全：移植後28日<br>・二次生着不全：一度生着した細胞が再度低下する<br>・G-CSFを投与する<br>・免疫抑制剤を変更する<br>・感染症の治療をする<br>・輸血（RBC，PLT）の施行<br>・ドナーリンパ球輸中療法を行う<br>・再移植の検討 | ・患者・家族の精神的支援を行う<br>・疼痛管理<br>・感染予防<br>・出血傾向の観察と早期発見 |

＊表3-3参照

## 6 移植病室収容までの前処置中の患者の援助

### 1）同種骨髄移植の場合

　移植病室への入室は，化学療法中または治療を終了した直後である。TBIを行っているため副作用が重篤になることがあるので全身観察を行い，副作用（有害事象）・合併症の予防と早期発見，感染予防のための口腔ケア，全身の清潔が重要になる。移植前の身体的準備，ソーシャルサポートを含む家族支援，経済的支援など，セルフケアと協力が得られるように支援する。

　移植前の不安な時期に患者が自ら対処行動をとれるようにエンパワーメントし，患者と家族に積極的にかかわることが大切である。移植に関連して起こる様々な致命的問題は，治療できたとしても移植後のQOLを低下させる場合もある。患者のセルフケアと看護師の観察により，副作用や合併症の予防が移植後の患者のQOLを向上させる。

### 2）末梢血幹細胞移植の場合

　末梢血幹細胞移植には自家末梢血幹細胞と同種末梢血幹細胞を用いる2つの方法がある。自家末梢血幹細胞移植は，患者が寛解状態になった後に化学療法を行い，G-CSF注射後3～4日に太い静脈から血液成分分離装置を用いて造血幹細胞のみを採取する。ほとんどの血液成分は患者の体内に返血される。採取時間は3～4時間で，採取中は穿刺部を動かすことができない。

　同種末梢血幹細胞移植の採取の場合は，自家末梢血幹細胞移植と同じ手順で行われる。G-CSFを外来通院で行う場合は入院期間が3日程度，入院で行う場合は5～7日を要する。血液成分分離装置では造血幹細胞だけでなく血小板も採取されるので，採取後は穿刺部位を十分止血して安静にする。TBIを行わない以外は同種骨髄移植に準じて準備を行う。

## 7 移植病室在室時の患者の援助

### 1）移植施行の準備

　ドナーから取り出された造血幹細胞は移植できない不純物などを取り除いた後，輸血と同様の方法で点滴ラインから輸注される。移植中には一過性の発熱を生じることがあるため，あらかじめステロイドを投与する。移植中の副作用としてアレルギー反応，肺塞栓症などを起こす可能性もあるため，幹細胞の輸注中は必ず心電図モニター，酸素飽和度をモニタリングし適宜，血圧測定を行う。ドナーの体格や採取した骨髄液の量によるが，骨髄移植で輸注される量は約1,000mL程度となり，移植中の患者の循環血液量が増加する。輸液と異なり腎臓から速やかに排泄されることはないため，500mL/30分を限界として2～4時間かけて輸注する。また，臍帯血移植の場合は多くても100mL程度で，点滴ラインに注射器を接続しゆっくりと患者の反応を観察して輸注する。末梢血幹細胞や臍帯血は凍結保存されているため，輸注直前に37℃の微温湯で速やかに解凍し輸注する。

### 2）移植病室在室時の患者の看護

移植病室在室時の患者の看護は，看護技術の実際A，p.206に詳述する。

家族は患者と同様に移植が行われたことに安心すると同時に，不安も感じている。家族は，移植病室の外で患者とガラス越しに面会しながら移植前・中・後を付き添っている。面会中の家族には声をかけて質問に答え，様子を伝える。また，今後，長期間患者の生活支援を行うことになるので，家族に役立つ社会支援の情報を得たうえで，活用できるように調整する。

## 8 造血幹細胞の生着前：GVHDの早期発見と援助

移植された幹細胞が生着する前の患者は，骨髄抑制と急性GVHDなどに対する全身管理が必要である。輸注された移植片が生着し，患者のなかで機能し始めるかどうかは，様々な要因で決まるため，生着を確認するまでの患者の不安は大きい。移植日の頃は前処置によって白血球数がほとんど「0」に近い状態になる。この期間の感染予防が患者の生命の危険に大きく影響する。

移植した細胞が骨髄で生着し白血球をつくり出すまでには，白血球がほとんどない状態が2〜3週間続く。生着が確認されるまでの治療としてG-CSFの投与，輸血が行われる。G-CSFの副作用には腰痛や発熱などがある。ドナー由来の骨髄が生着し増殖し始めると，患者によっては腰痛や関節痛を訴える場合もある。多くは一過性であるが，疼痛の出現は患者に不安をもたらす。輸注されたドナーリンパ球が生着して患者のなかで増加してくると，患者の臓器を非自己と認識して攻撃する急性GVHDが起こる。急性GVHDは2〜3週間目に発症しやすいので，臓器障害ステージによる分類を行い，早期発見・早期治療を行う。特に全身症状より先に自覚症状が現れるので，患者に手掌の発赤や知覚異常（ピリピリ感）などの異常が出現した場合には速やかに伝えるよう説明する。急性GVHDの患者の清潔ケアについては，看護技術の実際B，p.208に詳述する。

## 9 生着後から退院までの看護

移植病室では体調がよければ深呼吸などの呼吸法やADLの拡大につながる運動を行う。移植後の合併症に注意しながら，患者が移植病室を出て一般病室での生活や社会復帰を考えたリハビリテーションを行う。しかし，G-CSFの投与によって好中球が増えた後でも，血小板・赤血球の増加がみられず輸血を継続する場合がある。生着しても骨髄機能が安定するまでは，血小板・赤血球は患者の状態によってその日の採血データでないと把握できないこともある。血小板減少がある場合，行動制限や安静指示が出ることがあるので，呼吸筋・四肢の筋力の訓練は医師の指示を必ず確認して行う。

移植病室でできるストレッチやセラバンドによる筋肉トレーニング，座位による心機能と立位筋の保持の練習などをあらかじめ理学療法士に相談しておく[1]。

移植病室から一般病室に移るころに筋力の評価と血小板・赤血球の評価を行いながら10メートル歩行やバイク漕ぎなど少しずつ負荷をかけた運動を行う（➡看護技術の実際C， p.208に詳述する)。体力と呼吸筋の低下による易疲労感は社会復帰の意欲を低下させるので,移植後の身体的,心理社会的な準備を行う。

## 看護技術の実際

### A 移植病室在室時の患者の看護

- 目　　的：(1) 造血幹細胞移植に関連した感染症を予防する
  - (2) 造血幹細胞輸注時の観察ができる
  - (3) 造血幹細胞移植による非溶血性急性反応の徴候を発見できる
- 適　　応：(1) 身体的・精神的なストレス下にある移植病室在室時の患者
  - (2) 造血幹細胞輸注中の患者
- 使用物品：心電図モニター,血圧計,SaO₂モニター,酸素マスク,酸素チューブ,酸素流量計,輸液ポンプ

| 方　法 | 留意点と根拠 |
|---|---|
| 1　移植前<br>身体状態をアセスメントし,移植の輸注に問題がないかを評価する<br>　1) バイタルサインの測定 (➡❶)<br>　・体温,脈拍,血圧,呼吸数,動脈血酸素飽和度,冷汗,呼吸苦など<br>　・WBC（好中球数など）<br>　2) 皮膚・粘膜症状の有無と程度<br>　・皮膚の発赤・出血・びらん：全身の皮下出血の範囲と程度,肛門周囲の発赤や出血,陰部のカンジダなどの感染症,点滴刺入部およびテープ固定部の出血やびらんの有無<br>　・粘膜：発赤,白斑などの口内炎,カンジダなど感染症の有無,歯肉出血など<br>　・保清と乾燥の予防 (➡❷)：血液データに問題がなければ毎日シャワー浴と患者の好みにあった保湿剤を塗布する。口腔内は口腔内の洗浄後オーラルバランス®などを使用する<br>　3) 消化器症状<br>　・悪心・嘔吐<br>　・下痢：回数と性状（色や形状など）<br>　・便秘：肛門周囲の疼痛,出血の有無,飲水量,食事量,下剤使用の有無<br>　・PLT,RBC,Hb<br>　4) 意識・認知機能<br>　・意識レベルの判定,瞳孔不同の有無<br>　・せん妄・不穏行動・認知機能の評価 | ❶移植直前にはすでに化学療法とTBIの効果で骨髄機能は破壊されている。造血幹細胞を移植することで生命の危機的状態から回復できる。移植時モニターを装着し継続して身体状態をアセスメントすることで輸注した造血幹細胞・保存液によるアナフィラキシーショックの早期発見が可能となる。<br>● TBI後の皮膚の瘙痒感の変化<br><br>❷TBIの影響で汗腺,唾液腺などの機能低下により皮膚・口腔内の乾燥があると,感染や皮膚統合性の障害を起こしやすい |

| 方　法 | 留意点と根拠 |
|---|---|
| **2　移植前の処置**<br>輸注時の急変に備えて物品を準備する<br>　1）輸注のための準備<br>　・輸注のためのルートが確実に確保されている<br>　・移植前のステロイドの投与や点滴ルートの確保<br>　・酸素流量計，酸素チューブ，酸素マスクを準備する<br>　・移植病室の近くに救急カートを準備する<br>　2）モニター類の装着<br>　・心電図，SaO₂モニター，輸液ポンプ | ●急変の原因としては保護剤の副作用，幹細胞の破壊によるアナフィラキシーショックなどが考えられる。このため輸注前に予防的にステロイド剤の点滴が行われている |
| **3　移植中の観察**<br>骨髄液の場合は数時間，臍帯血の場合は20〜30分はモニタリングが必要<br>　1）モニターの観察と副作用の予防（➡❸）<br>　・非溶血性急性反応：発熱，蕁麻疹，アナフィラキシー反応，呼吸困難，血圧低下など<br>　・幹細胞輸注時ショック：呼吸困難，不整脈，悪心・嘔吐，血圧低下など<br>　2）細胞保護材による不快なにおいは，しばらくすると消えることを説明する（➡❹）<br>　・患者の希望や状態に応じて制吐薬，精神安定薬などの使用を医師に伝える | ❸アナフィラキシーショックの場合が多いと考えられるので，その徴候がみられたときは速やかに医師に報告し，対応しなければならない<br><br>❹不快なにおいは，消化器症状のある患者にとって悪心・嘔吐を誘発し，保護材によって皮膚の紅潮，腰痛，胸部不快，血圧低下を起こす |
| **4　非溶血性急性反応の処置**<br>　1）非溶血性急性反応の対応は医師の指示に従う<br>　・造血細胞の入っている輸注ルートを停止する<br>　・症状を発見したら速やかに医師に報告する<br>　・意識障害や嘔吐に備えて，できれば側臥位にする<br>　・救急カートを移植病室に運び，呼吸苦があるときは酸素吸入を行う<br>　2）患者・家族の精神的ケアを行う<br>移植病室は家族の立ち入りを禁止しているので，患者の状態を家族に早急に説明する | ●状態について医師から説明があるまで，できるだけストレスのない状態に配慮する |
| **5　移植直後の観察**<br>　1）バイタルサイン<br>体温，脈拍，呼吸，動脈血酸素飽和度，尿量・性状，腹部症状などの他，非溶血性急性反応などの前処置の副作用と移植による副作用を観察し，異常の早期発見に努める<br>　2）精神症状<br>　・不眠，不安，抑うつ，せん妄，記憶障害などの症状の有無を観察する（➡❺）<br>　・患者の話をよく聴き，不眠・不安の原因をアセスメントする<br>　・家族や患者の希望する知人などの面会を調整する（➡❻）<br>　・患者の体調に合わせて気分転換活動を行う：DVDによる映画鑑賞，血液データに応じた運動やリハビリテーションなど<br>　3）神経障害<br>前処置の副作用とTBIによる副作用症状の有無について観察する：意識障害，筋力低下，末梢神経障害，感覚障害，振戦，けいれん，視力障害など | ❺輸注が終了すると安心する反面，今後の副作用や合併症について不安や恐怖が増すこともあるため<br><br>❻無菌室での孤独感による影響が大きいため<br>●治療の副作用などにより記憶障害が出現した場合，排泄回数など患者でなければわからない情報については，患者の負担の少ない記録方法を検討する |

## B 急性GVHDの患者の清潔ケア

- 目　　的：（1）急性GVHDの観察とアセスメントができる
　　　　　　（2）急性GVHD患者の清潔ケアができる
- 適　　応：（1）急性GVHDが予想される患者
　　　　　　（2）急性GVHDが出現した患者
- 使用物品：シャワーまたは清拭用のタオル，ポンプタイプの低刺激の洗浄剤，保湿剤，ディスポーザブルの手袋（皮膚生検後），イソジン消毒薬，綿球，皮膚保護材

| 方　法 | 留意点と根拠 |
|---|---|
| 1　**全身を清潔に保つ**<br>　1）バイタルサイン（体温，脈拍，血圧，SaO$_2$，呼吸状態・呼吸音）を測定する<br>　2）血液データ（WBC，RBC，PLT，Hbなど）の確認を行う<br>　3）シャワーを行う<br>　・点滴刺入部の防水保護を行う<br>　・液体ソープをよく泡立てて柔らかいタオルでこすらないように泡で洗う（→❶）<br>　・シャワー後の拭き上げと更衣を介助する<br>　・シャワー後の保温とシャワーブースの吹き上げ，乾燥を行う<br>　4）清拭を行う<br>　5）肛門部の清潔を保つ<br>　・トイレットペーパーは柔らかいものを用意する<br>　・肛門周囲の皮膚の保護のために皮膚保護のクリームを塗布するが，必ず排便後に汚れを除去して塗布し直す | ❶皮膚刺激を与えないようにする<br>●柔らかいタオルをよく絞って，こすらないように清拭を施行する<br>●排便後は必ずウォシュレットを用い皮膚に負担をかけないようにする（→❷）<br>❷下痢が続くと肛門周囲の皮膚が脆弱になり，繰り返し拭くと出血・感染を起こしやすい |
| 2　**乾燥している全身の皮膚の保湿を行う**<br>ワセリン，無香料で刺激のない市販のボディクリームなどを全身に塗布する | |
| 3　**全身の観察を行う**<br>・次の症状があればスケッチ・写真を残す：手掌・足底に紅斑が出現し，その後に顔面，体幹，上下肢の小紅斑，小丘疹，瘙痒感，重症になると全身紅斑，水疱形成，表皮剝離<br>・皮膚のGVHD：生検により確定診断を行う。皮膚生検後の消毒と創部交換を行い，感染の有無，治癒過程について観察する | |

## C 生着後から退院のリハビリテーション

- 目　　的：（1）生着後から退院のリハビリテーションのアセスメントができる
　　　　　　（2）生着後から退院のリハビリテーションの必要性を理解できる
　　　　　　（3）生着後から退院のリハビリテーションを体調に合わせてできる
- 適　　応：（1）移植病室収容中に臥床期間が長く全身の筋力低下がある患者
　　　　　　（2）GVHDや呼吸器感染症など心機能，肺機能の低下がある患者
　　　　　　（3）社会復帰に向けてADLの拡大が必要である患者

- **使用物品**：（患者の状態に合わせて選択する）運動靴，万歩計，セラバンド，エアロバイク，500mLのペットボトル2個，握力計

| | 方　法 | 留意点と根拠 |
|---|---|---|
| 1 | **体調を評価し，適切なリハビリテーションを患者と相談して決める**<br>1）バイタルサイン（体温，脈拍，血圧，SaO₂，呼吸状態・呼吸音）を測定する<br>2）血液データ（WBC，RBC，PLT，Hbなど）の確認を行う<br>3）ROM（関節可動域），MMT（徒手筋力テスト）で運動障害の有無を評価する | ●運動時に脈拍が20〜30回/分以上上昇するぐらいの負荷の範囲で行う |
| 2 | **腹式呼吸を促し，肺胞の拡張を行う**<br>臥床したまま腹部に手を当てゆっくりと腹部が膨れるように鼻から息を吸い，口でゆっくりと吐くことを繰り返す | |
| 3 | **転倒・転落を予防しADLを拡大できる**<br>・点滴台を押しながらでも廊下の歩行を行う<br>・壁に手をついてゆっくり座り，ゆっくり立ち上がる | |
| 4 | **ADLを拡大できるよう支援する（➡❶）**<br>・安静・臥床が続いた後は，臥床し床上足踏み，水量を調節した500mLのペットボトル2個を持っての上肢の挙上を患者に負担のない程度で始める<br>・理学療法士の指示のもとにセラバンドを用いて体幹や四肢の筋肉トレーニングを行う<br>・移植病室から出られるようになれば，エアロバイクや病棟内の歩行練習を始める | ❶皮膚病変から関節拘縮，移植中の安静により筋力低下がある場合は，リハビリテーションが必要である<br>●医師の許可があれば，運動量はバイタルサインと筋力の回復状態に応じて決める<br>●骨粗鬆症がある場合は，カルシウム剤，ビタミンD製剤が処方される |

### 文献

1）日本造血細胞移植学会編：同種造血細胞移植後フォローアップ看護，南江堂，2014，p.112-124.

# 4 退院時オリエンテーションと社会復帰

**学習目標**
- 退院時の患者のセルフケアの援助を理解する。
- 移植後の晩期障害について理解する。

慢性GVHD，呼吸器合併症（閉塞性細気管支炎，器質化肺炎を伴う閉塞性細気管支炎，特発性肺炎症候群など），二次性がん，甲状腺機能障害，性腺機能障害，再発などが晩期障害としてあげられる。

## 1 退院指導

### 1）退院時オリエンテーション内容と晩期障害の予防

**（1）皮膚の保護**

日光の曝露を避け，日焼け止めクリームや衣服による防護の必要性を説明する。また，医師の指示により症状に合わせたステロイド外用薬，外用免疫抑制薬の塗布を行う。硬化性病変による関節の屈曲困難にはマッサージや伸展運動を勧める。

**（2）口腔内（歯牙と歯肉・口腔粘膜）の清潔**

口腔を清潔に保ち，異常があれば受診する。唾液の分泌低下がある場合は，口腔内の湿潤に努めるよう水分の頻回補給と人工唾液の使用，ガムによる唾液腺刺激，マッサージなどを症状に合わせて指導する。味覚障害が遷延し，亜鉛欠乏が疑われた場合は，赤身肉，レバー，カキ，トウモロコシ，豆類，チーズやナッツ類をこまめに摂ることを勧め，味付けにアクセントをつけた献立を工夫する。

**（3）乾性角結膜炎**

人工涙液の頻回点眼，夜間に眼軟膏を塗布し，中等度異常になればシクロスポリン点眼薬が処方される。ステロイド含有点眼薬は眼圧上昇，白内障，角膜炎の可能性があるため，必要なときだけ短期間使用する。

**（4）体重減少**

消化管の栄養吸収障害が考えられるので，退院後1回/週に体重を測定し，異常があれば受診時に報告する。体重減少時には栄養補助食品を勧め，栄養サポートチームに栄養指導を相談する。下痢はサイトメガロウイルス（CMV）感染症や薬剤性のほか，膵臓機能の精査が必要な場合もある。

**（5）瘙痒感**

肝機能障害により瘙痒感が強くなるので，皮膚の保護と瘙痒感の軽減のためにウルソデ

オキシコール酸（ウルソ®）の投与が行われる。

#### （6）肺病変

移植後1年以内に肺病変が起こる可能性があるので，肺機能検査を定期的に行う。ステロイド剤の吸入，気管支拡張薬，呼吸リハビリテーションは症状緩和と肺病変の進展予防に有効であるので，退院時に説明し方法を習得できるよう説明する。

### 2）感染予防

退院が間近になっても液性免疫が十分回復していないため，移植後日和見感染を起こす可能性がある。免疫を再構築するまでは，好中球の増殖後も感染予防に注意することを説明する。家族でのタオルの共有は避け，毎日交換する。移植後最低でも6か月までは手洗い・含嗽の励行，外出時マスクの着用，人ごみを避ける。また，素手での土いじり，ペットとの接触は避ける。皮膚・粘膜の保護に努め，擦り傷・切り傷に注意し剃刀などは用いないように説明し，傷ついたときは清潔な流水でよく洗い，消毒して創部を保護する。温泉・プールは医師の許可が出るまでは避ける。

移植後は徐々に抗体価が低下し消失するため，再度ワクチンを接種し免疫を獲得する。インフルエンザワクチン・肺炎球菌ワクチンは移植後6〜12か月以降で慢性GVHDの増悪がない場合に施行を考慮する。その他のワクチン接種は24か月以降に考慮する[1]。必ず移植を担当した担当科の指示を得る。

性交渉については女性の場合，粘膜障害と分泌液の低下を考慮し，必要に応じて腟潤滑剤（水性）の利用とコンドームの利用を勧める。

### 3）心理・社会的ケアと準備

移植が成功したことで患者は身体的に障害があっても肯定的なとらえ方をして適応行動がとれる。しかし，骨髄機能の回復の遅れやGVHDからストレスを感じ，不安やうつ状態だけでなく，退行や怒りなどの心的外傷後ストレス障害（PTSD）や心理的不適応を起こすことがある。患者の心理的傾向については移植前から継続して評価し，必要に応じて臨床心理士や精神科医と連携する。

心理的問題については患者のQOLを改善し，患者・家族が共に周りの環境とのかかわりが増えるよう支援し，患者のもてる力をエンパワーメントする。家族は発病から移植後も患者と共に様々な苦悩を乗り越えてきているので，家族の苦悩を理解し，傾聴や共感をしながら患者家族の調整を行う。また，ドナーが家族である場合は，患者の状態について情報を共有し，倫理的な問題や関係性を整理できるよう患者とドナーの双方にかかわる。必要に応じて，患者会などサポートグループに参加しピアサポートの機会をもつよう勧める。

移植後体調が戻るのが遅くなると職場復帰が遅れ，いつ復帰できるかといった不確かさが患者の不安になる。患者の体調に配慮し，必要に応じて勤務場所の変更を含め相談するよう勧める。学生の場合，休学の時期は外来での血液データの回復を医師と相談して行う。また，進学や就職については環境を検討することを説明する。

## 2　造血幹細胞移植後看護外来

　　2012年度の診療報酬改定において移植後患者の多職種での包括的な長期フォローアップ（long term follow up：LTFU）を外来で行う「造血幹細胞移植後患者指導管理料」が新設された。LTFUは患者が移植後に起こっている身体的・心理社会的変化の理解を助けるようにかかわる。移植までの目標は移植を成功させることであったが，次の人生目標は患者自身で見いだすことができるよう支援する。身体的変化を受け入れ，移植後の生活とQOLを維持・向上できるようにセルフケア習得の支援を行う[2]。移植の成功率が上がってきたことや移植対象が広がったため，今後，移植後の患者の長期支援が重要になる。

### 文　献

1) 日本造血細胞移植学会：造血細胞移植ガイドライン－予防接種，2008，p.13-14.
　　http://www.jshct.com/guideline/pdf/2008yobousesshu.pdf ［2014.Oct.25］
2) 八島朋子：造血細胞移植後の長期フォローアップ，がん看護，17(3)：361-363，2012.
3) 日本造血細胞移植学会ガイドライン．
　　http://www.jshct.com/guideline/ ［2014.Oct.25］
4) 日本造血細胞移植学会編：同種造血細胞移植後フォローアップ看護，南江堂，2014.
5) 鈴木志津枝・小松浩子監訳：がん看護PEPリソース－患者アウトカムを高めるケアのエビデンス，2013，医学書院．

第 VI 章

緩和ケア

# 1 症状マネジメント

**学習目標**
- がん患者が抱えやすい各症状の特徴について理解する。
- 症状を緩和するためのマネジメントについて理解する。
- 症状を緩和するための具体的な看護について理解する。
- 症状を緩和するための看護技術を習得する。

## 1 疼痛

### 1）がん患者の疼痛の特徴

#### （1）疼痛とは
疼痛は「実質的・潜在的な組織損傷に結びつく，あるいはそのような損傷を表す言葉を使って述べられるような不快な感覚体験および感情体験であり，常に主観的なものである」[1]と定義されている。

#### （2）疼痛の発生機序と原因
組織損傷や炎症，あるいは熱や化学物質の侵害刺激により侵害受容器からインパルスが伝導し脳で痛みが認知される。

がん患者の疼痛の原因には，内臓器浸潤などのがん自体が原因の疼痛，がんに関連する疼痛，がん治療に関連する疼痛，がんや治療に関連しない原因の疼痛がある。

#### （3）がん性疼痛の種類
がん性疼痛は，侵害受容性疼痛と神経障害性疼痛に大きく分類される。

**①侵害受容性疼痛**
侵害受容器を介した疼痛で，組織の損傷など侵害刺激が加わったために生じる。侵害受容性疼痛には，骨や筋肉，粘膜に痛みが生じ非ステロイド性抗炎症薬（NSAIDs）が有効な体性痛と，内臓の障害が原因で生じオピオイドが奏効する内臓痛がある。体性痛は患者の言葉で「差し込むような痛み」「うずくような痛み」などと表現され，内臓痛は「重苦しい」「鈍い痛み」などの訴えが聞かれる。

**②神経障害性疼痛**
腫瘍による神経の圧迫や浸潤のために生じる疼痛であり，患者は「灼けるような痛み」「ひりひりする痛み」などと表現することが多い。治療はNSAIDsやオピオイドに加え，鎮痛補助薬を併用する。

## 2）がん患者の疼痛のマネジメント
### （1）疼痛のアセスメント
#### ①アセスメントの重要性
　疼痛はがんの部位に限らず発生し，がんの進行とともに多くなるため，疼痛を積極的に緩和していくことが患者のquality of life（QOL）の維持と向上につながる。まず，疼痛に関して身体的因子と非身体的因子を包括的にアセスメントすることが緩和ケアの出発点となる。疼痛のアセスメントと対処方法の検討を患者と一緒に行うことにより，症状マネジメントが可能となる。そのため，看護師は患者の主観的な体験である疼痛の訴えについて真摯な姿勢で聴き，信頼関係を構築することが大切である。また，患者自身も痛みのコントロールに参加していくことが緩和ケアには必要となる。

#### ②アセスメントのポイント
　a．疼痛の強度
　疼痛の強度をアセスメントするためには，強度について患者が評価し，患者と医療者が共通した理解ができるよう評価スケールを活用する。評価スケールとして，数値評価スケール（Numerical Rating Scale：NRS），言語評価スケール（Verbal Rating Scale：VRS），視覚アナログスケール（Visual Analogue Scale：VAS），簡易疼痛質問票（Brief Pain Inventory：BPI）などがある。これらの評価スケールを用いて，安静時や体動時の強度などをとらえることができる。そして，疼痛の治療法について鎮痛薬の選択や投与経路，投与量，レスキュー投与などを具体的に検討する。

　b．疼痛の部位と広がり
　一人の患者が複数箇所の疼痛を抱えている場合が多い。そのため，患者に疼痛のある部位を指さしてもらい，範囲や広がり，腫脹や熱感，色などの変化について視診と触診で知る。疼痛の部位は，侵害受容性疼痛の体性痛では比較的局在性で明確であるが，内臓痛では不明確であることが多い[1]。また，神経障害性疼痛では，神経の分布によって疼痛が生じるため皮膚神経分布図を用いることもある。

　c．疼痛の経時的変化
　疼痛はがんの進行とともに徐々に増強することが多い。持続的な疼痛かあるいは間欠的な疼痛かを観察し，その変化をとらえる。

　d．これまでの治療の影響
　手術療法，化学療法，放射線療法などの治療とがんの進行度を合わせてアセスメントする。また，これまでの疼痛の治療に関して鎮痛薬の種類，投与量や鎮痛効果と副作用を考慮していくことが，患者にとって有効な疼痛の緩和につながる。

　e．検査結果
　画像検査や血液検査の結果から，疼痛の原因や影響を知ることができる。特に貧血や炎症反応，出血傾向，電解質異常，肝機能，腎機能，栄養状態を示すデータは，疼痛の状態とともに注意してみていく。

　f．心理社会的な状態
　疼痛のアセスメントには心理社会的側面の理解も重要である。そのために患者の表現などから以下の状態を把握する。①がんや痛みに対する理解のしかた，②がんや疼痛の治療

に対する目標と期待，③ストレスに対するコーピング，④不安や抑うつなどの心理状態，⑤家族や職場，地域との関係，⑥心配事，⑦生きる意味と価値に対する考えなどが含まれる。

### 3）がん患者の疼痛の治療
#### (1) 薬物療法

　1986年に世界保健機関（WHO）が発表した治療指針としてWHO方式がん疼痛治療法がある[2]。この治療法の目標には，第1目標として痛みに妨げられない睡眠時間の増加，第2目標に安静時痛の消失，第3目標は起立時や体動時の痛みの消失を設定している。また，WHO方式薬剤投与の5原則として①by the mouth（経口的に），②by the clock（定期的に），③by the ladder（段階的に），④for the individual（個別的に），⑤with attention to detail（細やかな配慮をする）がある[1]。そして，使用する薬剤はWHO方式3段階除痛ラダーにより，第1段階は非オピオイド鎮痛薬±鎮痛補助薬，疼痛の残存や増強がある場合は第2段階として弱オピオイドを使用し，その後も疼痛の残存や増強がある場合は第3段階として強オピオイドの薬剤を選択し，積極的に疼痛の軽減に努める。また，突発痛に対しては臨時の即効性鎮痛薬（レスキュードーズ）も使用していく。

　疼痛に対して用いるオピオイドと鎮痛補助薬は，以下の特徴と使用法がある。

#### ①オピオイド

　治療の基本となるオピオイドとしてモルヒネがあり，経口剤，坐薬，注射薬がある。使用方法の原則は経口的に服用することであるが，非経口的に投与する場合の投与経路に直腸内投与，持続静脈注射，持続皮下注射の3種類がある。

　直腸内投与は，簡便であるが施行に不快感が伴い，加えて薬物の血中濃度に幅があり一定の濃度が得られず副作用が出やすい。また，持続静脈注射は速やかな効果の発現が期待でき，一定の血中濃度を保つことが可能であるが束縛感を伴いやすく，調節が困難なことが欠点である。一方，持続皮下注射は，装置が軽量で小型なため（図1-1），行動がしやすく在宅でも使用が可能であり，疼痛が増強したときに患者がレスキューの投与ができるPCA（Patient-Controlled-Analgesia）も備わっており（図1-2），症状や副作用に応じた微量な調節ができる。また，血中濃度を一定に保つことができることなど利点が多い（図1-3）[3]。持続皮下注射の適応は，①薬剤の内服が困難な場合，②痛みが非常に強く，短時

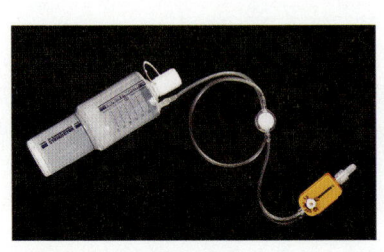

写真提供：大研医器株式会社
**図1-1** モルヒネの携帯型注入ポンプ

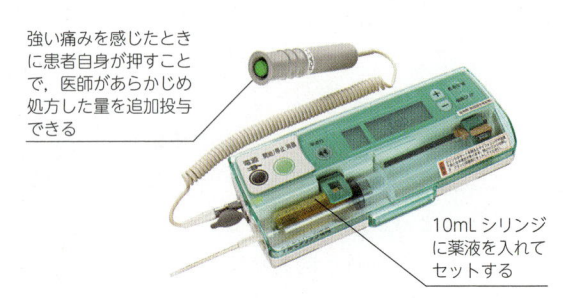

強い痛みを感じたときに患者自身が押すことで，医師があらかじめ処方した量を追加投与できる

10mLシリンジに薬液を入れてセットする

写真提供：テルモ株式会社
**図1-2** PCA機能付きシリンジポンプ

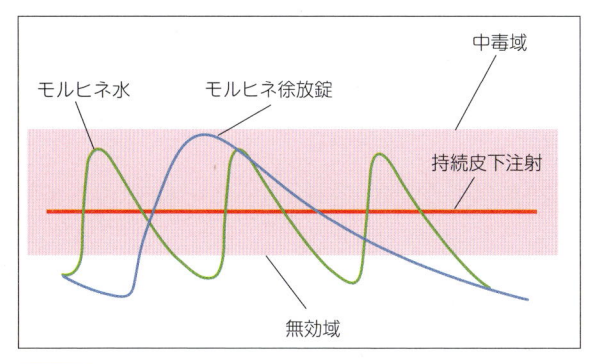

**図1-3　持続皮下注射の薬物血中濃度**
ターミナルケア編集委員会編：わかる できる がんの症状マネジメントⅡ，ターミナルケア，11：341，2001．より引用

間での疼痛コントロールが必要な場合，③薬剤の副作用が強く投与量の減量が必要な場合などである。投与できる薬剤は鎮痛薬の塩酸モルヒネやブプレノルフィン（レペタン®）などのほか，制吐薬のハロペリドール（セレネース®），メトクロプラミド（プリンペラン®）などがある（➡看護技術の実際Ⓐ，p.243に詳述）。また，経皮吸収型持続性がん疼痛治療薬もあり，塩酸モルヒネ注射薬と同様に強オピオイドのフェンタニルは，1日1回貼り替え製剤のフェントス®テープが調節しやすいこともあり多く用いられている。

　モルヒネ以外に代表的なオピオイドとしてオキシコドン，コデインなどがあるが，モルヒネ同様に便秘や悪心などの副作用を伴うため，鎮痛効果とともに患者の状態を観察する。患者が麻薬に対する偏見をもたずに効果的に使用できるよう，看護師が患者の薬に対する理解や受け止め方を知り，状況に応じてていねいな説明を行う。

②**鎮痛補助薬**
　鎮痛補助薬は，薬理作用として鎮痛作用はないが鎮痛薬と併用することにより鎮痛効果を高める薬剤である。疼痛の機序や性質に応じ，抗うつ薬や抗けいれん薬，抗不整脈薬，ステロイドなどが積極的に用いられている。抗うつ薬は「持続的なしびれ」「焼けるような」などと表現される痛みに有効な場合が多く，抗けいれん薬は発作性の「刺すような」「電気が走るような」などと表現される痛みに有効な場合が多い[4]。使用時の原則として，鎮痛補助薬の使用開始前にオピオイドを適切かつ十分に使用し，鎮痛効果や副作用，薬剤の相互作用を評価する。

**（2）放射線療法**
　放射線療法の目的には，根治的照射以外に緩和的照射がある。これにより身体症状をマネジメントし患者のQOLを維持し高める。特に骨・軟部組織に転移がある患者の大多数は疼痛を訴える[5]。そのため，看護師は疼痛があり放射線療法を行う患者に対し，放射線療法前から患者と積極的にかかわり不安を軽減し，できる限り安楽に治療を受け疼痛が軽減するよう努める。

**（3）神経ブロック療法**
　神経ブロックには交感神経ブロックや知覚神経ブロックなどがあり，痛みの部位が限局している場合に適応となる。

## 4）がん患者の疼痛の緩和を促す看護
### （1）疼痛のマネジメントへの介入
　患者の疼痛を積極的に緩和するため，看護師はアセスメントから始め，患者が治療の必要性や方法を理解し，薬物療法を中心とした治療を生活に取り入れ，医療者と共に緩和に向け行動できるよう援助する。疼痛は患者が抱える様々な苦痛が原因となり生じる主観的な症状であるため，薬物療法の効果など患者から情報を得てチームで共有し評価していく。患者の希望を考慮しながら，以下に述べる具体的な援助方法を組み合わせながら，疼痛の緩和に努めていくことが患者のQOLの維持と向上につながる。

### （2）傾　　聴
　がん患者の疼痛は身体的な要因以外に，様々な要因が影響し閾値にも変化を及ぼす。そのため，看護師は患者のそばに座ってじっくりと話を聴くことが基本的な援助となる。その際，疼痛に関して身体的な疼痛以外に心理社会的，スピリチュアルな苦痛を表現している言葉を大切に受け止め，患者の思いに共感し傾聴していくことが非常に重要である。

### （3）マッサージ
　身体的な疼痛は周囲の血管や筋肉の収縮を起こし，さらに疼痛を増強する。また，疼痛に伴う不安や緊張感も増強する要因となる。そのため，血液循環を促し筋肉の緊張を和らげ，不安の軽減に努めることも疼痛の緩和には必要である。緩和の方法としてマッサージや関節可動域運動があり，患者の希望を聞き反応を観察しながら行うことにより，血行が促進され気分転換にもつながるため有効である。

### （4）安楽な体位の工夫
　疼痛により同一体位で過ごし，血液循環が不良となり関節の拘縮を招く場合がある。そのため，疼痛の部位に加重をかけず，患者が身体的に楽な感覚が得られる姿勢を援助する。また，疼痛の増強を防ぎながら日常生活を過ごすことができるよう，患者が心地よいと思える体位を工夫しクッションやパッドなどの補助具を利用していくことも有効である。

### （5）温罨法・冷罨法
　温罨法は，局所の血行を促進させ筋肉の緊張を和らげることにより発痛物質の排泄を促し，侵害受容性疼痛の内臓痛や神経障害性疼痛を和らげる効果がある。温罨法後に，マッサージや関節可動域の運動を実施するとさらに緩和の効果は高い。
　一方，冷罨法は発熱時の炎症に伴う痛みなどに対し，保冷剤などの使用が有効である。

### （6）リラクセーション・気分転換活動
　リラクセーションは，疼痛に対する認知を変化させ緊張や不安が軽減し増強を防ぐことにつながる。具体的な方法として漸進的筋弛緩法や呼吸法，アロマセラピーも活用されている。また，患者にとって気分転換となる活動について話し合い，患者の希望や嗜好を踏まえ安全性と安楽性を考慮し，柔軟に患者の望む活動を支援していくことがリラックス効果や心地よさをもたらす。

## 2 食欲不振

### 1）がん患者の食欲不振の特徴

　食欲不振は，意図的でない食欲の喪失であり，新しくがんと診断された患者の半数に出現し，進行したがんの病期において70〜80％と高い割合で報告される[6]。食欲不振は，がんの進行に伴ってみられる症状であり，終末期がん患者においては94.7％にみられる[7]。

　食べることは人間にとって基本的欲求の一つであり，生活における楽しみでもある。また，食べられないことは身体の衰えや病状の進行を自覚することにつながり，生活における楽しみがなくなるため，患者のQOLは著しく低下する。特にがんの終末期においては，がんの進行により食べたいけれど食べられないつらさを伴うため，患者の身体の状態に応じて，原因をアセスメントし，それに応じた治療や食事を工夫する。また，食べられないことに対する患者・家族への精神的ケアが大切である。

#### （1）食欲不振の機序

　食欲は，神経系や内分泌系のメカニズムと同じように，生理的・胃腸系，代謝系，栄養面といった多面的な要素から調節されている。食欲不振の機序としては，末梢性と中枢性がある。末梢性では，味覚・嗅覚の障害や消化管の異常，中枢性では摂食・満腹中枢への血糖，内因性生理活性物質（セロトニン，ノルアドレナリンなど），薬物（抗がん薬，ジギタリス製剤など）が関与する[8]。

#### （2）食欲不振の原因

　食欲不振はがん自体によるものだけでなく，がんの集学的治療（手術療法・放射線療法・化学療法）に伴う有害事象や合併症，心理社会的要因によって引き起こされることがある。

**①身体的な要因**

　がんの進行に伴うものとして腫瘍の増大や圧迫による悪心・嘔吐，消化管狭窄や腹水，肝腫大などやがん悪液質がある。化学療法や放射線療法に伴うものとしては，悪心や口内炎，食道炎，味覚障害，嚥下時痛，重度の便秘などがある。

**②精神的な要因**

　不安，抑うつ，認知機能障害，ボディイメージの障害，死への恐怖などがある。

**③社会的要因**

　食事環境の変化や食習慣の変化，経済的問題，病室など環境の変化が考えられる。

### 2）がん患者の食欲不振のマネジメント

#### （1）食欲不振のアセスメント

　食欲不振をもたらす原因をはじめ，患者の食事のパターンや摂取状況，食欲不振に対する患者や家族の苦痛の程度や認識，価値観を把握する。患者の生命予後や病状によっても治療や看護は異なるため，それらを理解したうえで総合的にアセスメントする。

**①がんの治療に伴う食欲不振のアセスメント**

　手術療法や放射線療法，化学療法などがんの治療に伴う食欲不振は，原因を明確にして対処することが大切である。患者の訴える自覚症状や臨床症状・身体所見，随伴症状の有

無，血液検査や画像検査などの検査結果も重要なアセスメント項目となる。また，患者の症状体験は，化学療法など治療を継続していくうえで重要であり，症状体験を生かしながらケアを提供することで，患者のセルフケア能力を高めることにつながる。

### ②がんの進行に伴う食欲不振のアセスメント

がんの進行に伴う食欲低下は，患者の身体の状態によって異なる。特に，がんの治療による病状回復の見込みがなくなったとき，すなわち生命予後6か月以内においては，がん細胞によって代謝に変化が生じる悪液質の状態になる。悪液質とは，進行がん患者にしばしばみられる，食欲不振，体重減少，発熱，傾眠，貧血などを呈する症候群である[9]。患者は，無理に食事を摂取してもからだにうまく栄養が取り込めない状態となり，食事を摂取することが苦痛に感じるようになる。

そこで，がんの進行状況や予後予測をしたうえで，患者・家族の心理状態を含めたアセスメントを行う。特に，患者・家族の食欲不振に対する認識や価値観，食べられないことに対する心理的不安や苦痛などを理解し，アセスメントすることが大切である。

### (2) 食欲不振の治療

食欲不振の治療は，原因を特定し，それに合わせた治療を行うことが大切である。特に，がんの治療に伴う食欲不振は，治療の終了に伴い有害事象が軽減することで，一般的に食欲は回復するといわれている。

### ①がん治療時の食欲不振の治療

がん治療時は治療に伴う有害事象の予防と対策の支持療法を行うことが重要である。たとえば，悪心に伴う食欲不振には制吐薬，下痢には下痢止めや整腸薬，口内炎には局所麻酔薬の外用薬やうがい薬，アセトアミノフェンやオピオイド製剤などで痛みを抑えるなどが，まずは優先される。

### ②がんの進行に伴う食欲不振の治療

#### a．食欲増進薬

がんの悪液質に対しては，副腎皮質ステロイド（デカドロン®，プレドニン®）の有効性が報告されている[10]。副腎皮質ステロイドは食欲増進だけでなく，がん患者の意欲の改善にも効果がある。一方で，副作用に易感染性，満月様顔貌，高血糖，消化性潰瘍，副腎不全などがあり，長期的投与により重大な副作用を生じる。そのため，予後予測をしたうえで，余命が1～2か月と限られている人の食欲不振に投与されるのが一般的である。

#### b．消化管運動改善薬

自律神経障害に伴う胃の内容物の停滞やそれに伴う悪心・嘔吐には，メトクロプラミド（プリンペラン®）が用いられる[11]。食前に投与することで，胃内容物の停滞がなくなり，食事摂取時の効果が期待できる。

#### c．高カロリー輸液など

消化管の問題のために食事が摂取できないときは高カロリー輸液を行い，嚥下機能に問題のあるときは経管栄養や経腸栄養を行う。しかし，高カロリー輸液や経腸栄養は，胸水・腹水の増加や電解質異常，全身の浮腫，倦怠感など患者の苦痛を増大させるため，患者の全身状態や予後予測をしながら利益・不利益を説明したうえで投与の時期や投与量を一緒に検討する。

### 3）がん患者の食欲不振を緩和する看護

　食欲不振のあるがん患者の看護では，栄養バランスやカロリーは気にせず「患者の食べたいものを食べたいときに食べる」ことが大切である。

　がん治療に伴う食欲不振は，有害事象対策を行ったうえで，食事の工夫をするとよい。治療前から支持療法や口腔ケアを行い，食事摂取困難となる有害事象を事前に予防することも継続的な治療を行うためには大切である。治療開始後食事が食べられないときは，遠慮せず医療者に伝え，そのつど必要な対処をしていくこと，がん治療終了後は食欲が回復してくることを伝え，治療期は食べられない患者・家族の苦痛を受け止めながら精神面でのケアを行う。また，終末期のがん患者に対しては，食事は栄養補給としての食事ではなく，「食の楽しみ」を第一に考える（➡看護技術の実際B，p.245に詳述）。

#### （1）食事の工夫

①盛り付けの工夫：使い慣れた食器に，少量ずつ品数を多く盛りつける（図1-4）。器にたくさん盛られた食事を見ただけで，食べられないことを苦痛に感じさせない配慮も必要である。茶碗一杯のご飯よりは，小さめのおにぎりが食べやすく，作り置きも可能であり，食べたいときに気軽に食べることができる。

②消化の良い料理や食品：お粥やおじや，うどんなどがある。おもちやおはぎ，お汁粉などはエネルギーも高く，食べた満足感も得られる。

③口当たりのよい食品：口当たりやのどごしがよく，冷たいものが比較的好まれる。主な食品としては，豆腐や卵豆腐，茶わん蒸し，冷麦やそうめん，プリンやゼリー，アイスクリームなどが食べやすい（図1-5）。

④患者が「おいしい」と感じる味付けを探す：比較的，脂っこいものは避け，味付けは濃いめで，酸味のあるものが好まれる。

⑤家族の味を楽しめるようにする。

⑥見た目に変化を与える：見た目に変化を与える目的で，時には市販のお惣菜などを活用する。酒をたしなむ人には，お酒のつまみなどを準備するのもよい。

⑦栄養補助食品を利用する（図1-6）。

⑧栄養士による栄養相談や栄養サポートチーム（nutrition support team：NST）を活用する。

#### （2）環境を整える

　ベッドから離れて，食堂や居間で家族や親しい人たちと一緒に食べるなど，環境を整える。また，家族と一緒に食事をすることで，家族の食べているものが美味しそうに見え，思わず箸を伸ばすなど食欲に影響を与えることもある。

#### （3）精神面へのケア

　食事が食べられないと，家族は心配して患者に食事を食べさせようとする。患者も食べなければならない，家族に心配かけまいと無理して食べようとする。しかし，「食べなければダメ」は，患者にとっては苦痛である。そこで，患者・家族に対する精神的なケアが重要となる。

①食欲不振は病気の自然な経過であることを説明し，無理して食べなくてもよいことを伝える。

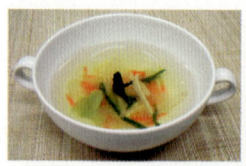

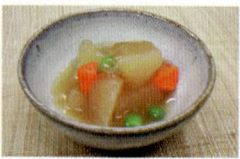

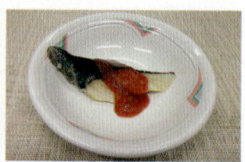

写真提供：群馬大学医学部附属病院栄養管理室

**図1-4　食事の盛り付けの工夫**

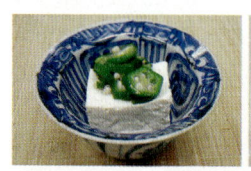

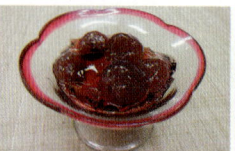

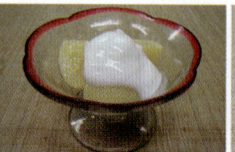

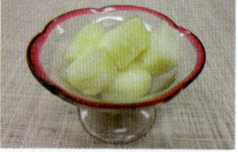

写真提供：群馬大学医学部附属病院栄養管理室

**図1-5　食べやすい料理や食品**

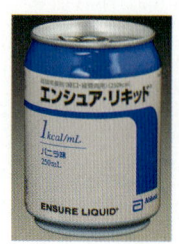

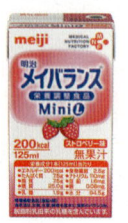

写真提供：アボットジャパン株式会社

写真提供：株式会社明治

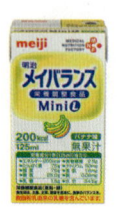

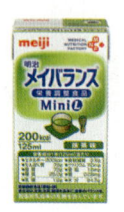

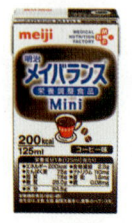

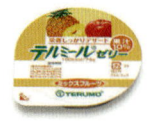

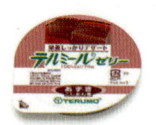

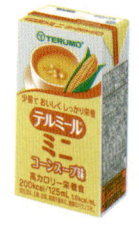

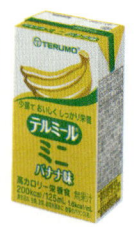

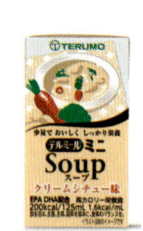

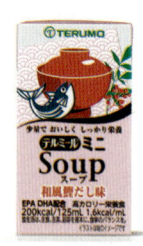

写真提供：テルモ株式会社

**図1-6　栄養補助食品**

②栄養補給や栄養バランスを重視するのではなく，患者が好む物を少量でもよいこと，美味しく食べることに意識を向けることが大切であることを伝える。
③食べられないことを苦痛に思う患者や家族のつらい気持ちを受け止め，寄り添い，共感的な姿勢で対応する。食事の時間が，患者・家族にとって負担にならないように，常に患者のそばにいる家族への心理的サポートを行う。

## 3　腹水・腹部膨満感

### 1）がん患者の腹水・腹部膨満感の特徴

腹腔内には生理的に20〜50mLの液体が存在する。この生理的な量を超え腹腔内に貯留

した状態を腹水という．100mL以上の腹水が貯留した場合，腹部超音波検査で確認でき，さらに1,000mL以上貯留した場合は腹部単純X線検査でも診断できる．

腹水の原因は，①門脈圧亢進症およびリンパ液の漏出，②血漿膠質浸透圧の低下，③内分泌性，④腹膜の炎症，④リンパ管の障害などがある．

がん細胞を含む液体が腹腔内に貯留する状態を悪性腹水という．腹水による主な症状は，腹部膨満感，尿量減少，体重増加である．腹水が1,000〜1,500mL以上貯留すると腹壁は膨隆し，皮膚は光沢を伴う．また，臍周辺は平坦で臍窩は浅くなり，腹部の不快感や膨満感をもたらす．

## 2）がん患者の腹水・腹部膨満感のマネジメント
### （1）アセスメント
腹部膨満感の有無，腹囲・腹部の状態，患者の腹部膨満感のとらえ方，浮腫・呼吸困難・悪心・嘔吐など随伴症状の有無と程度，安楽な体位，食事摂取の状態，排便の状態を観察する．また，患者が苦痛と感じている身体症状や，腹水による日常生活への影響をとらえる．

### （2）腹水と腹部膨満感の治療
#### ①利尿薬の使用
スピロノラクトン（アルダクトン®A）やフロセミド（ラシックス®）の投与を少量から開始する．両者の併用は即効性もあり効果的であるが，電解質の異常には注意する．

#### ②副腎皮質ステロイド薬の使用
コルチコステロイド（糖質コルチコイド製剤）はがん性腹膜炎の炎症を抑え，腫瘍による門脈や肝静脈の閉塞を軽減してリンパ液の流出を改善する作用があるため，腹水の改善に効果が得られる場合がある．

#### ③腹腔穿刺
多量の腹水が貯留し，横隔膜が挙上し呼吸困難が出現したときに腹腔穿刺を検討する．腹水がある患者は，循環血液量が減少していることが多いため，予測される貯留量の1/3〜1/4程度を限度とし，必要最小限の量を1〜2時間をかけ排出することが望ましい[12]．適切な腹腔穿刺時の体位や穿刺位置の選択によって確実に腹水が除去され，腹腔内圧が低下し腹部膨満感が軽減し腹部の血流量が改善する（➡看護技術の実際C，p.246に詳述）．さらに腎血流量も増加し尿量が増え，心肺機能などが改善する場合がある．

腹腔穿刺により腹部膨満感などの症状は一時的に改善するが，がん患者の場合は数日後に再貯留することが多い．そのため，過剰な輸液は避け，食欲が低下している場合にも輸液量は1,000mL/日以下に抑える．

## 3）がん患者の腹水・腹部膨満感を緩和する看護
### （1）体位の工夫
腹水の貯留により腹部膨満感がある場合，腹部の緊張を和らげるセミファーラー位など体位を工夫する．横隔膜が圧迫・挙上され呼吸困難を伴いやすいため，座位やファーラー位をとることにより呼吸困難は緩和されるが，その一方で腹部が圧迫され腹部膨満感の増

強につながる。腹部の圧迫感を少しでも軽減するため、ゆったりとした寝衣を着用し軽い掛け布団などを使用する。

### （2）日常生活動作の支援や環境の調整

腹水によって皮膚が進展し脆弱化するため、皮膚の保湿と保護を行う。また移動の介助や環境整備を行い、転倒を予防する。腹水は下肢の浮腫を伴うため、下肢の挙上やマッサージを行うことも効果的である。血行や腸蠕動を促進するため、腹部の温罨法や足浴なども有効である。

### （3）排便コントロール

腹水の貯留により消化管が圧迫され、腸蠕動が低下し便通異常が起こる。便秘は腹部膨満感を増強させることつながるため、排便状況を観察し緩下剤などの使用やマッサージなどを行い、排便コントロールを図っていく。食事は消化のよい食品を選択し、腸管内で発酵しやすい食品を控える。

### （4）食事の工夫

腹部膨満感がある場合、患者の食べやすいものを、好きなときに少量ずつ摂取できるように援助することが望ましい。

### （5）患者・家族への説明・チームでの話し合い

患者は、腹水の貯留により病気の悪化や生命の予後に対する不安が増強しやすく、さらにボディイメージの変化によるいらだちや諦めなども生じてくる。そのため、病状や治療の方向性などについて、患者や家族の意向も考慮し検討していく。その際、看護師は患者の訴えを傾聴し、思いを受け止めていくことが大切である。患者だけでなく、家族も様々な不安を抱え苦悩しているため十分な配慮を行う。

## 4 呼吸困難

### 1）がん患者の呼吸困難の特徴

#### （1）呼吸困難とは

呼吸困難は、患者の主観で経験される感覚であり、呼吸の不快感、呼吸の短縮、十分な空気が取り込めない感覚である[13]。具体的には「息苦しい」「空気が足りない」「息切れがする」などの訴えで表現される。一方、低酸素血症（動脈血酸素分圧$PaO_2 < 60torr$）で定義される呼吸不全は、客観的な病態による肺機能障害である。呼吸困難には客観的な病態である呼吸不全を伴うこともあるが、呼吸困難と呼吸不全は必ずしも相関しない。つまり、呼吸困難があっても呼吸不全がない場合や、呼吸困難がなくても呼吸不全がある場合がある。

#### （2）呼吸困難の原因

呼吸困難の原因となる疾患や病態は様々である。特にがん患者の呼吸困難は、呼吸器病変の有無にかかわらず起こりうることが特徴である。主な原因として、①腫瘍による閉塞性障害や拘束性障害といったがんの進行そのものによるもの、②抗がん薬に起因する間質性肺炎、放射線療法に起因する放射線性肺臓炎の発症など治療の副作用によるもの、③胸水・腹水の貯留や悪液質など全身状態の悪化によるもの、④不安や抑うつなど精神的な状態

によるもの，⑤死への恐怖やスピリチュアルペインによる心理的なものが考えられており，これら複数の原因が複雑に影響し合って生じる。

## 2）がん患者の呼吸困難のマネジメント
### (1) 呼吸困難のアセスメント
#### ①アセスメントの重要性
　がん患者の呼吸困難は病態の有無にかかわらず出現する可能性がある。明確な原因がなくても精神的要因で起こることがあり，患者にとっては同じ呼吸困難という苦痛であることを理解しなければならない。また，呼吸困難は，それ自体が患者の身体に苦痛を与えるが，その苦痛は活動制限や社会的役割の喪失，自己価値の低下などの心理的苦痛や実存的苦痛にもつながるため，患者のQOLに多大な負の影響をもたらす。したがって，呼吸困難は単なる身体的苦痛としてとらえるだけではなく，多面的なものとしてとらえて，患者が感じる呼吸困難の体験を全人的視点からありのまま理解することが重要である。

#### ②アセスメントのポイント
a．呼吸困難の程度や性質の把握
　患者自身が呼吸困難をどのように感じているか，呼吸困難の性質・頻度・程度・持続時間，どのような体位や活動で発症・増減するか，安静により軽減するか，増悪因子，軽減因子，頻回に発症する時間帯，日内変化など呼吸困難の程度や性質についての情報，また，息切れ，咳嗽，喘鳴，喀痰，疼痛，倦怠感，疲労感，胸痛，発熱，動悸，腹痛，嗄声などの随伴症状や，不安や抑うつなどの心理状態について，患者の主観的情報を収集し，アセスメントを行う。また，がん患者の呼吸困難の程度や性質を把握するための評価尺度として，NRS（Numeric Rating Scale），VRS（Verbal Rating Scale），VAS（Visual Analog Scale）などの量的評価，CDS（Cancer Dyspnea Scale）の質的評価などがある[14]。これらの尺度を用いて患者が感じている呼吸困難を客観的なデータに置き換えることで，患者と医療者間の共通認識ができ，呼吸困難の緩和に向けた具体策の検討に役立てることができる。

b．呼吸困難の原因の把握
　呼吸困難の原因となる疾患や病態がないか視診や聴診による観察を行い，把握する。酸素飽和度（$SpO_2$），呼吸状態（数・深さ・リズム），呼吸音，喘鳴の有無，痰の性状・色・量・自己喀出状況，咳の種類（湿性・乾性），胸郭の動き，肩呼吸の有無，呼吸補助筋の使用の有無などの呼吸状態や，バイタルサイン，顔色，発熱・発汗・チアノーゼ・浮腫の有無，皮膚や爪の色調，心音の異常，ばち状指の有無，体位（起座位・側臥位など），精神状態（パニックの有無など）などの全身状態に関する情報を収集する。また，呼吸困難に関連する検査所見として，胸部異常陰影（肺炎・腫瘍・気胸など），腹水・胸水・心嚢水の有無，心胸郭比，肋骨骨折の有無などの画像検査や，動脈血ガス（$PaO_2$，$PaCO_2$，pH），RBC，Hb，赤沈，CRP，WBCなどの血液検査，動脈血酸素飽和度（$SpO_2$）や喀痰培養などの結果に関する情報を収集し，呼吸困難の原因となる病態の有無についてアセスメントする。

c．呼吸困難のQOLへの影響の把握
　呼吸困難は，それ自体が患者にとって身体的苦痛であるが，その苦痛はさらに活動制限やADLの低下につながる。これらは，仕事や役割の変更または喪失といった社会的苦痛を

**表1-1** 呼吸困難の病態に応じた治療

| 原因病態 | 治療例 |
| --- | --- |
| 上大静脈症候群 | 化学療法，放射線療法，ステロイド，ステント留置 |
| 気道閉塞 | 気管支鏡治療（レーザー治療，電気焼灼，ステント挿入），放射線療法，ステロイド |
| 肺塞栓症 | 抗凝固療法（ワーファリン，ヘパリン），下大静脈フィルター留置 |
| がん性リンパ管症 | 化学療法，ホルモン療法，ステロイド |
| 気管支けいれん | 気管支拡張薬，ステロイド |
| 放射線性肺臓炎 | ステロイド |
| 肺炎 | 抗生物質 |
| 胸水 | 胸腔穿刺，ドレナージ，胸膜癒着 |
| 腹水 | 利尿薬，腹腔穿刺 |
| 心不全 | 利尿薬，強心薬 |
| 貧血 | 輸血 |
| 発熱 | 解熱薬 |

恒藤暁：系統緩和医療学講座 身体症状のマネジメント，最新医学社，2013，p.159．を参考に作成

引き起こす。こうした役割喪失は患者の自己価値をも低下させ，そのことに苛立ちや孤独感を感じるというような心理的苦痛をももたらす。さらに，呼吸困難の渦中の切迫した苦しさは患者に死の意識や恐怖を彷彿させたり，日常生活での自律性の喪失により生きる意味を見失うというように，実存的側面にも影響を及ぼす。このように，呼吸困難は患者のQOLに多大な負の影響をもたらす。がん患者の抱える症状が日常生活上の活動や気持ちにどの程度影響したかというQOLへの影響度を評価するための尺度として，MDASI（MD Anderson Symptom Inventory）[15]があり，アセスメントに活用することができる。

**（2）がん患者の呼吸困難に対する治療**

**①原因治療**

　呼吸困難の原因となっている疾患や病態が明らかで治療が可能な場合には，状態に応じた治療を優先する（表1-1）。しかし，終末期など呼吸困難の原因になっている病態の治療が困難な場合には，患者の自覚的な息苦しさを軽減するために他の方法も検討する。

**②酸素療法**

　がん患者の呼吸困難に対する酸素療法の有効性は解明されておらず，非特異的な治療法である。しかし，$SpO_2$値の低下が認められない場合でも，プラセボ効果や空気の流れの意識化などにより呼吸困難の緩和につながることがあるため[16]，推奨されている。呼吸不全を伴う患者には有効であるが，$CO_2$ナルコーシスを呈することがあるので，使用時は安易に酸素流量を増やすことは避け，意識状態や$SpO_2$値に注意しながら微調整を行う。酸素チューブにつながれたままとなることで拘束感や行動制約を感じたり，重症感による精神的不安が増強することもあるので，本人の思いを傾聴しながら導入する。

③薬物療法

a．モルヒネ

　モルヒネの経口投与や皮下注射は，がん患者の呼吸困難の軽減に有効性が示されている[17]ことから，薬物療法の第一選択となる。モルヒネの副作用として，呼吸抑制，悪心・嘔吐，便秘，眠気などが出現するため，投与量と効果を検討しながらそれぞれの症状に合わせて対症的に対応する。また，患者や家族がモルヒネに対して悪いイメージや不安をもっている場合があるため，事前に誤解のないよう十分説明する。

b．抗不安薬

　がん患者の呼吸困難に対する抗不安薬の有効性は証明されていない。しかし，がん患者の呼吸困難は不安との関連が強いことが報告[18]されており，心因性の呼吸困難と判断される場合には，非薬物的なケアの適応を十分検討することと，抗不安薬の投与が推奨される。副作用として，眠気が出現するため，QOLが阻害されていないか，患者はどのような状態を望むのかなど確認しながら投与する。

c．その他

　ステロイドは，腫瘍周囲の浮腫の軽減と抗炎症作用により気道狭窄や気管支けいれんに対して有効とされている。副作用として，消化管出血，易感染性，高血糖，不眠などが出現するため，観察を行う。また，気管支拡張薬は，気管支平滑筋の弛緩や気管支拡張，横隔膜の緊張性亢進により，気道狭窄や気管支けいれんに対して有効である。

## 3）がん患者の呼吸困難を緩和する看護

### （1）呼吸法・排痰法

　腹式呼吸や口すぼめ呼吸は一過性の呼吸様式であるが，活動によって呼吸困難が増強したときなどに呼吸を落ち着かせるためには効果が期待できる。これらの呼吸法は，呼吸困難が起きたときに急にできるものではないため，普段から練習して習得しておく。また，痰の喀出困難により呼吸困難が生じている場合には，咳嗽やハッフィングによる排痰法や吸入，体位ドレナージなどで排痰を促す（→看護技術の実際D，p.249に詳述）。

### （2）体位の工夫

　患者にとって楽な体位をとることができるよう介助する。臥位に比べて座位は，横隔膜が下降し胸郭が広がるため呼吸面積が広がり換気量が増して呼吸がしやすくなる。安楽な起座位やセミファーラー位がとれるよう固定枕を使用したり，オーバーテーブルを設置し両肘をのせるようにするなどして患者と共に安楽な体位を工夫する（図1-7）。

### （3）安静と活動

　安静により酸素消費の節約を図り，エネルギーを保存する。活動によって酸素を消費し呼吸困難を引き起こしやすくなるため，動作の合間には休息をとる，急な動作は避けゆっくり動くなど酸素消費を最小限にし，呼吸困難を増強させない動作の方法を実践できるよう支援する。動作の際に，休めるような椅子や歩行器などを利用し身体をあずけながら移動できる工夫なども行う。

### （4）環境調整

　トイレや洗面所などの日常生活動線を考え，動作上できるだけ負担を少なくする。日常

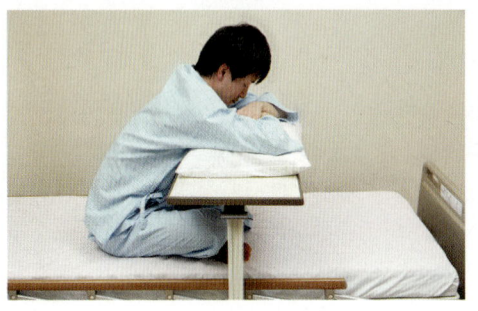

**起座位**
座位をとり，オーバーベッドテーブルや机などの上に枕やクッションを置き，それらを抱えるようにして前傾姿勢をとる

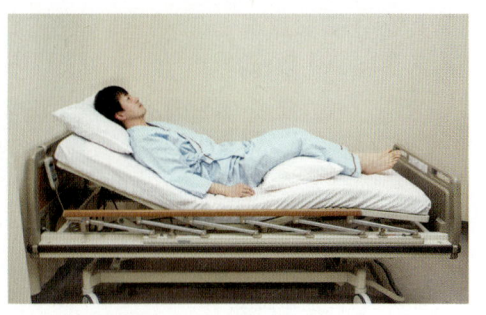

**セミファーラー位**
横隔膜が下がり，肺への圧迫が減少することで呼吸を楽にする。体がずれやすい場合は，膝を少し曲げたり，膝に体位変換用の枕を挿入したりして調節する

図1-7 呼吸を楽にする体位

生活でよく使うものはベッド周囲や身の回りに置くなど，日常生活上無理がなくセルフケアできるように環境を整える。

　高い室温や不適切な湿度は，不快感から呼吸困難を増強させる要因となるため，室内の温度と湿度を適切に調整する。また，顔への送風が呼吸困難を緩和する可能性があること[19]から，窓の開閉により室内の換気を行う，扇風機やうちわで風を送るなどして，患者の周りに緩やかな空気の流れをつくることで空気飢餓感の解消に努める。

#### （5）排　　泄

　排便時の努責は，呼吸困難を増強させる要因となるため，下剤を使用し排便コントロールを図る。鎮咳薬やモルヒネの副作用として便秘が起こりやすいため，早期からの予防的な介入を行う。

　排泄をどのように行うかは患者にとって優先度の高い心配事である。トイレ前後の移動方法を含め排泄動作の方法について検討し，「トイレへ行きたい」「自分で排泄行動をとりたい」という思いをもつ患者ができるだけ自立・自律性を失わずにいられるよう，患者のニーズを最大限考慮して対応する。

#### （6）食　　事

　一度に多くの量を摂取することは，腹部膨満感による横隔膜の挙上や酸素消費量の増加につながり，呼吸困難を増強させる要因となるため，消化のよい食物を少量ずつ摂取するようにする。また，低栄養状態は筋力の低下から呼吸困難を増強させる要因となる。栄養サポートチーム（nutrition support team：NST）の介入，高カロリー輸液や栄養補助食品の導入，分食や食物形態の工夫なども含めどのような方法をとることが患者にとって最良か，病期や余命も視野に入れたうえで患者のニーズに合わせた対応策を検討する。

#### （7）補完代替療法

　心理的要因による呼吸困難の場合には，精神状態を安定させリラックスすることで呼吸の安定化が期待できる。呼吸法やイメージ療法，マッサージ，アロマセラピーなどの方法を用いてリラックスすることで呼吸困難から一時的に開放されるだけでなく，これらの方法による呼吸困難の対処法を習得することは，患者の自己コントロール感の獲得にもつながる。

### （8）心理的支援

呼吸困難の体験は，患者に生命の危機感や死の切迫感など大きな不安を抱かせる。不安は呼吸困難の増強につながるため，いつでも患者や家族の不安の訴えに耳を傾け，必要なときには患者や家族のそばにいて疑問に答える準備があるという姿勢を示すことが大切である。患者の呼吸困難の訴えを共感的態度で傾聴することが，患者自身の体験の理解につながる。

## 5 全身倦怠感

### 1）がん患者の倦怠感の特徴
#### （1）倦怠感とは

がん患者における全身倦怠感は，「がんやがん治療に関連した身体的，情緒的あるいは認知における主観的な疲労感で，普段の生活活動量とは比例せず，日常生活の妨げとなるほどのしつこい極度の疲労」[20]と定義される。倦怠感は主観的な感覚であるため，その感じ方や表現の仕方は様々である。休息によって必ずしも回復するわけではなく，消耗した状態が持続し，苦痛を伴う。がん患者の70〜100％が経験するといわれ，終末期になるほど発生頻度が高まるが，どの病期においても認められる症状である。多くの患者は症状があっても仕方がないもの，どうにもならないものとしてとらえ，医師に訴えるべき症状なのか躊躇するなどして自ら表出しない場合も多い。

#### （2）倦怠感の原因

倦怠感の発生機序については十分に解明されていない。がん患者の倦怠感の要因として考えられているのは，①腫瘍の増大に伴う代謝異常，がん細胞からのサイトカインの産生，がん性疼痛やその他の身体症状，貧血，電解質異常，肝機能障害，腎機能障害，栄養障害，浮腫，がん悪液質などのがんの病態により引き起こされる身体的要因，②化学療法や放射線療法などの直接的ながん治療によるものや，がんに関連する苦痛症状やその他の問題を緩和するために使用されるモルヒネや抗うつ薬，睡眠薬などの薬剤による治療に関連する要因，③がんの診断，病気の進行，治療などに伴うストレス，不安，抑うつなどの精神的な要因などである。これらの要因が相互に影響し合っている。

### 2）がん患者の倦怠感のマネジメント
#### （1）倦怠感のアセスメント
##### ①アセスメントの重要性

倦怠感は，身体的苦痛だけでなく，心理社会的にも大きな影響を及ぼし，患者のQOLを著しく損なう。倦怠感の有無やその変化だけでなく，それにより患者の日常生活や心理状態にどのような影響が及んでいるのかといった視点で，患者の全体像を多側面からとらえることが重要である。また，倦怠感の要因として考えられる病態を明らかにし，治療により倦怠感が改善できるかを見きわめる。終末期で倦怠感の原因になっている病態の治療が困難な場合には，倦怠感の増強因子となりうる他の症状について，どのような看護により軽減が図られるのかをアセスメントする。

表1-2 倦怠感の表出

| 言葉での表現例 | 行動面での表出例 |
|---|---|
| ・だるい<br>・疲れた<br>・ぐったりだ<br>・身の置きどころがない<br>・身体が重たい<br>・動きたくない<br>・横になっていたい<br>・何もする気がしない<br>・何もかも面倒に感じる<br>・集中できない<br>・何に対しても関心がもてない | ・新聞や本を読んだり，テレビを見る時間が減った<br>・ほとんどの時間をベッドで過ごしている<br>・昼間寝ている時間が多くなった<br>・食事がきても声をかけないと起きない<br>・自分から洗面を行わない<br>・清潔ケアを断ることが多くなった<br>・トイレに行く回数が減った<br>・会話が少なくなった<br>・疲れた表情をしている<br>・笑顔が少なくなった<br>・無表情で問いかけにも応じない |

## ②アセスメントのポイント

### a．倦怠感の程度や性質の把握

倦怠感は主観的な感覚であるため，その知覚のされ方は患者により様々である。また，その表出の仕方についても多様であり，表現する言葉がみつからない場合や終末期で自ら言葉を発することができない場合など，はっきりと言葉で表出されないこともある。しかし，患者が直接的に倦怠感を訴えない場合でも，倦怠感が出現すると日常生活行動や精神面にも影響が及ぶため，患者の活動量の減少や日常生活行動の変化，精神的な変化などに着目し，観察することで倦怠感の有無や様相をとらえる（表1-2）。また，がん患者の倦怠感の程度や質を把握するための評価尺度として，NRS（Numeric Rating Scale），VAS（Visual Analog Scale）による量的評価，CFS（Cancer Fatigue Scale）[21]による質的評価などがある。これらの尺度を用いて，患者が感じている倦怠感を客観的に評価し，患者と医療者間の共通認識をもつことは，倦怠感の緩和に向けた具体策の検討に役立つ。

### b．倦怠感の原因の把握

貧血や脱水，低栄養，電解質異常，肝機能障害など，倦怠感の原因となるような疾患や病態がないかアセスメントし，治療の必要性の有無を判断する。めまい，浮腫，腹水，胸水，黄疸，呼吸困難，咳嗽，発熱，疼痛，体重減少，るい痩，体力低下，衰弱，悪液質，睡眠障害などの随伴症状の有無や程度，Hb，TP，Alb，Na，K，Ca，クレアチニン，GPT，GOT，$\gamma$-GTP，ALP，総ビリルビンなどの血液検査データや水分出納バランス，BUN，動脈血酸素飽和度（$SpO_2$）などの検査データ，バイタルサインなどを把握する。また，不安や抑うつなどの心理状態やがん治療による影響，薬剤の副作用などについても情報を収集し，治療や対処が可能な原因がないか総合的にアセスメントする。

### c．倦怠感のQOLへの影響の把握

倦怠感はそれ自体が患者の心身に苦痛を与え，それが活動性をも低下させる。さらに，患者の感じる倦怠感がどう苦痛なのかは他者から理解されにくく人間関係にも影響を与えることや，倦怠感のために本来の能力が発揮できないことは，患者の自尊心の低下にもつながる。倦怠感のせいで他人のペースに合わせるのが困難になったり，何もかもが面倒に感じたりすることで，社会参加や他者と交流する機会を減少させるきっかけになり，これらが負の心理社会的影響をもたらすことにもなる。倦怠感が日常生活や気持ちにどの程度

表1-3 倦怠感の軽減が見込める病態・その他

| 病態・その他 | 治療および対処の方向性 |
|---|---|
| 貧血 | 栄養価の高い食品および栄養補助食品の摂取を検討する<br>Hb7/dLを目安に，臨床症状を考慮し輸血を検討する |
| 栄養障害 | 体重の増減，カロリー摂取状況の変化，栄養摂取における機能障害などを把握し，適切な方法でカロリー摂取を行う |
| 電解質異常 | 電解質（Na, K, Caなど）の変化を把握し，電解質の補正を行う |
| 疼痛 | 適切な鎮痛薬の使用により疼痛マネジメントを行う |
| うつ状態 | 精神科の診療やカウンセリングの実施を検討する<br>抗うつ薬の使用も考慮する |

影響を及ぼしているかというQOLへの影響度を評価するための尺度として，簡易倦怠感尺度（Brief Fatigue Inventory）[22]がある。

③ がん患者の倦怠感に対する治療

　現状では，がん患者の倦怠感に対して直接的な有効性が確立された薬物療法や治療方法は存在しない。しかし，貧血や低栄養，電解質異常など治療により倦怠感の軽減が見込める場合があるため，病期や余命，患者の希望などを十分に考慮したうえで，原因に対する治療を行う（表1-3）。

## 3）がん患者の倦怠感の緩和を促す看護

### （1）運動療法

　ウォーキングやサイクリング，水泳などでプログラム化された低〜中程度の有酸素運動を行うことが，身体的予備力の減少に抑制的に働き倦怠感の軽減に有効である可能性がある[23]。運動が患者にとって負担とならないよう自分のペースで無理なく継続できる目標や計画を患者の心身の状態に合わせて設定し，運動習慣が生活の中にうまく取り入れられるよう支援する。また，がんの進行や治療の影響によりヘモグロビンや血小板の低下，骨転移などがある場合には，医師や理学療法士らと連携しながら運動によるリスクを検討したうえで可能な運動の方法や負荷について十分アセスメントし，運動が安全に行えるよう配慮する。

### （2）エネルギーの調整

　倦怠感のある患者では，限られたエネルギーをより効率的に活用できるよう，エネルギーの消耗をできるだけ少なくし，温存するなど調整することが大切である。患者が大切にしたいことや自分でやりたいと思うことなど行動の優先順位を決め，優先度の高いことに十分なエネルギーが注げるよう，倦怠感のパターンを把握したうえで活動と休息を調整する（➡看護技術の実際E, p.251に詳述）。

### （3）快刺激の提供

　倦怠感があると，そのことに意識が集中し余計に倦怠感が増強してしまうことがある。そのため，患者が心地よいと思えるケアを取り入れ意識をそらすことも倦怠感の軽減につながる。倦怠感のある終末期がん患者にラベンダーオイルを用いた足浴とリフレクソロ

ジーを行った結果，倦怠感の改善に有用だったという研究報告がある[24]。その他，マッサージやアロマセラピーなども患者が心地よいと感じることができれば毎日のケアに取り入れることを検討してもよい。特にマッサージや部分浴については，倦怠感に拘束された生活から開放感を得ることでの全身的効果と同時に，皮膚温の上昇や下肢血液量を促進する効果があり，血液・リンパ液のうっ滞により生じた局所的な倦怠感を緩和する効果が期待できる。

### (4) 気分転換

倦怠感があることで日常生活に楽しみが見いだせずに無為に一日を過ごすことでさらに倦怠感が増すという悪循環に陥りやすくなる。そこで，患者にとって負担にならずに楽しめることを見つけて気分転換を図ることも，倦怠感から意識をそらすという意味では効果が期待できる。具体的には，音楽鑑賞，読書，お茶会，おしゃべりなど患者が心地よく楽しいと感じられることならどんなことでもよい。また，ストレスを減少させる意味で，散歩や草花散策など自然とのふれあいを試みるのもよい。患者の生活リズムや状態に合わせて，意図的に計画し，その活動自体が倦怠感の原因とならないようにゆっくり休みながら行うようにする。

### (5) 補完代替療法

リラクセーションは，自律神経のバランスを整え精神状態を安定させることにより自然治癒力を高め，倦怠感の緩和にも効果が期待される。具体的には，呼吸法，漸進的筋弛緩法，自律訓練法，イメージ療法，瞑想，回想療法などがあり，倦怠感からの一時的な解放が期待できる。これらの方法を用いたエネルギー保存の方法を習得することができれば，患者の自己コントロール感の獲得にもつながる可能性がある。

### (6) 日常生活支援

全身衰弱により倦怠感が出現している場合には，日常のちょっとした行動でもエネルギーの消耗が激しく，倦怠感を増強させる。このため，日常生活行動でのエネルギーの消耗が最小限で済むように患者の状態に合わせて清潔や排泄などの日常生活援助を行う。

倦怠感があるとトイレに行くことさえがおっくうになり，我慢してトイレに行く回数が減ったりする。これが便秘や膀胱炎などの排泄障害に発展することもある。排泄障害が起こると，患者への身体的負担がさらに増大し，倦怠感を増強させる原因にもなる。予兆がみられた場合には，患者ができるだけ負担なく排泄できるような支援を行う。

倦怠感の原因が低栄養にある場合には，量ではなく質のよいものを飲みやすく，食べやすく工夫する，少量ずつ回数を増やす，患者の好みに合わせるなどして食べることができるという安心感を得たり，食べることを楽しめるようにかかわりながら栄養補給できるようにする。また，治療の副作用などにより食べられずに体力低下がみられる場合には，栄養サポートチーム（nutrition support team：NST）の介入や栄養補助食品の導入なども検討する。

不眠は倦怠感を悪化させるため，可能な限り規則的で良質な夜間睡眠がとれるようにする。快適な睡眠環境を整えたり，睡眠の障害となるような頻尿や下痢，悪心，疼痛などの症状を可能な限りコントロールする。不眠が続く場合には睡眠薬の使用も検討する。日中の休息については，1時間以上昼寝をしないようにすることや，一度に長時間の休息をと

るのではなく頻回に短時間とるようにする。

#### （7）心理的支援
　がんの進行に伴って倦怠感が増強すると，他者に依存したり助けを必要とする機会が増えてくる。これまで自分の力で普通にできていたことができなくなる体験は，自己コントロール感や自律性の喪失につながる可能性がある。情けなさやいらだち，今後の見通しに対する不安，生きる意味の喪失など心理社会的痛みやスピリチュアルペインに発展することもある。自立して行えることが減ってしまっても決定する力は維持できていること，これまで築き上げてきた自身や生きてきた人生には変わりはなく誇りをもってよいことなどを患者に伝え，共感的態度で患者の訴えを傾聴し，患者のつらさを理解する。患者がもっている力を効果的に発揮できるように自己コントロール感を尊重したかかわりや声かけを意識的に行う。

## 6 消化管閉塞

### 1）がん患者の消化管閉塞の特徴
#### （1）消化管閉塞とは
　消化管閉塞は，腸管内容物の停滞と口側への逆流を生じ，排便・排ガスが消失する状態である。
#### （2）消化管閉塞の原因
　消化管閉塞は機械的閉塞と機能的閉塞に分けられる。
##### ①機械的閉塞
　腫瘍による消化管の閉塞，がん性腹膜炎による閉塞，手術後の腸管癒着による閉塞，腹部や骨盤内への放射線治療後の腸管癒着など。
##### ②機能的閉塞
　主に薬剤（オピオイド，抗コリン作動薬）や，後腹膜神経叢への浸潤による麻痺性腸閉塞，全身状態の悪化・衰弱による腸管運動の機能低下によるものなど。

### 2）がん患者の消化管閉塞のマネジメント
#### （1）消化管閉塞のアセスメント
##### ①症　　状
　主な症状は悪心・嘔吐，腹痛，腹部膨満，排便・排ガスの停止などである。表1-4に消化管閉塞の部位と臨床所見を示す。
##### ②診　　断
a．腹部単純X線
　立位にてニボー像（鏡面像）や小腸，大腸の拡張像がみられる。
b．コンピュータ断層撮影（CT）
　腹水の貯留，リンパ節腫大や遠隔転移などの消化管閉塞の原因ががんに起因するものか鑑別するのに有用である。

表1-4 消化管閉塞の部位と臨床所見

| 症　状 | 上部消化管閉塞 | 下部消化管閉塞 | 麻痺性イレウス |
|---|---|---|---|
| 痛　み | 心窩部に強い疝痛 | 下腹部に弱い疝痛 | 疝痛は消失 |
| 嘔　吐 | 嘔吐は初期に出現 | 嘔吐は後期に出現 | 嘔吐は頻回 |
| 吐　物 | 大量，胆汁や粘液を含む | 食物残渣，便汁 | 少量，胃内容物や胆汁 |
| 腹部膨満 | 腹部膨満はない | 腹部膨満は著明 | 腹部膨満はない〜軽度 |
| 腸　音 | 正常〜水泡音 | 腸音は亢進，グル音亢進 | 吃逆がみられる |

恒藤暁：最新緩和医療学，最新医学社，1999，p.98. より引用

#### c．身体所見

腹水，腹部蠕動の視診，腹部の鼓音の打診，腫瘍塊を伴った腹部膨満の触知，腸音亢進の聴診。

### （2）消化管閉塞の治療

#### ①輸　　液

腸管閉塞を起こした場合は，まず経口摂取を中止し絶食とし，輸液にて嘔吐や腸管内の消化液の貯留による脱水，電解質の補正を輸液にて行う。1,000〜1,500mL/日の輸液を目安とし，水分出納を管理する。

#### ②薬物療法

痛みがある場合は非ステロイド性消炎鎮痛薬（NSAIDs），状況に応じてオピオイド，抗コリン薬などの鎮痛薬を使用する。蠕動痛に対しては消化液の分泌抑制作用のあるブチルスコポラミン臭化物製剤（ブスコパン®）やオクトレオチド酢酸塩（サンドスタチン®）の使用が効果的である。制吐薬としては，不完全閉塞で疝痛がない場合にはメトクラプラミド（プリンペラン®）を使用する。また，ステロイドは腸管浮腫の改善のため使用することがある。

#### ③消化管ドレナージ

経鼻胃管やイレウス管（図1-8）の挿入により，胃や腸内容物を排出して減圧を行い，症状の緩和を図ることができる場合には勧めるが，ドレナージ挿入による苦痛や，不快感・拘束感を伴うので十分に検討する。全身状態が良好の場合は，胃瘻（経皮内視鏡的胃瘻造

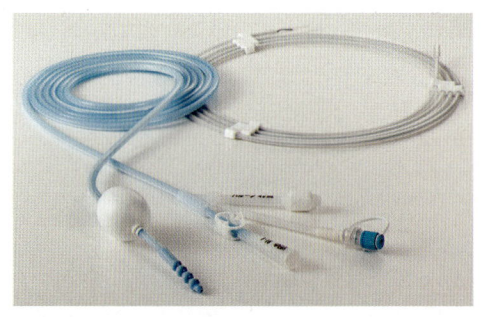

写真提供：富士システムズ株式会社
図1-8 イレウス管

設術 percutaneous endoscopic gastrostomy：PEG）や，経食道的胃瘻（経皮経食道胃管挿入術 percutaneous trans-esophageal gastro-tubing：PTEG）も検討する。

#### ④外科的治療

消化管閉塞の患者の手術適応は限定されている。穿孔に伴う汎発性腹膜炎所見がある場合には緊急手術の適応となり，局所切除，閉塞部位の解除，バイパス術，ストーマ造設術などの姑息的手術が行われる。全身状態と予後を考慮して治療法を検討しなければならない。患者・家族が手術に伴う侵襲や，手術によって得られるメリット・デメリットを十分理解したうえで，手術に対する意思決定ができるよう援助する。

### 3）がん患者の消化管閉塞に伴う症状の緩和を促す看護

#### （1）身体的ケア
##### ①腹部膨満感を緩和するためのケア

消化管が閉塞し通過障害により腸内容物やガスが貯留することで腹部膨満感が生じる。完全閉塞でなければ緩下剤を使用して排便を促す。腹部温罨法やマッサージを行い苦痛の緩和を図る。また，イレウス管挿入によって消化管閉塞の解除を図る（➡看護技術の実際Ｆ，p.253を参照）。腹部膨満感に対するケアの詳細は，本節3「腹水・腹部膨満感」（p.222）を参照。

##### ②悪心・嘔吐を緩和するためのケア

消化管を直接腫瘍が圧迫するなどで悪心・嘔吐が生じる。頻回に起こることで脱水や電解質異常，誤嚥性肺炎を併発するため，異常の早期発見に努める。嘔吐時にはベッドアップをして安楽な姿勢をとる。嘔吐後は速やかに含嗽できるよう準備を行い，口腔内を清潔に保つ。

##### ③腹痛を緩和するためのケア

腸閉塞を起こしている患者には，持続的な痛みと発作的に繰り返す疝痛がある。疼痛出現時には内服困難なことが多いため，疼痛時には速やかに薬剤投与ができるよう医師に確認しておく。また，腹部が圧迫されない，ゆったりとした寝衣を選択し，過度な圧迫や伸展を避けた安楽な体位をとる。

#### （2）精神的ケア

①消化管閉塞によって食事が摂取できないことは，生きる意欲を失うことにもつながる。食へのニーズが満たされない患者には，食べることに代わる実施可能な行動を考え取り入れていく。ガムやあめなどを試すことも一つである。

②消化管閉塞に伴う身体的苦痛やチューブ類の留置は，活動範囲を狭める。終末期のがん患者は消化管閉塞を繰り返すことも多く，がんの進行を実感し予後への不安を抱えるなど様々な苦痛をもたらす。患者の不安や思いに寄り添い，訴えを傾聴する。

③食事摂取ができないことにより生活リズムが崩れ，睡眠パターンの変調が起こりやすい。患者の状態に応じて，日中は車いすなどでの散歩など気分転換を図り，夜間の睡眠を促すことも大切である。足浴や洗髪など患者が心地よいと感じるケアを患者の希望をとり入れながら行う。

④十分にコミュニケーションを図り，患者の望むQOLをとらえ，患者自身が現在の病状に

折り合いをつけながら症状に対処し，QOLの目標に向けた生活が実現できるよう援助する。
⑤患者の状態変化に伴う家族の不安や思いを表出できる機会を設け，共有する。治療方針や相談など医療者との面談調整を行う。

## 7 浮　腫

### 1）がん患者の浮腫の特徴

**（1）浮腫とは**

浮腫は，細胞外液である血漿と組織間液のうち組織間液量が異常に増加した状態である。浮腫は体液のバランスに関与する毛細血管壁の透過性，毛細血管内圧，膠質浸透圧の変化から，組織間液量が貯留・増大することにより生じる。通常，組織間液の増加により体重が2～3kg以上増加しない限り，浮腫を他覚的に診断することは難しい[25]。

**（2）浮腫の原因**

**①全身因子**

全身的な体液量調整は，主に腎における水とNaの代謝によって行われている。腎機能の低下により，糸球体における水やNaの濾過機能，尿細管における再吸収のいずれかが障害された場合や，腎血流量の減少によりレニンの分泌が促進されるとアルドステロンの分泌が促進され，水やNaの再吸収が促進されることで浮腫が生じる。浮腫により組織間液量が増大すると有効循環血液量が減少し，抗利尿ホルモン（antidiuretic hormone：ADH）の分泌が促進されることによっても水・Naの再吸収が行われ，さらに浮腫を増強させる。

**②局所因子**

局所因子には，毛細血管壁の透過性の亢進，毛細血管内圧の上昇，膠質浸透圧の変化，リンパ管の流通障害などがある。毛細血管壁の透過性の亢進は，炎症や外傷，アレルギー反応など毛細血管壁を構成する内皮細胞が障害されることで生じ，血漿中のたんぱく質が組織間液に移動することで浮腫を引き起こす。毛細血管内圧の上昇は，毛細血管の静脈側の血圧が上昇することで組織間隙に水が貯留し浮腫が生じる。膠質浸透圧の低下は血漿中のアルブミンが減少することで生じ，血管内に水を引きとめることができずに組織間隙に水が貯留して浮腫を引き起こす。また，組織間液を回収するリンパ管の閉塞・圧迫などにより組織間液が貯留することによっても局所性のリンパ浮腫などが生じる。

**③終末期の浮腫の特徴**

終末期のがん患者に生じる浮腫は，悪液質による低アルブミン血症により生じる低栄養性浮腫であることが多い。悪液質による栄養障害により低アルブミン血症となり，血漿の膠質浸透圧が減少し，循環血漿中の体液が血管から血管外へと漏出して浮腫を形成する。

終末期では心不全，腎不全などの循環器系の原因と低栄養が重なっていることもある。また，リンパ管，リンパ管周囲への転移によるリンパ管の閉塞なども原因として考えられる。一般的に，血清アルブミンが2.0g/dL以下になると浮腫を生じることが多い[26]。

## 2）がん患者の浮腫のマネジメント
### （1）浮腫のアセスメントのポイント
#### ①全身性か局所性か
a．浮腫の部位，分布を確認する。
　全身性の場合は両側性であることが多い。
b．終末期の場合，不動であることや長期臥床に伴い体液が重力に任せて臥床側や下肢などに下降し，浮腫が増強する場合がある。
c．がんの術後に術側に生じる浮腫はリンパ浮腫であり，局所性浮腫である。

#### ②浮腫の程度
a．皮膚の状態（痛みや熱感の有無），四肢や腹部の周囲径，体重や水分出納などから浮腫の程度をアセスメントする。
b．圧痕（皮膚の触診）
　一般的に低たんぱく性浮腫は圧迫痕ができソフトな浮腫であるが（図1-9），皮膚の硬度が増し，押さえても圧迫痕ができない。

#### ③浮腫の経時的変化
　浮腫の発現時期，日内変動や活動との関連性などを確認する。心疾患による浮腫は夕方に出現することが多く，肝疾患による浮腫は，横臥と関係して朝方に増悪する傾向がある。

#### ④増悪・危険因子の有無
a．塩分摂取や電解質バランスの変化
　腎不全・心不全による浮腫は，塩分摂取や電解質バランスの変調により影響される。
b．感冒などの全身の感染症や皮膚粘膜の創傷・炎症
　局所性のリンパ浮腫の場合は，蜂窩織炎などの皮膚感染を起こすと難治であり，浮腫が悪化する場合がある。
c．コルチコステロイド薬，消炎鎮痛薬，一部の抗菌薬，$\beta$遮断薬，Ca拮抗薬などの薬剤により浮腫が増悪する可能性がある。

#### ⑤心・肝・腎機能の評価
a．検査（たんぱく尿，血尿，ビリルビン尿などの有無）や血液検査（血清アルブミン，総たんぱく，電解質，赤血球数，白血球数，ヘモグロビン，ヘマトクリット，尿素窒素，クレアチニン，肝機能など）のデータを確認する。
b．全身性浮腫であるうっ血性心不全や肝硬変，ネフローゼ症候群などは症状や様々な検

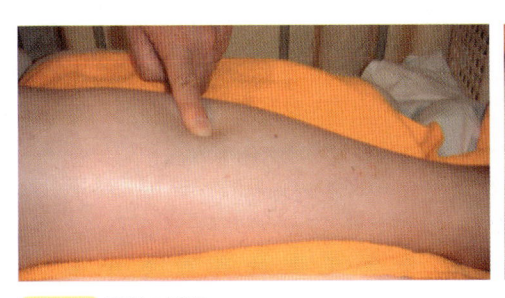

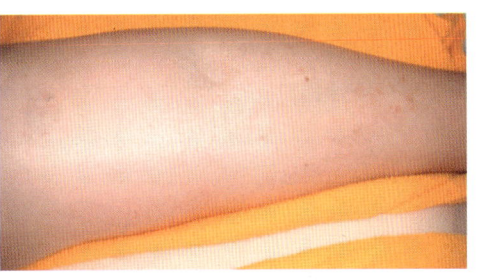

**図1-9　下肢の浮腫**

査所見から評価する。特に心臓性の浮腫では，咳嗽，喀痰，呼吸困難などの症状と検査データを照らし合わせ，うっ血性心不全が疑われる場合は緊急の対応が必要となる。

### （2）浮腫の治療
#### ①塩分，水分の管理
浮腫は塩分や水分出納バランスにより容易に変化するため，厳格にチェックする。塩分・水分の制限については，浮腫の程度や尿量などによって指示される。

#### ②利尿薬の使用
ループ利尿薬は腎血流量，糸球体濾過値を減少させないため腎障害時にも使用可能である。ただし，終末期にある場合，過度の制限を加えることで，患者や家族のQOLを低下させ，ストレスを増すことがあるので，その必要性や効果などを十分検討する。

#### ③新鮮凍結血漿（fresh frozen plasma：FFP），アルブミンの投与
悪液質による低栄養状態に対して，新鮮凍結血漿やアルブミンの投与は一時的な血清たんぱくやアルブミンの改善を期待できる。しかし，終末期の状態での投与では，適応や使用期間などについて十分考慮する。

## 3）がん患者の浮腫の緩和を促す看護
### （1）安静保持と安楽な体位
浮腫に対しては基本的に安静保持を行う。運動は酸素やエネルギーの消費量のみならず心臓の負荷を増強させ，たんぱく質の代謝産物を増加させる。特に終末期にみられる全身性浮腫の場合，心臓，肝臓，腎臓に障害を伴っていることがあるため，安静により臓器の循環血液量を増加させ，心負荷を軽減させるよう努める。腫脹した上下肢は心臓の高さより上に挙上することで静脈圧の上昇を抑制し，静脈とリンパ系への還流が促進され浮腫が軽減する。また，重力で体液が移動することにより組織間液の静脈やリンパ管への還流を増加させる。腹水，胸水がある場合は，座位，半座位などが安楽である。

### （2）スキンケア
浮腫のある四肢はリンパ球も貯留しているが，細菌が侵入した場合にはリンパ管が十分に機能していないため免疫能が低下し，感染を起こしやすい。皮膚が乾燥していると容易に切り傷などが生じやすい。

入浴や足浴後は保湿性のある弱酸性，無香料のローションやクリームを塗布し，清潔な靴下や肌着で皮膚を保護する。靴下は口ゴムのきつくないものを選ぶとよい。

終末期の浮腫の場合，皮膚は非常に薄く伸展し，傷つきやすい。もし傷つけてしまった場合は局所感染を起こさないよう消毒を行い，ガーゼで覆って保護する。

### （3）マッサージ
浮腫のある患者に対して，マッサージは刺激の加えられた局部の皮膚・皮下・筋膜・筋肉などの組織に影響を及ぼし，血液・リンパ液・組織間液などの流動性を変化させ，細胞膜の浸透性を高める効果がある（➡看護技術の実際G，p.255を参照）。しかし，マッサージは皮膚への刺激となり皮膚トラブルを生じることもあるので，十分注意する。

### （4）保温（温罨法）
浮腫をきたした皮膚は血行が障害されているため蒼白で冷たい。保温（温罨法）は血管

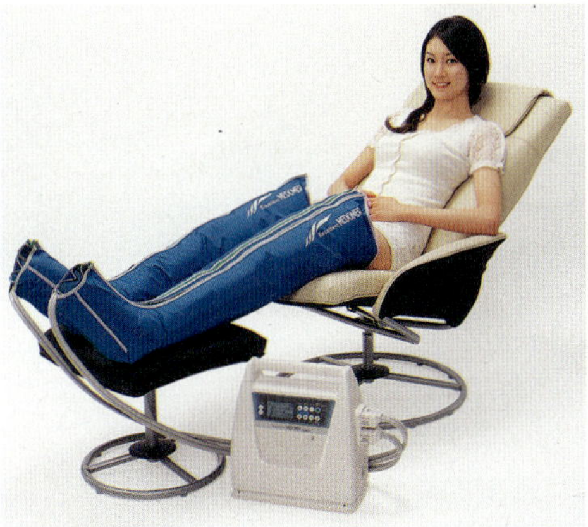

写真提供：メドー産業株式会社
図1-10 空気圧迫装置の例（エクセレントメドマー®）

を拡張させ循環を促し，組織間液の還流を促す効果がある．火傷を起こすと難治であるため，温罨法時はやや低めの温度が望ましい．

### （5）間欠的空気圧迫ポンプ（図1-10）

間欠的空気圧迫ポンプ（ハドマー®，メドマー®など）は，浮腫に対してマッサージの代わりとして行うものである．低たんぱく性浮腫の場合，組織間隙に水分が多く含まれている状態なので，ポンプは貯留した水分を毛細血管内へと移動させるため有効な場合がある．間欠的空気圧迫ポンプの設定圧力は全身状態を把握したうえで，安楽な使用方法を考慮する．

### （6）圧　　迫

終末期に生じる低たんぱく性浮腫に対しては，圧迫療法を行うことが効果的な場合もある．本人に苦痛の有無を確認しながら軟らかな弾性包帯を用いて軽く巻き上げる．しかし，圧迫療法には動きを抑制したり，リンパ液がリンパ管を通じて静脈系に流入することで心臓に負担をかけるなどの副作用もあるため，既往症や禁忌はないか確認する．

## 8 せん妄

### 1）がん患者のせん妄の特徴

#### （1）せん妄とは

せん妄とは，軽度〜中等度の意識混濁に幻覚，妄想，興奮などの様々な精神症状を伴う特殊な意識障害である．急性・一過性の脳機能不全に基づいて発症し，通常は可逆的で1〜2週間で改善してくるが，遷延すると慢性の器質性脳症になりやすい．

終末期のがん患者の30〜40％に認められ，死亡直前においては約90％がせん妄の状態にあるといわれている．せん妄による行動障害，認知障害の結果として，予期しない事故，転倒，転落，ドレーンやチューブ類の自己抜去などがみられることもまれではない．また，せん妄は，患者に苦痛を与えるだけでなく，家族にとってもつらくて負担の多い症状である．

表1-5 がん患者のせん妄の発現要因

| | |
|---|---|
| 準備因子 | 高齢（特に70歳以上）<br>男性<br>脳の器質的変化（脳血管障害の既往など）<br>認知機能障害（認知症，うつ病，せん妄の既往など） |
| 誘発因子 | 環境の変化（入院，照明，騒音など）<br>感覚遮断（暗闇，視力・聴力障害）<br>睡眠・覚醒リズムの障害（昼夜逆転，不眠など）<br>可動制限（身体拘束，強制臥床）<br>不快な身体症状（疼痛，呼吸困難，便秘，排尿障害・尿閉など）<br>精神的要因（恐怖，不安，抑うつ，心理的ストレスなど） |
| 直接因子 | 腫瘍による直接影響（脳転移，髄膜播種）<br>臓器不全（肝不全，腎不全，甲状腺機能異常など）<br>電解質異常（高カルシウム血症，低ナトリウム血症など）<br>治療の副作用（手術療法，薬物療法，放射線療法など）<br>薬剤性（オピオイド，ベンゾジアゼピン系薬剤，ステロイド，$H_2$遮断薬，抗けいれん薬，抗ヒスタミン薬，抗コリン薬など）<br>感染症（敗血症，肺炎など）<br>血液疾患（貧血，播種性血管内凝固症候群など）<br>栄養障害（低たんぱく血症など）<br>腫瘍性随伴症候群 |

明智龍男：がん終末期の精神症状のケア，コンセンサス癌治療，10（4）：206-209，2012．より引用一部改変

### （2）せん妄の原因

　せん妄の生物学的な発生機序は，はっきりしていない。臨床的には，もともと存在する準備因子，発症を促進し，重症化し長引かせる誘発因子，せん妄そのものの原因である直接因子に分けることができる（表1-5）。せん妄は，複数の要因が重なっていることが多い。

## 2）がん患者のせん妄のマネジメント
### （1）せん妄のアセスメント

　せん妄は，過活動型せん妄，低活動型せん妄，その混合型の3つのタイプに分類される（表1-6）。低活動型せん妄は抑うつや認知症と間違えられやすいので注意を要する（表1-7）。認知症と違い，せん妄は急速に発症し，日内変動があることが特徴である。せん妄が顕在化する2〜3日前から軽度の意識障害が先行することも多く，ふだんベッドサイドにい

表1-6 せん妄の分類

| | 過活動型せん妄 | 低活動型せん妄 |
|---|---|---|
| 精神運動性 | 興奮，不穏，錯乱，夜間徘徊 | 無表情，無気力，静穏 |
| 覚醒レベル | 過覚醒 | 傾眠 |
| 幻覚・妄想 | 多い | まれ |
| 感情 | 不安，易刺激性，易怒性 | 抑うつ |
| 夜間の睡眠 | 不眠 | 良好 |

※混合型せん妄：過活動型と低活動型を1日のうちに反復発症し，昼間に過眠を呈し，夕方から夜間にかけて興奮状態を示すことが多い
渡邊昭彦・中野純子・小野寺由香：症状マネジメント—疼痛，倦怠感，呼吸困難，せん妄，鎮静，がん看護，16（3）：360，2011．より許諾を得て抜粋し転載

表1-7 せん妄と認知症, うつ病の鑑別

|  | せん妄 | 認知症 | うつ病 |
|---|---|---|---|
| 発症様式 | 急激（数時間単位） | ゆっくり（月単位） | 多様 |
| 初発症状 | 注意集中困難や意識障害 | 記憶障害（近時記憶） | 不眠や早期覚醒 |
| 症状の動揺性 | 著明に動揺する | 動揺は少ない | 動揺は少ない |
| 日内変動 | 夜間に増悪 | なし | 朝方に低活動 |
| 注意 | 幻覚などが多く注意力が維持できない | 通常正常 | 集中の困難 |
| 経過と持続性 | 数日から数週間 | 多様 | 慢性進行性（年単位） |
| 会話 | 支離滅裂 | 繰り返しが多い | 「わからない」が多い |
| 睡眠覚醒水準 | 動揺性 | 通常は正常 | 通常は減弱 |
| 脳波所見 | 徐波化 | 正常か軽度徐波化 | 正常 |

濱吉美穂：【認知症と間違えやすい精神疾患の理解と対応】せん妄の予防と早期発見のポイント，認知症介護，14（4）：63，2013．より引用

る看護師が早い段階からサインに気づくことが求められる。

#### （2）せん妄の治療
##### ①せん妄の原因を明らかにする

治療により回復の可能性のあるせん妄の原因を身体所見，検査所見，投与内容の検討などから明らかにする。薬剤性（オピオイド，向精神薬），脱水，高カルシウム血症，感染などが原因のせん妄は，回復する可能性が高いので原因を同定し対処する。

原因に対する介入例としては，オピオイドの減量，あるいは変更（オピオイドローテーション），脱水に対する補液，高カルシウム血症に対するビスホスホネートの投与，感染症に対する抗菌薬の投与などがあげられる。オピオイドの減量に関しては，疼痛のコントロールに関係するので，慎重に対応する。

##### ②薬物療法

せん妄の同定やその治療が困難な場合や治療に時間がかかるときは，薬物療法が行われる。

薬物療法の中心となるのは，抗精神病薬である。なかでもハロペリドール（セレネース®）が頻繁に使用されている。ハロペリドールは，せん妄における精神運動興奮や幻覚・妄想に対して有効性が高く，意識レベルを下げることなく鎮静が図れる。また，呼吸・循環器への影響が少なく，内服のほか，静脈内投与，筋肉内投与も可能である。ハロペリドールが無効な場合や興奮が強いときには，クロルプロマジン塩酸塩（コントミン®）が使用される。フェノチアジン系抗精神病薬は抗コリン作用があり，せん妄が増悪することがあるので，注意して観察する。また，心・血管系への影響，特に血圧の低下に注意しながら投与する。その他の薬としては，リスペリドン（リスパダール®），オランザピン（ジプレキサ®），クエチアピン（セロクエル®）も使用される。リスペリドンは，活性代謝産物が腎排泄のため，腎機能障害がある患者には注意する。オランザピンは，口腔内崩壊錠があり，嚥下が困難

な患者でも投与が可能である。クエチアピンは，鎮静作用が強いが半減期が短く，作用が残りにくいのでせん妄リスクの高い高齢者の不眠に対して用いられることもある。

　せん妄の病状は個人差が大きいため，医師を中心とした医療チームでその効果をアセスメントしていくことが重要である（→看護技術の実際H，p.256に詳述）。

### 3）がん患者のせん妄に対するケア

　がん患者のせん妄に対するケアは，促進因子を除去するか軽減することであるが，環境的介入や支持的介入も役に立つ。

#### （1）環境的介入

**①現実を認知するためのケア**

　患者の見当識の改善のために，日付や時間の手がかりになるものとしてカレンダーや時計を見える場所に置くことが有用である。安心できる環境を提供するために，自宅で使用して使い慣れたものを利用するのもよい。患者に慣れ親しんだ看護師が頻回に訪室しケアすることや，家族の面会も現実を認知するのに有用である。また，一日の昼夜のリズムをつけることも重要である。その工夫として，朝はカーテンを開けて日の光を入れ，日中は覚醒した状態を維持するようにする。可能なら車いすに乗ったり散歩やリハビリテーションなどの軽い運動を行う。夜間は真っ暗にせず，安心感を与えるために薄明りをつける（枕灯や足元灯など）。視力の低下や難聴がある場合は，メガネや補聴器を使用する。

**②安全・安楽に対するケア**

　患者の安全性を高めるために，環境の調節を行う。せん妄は，転倒や転落などの危険な行動を起こしやすいため，それらのリスクを取り除くようにする。拘束感のある点滴や膀胱留置カテーテルなどはできる限り必要最小限とし，使用している場合は患者の目につかないような工夫をする。また，患者の活動レベルに合わせてセンサーマットなどを使用する。はさみなどの危険物は，点滴のルートを切ったり自分を傷つけたりするのでそばに置かない。身体抑制は，活動を低下させたり，不安を増強させたり，興奮を助長させたりするので，できるだけ行わないようにすることが望ましい。

　患者の安楽を確保するために，身体的苦痛（痛み，倦怠感，便秘，排尿障害，不眠，発熱，呼吸困難など）について，毎日のケアのなかで評価し，その要因の除去と軽減に努める。

#### （2）支持的介入

**①接し方の基本**

　「ゆっくり，はっきり，わかりやすく」を意識して，落ち着いた声で簡潔かつ具体的に話をするのが接し方の基本である。一度に一つのことだけを伝えるなどのコミュニケーション方法を工夫する。また患者の不安が強いときは，手をさする，握るなどのタッチングを行うと安心感を与えることができる。患者に理解を示し，よそよそしさを感じさせないように注意して接する。

　見当識を確認するために，質問は患者が混乱するのでよくない。会話のなかでさりげなく人や時間・場所の見当識がつけられるように伝えていく。

**②妄想や幻覚に対する対応**

　患者を尊重したコミュニケーションをとり，患者の興奮や激しい行動にも穏やかに対応

する。患者の妄想や幻覚を否定せずに不安や恐怖に耳を傾け，言動のなかに気がかりなことがないか傾聴する。妄想や幻覚の内容は深めず，ある程度のところで注意を現実に引き戻す会話に切り替える。また，被害妄想が強い場合は時間をおいて対応するか，対応する人を変えることで落ち着くこともある。患者の興奮や激しい行動にも，受容的・共感的態度で穏やかに対応する。刺激で容易に妄想を抱くため，音（室外音，ひそひそ話，笑いなど）や人の動きに注意する。患者の対応姿勢について医療チームで統一しておくことも大切である。

### （3）家族に対するケア

せん妄は意識障害であるため，患者は症状が改善したときにそのことをほとんど覚えていないことが多い。せん妄は大変不快な出来事であり，後になって家族や医療者から伝えられるとつらい思いをすることも多い。患者の気持ちを思いやり，自尊心が維持できるようなかかわりをするよう家族に伝える。

せん妄症状のある患者とかかわる家族は，不安や戸惑いを感じ動揺している。家族の動揺に共感し，せん妄に対する正確な情報提供を行い，家族としてどのように接すればよいかを共に考え，患者にとっての効果的なケア方法などのアドバイスを行うことが重要である。また，鎮静が必要な場合には，症状コントロールと安楽をもたらすことが目的であることを家族と共有し，医療者と家族が同じ目標をもてるように調整する。

## 看護技術の実際

### A がん性疼痛に対する持続皮下注射

- **目　　的**：小型の携帯用ポンプで薬物を24時間持続的に皮下に注入し，疼痛コントロールを行う
- **適　　応**：（1）経口摂取が困難な患者
  　　　　　（2）経口薬では疼痛コントロールが困難な患者
  　　　　　（3）嘔吐や便秘など消化器症状が強い患者
- **必要物品**：ポンプ，持続皮下注射器，持続皮下注射用のシリンジ，持続皮下注射用の延長チューブ，27G翼状針または24Gサーフロー針，透明フィルム，消毒用アルコール綿，電池，電池用充電器，鎮痛薬（オピオイド）や鎮痛補助薬（リドカイン，ケタミン）など

| 方　法 | 留意点と根拠 |
| --- | --- |
| 1　**患者の準備**<br>　1）患者の疼痛の程度など状態を観察する（➡❶）<br><br><br><br>　2）患者に持続皮下注射の目的や方法，薬剤の効果と副作用について説明し承諾を得る（➡❷） | ❶持続皮下注射を開始できる状態であるかを確認する<br>●皮膚と筋層の間の皮下組織に指示された薬剤を正確な速度で注入し，リンパ管に吸収させ血行性に全身に作用させる治療であることを説明する<br>❷患者の処置に対する不安を軽減し，処置の目的や方法を理解してもらい協力を得る |
| 2　**機器の準備**<br>　1）持続皮下注入器の作動を確認する | ●スイッチを入れ，モーターの作動を確認する。必要に応じ電池の充電を行う |

Ⅵ-1 症状マネジメント

243

| 方　法 | 留意点と根拠 |
|---|---|
| 　　2）シリンジに薬液を入れる<br>　　3）機械の所定の位置にシリンジ本体を固定し，注入量設定のスイッチで速度を設定する（➡❸）<br>　　4）電源スイッチを入れる。早送りの場合は，早送りスイッチを押し，薬液が1，2滴落ちるまで液を送る（➡❹） | ●指示内容を確認し，薬液の種類や量を正確に準備する<br>●シリンジの固定の状態や注入速度を確認する<br>●レスキューの場合は早送りスイッチを使用する<br>❸正確な速度で薬剤を注入するため<br>❹薬液が注入回路の先端から流れることを確認するため |
| 3　患者の体位や寝衣を整える<br>　　1）体位は仰臥位を促す<br>　　2）パジャマのボタンをはずし，前胸部と腹部を出す（➡❺）<br>　　3）注射部位以外はバスタオルで覆う（➡❻） | ●注射部位は前胸部や腹部の皮下が多い<br>❺からだの動きによる影響を受けにくく確実に投与できる前胸部や腹部が選択されるため<br>❻保温とプライバシーを保ち，緊張を和らげるため |
| 4　医師による前処置<br>　　1）医師に消毒用のアルコール綿を渡す<br>　　2）医師が27G翼状針あるいは24Gサーフロー針を刺入できるよう渡す<br><br><br><br><br>　　3）患者に刺入部の疼痛などがないことを確認する（➡❼）<br>　　4）透明フィルムで刺入部を固定する（➡❽）。このとき，ルートの長さを十分に保ち，延長チューブをループにし確実に固定する（➡❾） | ●乾燥した状態で刺入できるよう乾燥するまで待つ<br>●皮下組織はスポンジ状で柔らかいため，注射での痛みは少ない。また，皮下組織は血管が少ないが，毛細血管に吸収された薬液は末梢静脈から右心房に入るため正確に投与する<br>●あらかじめ延長チューブでポンプおよびシリンジとつないでおいた27G翼状針あるいは24Gサーフロー針を渡す。24Gサーフロー針は，針を刺し内筒を抜いた後に延長チューブをつなぐ<br>❼確実に持続皮下注射ができることを確認するため<br>●皮下へ注入する薬液量は1mL/時以内とする<br>❽針先の発赤の有無など刺入部の状態が観察できるように透明フィルムを使用する<br>●抜去しないように，針先以外の部分にテープを貼り固定する場合もある<br>❾確実に固定するため |
| 5　注入器の電源を入れ，正しく作動していることを確認する（➡❿） | ●注入ラインの液漏れや閉塞などのトラブルがないことを確認する<br>❿確実に投与できることを確認するため |
| 6　患者に処置が終了したことを伝え，ねぎらいの言葉をかけて体位と衣服を整える（➡⓫）<br>　　カーテンや毛布などを戻す | ●疼痛の緩和が図られるよう安楽な体位を援助する<br>⓫患者の緊張を和らげ，安楽な状態をつくるため |
| 7　終了後の患者の状態を観察する<br>　　患者に刺入部の疼痛やぬれた感じなどを感じた場合は，看護師を呼ぶように説明をする。注入中も体動は注入前と同様に可能であることを説明する | ●塩酸モルヒネ持続皮下注（少量，中～高用量）やフェンタニル持続皮下注などがある。モルヒネの副作用症状に眠気，悪心・嘔吐，便秘，せん妄があるが，比較するとフェンタニルのほうが副作用は少ない<br>●持続皮下注の最大投与量は1mL/時間までとする<br>●1回のレスキュー量は1時間分を早送りする |
| 8　使用した物品を片づける | ●使用した注射器や注射針は，キャップはせずに注射器専用廃棄物容器に捨てる |
| 9　記録し報告する | ●処置の日時，実施内容，患者の反応，実施後の状態について記録する |
| 10　持続的な管理と観察を行う | ●電池を1日1回交換，あるいは充電する<br>●穿刺部位は約1週間ごとに変更する。ただし，皮膚に発赤や腫脹がみられた場合は，薬剤の吸収が低下し薬効が不安定になるため，穿刺部位を変更する |

## B 食欲不振時のケア

- 目　　的：（1）がん患者の食欲不振の原因とそのケアを行う
　　　　　　（2）食の楽しみを提供しQOLの向上を図る
- 適　　応：がんの治療期またはがんの進行に伴う食欲不振患者

| | 方　法 | 留意点と根拠 |
|---|---|---|
| 1 | 患者の食欲不振の原因（がんの治療に伴うもの，がん自体の進行によるもの）を明らかにし（→❶），身体的・精神的・社会的要因についてもアセスメントする（→❷） | ❶どのようなケアを行えばよいかを明確にする<br>❷原因に応じた適切な治療やケアを明確にする |
| 2 | **がん治療時の食欲不振の予防と対策（→❸）**<br>1）治療に伴う悪心・嘔吐，下痢，口内炎，味覚障害などの有無と程度を確認する<br>2）現在出現している症状に対しては，制吐薬や止瀉薬などを用いた支持療法（副作用への対処）を行う<br>3）口内炎や味覚障害など，今後出現が予測される症状に対しては，治療前から歯科受診や口腔ケア，含嗽などを行い予防に努める<br>4）抗がん薬の投与から一定期間が過ぎれば症状が軽減することを患者・家族に伝え，症状出現のピーク時は食べられるものを食べられるときに摂取することを指導する<br>5）栄養指導を管理栄養士に依頼する。入院中は食べやすい食事の個別対応，照射中は宿酔食などの対応，外来治療中は家族を含めた食事指導を行う<br>・冷たく口当たりのよいもの（冷麦やそうめん，冷奴，玉子豆腐，プリンなど）<br>・脂肪分の多い，脂っこい食事は避ける<br>・味付けはあまり薄くせず，好みに合わせるなどの工夫をする | ❸抗がん薬の投与や放射線の照射は，細胞分裂の活発な骨髄や口腔粘膜，消化管粘膜，毛根などに影響を与える。特に，消化管や食欲中枢・嘔吐中枢が直接刺激を受けると食欲不振が生じ，「食べたくない，食べられない」といった症状が出現する |
| 3 | **がんの進行による食欲不振の予防と対策（→❹❺）**<br>1）患者の状態や予後予測を行う<br>2）食欲不振の原因を明らかにし，それに応じた対処をする。悪液質のときは，「好きなものを食べられるだけ食べる」「楽しく食事をする」ことを心がける<br>3）食事を食べさせたい家族の気持ちを理解したうえで，患者にとっては「食べなければダメ」という言葉は苦痛になることを家族に伝える<br>4）管理栄養士に相談し，入院中は患者の嗜好に合わせた食事を提供し，外来受診の際は盛りつけの工夫や患者の嗜好に合わせた食事指導を行い，時には栄養補助食品などの活用を勧める<br>5）食事を楽しむために，家族と一緒に食べる，ベッドから起きて食事をするなど，食事環境に配慮することを家族に指導する | ❹がんの進行に伴う食欲不振では，がん悪液質のほか，がん性腹膜炎や腹水貯留による腹部膨満，腫瘍や肝腫大などによる消化管の圧迫や狭窄などが考えられる<br>❺この時期は，無理に食事を摂取しても栄養がうまく取り込めず，かえって患者の負担になる。食事を栄養補給としてではなく，「食の楽しみ」として考える必要がある |

## C 腹腔穿刺の介助

- 目　　的：腹腔穿刺の目的を理解し，介助を行う
- 適　　応：低たんぱく血症による腹水貯留
- 必要物品：（1）準備；マスク，滅菌手袋，処置用防水シーツ，バスタオル
  （2）穿刺；腹腔穿刺針（横穴つきテフロン針またはカテラン針23〜19G），5〜10mL注射器，穴あき滅菌シーツ，滅菌ガーゼ，注射針（18G, 23G），局所麻酔薬（0.5％または1％塩酸キシロカイン），縫合セット，鑷子，イソジン綿球，三方活栓，医療用テープ，膿盆，排液バッグ，延長チューブ，コネクター

| | 方　　法 | 留意点と根拠 |
|---|---|---|
| 1 | 患者の検査データをみて，状態を確認しておく（➡❶） | ❶出血や局所麻酔薬によるアレルギーの発症を防ぐため<br>●事前に検査データで血小板数や血液凝固などから出血傾向や感染症の有無を確認しておく<br>●局所麻酔薬に対するアレルギー反応の既往を確認しておく |
| 2 | 患者に目的と方法，所要時間などについて説明し（➡❷），同意を確認する | ●医師から腹腔内に貯留した腹水を経皮的に穿刺により排液し，横隔膜への圧迫や腹部膨満感などの症状を軽減する方法であることを説明してもらう<br>❷患者の不安を軽減し，協力を得るため<br>●穿刺中に気分不快などの症状が生じた場合にはすぐに伝えるよう説明する<br>●終了後はベッド上で30〜60分安静が必要となることを説明する |
| 3 | 患者に排尿を促す（➡❸） | ❸処置中と処置後の安静が得られるようにするため |
| 4 | 患者の状態を観察する<br>　1）バイタルサイン測定や気分不快などの症状を観察する（➡❹）<br>　2）穿刺前の臍上腹囲と最大腹囲を測定する（➡❺） | ❹安全かつ安楽に受けることができるよう，状態を知るため<br>❺穿刺後に穿刺前との腹囲を比較するため |
| 5 | 患者の準備をする<br>　1）カーテンを引き（➡❻），腹部を露出する<br>　2）穿刺に適した体位とする（➡❼）<br><br>　3）側腹部や膝窩に枕を挿入する（➡❽）<br>　4）腰背部に処置用シーツを敷く<br>　5）腹部を露出し，他はバスタオルで覆う（➡❾） | ❻プライバシーを保護するため<br>●仰臥位あるいはセミファーラー位を促し，必要に応じ安楽枕を使用する<br>❼腹壁の緊張を和らげ安全に行うため<br>❽腹圧をかけずに安楽な体位で処置が受けられるようにするため<br>❾保温とプライバシーを保ち，緊張を和らげるため |
| 6 | 穿刺の準備をする<br>　1）穿刺位置を決定するための介助を行う<br>　　超音波で医師が穿刺部位を決定する | ●臍窩と左前上腸骨棘を結ぶ直線の外1/3の部位が穿刺に適している（図1-11）。腹直筋の外縁は，下腹腔動脈や下腹腔静脈があるため避ける |

| 方法 | 留意点と根拠 |
|---|---|
| | 図1-11 腹腔穿刺の位置（腹直筋、モンロー-リヒター線、マックバーネー点、臍窩、モンロー点、左前上腸骨棘） |
| 2）医師に鑷子を渡し，イソジン綿球を渡す | ●医師が穿刺部位を中心に広範囲に皮膚の消毒ができるように介助する |
| 3）医師が皮膚の消毒を行った後に，滅菌手袋を渡す（➡⑩） | ⑩手技はすべて無菌操作で行い，腹腔内感染を予防するため |
| 4）滅菌穴あきシーツを渡し，滅菌物品を開封する | ●滅菌物品の腹腔穿刺セット，注射器，針などを無菌操作で開封する |
| 7　局所麻酔の介助を行う<br>　1）局所麻酔薬を医師に確認し（➡⑪），準備する | ●薬剤の名称，量などを確認する。局所麻酔薬がバイアルの場合は，ゴム栓部分をイソジンで消毒する<br>⑪薬剤を医師も確認できるようにするため |
| 　2）局所麻酔薬がバイアルの場合，5mL注射器と18Gの注射針を無菌操作で手渡す（➡⑫） | ⑫18Gの注射針を使用することにより効率よく吸引できるため |
| 　3）医師が吸引しやすい位置で局所麻酔薬を固定し，保持する | ●医師が安全に吸引できるよう位置を考慮し，固定する |
| 　4）注入用に23Gの注射針に付け替える（➡⑬） | ⑬穿刺による痛みを最小にするため |
| 　5）患者に局所麻酔を行うことを伝える（➡⑭） | ⑭穿刺による痛みが生じることを伝えるため |
| 　6）医師とは反対側に立ち，患者に処置中の注意点について伝える（➡⑮） | ●患者に説明し，動かないよう協力を得る<br>⑮局所麻酔の針の刺激によって患者が反射的にからだを動かすことを防ぐため |
| 　7）医師が麻酔薬を注入している間，患者の状態を観察する | ●顔色や表情などを観察する |
| 　8）麻酔薬の使用量を確認する（➡⑯） | ⑯実施後に記録するため |
| 8　患者の状態を観察する（➡⑰） | ●患者の脈に触れながら顔色や表情，呼吸や脈拍を測定する<br>⑰麻酔薬によるアナフィラキシーショックなどを早期に発見するため |
| 9　穿刺の実施を介助する<br>　1）医師と反対側の患者のそばで，患者がからだを動かさないよう支える（➡⑱）。針を刺すときに腹部が押される感じがあるが，一時呼吸を止め，動かないよう促す | ⑱呼吸により腹壁の動きが生じ穿刺しにくくなる。また体動によって臓器を傷つける危険性もあり，安全に穿刺するため |
| 　2）患者の一般状態の観察を行う（➡⑲） | ●顔色や呼吸，脈拍，表情や疼痛や不快感の有無などを観察する<br>⑲異常の早期発見と，穿刺によって腸管損傷や体液の急な喪失による血圧の低下に注意するため |
| 　3）医師に50mL注射器と穿刺針を無菌操作で渡す。医師は穿刺後，穿刺針の内筒針を抜き，貯留液を吸引し，腹水の流出を確認する（➡⑳） | ⑳確実に腹腔に穿刺できたことを確認するため |
| 　4）持続的に排液する場合は，医師に延長チューブを渡す。接続後，延長チューブの先端を排液バッグに固定する | ●患者の目に触れない位置に固定する<br>●液の色，量，速度，固定の状態を観察する |

| 方　法 | 留意点と根拠 |
|---|---|
| （1）穿刺部位にスリットガーゼと滅菌ガーゼを当て，排液チューブを固定する<br>（2）排液チューブの末端を液面に触れないよう排液バッグに固定する（図1-12）<br><br>図1-12　腹腔穿刺時の様子<br><br>5）患者の状態や排液の量・色，速度を観察する（→㉑）<br><br><br><br><br>6）医師が穿刺針を抜針する前に，圧迫用の滅菌ガーゼを渡す。医師は抜針直後に滅菌ガーゼで数分間，手で圧迫する（→㉔）<br>7）止血が確認された後に，滅菌穴あきシーツを取る。穿刺部位を消毒できるよう，鑷子と消毒用の綿球を渡す（→㉕）<br>8）圧迫固定（→㉖）のため，幅広の医療用テープを渡す | ● 1回の排液量は1,000〜1,500mL以下の場合が多く，ゆっくりと時間をかけて行う。終了後は，たんぱくの喪失や電解質異常，急激な排液によりショックを起こし全身状態が悪化する危険性もあるため，十分観察する<br><br>㉑呼吸数，脈拍，血圧，冷汗，気分不快，痛みの有無や程度などを観察し，異常を早期に発見するため<br>● 排液の速度は500mL/時程度とする（→㉒）<br>㉒急速あるいは大量の排液によりショックを起こすことがあるため<br>● 排液が血性の場合は患者の目に触れないようにする（→㉓）<br>㉓患者の不安を増強させないため<br>● 腹腔内に薬剤を注入する場合は，使用する薬剤を医師と確認する<br>● 腹水が滲出することも予測しガーゼを渡す<br>㉔穿刺部位の止血をするため<br><br><br>㉕穿刺部位からの感染を防ぐため<br><br><br>㉖腹水の漏出を防ぐため |
| 10　患者に処置の終了を告げ，ねぎらいの言葉をかける。安楽な体位でリラックスするよう促し，掛け物をかける（→㉗） | ㉗安楽な状態が得られるようにする |
| 11　バイタルサインや一般状態を観察し（→㉘），穿刺後の臍上腹囲と最大腹囲を測定する（→㉙） | ● 腹痛や気分不快などがないことを確認する<br>㉘状態に変化がないことを確認するため<br>㉙穿刺前後の腹囲の変化を把握するため |
| 12　患者に終了後の注意点について説明する | ● 終了後2時間程度，ベッド上で安静にしていること，気分不快などの出現時は速やかに報告するよう伝える |
| 13　後片づけを行う | ● 注射針などは黄色のバイオハザードマークの注射器専用廃棄物容器に，キャップをしないで捨てる |
| 14　記録と報告をする | ● 穿刺部位，局所麻酔薬の薬剤名と量，穿刺時間，腹水の排液量や色，性状，穿刺中・後の患者の状態について記録する |

## D 排痰法

- 目　　的：（1）肺の末梢領域への痰の貯留による弊害を最小限にし，換気状態を改善する
  - （2）痰の貯留による呼吸困難感を緩和する
  - （3）効率的な痰の排出を促すことにより，排痰に伴う苦痛や体力消耗を防ぐ
- 適　　応：（1）痰の喀出困難や痰のからまりによる呼吸困難が認められるが，自力での痰喀出が困難な患者
  - （2）全身状態の悪化や体力の低下が著明でなく，実施による悪影響がない患者
- 必要物品：聴診器，ティッシュペーパー，ガーグルベース，吸いのみ，体位変換用枕，超音波ネブライザー，ディスポーザブル手袋

| | 方　法 | 留意点と根拠 |
|---|---|---|
| 1 | 検査結果などの情報を把握し，アセスメントする（➡❶）<br>息苦しさや痰の絡まりなどに関する患者の訴え，呼吸状態や全身状態，胸部X線，血液データ，呼吸機能など | ❶痰の貯留部位や呼吸状態についてアセスメントし，排痰の必要性について判断するため<br>●食事の直後は避け，嘔吐などの消化器症状の併発を予防する |
| 2 | 患者に排痰法について説明する（➡❷）<br>排痰法の必要性，目的，方法，所要時間など | ❷説明により不安を軽減し，理解と協力を得るため |
| 3 | 患者の体位を仰臥位にし，聴診器を用いて呼吸状態や痰の貯留部位を聴診する（➡❸❹） | ❸聴診により換気状態や痰がどの位置に貯留しているか把握するため<br>❹聴診は，胸部X線検査や血液ガスによる異常発見よりも早く診断が可能で，その場で判断できるため |
| 4 | 必要物品を準備する<br>ティッシュペーパー，吸いのみ，ガーグルベースをベッドサイドに持っていき，患者の手の届く位置に準備する（➡❺） | ❺必要な物品を患者がすぐに手に取ることができるように準備することでタイミングよく痰の喀出ができるようにするため |
| 5 | 体位を調整する<br>痰が貯留する部位が最も高くなるように患者の体位を整え，体位ドレナージを行う（➡❻）。痰の貯留している部位を上にした体位を10〜15分維持する | ❻重力により末梢気道から中枢気道に痰を移動させるため<br>●体位変換時は，常に声かけを行い不安軽減に努める<br>●呼吸や循環状態を観察しながら体位を保持し，異常があればすぐに中止する<br>●疲労や苦痛がみられたらすぐに中止し，安楽な体位を変換する |
| 6 | 超音波ネブライザーを準備し，吸入を行う（➡❼） | ❼気道内の加湿を行い，痰を柔らかくすることで喀出しやすくするため<br>●吸入は深呼吸をしながら患者の呼吸状態に合わせて行い，呼吸困難を増強させないようにする |

| 方 法 | 留意点と根拠 |
|---|---|
| 7 痰がからんできたら前傾姿勢をとって咳嗽やハッフィングを促す（図1-13）（➡❽） | ❽咳嗽やハッフィングにより呼気流速を高め，気管支付近まで移動してきた痰を咽頭辺りまで移動させ，痰を喀出しやすくするため<br>● 咳嗽やハッフィングは患者の体力や呼吸状態に合わせて可能であれば取り入れるようにする<br>● 咳嗽は連続的に行わず呼吸を整えながら行う（➡❾）<br>❾咳嗽1回で約2kcal消費し，体力を消耗するため<br>● 咳嗽やハッフィングだけに頼らず，効率的に排痰を促す別の方法も検討する（➡❿）<br>❿がん患者は体力消耗とともに咳嗽能力も低下しており，自己排痰が困難な場合が多いため |

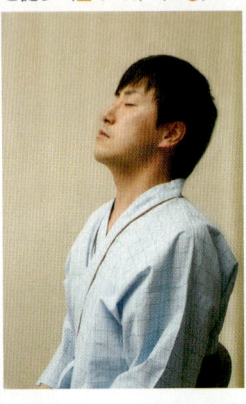

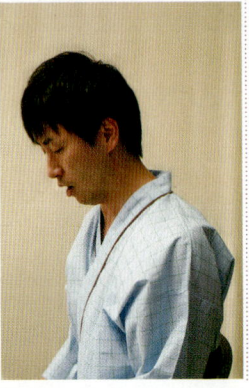

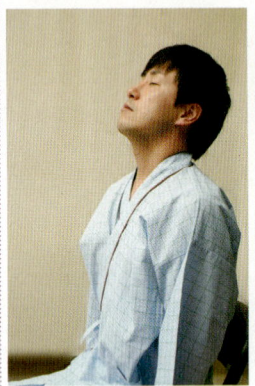

深く息を吸って1～2秒息を止める　　一気に強く息を吐く（4～5回繰り返す）

**排痰補助法（ハッフィング）**

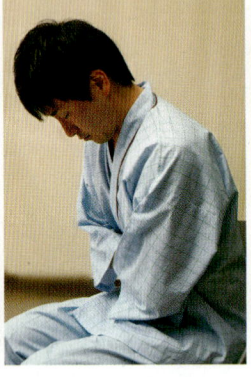

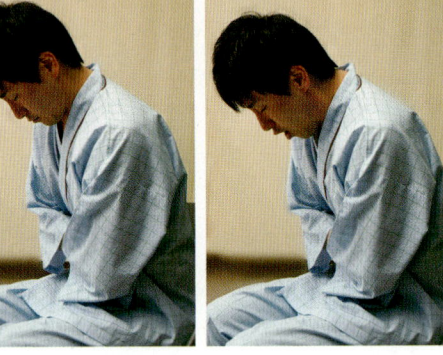

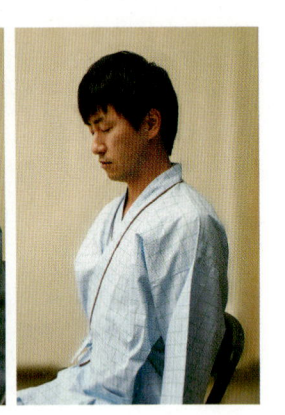

深くゆっくりと息を吸って止める　　上体を前傾にし，腕を組んで腹部に圧をかける　　腕を絞めながら大きく2回咳をする　　1秒間息を止め，上体を立てて息を吸う

図1-13 排痰に効果的な咳のしかた

| | | |
|---|---|---|
| 8 | 痰を排出させ，ごみ箱に入れる。その際，手袋を装着し（➡⓫），痰の性状・色・量を観察する（➡⓬） | ⓫痰は感染源にもなるため，直接手で触れない<br>⓬痰の粘稠度や量などの評価から自己喀出が可能かアセスメントし，定期的な排痰ケアの必要性を判断するため |
| 9 | 喀痰後，含嗽を行う（➡⓭⓮） | ⓭口腔内を洗浄し，不快感を除去するため<br>⓮口腔内を加湿することにより喀痰を促すため |
| 10 | 呼吸状態や全身状態を観察する | ● 肺雑音の程度や痰貯留音の有無，呼吸困難感の有無などについてアセスメントし，ケアの効果や呼吸状態について評価する。また，ケアによる全身状態への悪影響がないか確認する |
| 11 | 患者が安楽な体位に整える | ● 呼吸や体位が楽だと患者自身が感じられる体位になるよう患者に声をかけながら確認する |
| 12 | 使用した物品や排出物を片づけ，手洗いを行う | ● 手に付着した痰などの感染源は手洗いにより洗い流す |

| 方法 | 留意点と根拠 |
|---|---|
| 13 記録および報告を行う | ● 処置の日時，実施内容，患者の反応，痰の性状・色・量，実施前後の呼吸状態や全身状態の変化などについて記録する |

## E エネルギーの調整に関する患者教育

- **目　的**：（1）活動によるエネルギーの消耗を最小限にし，効率よくエネルギーを活用できるようにする
  - （2）活動と休息を調整することにより倦怠感の発生や増強を防ぐ
- **適　応**：（1）倦怠感の訴えがある患者
  - （2）倦怠感の訴えがなくても病態や検査所見から倦怠感の発生が予測される患者（貧血，低栄養，肝機能障害，電解質異常，心不全など）
  - （3）倦怠感の直接的な訴えがなくても行動や表情の変化など，倦怠感の表出が客観的に確認できる患者

| 方法 | 留意点と根拠 |
|---|---|
| 1 倦怠感に関する患者の情報を把握し，アセスメントする（➡❶）<br>倦怠感に関する患者の訴え，がん治療の経過，倦怠感の原因となる病態の有無や検査データ，全身状態など | ❶患者教育の必要性を判断する<br>● 患者の準備状態をアセスメントし，患者の倦怠感がピークにある時間帯や，他の症状による苦痛がある場合などは実施を避ける<br>● 患者教育の実施が患者にとって負担にならないようアセスメントし，時間や場所を計画する |
| 2 患者教育の必要性，目的，方法，所要時間などについて患者に説明し，承諾を得る（➡❷） | ❷説明により不安を軽減し，理解と協力を得る |
| 3 患者の倦怠感に関する訴えを傾聴し，共有する（➡❸）<br>患者が感じている倦怠感について，その程度やパターン，性質，日常生活や社会生活への影響やそれに対する思いなどについて語ってもらう | ❸倦怠感の緩和に向けたケアを行うためには，患者自身が感じている倦怠感について，患者と医療者ができるだけ共通した認識をもつことが必要である<br>● しかたがないと我慢したり，訴えてよいのか躊躇したりする必要はなく，患者が感じるありのままを表現してよいことを伝える<br>● 患者が感じていることや思いを語ることや自分の思いを相手に受容してもらえたという感覚をもつことが，倦怠感の緩和につながる |
| 4 倦怠感に関する一般的な情報を提供する<br>がん治療の経過に伴っていつごろ倦怠感が生じやすいのか，倦怠感はどのような感覚なのか，どのように変化するのかといった目安になるような情報など（➡❹） | ● 治療法の違いにより倦怠感の出現に特徴がある（表1-8）<br>❹目安となるような情報を提供することで，患者が自分自身の体験のなかでどのような感覚が倦怠感の症状なのかとらえやすくなり，混乱やさらなる消耗を避けることにつながる |

| 方　法 | 留意点と根拠 |
|---|---|

**表1-8 がん治療に伴う倦怠感の特徴**

| 治療方法 | 倦怠感の特徴 |
|---|---|
| 手術療法 | ・術後6か月間続く<br>・複数回の手術を行った場合には倦怠感が蓄積される<br>・他の治療を併用しない場合やがんの進行がない場合には，経時的に改善する |
| 薬物療法 | ・抗がん薬投与から数日後にピークに達し，次の抗がん薬投与開始前までに徐々に回復することが多い<br>・抗がん薬投与を繰り返すことで倦怠感が徐々に蓄積され増大していく傾向がある |
| 放射線療法 | ・治療開始と同時に始まることもあるが，2～3週間の治療継続後に始まることが多い<br>・治療の進行と共に増強する傾向にあり，治療が終了し身体が回復するまで続く<br>・日内差や週内差があることも多い |

Nail LM："Fatigue", Otto SE, Oncology Nursing, 4th ed, United States Of America, Mosby, 2001, p.640-654. を参考に作成

| | | |
|---|---|---|
| 5 | 倦怠感を軽減するためのエネルギー調整の具体的な方法について，情報を提供する（表1-9）（➡❺） | ❺患者の状態や状況に合わせて必要な情報を提供し，具体的な解決策の検討に役立てる<br>●エネルギーの消耗をできるだけ少なくし，温存するなどしてエネルギーを調整することが大切である |

**表1-9 エネルギー調整の方法例**

| 方　法 | 具体的内容 |
|---|---|
| したいことに優先順位をつける | 大切にしたいこと，自分でやりたいと思うことは何か行動の優先順位を決め，優先度の高いことに十分なエネルギーが注げるようにする |
| ペース配分をする | 行動のなかでどこで休息を入れるか，どのくらいのペースで進めるか，どこまでやるかなど，事前に計画しておく |
| 他者に委任する | すべてを自分でやらなくてもよいことを伝え，他者に任せてもよいことは委ねることを勧める |
| エネルギーのピークに合わせて活動を計画する | エネルギーが高まったピークのときに優先度の高いことに活動を注げるよう，倦怠感の出現パターンに合わせてその日のあるいはその週の計画を立てる |
| エネルギーの消耗を招く活動について知っておく | 自分にとってどのような活動がエネルギーの消耗を招くのかについて患者自身が知り，行動に活かせるよう指導する |
| 不必要な活動は避ける | 今すぐやらないといけないこと，自分がやらなければならないこと，他者に依頼しても済むことなど，行動する前に考え，必要性がなければ不要な活動は避ける |
| 活動前の処置やケアのタイミングを調整する | 活動前の処置やケアのタイミングを調整し，大切にしたい時間ややりたいことの直前での体力消耗を避ける |
| エネルギーの消耗を防ぐ工夫を取り入れる | 歩行器や車いすを利用する，洋式トイレを使用し便座を高くする，ベッドの高さを調節する，少しの力で使用できる道具を利用する，よく使うものは身の回りに置くなど |

| | | |
|---|---|---|
| 6 | 日単位あるいは週間単位での活動と休息のスケジュールや自己の生活に取り入れられそうな対策などについて患者と共に話し合い，調整する（➡❻） | ❻一般的なエネルギー調整の方法を患者自身の生活に置き換えて考えることで，自分にも取り入れられそうな改善策があるか具体的にイメージし，行動に移せるようにする<br>●患者が大切にしたいことや自分でやりたいと思うことなど行動の優先順位を決め，優先度の高いことに十分なエネルギーが注げるよう，倦怠感のパターンを把握したうえで活動と休息を調整する |

| 方　法 | 留意点と根拠 |
|---|---|
| 7　**倦怠感の記録をする**（→❼）<br>状態的に可能であれば，朝，日中，夕方，就寝前など1日のなかでの倦怠感の程度をVASなどの尺度を用いて（→❽）日誌に記録するよう勧める。また，記載方法などについて説明する | ❼日誌に倦怠感を記録することは，日単位での倦怠感のパターンを把握するのに役立つため<br>❽患者が感じる倦怠感の程度を尺度を用いて客観的に表現することで，患者と医療者の共通認識が図れ，解決策や目標の検討がしやすくなる<br>●患者自身が自分の倦怠感の感じ方やパターンに関心をもつきっかけとなり，倦怠感を表出したり，対処行動をとることをとおして，倦怠感に対する自己コントロール感を保つことにもつながる |
| 8　**倦怠感の緩和の評価を行う**（→❾）<br>倦怠感の程度や出現パターンと活動・休息の状況から，エネルギーの調整がうまくできているかなどについて日単位あるいは週単位で評価を行い，患者に合った休息のタイミングや活動方法を患者と共にみつけていく | ❾倦怠感の変化と合わせて，指導した内容や調整したスケジュール，取り入れた対処方法が患者にとって適切だったか，患者の倦怠感の緩和に効果があったかなどの視点で評価を行い，必要性があれば再指導や不安などに対する心理的支援につなげる<br>●患者自身が自分の倦怠感のパターンを知ることや対処・ケアによる効果を実感することは，自己コントロール感を高めるきっかけとなる |
| 9　**感謝やねぎらいの言葉をかける**<br>自分の感じている倦怠感について表現してくれたことに対し，感謝やねぎらいの言葉をかけるとともに，うまく表現できていることを伝える（→❿） | ●共感的・受容的に受け止め，「よくわかりました。ありがとうございます」と感謝の言葉を伝えることで，患者が安心感をもてるように精神的サポートをする<br>❿患者は症状を表現することや質問に答えることに対して戸惑うことがあるため |

## F　イレウス管挿入（経鼻的挿入）の介助

- **目　　的**：イレウス管挿入の目的を理解し，経鼻的挿入の介助を行う
- **適　　応**：腸閉塞，ただし腸管の血行障害や壊死を伴う絞扼性イレウスを除く
- **必要物品**：イレウス管，注射器（カテーテルチップ型20mL, 50mL），蒸留水，キシロカインゼリー，クレンメまたはペアン鉗子，排液チューブ，ドレナージバッグ，固定用テープ，膿盆，処置用シーツ，ガーゼ，聴診器

| 方　法 | 留意点と根拠 |
|---|---|
| 1　**患者の準備**<br>1）挿入の目的，方法を説明する（→❶）<br>2）体位（仰臥位，ファーラー位，側臥位）は状況に応じて選択する<br><br>3）処置用シーツあるいはタオルを患者の首回りにかける。膿盆をそばに置く（→❷） | ●閉塞部の口側腸管を減圧することにより，腹痛，腹部膨満，悪心・嘔吐などの閉塞症状を緩和し，腸管壁の浮腫を軽減して閉塞の解除を図ることを説明する<br>❶悪心・嘔吐，咳嗽などの苦痛を伴い，処置に時間がかかるため十分な説明を行い，不安を除去し，患者の理解と協力が得られるようにする<br>●挿入中，苦痛がある場合の合図の方法について話しておくとよい<br>❷嘔吐による汚染を防ぐ |
| 2　**物品の準備**<br>1）バルーンの膨らみと漏れのないことを確認し（→❸），バルーンをしぼませておく<br>2）ガーゼにキシロカインゼリーをチューブの先端から約10cmに塗布する（→❹） | ❸バルーンの破損の有無<br><br>❹チューブの挿入をスムーズにし，挿入刺激による粘膜の損傷を予防する。留置時の苦痛を緩和する |

| 方　法 | 留意点と根拠 |
|---|---|
| 3　イレウス管の挿入（以下，医師が実施し，看護師が介助する）<br>　1）臥位でX線透視下に行う | ●鼻腔から咽頭にチューブが抜けるまで疼痛を伴うことがあるが，咽頭を抜ければ嚥下運動によりチューブは胃内へ入っていく（図1-14）<br>●幽門，十二指腸を通過させるためにはX線透視は不可欠である。内視鏡下に幽門輪を通過させることもある<br><br>図1-14　イレウスチューブの挿入（経鼻的） |
| 　2）イレウス管を経鼻的に胃内に挿入したら，胃内用の吸引のための注射器を医師に渡す（➡❺）<br>　3）胃内容の吸引が終了したら患者を右側臥位にする（➡❻）<br>　4）X線透視下で先端が十二指腸に挿入されたことが確認されたら，患者を仰臥位にする（➡❼）<br>　5）バルーンに蒸留水を入れるための注射器（蒸留水を10〜15mL吸い上げたもの）を医師に渡す<br>　6）先端が空腸内に進んだら，あとはバルーンを膨らませ，蠕動による自然の進行に任せ，閉塞部までチューブを進める<br><br>　7）バルーンの開口部をクレンメで止め，吸引口を排液チューブ，ドレナージバッグへつなぐ。チューブの排液口から内容物の逆流がみられる場合は，排液口もクレンメで止める | ❺チューブが胃内に入ったことを確認する<br>＊経肛門的挿入では，内視鏡的に狭窄部を越えて留置する<br>❻右側臥位にすることで，チューブを幽門から十二指腸へスムーズに進められる<br>❼仰臥位にすることで，チューブを十二指腸下行脚から上行脚に進められる<br>●X線透視下でチューブの先端がどこまで進行しているのか確認しておく<br>●イレウス管は先端におもりがついているため，他の経鼻チューブよりも挿入時の苦痛が大きいことを理解しておく<br>●チューブが閉塞部に到達するまでは鼻には固定せずに頬部のみにしておくと，チューブが蠕動で進むことがわかる（図1-15）<br><br>胃内にチューブを　　　胃内にチューブを<br>たるませないとき　　たるませたとき<br>図1-15　イレウスチューブの固定法 |
| 4　チューブの固定と確認<br>　1）チューブの先端が目的の部位まで到達したら，鼻孔部位にマーキングをし，チューブを医療用テープで固定する | ●チューブの固定が適切か，抜けかかっていないかをチェックする<br>●鼻孔がチューブによって圧迫されないよう，適度なゆとりをもたせる（図1-15）<br>●鼻翼の皮膚潰瘍を予防する |

| 方　法 | 留意点と根拠 |
|---|---|
| 2）終了後はねぎらいの言葉をかけ，固定，留置したチューブの長さの確認，排液バッグの接続などの確認を確実に行う | ●他のルートやラインを整理し，患者の行動を妨げず，誤抜去がないように配慮する<br>●排液の方法（自然または器械による間欠的持続吸引）によりセッティングを行う |
| 5　患者の状態を観察し，記録する<br>　1）腹部症状（腹痛，腹部膨満感，悪心・嘔吐，排ガス，排便，腸蠕動音など）をチェックする<br>　2）排液の量，性状をチェックする | ●腹部X線検査が行われた場合は，小腸ガス像およびニボー像の推移を把握する<br>●排液量が多い場合は，脱水や電解質異常を伴っていることがあり，口渇や舌の乾燥，尿量や血液生化学検査値に注意する。排液が急に減少したり，中断した場合は，チューブの屈曲や閉塞を考える。イレウスが解除されつつある場合，排液量が急激に増加することがあるため，in-outバランスを観察する |
| 6　イレウス管留置中のケア<br><br>　1）口腔ケア（含嗽，歯みがき）を行う（➡❽）<br><br>　2）歩行できる患者では，チューブの衣服への固定の位置の調整，排液バッグが挿入部より下位になるように点滴台にかける（➡❾）<br>　3）固定用テープは1日1回貼り替えを行うが，皮膚の状態に応じて適宜実施する（➡❿）<br>　4）シャワー浴を行う場合には，三方活栓をオフにし，排液バッグをはずす<br>　5）排液が便臭を伴う場合には，部屋の換気や脱臭剤などを使用する | ●チューブ挿入や輸液ラインによる拘束感に加え，絶飲食のストレス，症状が軽減するかどうかの不安，手術に対する不安などの精神的ストレスも大きい。これらを考慮した心理面の援助が必要である<br>❽唾液分泌が減少し，口腔内の生理的殺菌作用が低下するため<br>❾逆行性感染を予防するため<br><br>❿適切な位置での固定，皮膚障害の有無などを観察するため<br>＊経肛門的挿入では，肛門からチューブが出ている状態になり，鼻固定と同程度の違和感がある。術前処置を兼ねていることが多く，毎日1,000〜2,000mLの生理食塩水で洗浄し，狭窄部口側の処置をする |

## G　アロマオイルを用いたトリートメント（マッサージ）：下肢

- ●目　　的：（1）浮腫の軽減，浮腫による苦痛を緩和する
  - （2）下肢のだるさや不安を軽減する
- ●適　　応：下肢に浮腫があり，苦痛がある患者（病態によっては禁忌な場合があるため，医師と相談のうえ施行する）
- ●禁　　忌：高熱，重度高血圧，静脈炎や各種の炎症，下肢の静脈血栓・塞栓症，強度のリンパ管浮腫・リンパ節転移，下肢の骨転移，皮膚の異常（創傷，出血皮疹，出血傾向がある場合）
- ●必要物品：キャリアオイル（スイートアーモンドオイル，オリーブオイル，アプリコットカーネルオイル，マカダミアナッツオイル，ホホバオイルなどから1種類選択），精油（グレープフルーツ：降圧薬投与中でグレープフルーツ禁忌の患者には使用しない，オレンジ，レモン，真正ラベンダー，ゼラニウムなど），バスタオル2〜3枚，ティッシュペーパー，タオルまたはホットタオル1〜2枚

| | 方　法 | 留意点と根拠 |
|---|---|---|
| 1 | 患者に説明をする（➡❶） | ❶患者の理解と協力を得るため<br>●説明のポイント<br>・目的<br>・所要時間：40分程度（パッチテスト15〜20分, マッサージ：20分程度）<br>・方法<br>・好みの精油の確認 |
| 2 | **マッサージオイルを作成する**<br>1） キャリアオイル20mL，精油4〜12滴（1〜3％）を用意する<br>2） 100％天然植物のピュアナチュラルな精油で作成する | ●中身がわかるように使用した精油や滴数，濃度，日付を明記しておき，1〜2か月で使用するのが望ましい<br>●濃度は全身マッサージでは1％，局所マッサージでは3％まで<br>●初心者の基本的な希釈濃度（皮膚に塗布する場合）は1％とする<br>●精油1滴≒0.05mL，キャリアオイル5mLに1滴が1％と覚える |
| 3 | 必要物品を準備して患者のもとへ運ぶ | |
| 4 | **患者の準備**<br>1） 簡易パッチテストを施行する（➡❷）：前腕内側にマッサージオイルを塗布し15〜20分後に発赤の有無を確認し判定する<br>2） 施行前に排尿を促す（➡❸）<br>3） バイタルサイン測定<br>4） スクリーンまたはカーテンをする（➡❹）<br>5） 仰臥位をとらせる<br>6） 下肢を露出させ，下肢の下にバスタオルを敷く（➡❺）<br>7） マッサージを施行していない下肢にバスタオルをかける | ❷アレルギーの確認のため<br>●精油の原液ではなくマッサージオイルで行う<br><br>❸マッサージすることで，血流が良くなり，尿が生成されるため<br>❹プライバシーの保護<br>●仰臥位がとれない場合は，患者の楽な体位でよい<br>❺寝衣や寝具の汚染防止のため<br>●露出部位を最小限にし，保温に注意する |
| 5 | **マッサージを行う**<br>1） 指先だけではなく，手のひら全体を密着させ末梢から中枢に向かって行う（➡❻）<br><br><br>2） 時折表情を見て，痛みや不快感を我慢していないか確認する<br>3） 終了後は，ティッシュペーパーを当てて余分な油分を取り除き，タオルで押さえ拭きをする（ホットタオルを当てるとさらにすっきりする） | ●1秒間に5cm進むくらいのスピードで行う（➡❼）<br>❻血液の流れに沿って行う<br>❼ゆっくりとした刺激に反応するC触覚線維は，視床下部に働きかけ自律神経やホルモンを整え，快の感覚を生み出す。また人の温かな手によるゆっくりとしたタッチングはオキシトシンを増加させストレスを緩和し，安心感や心地よさ，リラックスを与える<br>●体力を消耗させないように1回の時間は20分程度とする |
| 6 | 患者の寝衣を整え，使用した物品を片づける | |
| 7 | 記録，報告，評価をする | ●使用した精油と施術部位，患者の様子や結果を記録し，評価する |

## H　せん妄のアセスメント

- 目　　的：せん妄を予防し，早期に発見する
- 適　　応：（1）終末期にあるがん患者
　　　　　　（2）医療用麻薬を使用中の高齢がん患者

| | 方　法 | 留意点と根拠 |
|---|---|---|
| 1 | **予防のポイント1**<br>全身状態の観察と身体状態のアセスメント（➡❶）を行う<br>※アセスメントの結果，下記のような症状がある場合には，対処する<br>・身体不快症状「身体不快症状（痛み，かゆみ，不眠）」の訴えがある場合は原因を検索し，改善する<br>・身体不快症状に対し，薬ばかりに頼らず，清拭や足浴，マッサージで対応するが，効果がない場合は薬を使用する<br>・脱水は最も大きな身体要因であるため，皮膚状態を観察し，水分摂取を促す。経口で飲めないときは点滴などで水分を補給する。オピオイドを使用している場合はさらに注意が必要である<br>・睡眠障害に関しては入眠障害か中途覚醒か熟眠障害かを把握して，症状に合った薬剤を処方してもらう | ❶せん妄発症の危険因子となる直接因子を軽減させるため |
| 2 | **予防のポイント2**<br>誘発因子（➡❷）をできるだけ取り除く<br>・見当識が維持できるようなかかわりをもつ。日付や自分がなぜここにいるのかを理解できるような対応をする（せん妄のケア，P.242参照）<br>・療養環境における安全を確保しながら，生活満足や快適さを重視し，その人それぞれに合った生活リズムを尊重した対応を行う<br>・個別性を重視した環境づくりを心がける。馴染みの写真を置いたりする<br>・安心できる環境を提供する。自分は守られていると感じられるようにする<br>・不動化をできるだけ避ける。動けるようであれば散歩などを取り入れる<br>・感覚遮断を避ける。補聴器，眼鏡，義歯などが正しく装着でき，機能しているかを確認する | ❷過剰刺激などの環境刺激を減らし予備能力が低下している認知機能や身体機能に過度の負担をかけないため |
| 3 | **早期発見のポイント1**<br>入院当初（➡❸）であるか確認する | ❸入院3日以内はせん妄発生リスクが高い状態にあることを念頭において観察およびケアを行う<br>●意識レベルや活動性の変化がないか，普段と違うような言動がないか，表情がうつろでぼんやりしていないかなどの判断をする |
| 4 | **早期発見のポイント2**<br>バイタルサインの変化（➡❹）に注意する | ❹バイタルサインの測定をとおして発熱や血圧の低下，脈拍の増加がある場合には，せん妄発症リスクが高まっていると認識し，十分な観察を続ける<br>●せん妄のリスクが高いと判断する基準<br>・発熱（37℃以上，もしくは35℃未満の低体温）の有無<br>・脈拍の変化（25回/分以上，もしくは16回/分未満）<br>・血圧の変化（普段よりも収縮期血圧が20mmHg以上低い，もしくは拡張期血圧が10mmHg以上低い場合の低血圧，または160/95mmHg以上の高血圧状態ではないかの確認） |
| 5 | **早期発見のポイント3**<br>脱水徴候の確認をする<br>・尿量の減少・濃縮の有無<br>・食事量，飲水量，体重減少の有無<br>・下痢や嘔吐などの症状<br>・血液検査データの確認（Na，Cl，Kの上昇の有無） | |

| | 方　法 | 留意点と根拠 |
|---|---|---|
| 6 | **早期発見のポイント4**<br>身体的苦痛（痛み，かゆみ，呼吸困難など）の観察をする<br>・痛みの有無，程度，特徴と頻度<br>・鎮痛薬（オピオイド）の使用状態<br>・腹痛，創部痛，局所圧迫痛，呼吸困難感の有無<br>・かゆみの有無 | |
| 7 | **早期発見のポイント5**<br>せん妄が疑われる場合，せん妄アセスメントツール（➡❺）（表1-10）を使用し客観的に判断する | ❺せん妄を正しく評価するためには，せん妄の定義や特徴・症状などについて理解を深め，信頼性と妥当性のあるツールを用いる<br>●せん妄のなかには早期に治療することで改善するものもあるため，正しく判断することが重要である |

**表1-10　がん患者に使用できるアセスメントツール**

| CAM（Confusion Assessment Method） | MDS（Memorial Delirium Assesment Scale） |
|---|---|
| 終末期医療や高齢者医療などの様々な状況下で使用されている。ICUの挿管患者に対するCAM-ICUにも応用されている<br>　1急性発症，2注意欠損，3思考の解体，4意識水準の変化，5失見当識，6記憶障害，7知覚障害，8精神運動興奮・精神運動制止，9睡眠-覚醒周期の変動の9項目からなる。診断に用いるのは1～4の項目で1および2が認められ，かつ3あるいは4のいずれか1つが認められた場合，せん妄と診断される。これに要する時間は20分で実際の評価は5分で行うことができる | 疼痛緩和として麻薬を投与しているがん患者におけるせん妄の評価を継続的に行う目的で作成されている<br>意識水準の低下，見当識障害，短期記憶障害，順唱・逆唱の障害，注意の維持と転換の障害，思考解体，知覚障害，妄想，神経運動抑制もしくは精神運動興奮，睡眠覚醒リズム障害（覚醒度の障害）の10項目からなる。4段階評価の30点満点で評価する。cut-off値は13点である。Matsuokaらが日本語版を作成しており，その妥当性が検証されており，有用性が高い |

中村満・奥村正紀：せん妄のアセスメント，臨床精神医学，42（3）：279-287，2013．を参考に作成

## 文　献

1) American Pain Society: Principles of analgesic use in the treatment of acute pain and cancer pain, 3rd ed, National Headquarters of the American Pain Society, 1992, p.2-3.
2) 武田文和訳，世界保健機関編：がんの痛みからの解放とパリアティブ・ケア—がん患者の生命へのよき支援のために，金原出版，1993，p.15.
3) ターミナルケア編集委員会編：わかる　できる　がんの症状マネジメントⅡ，ターミナルケア，11：340-343，2001.
4) 的場元弘：がん疼痛治療のレシピ，春秋社，2008，p.132.
5) 井上俊彦・山下孝・齋藤安子編：がん放射線治療と看護の実践，金原出版，2011，p.246.
6) 鈴木志津枝・小松浩子監訳：がん看護PEPリソース—患者アウトカムを高めるケアのエビデンス，医学書院，2013，p.25-35.
7) 恒藤暁：最新緩和医療学，最新医学社，1999，p.18.
8) 東原正明・近藤まゆみ編：緩和ケア，医学書院，2008，p.220-224.
9) 前掲書8）．
10) 前掲書6）．
11) 宮下光令：緩和ケア，メディカ出版，2013，p.79-81.
12) WHO編，武田文和訳：終末期の諸症状からの解放，医学書院，2000.
13) Manning HL, Schwartzstein RM：Pathophysiology of dyspnea, N Endl J Med，333：1547-1553，1995.
14) Tanaka K, Akechi T, Okuyama T, et al：Development and validation of the cancer dyspnea scale：a multidimensional, brief, self-rating scale, Brit J Cancer，82：800-805，2000.
15) Okuyama T, Wang XS, Akechi T, et al：Japanese version of the MD Anderson Symptom Inventory：a validation study, Journal of Pain & Symptom Management，26(6)：1093-2104，2003.
16) Bruera E, de Stoutz N, Velasco-Leiva A, et al：Effects of oxygen on dyspnea in hypoxaemic terminal-cancer

patients, *Lancet*, 342 (8862): 13-14, 1993.
17) Mazzocato C, Buclin T, Rapin CH: The effects of morphine on dyspnea and ventilatory function in elderly patients with advanced cancer: a randomized double-blind controlled trial, *Ann Oncol*, 10(12): 1511-1514, 1999.
18) Tanaka K, Akechi T, Okuyama T, et al: Factors correlated with dyspnea in advanced lung cancer patients: organic causes and what else?, *Journal of Pain and Symptom Management*, 23(6): 490-500, 2002.
19) Galbraith S, Fagan P, Perkins P, et al: Dose the use of a handheld fan improve chronic dyspnea: A randomized, controlled, crossover trial, *J Pain Symptom manage*, 39(5): 831-838, 2010.
20) National Comprehensive Cancer Network: NCCN Clinical Practice Guidelines in Oncology, Cancer-Related Fatigue, Version 1, 2014.
21) Okuyama T, Akechi T, Kugaya A, et al: Development and validation of the Cancer Fatigue Scale: a brief, three-dimensional, self-rating scale for assessment of fatigue in cancer patients, *Journal of Pain and Symptom Management*, 19(1): 5-14, 2000.
22) Okuyama T, Wang XS, Akechi T, Mendoza TR, et al: Validation study of the Japanese version of the brief fatigue inventory, *Journal of Pain and Symptom Management*, 25(2): 106-17, 2003.
23) Oldervoll LM, Loge JH, Paltiel H, et al: The effect of a physical exercise program in palliative care: A phase II study, *Journal of Pain and Symptom Management*, 31: 421-430, 2006.
24) 宮内貴子・小原弘之・末広洋子：終末期がん患者の倦怠感に対するアロマテラピーの有効性の検討―足浴とリフレクソロジーを実施して，ターミナルケア，12(6)：526-530，2002．
25) 高木永子監：看護過程に沿った対症看護―病態生理と看護のポイント，改訂版，学研，2002，p.471．
26) 梅田恵・射場典子編：緩和ケア，南江堂，2011，p.111．
27) 蓬田郁子：持続皮下注射する患者のケア，がん看護，15(2)：233，2010．
28) 武田文和・鈴木勉監訳：トワイクロス先生のがん緩和ケア処方薬，医学書院，2013．
29) 本真季：痛みの基礎知識と情報収集の基本，プロフェッショナルがんナーシング，2(1)：8-12，2012．
30) 埼玉県立がんセンター緩和ケア科，緩和ケア推進委員会：緩和ケア処方マニュアル，疼痛 Ver.2.0.
    http://www.pref.saitama-lg.jp/saitama-cc/renke/documents/kanwa_manual_v2.pdf
31) 堀夏樹・小澤桂子編：一般病棟でできる緩和ケアQ&A，総合医学社，2010．
32) 深井喜代子監：ケア技術のエビデンス，へるす出版，2010．
33) 静岡県立がんセンター：がんよろず相談Q&A第3集　抗がん剤治療・放射線治療と食事編．
    http://cancerqa.scchr.jp/sassi4.html
34) 笹子三津留・小西敏郎監：もっと知ってほしいがんと栄養のこと．NPO法人キャンサーネットジャパン，2013．
35) 祖父江慶太郎・竹内義人・荒井保明：イラストでわかる！　胸水・腹水の治療と看護をとことん理解する，プロフェッショナルがんナーシング，2(2)：7-9, 2012．
36) 田村恵子：がん患者の症状マネジメント，学研，2002．
37) 寺島裕夫：腹腔穿刺，レジデント，4(2)：120，2011．
38) 菊内由貴：症状マネジメントとケアのエビデンス　イレウス，がん看護，17(2)：17，2012．
39) 大西和子・飯野京子編：がん看護学―臨床に活かすがん看護の基礎と実践，ヌーヴェルヒロカワ，2011．
40) 加藤恵：腸閉塞・腹部膨満，がん看護，13(2)：157-160，2008．
41) 畑尾正彦・森美智子監：ナースのためのチューブ管理マニュアル，学研，1998．
42) 永井秀雄・中村美鈴編；臨床に活かせるドレーン＆チューブ管理マニュアル，学研メディカル秀潤社，2011．
43) 田村恵子編著；BEST NURSING がんの症状緩和ベストナーシング，学研メディカル秀潤社，2010．
44) 宮里文子：【視野を広げる特集　患者を楽にする看護ケア　アロマセラピー・マッサージ】がん患者さんのこころとからだに寄り添うアロマセラピー，プロフェッショナルがんナーシング，3(1)：112-123，2013．
45) 篠田亜由美：【視野を広げる特集　患者を楽にする看護ケア　アロマセラピー・マッサージ】一般的なマッサージ　タクティールケア，マッサージなど，プロフェッショナルがんナーシング，3(1)：125-131，2013．
46) 岩崎紀久子・酒井由香・中尾正寿：一般病棟でもできる！終末期がん患者の緩和ケア，第3版，日本看護協会出版会，2014．
47) 明智龍男：がん終末期の精神症状のケア，コンセンサス癌医療，10(4)：206-209，2012．
48) 渡邊昭彦・中野純子・小野寺由香：症状マネジメント―疼痛，倦怠感，呼吸困難，せん妄，鎮静，がん看護，16(3)：355-363，2011．
49) 青木美和・荒尾晴江：【根拠に基づいた看取りのケア】看取りの時期のせん妄ケア，がん看護，18(7)，2013．
50) 濱吉美穂：【認知症と間違えやすい精神疾患の理解と対応】せん妄の予防と早期発見のポイント，認知症介護，14(4)：63，2013．
51) 中村満・奥村正紀：【せん妄の臨床】せん妄のアセスメント，臨床精神医学，42(3)：279-287, 2013．

# 2 スピリチュアルケア

**学習目標**
- がん患者や家族に対するスピリチュアルケアの目的を理解する。
- がん患者や家族に対するスピリチュアルケアにおけるアセスメントと評価の概要を理解する。
- スピリチュアルペインを抱えるがん患者や家族に対する傾聴に関する援助技術を習得する。
- スピリチュアルペインを抱えるがん患者や家族に対するライフレビューに関する援助技術を理解する。

## 1 スピリチュアルケアとは

　スピリチュアルケアは，がん患者や家族（遺族を含む）のquality of life（QOL）の維持，向上に欠くことができない。世界保健機関（WHO）の「緩和ケア」の提言においても，その必要性がうたわれている。わが国においては，2000年前後からスピリチュアルケアへの関心が高まりをみせている。宗教的なケアという狭義の理解，スピリチュアリティやスピリチュアルペインに対する曖昧な理解などから，スピリチュアルケアに対して困難感を抱く看護師も少なくないが，基本的な姿勢（表2-1）を理解しながらかかわり，患者が痛みと向き合うプロセスを支援することが重要である。

## 2 スピリチュアルケアの目的

　スピリチュアルケアの目的は，患者や家族が抱えるスピリチュアルペインを緩和し，解決することである。スピリチュアルペインには様々なとらえ方があるが（表2-2），概して，人が実際に置かれている状況と自身の思い（希望，ビリーフなど）のズレによって生じる心の痛み（喪失，絶望，自責の念，恐怖，後悔，葛藤，孤独感，無意味感など）と解釈で

**表2-1　スピリチュアルケアを実践する際の医療従事者の姿勢**

- 患者の尊厳を大切にしたかかわりを基盤として，積極的に症状を緩和する
- 患者が語る言葉や訴えに対して価値判断を加えずに積極的に傾聴する
- 患者の語りの背後にある気持ちに気づき，患者に関心を寄せて共にいる
- ケアの目標は苦痛の軽減にあるのではなく，かかわりのプロセスにあることを意識する

田村恵子：厚生労働省委託事業　平成25年度がん医療に携わる看護研修事業　看護師に対する緩和ケア教育テキスト，日本看護協会，2004，p.98．より引用

表2-2 スピリチュアルペインのとらえ方

- 自己の存在と意味の消失から生じる苦痛（生の無意味，無価値，無目的，孤独，疎外，虚無）[1]
- 人生の目的や目標の喪失，苦難の意味の喪失，死後のいのちについて（死生観）の悩み，これまでの人生に対する罪責感や後悔などの実存的問題に悩むことに起因する苦痛[2]
- 人に強さ，希望，人生の意味を与える個人の信念，または価値観における混乱を経験している状態[3]

1) 田村恵子・河正子・森田達也 編：看護に活かすスピリチュアルケアの手引き，青海社，2012.
2) 窪寺俊之：スピリチュアルケア学概説，三輪書店，2008.
3) 小島操子・佐藤禮子 監訳：がん看護コアカリキュラム，医学書院，2007.

きる。したがって，スピリチュアルケアは，それらのズレが修正されるよう援助することといえる。

## 3 スピリチュアルケアの実際

スピリチュアルケアは，他のケアと同様に，患者や家族のスピリチュアリティに関して語りや表情，態度などから情報収集，アセスメントを行い，苦痛やそのリスクを判断したうえで提供される。傾聴のスキル（→看護技術の実際A，p.263に詳述）は，これらのプロセスにおいても活用される。また，スピリチュアルペインの有無，それらの具体的な内容に関するアセスメントツールとしては，スピリチュアアセスメントシート（Spiritual Pain

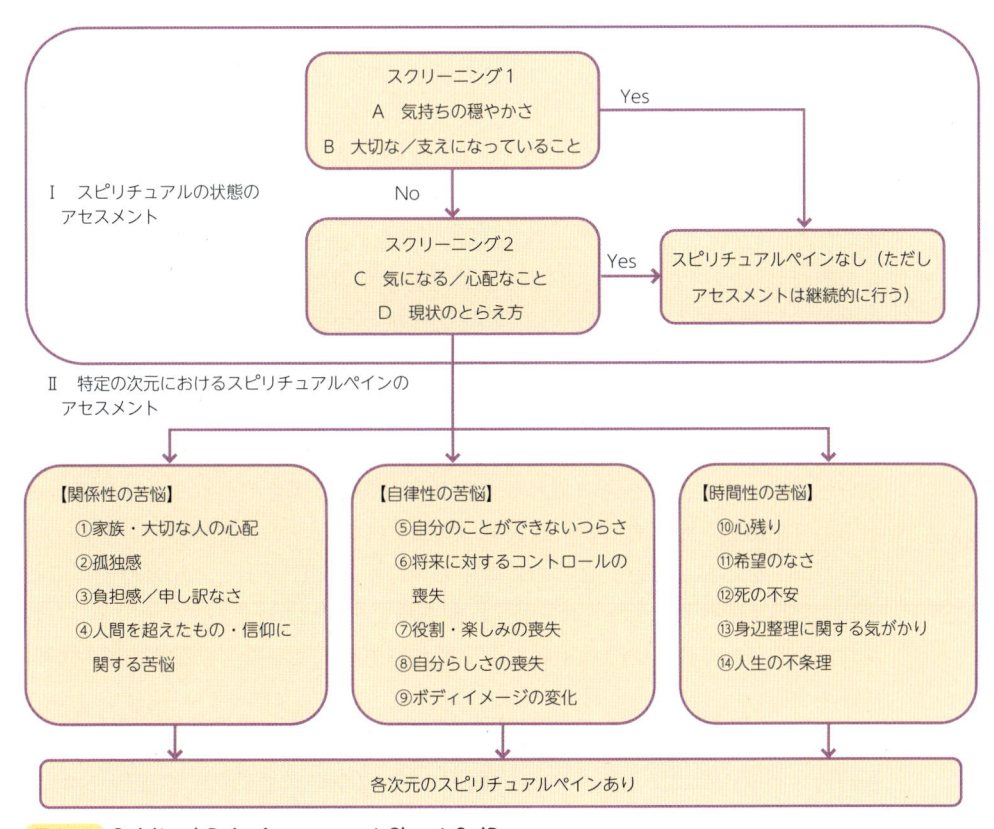

図2-1 Spiritual Pain Assessment Sheet：SpiPas

田村恵子・河正子・森田達也 編：看護に活かすスピリチュアルケアの手引き，青海社，2013，付録1．より引用

表2-3 語りに込められたニーズへの気づき(例)

| | 実際の語り | ニーズ |
|---|---|---|
| [身体的ニーズ] | 「〜に痛みがある」<br>「〜さえよくなれば」 | 「痛みを取り除いてほしい」<br>「治してほしい」「聴いてほしい」 |
| [心理的・人間関係的ニーズ] | 「何も手がつかない」<br>「誰も来てくれない（さびしい）」<br>「子どもに（親に）申し訳ない」<br>「世話ばかりかける」 | 「話を聴いてほしい」<br>「見捨てないでほしい」「聴いてほしい」<br>「お返ししたい」<br>「感謝の気持ちを表したい」 |
| [社会的ニーズ] | 「すべて中途半端だ」<br>「やり残した仕事が気になる」<br>「遺産のことが気になる」<br>「入院・治療費が心配だ」<br>「将来への不安」 | 「何とかやり遂げたい」<br>「処分したい」<br>「何とかならないか」<br>「退院後の見通しをもちたい」 |
| [精神的・スピリチュアルなニーズ] | 「生きていてもしようがない」<br>「もう何の役にも立たなくなった」<br>「全部だめになった」<br>「死後への不安」 | 「生きがいを見つけたい」<br>「価値ある存在と認められたい」<br>「話を聴いてほしい」<br>「展望をもちたい」「拠りどころがほしい」 |

村田久行：ケアの思想と対人援助，川島書店，2012，p.90-91．より引用一部改変

Assessment Sheet：SpiPas，図2-1）などが活用されているが，詳細については他書を参照されたい。

　具体的なスピリチュアルケアは，これらのアセスメントをもとに援助の方向性を意識しながら行われる。たとえば，がんの罹患や治療に伴い役割を他者へ委譲しなければならなくなったことで生じているスピリチュアルペインに対しては，他者へゆだねることの受容や新しい役割を見いだす援助が必要となる。また，がんに伴う死を意識し，生きる意味や意欲の喪失を訴える患者に対しては，今を生きていることの意味への気づきを促す援助が必要となる。しかしながら，スピリチュアルペインの語りを聞きなれないうちは，その語りから看護援助のニーズをアセスメントすることが困難な場合もあるが，他の苦痛と同様に，患者や家族が苦しみから解放されたいと願う気持ち（スピリチュアルケアニーズ）に気づくことが重要である（表2-3）。

　なお，スピリチュアルペインに対する代表的なケアの一つであるライフレビューは，回想法の一つであり，自分の人生を振り返り，これまで歩んできた人生の物語（よい思い出も，悪い思い出もすべて）を語ってもらいながら，現在の視点でそれらを評価できるよう促すかかわりである。がん患者は，療養過程のなかでスピリチュアルペインを抱えるが，ライフレビューをとおして家族などの他者とのつながりを確認する，仕事や子育てなどにより残してきた功績や子どもたちの発展・成長を感じることができると，その苦しみが和らぐとされている[4]。実践方法は様々あるが，基本的な流れや留意点を看護技術の実際B，p.264に詳述する。

　スピリチュアルケアの評価は，患者の語りや表情，態度などの変化をもとに行われる。客観的な判断指標はあまりないが，言語的データや非言語的データをていねいに記述し，それらの変化を解釈，判断する。そのため，患者の語りを背景（身体状況，家族との関係性など）や文脈も含めてできるだけ正確に記述する。

## 4 スピリチュアルケアとチーム医療

スピリチュアルケアは，対象者のこれまでの人生や価値観などの内的な部分に触れるため，一人の看護師で行うことに限界が生じることもある。また，ケアの評価に客観的な判断指標がないことによる恣意的な解釈を避けるためにも，看護チーム，あるいは多職種チームでケアを進める。チームでのスピリチュアルケアは，それぞれのメンバーが患者へ直接介入をすることが有効な場合もあれば，対象者のスピリチュアルペインのアセスメントやケア評価をチームで行い，直接介入は固定された個のメンバーに委ねたほうが有効な場合もある。患者の個別性に合わせたチーム体制を検討することが重要である。

# 看護技術の実際

## A 傾聴（積極的傾聴）

- 目　的：（1）患者の生きるうえで大切にしていることや価値観を明らかにする
  - （2）患者が抱えるスピリチュアルペインの表出を促す
  - （3）患者が尊重された存在であることを認識できるようかかわる
- 適　応：（1）スピリチュアルペインを訴える患者や家族
  - （2）スピリチュアルペインを抱えるリスクのある患者や家族

| | 方　法 | 留意点と根拠 |
|---|---|---|
| 1 | 傾聴の目的を説明する | ●患者が疼痛や倦怠感などにより語りに集中できない場合は中止する（➡❶）<br>❶身体的苦痛は認知機能に影響するため<br>●十分に話せる時間を確保したうえで始める<br>●患者の緊張を和らげるような導入を行う<br>●患者のスピリチュアリティを看護師も大切に思う気持ちを伝える |
| 2 | 患者がスピリチュアルペインやスピリチュアリティを語りやすい問いかけをする<br>例：「今，気がかりなことや困っていることがあればお話しください」「今の状況をどのように感じておられますか？」 | ●看護師は，患者と目線を合わせていられるよう椅子などに腰を下ろす。前かがみやのぞき込むような姿勢は，患者へ不快な印象を与える場合がある（➡❷）<br>❷看護師の「聴く姿勢」を対象者に感じてもらうため<br>●患者のスピリチュアリティやスピリチュアルペインの変化が解釈できるように，過去の思いについての語りも促進する<br>●相づちやうなずきを効果的に用いる<br>●マッサージ，タッチ，音楽など，適宜リラクセーションを導入しながら実施するのもよい<br>●患者の沈黙を容認する（➡❸）<br>❸患者がスピリチュアリティやスピリチュアルペインに関する自らの思いを整理している時間を共有することで共感的姿勢を伝える |

| | 方法 | 留意点と根拠 |
|---|---|---|
| 3 | 患者の語りからスピリチュアリティやスピリチュアルペインについて解釈し，集中して聴く | ● 語りのテンポや抑揚に留意する。対象者に合わせるとよい<br>● 非言語的メッセージにも留意する<br>● 患者が語ることを避けている内容にも留意する |
| 4 | 患者の語りのなかから伝わる気持ちについて反復し，反応を観察する<br>例：「ご自身には価値がないと感じているのですね？」 | ● 看護師自身の解釈は加えず，患者の言葉を用いる（➡❹）<br>❹反復は，患者の気持ちを確認するだけではなく，看護師が言葉にすることで患者に「理解していますよ」というメッセージを与え，「理解されている」という安心感につながる。また，その結果として，さらなる語りを促進することができる<br>● 非言語的メッセージに留意する |
| 5 | 患者が訴えるスピリチュアルペインに合わせて，置かれている状況を意味づけるきっかけとなるような問いかけをする<br>例：「ご自身に価値がないと思われる理由を教えてください」 | |
| 6 | 患者の語りのなかから伝わる気持ちについて反復し，反応を観察する | ● 看護師自身の解釈は加えず，患者の言葉を用いる（➡❺）。ただし，不明瞭なメッセージは明確な言葉に言い換えて反復する（➡❻）<br>❺患者の使った言葉を用いることで，共感的姿勢を伝えるため<br>❻患者が自身の思考を明瞭化することを促すため<br>● 非言語的メッセージにも留意する。非言語的メッセージから伝わるものがあれば，患者に伝える（➡❼）<br>例：「とてもおつらそうな様子ですね」<br>❼患者の感情を言語化することで，共感的姿勢を伝えるため |
| 7 | 患者が十分に語ったかを確認し，語ってくれたことへの感謝を伝え，終了する<br>例：「他にお話したいことはありませんか？」 | ● 患者の語りを引き出すような声がけを行う |
| 8 | 記録し，医療チームで共有する | ● 患者の語りの内容や表情など，変化も含めて記述し，スピリチュアルペインやスピリチュアルティに関するアセスメントを記述する |

## B ライフレビュー

- 目　　的：(1) 患者がこれまでの人生を振り返り，過去の困難に対する自身の対処能力への気づきを促す
  - (2) 患者がこれまでの人生を振り返り，過去の幸福なときを想起することで，スピリチュアルペインが生じている現在の状況に対する意味づけを促す
- 適　　応：(1) スピリチュアルペインを訴える患者や家族
  - (2) スピリチュアルペインを抱えるリスクのある患者や家族

| | 方法 | 留意点と根拠 |
|---|---|---|
| 1 | ライフレビューの目的を説明する | ● 患者が疼痛や倦怠感などにより語りに集中できない場合は中止する（➡❶）<br>❶身体的苦痛は認知機能に影響するため<br>● 十分に話せる時間を確保したうえで始める<br>● 患者の緊張を和らげるような導入を行う |

| | 方 法 | 留意点と根拠 |
|---|---|---|
| | | ●患者のこれまでの人生を看護師も大切に思う気持ちを伝える |
| 2 | 患者のこれまでの人生について語りやすい問いかけをする<br>例：患者に対して「これまでの人生で，印象深い楽しかったことは何ですか？」「これまでの人生で，充実していたと思う時期はいつごろですか？」「これまでの人生で，一番苦しかったと思う時期はいつごろですか？」<br>例：家族に対して「ご自宅では，どのような奥様でしたか？」「ご主人のライフワークはどのようなものでしたか？」 | ●看護師は，椅子などに腰を下ろす（➡❷）<br>❷看護師の「聞く姿勢」を対象者に感じてもらうため<br>●患者の沈黙のときは容認する<br>●相づちやうなずきを効果的に用いる<br>●ベッドサイドに飾られてある写真や品物などを導入として用いることが効果的である。また，幼少期に聴く童謡や好きな音楽を流すことも有効である。積極的に聴く習慣がなくても，クラシック音楽を活用することもよい<br>●マッサージ，タッチ，音楽など，適宜リラクセーションを導入しながら実施するのもよい |
| 3 | 患者の語りからライフヒストリーの確認と理解を促すための反復を行う<br>例：「あなたのお話を伺い，○○○を大切に生きてこられた方だと感じました。いかがでしょうか？」<br>「お話しくださった過去の体験は，今のあなたにとってどのような意味がありますか？」 | ●看護師自身の解釈は加えず，患者の言葉を用いる<br>●非言語的メッセージに留意する |
| 4 | 3を繰り返し，患者が十分な語りを終えたことを確認できた段階で，自身の人生を改めてまとめて語るよう促す | |
| 5 | 患者がまとめて語られた人生に対して肯定的な評価を得られるよう声がけを行う<br>例：「昔のことを振り返り，ご自身のことで何か気がついたことはありますか？」 | |
| 6 | 語ってくれたことへの感謝を伝え，終了する | |
| 7 | 会話記録を作成し，客観的に介入の評価を行う | ●患者の語り以外にも，表情などを記述し，スピリチュアルペインやスピリチュアリティに関するアセスメントを行う |

## 文 献

1）田村恵子・河正子・森田達也編：看護に活かすスピリチュアルケアの手引き，青海社，2012.
2）窪寺俊之：スピリチュアルケア学概説，三輪書店，2008.
3）小島操子・佐藤禮子 監訳：がん看護コアカリキュラム，医学書院，2007.
4）安藤満代・森田達也：終末期がん患者へのライフレビュー　その現状と展望，看護技術，54(9)：65-69，2008.

# 第VII章 ターミナルケア

# 1 死の受容とサポート

**学習目標**
- 死にゆく人の心理過程の特徴について理解する。
- 死の受容について理解する。
- 死にゆく過程にある人の心理状態に配慮できる。
- 死にゆく過程にある人への援助技術を習得する。

## 1 死にゆく人の心理過程

　死にゆく過程において、人は身体的な苦痛だけでなく、怒りや罪悪感、疑惑など多くのつらい感情を生じる。人の死にゆく心理過程の段階を示した代表的な考え方を、以下に紹介する。

### 1）キューブラー＝ロスの心理過程

　キューブラー＝ロス（Kübler Ross E）は、多くの人は、死にゆく過程において、［衝撃］の後、［否認］［怒り］［取り引き］［抑うつ］［受容］の5段階のプロセスをたどるとしている[1)2)3)]（図1-1参照）。

#### （1）第1段階：否認

　自分が致命的な疾患にかかっていることを告げられた患者は、まず［衝撃］を受けるが、"自分はそんな病気にかかるはずはない"などと、その事実を［否認］しようとする。現実感覚そのものが混乱し、失見当識や混迷などに陥る。しかし、この否認の心理機制は、死が避けられないと知ったとき、その衝撃を和らげるための生体の防衛反応である[1)]といわれている。この時期は、患者の訴えや態度をありのままに受け入れることが大切である[3)]。

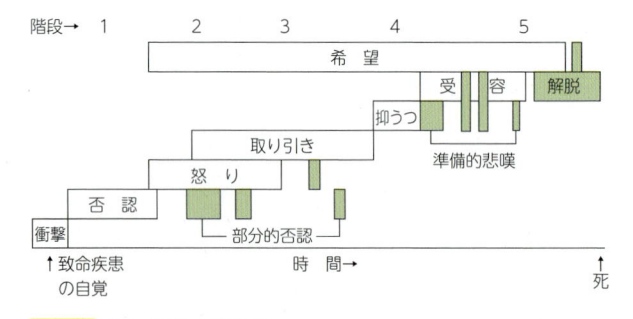

**図1-1　死の過程の諸段階**

キューブラー＝ロス　E，川口正吉訳：死ぬ瞬間―死とその過程について，読売新聞，1971，p.290．より引用

### （2）第2段階：怒り

否認という心理反応が維持できなくなる[3]と，患者は，"何故，自分だけが死ななければならないのか"などの［怒り］を表出する。患者の怒りは看護師や家族に向けられることも多い。患者は怒りを表出することによって，周囲との人間関係の悪化が生じて孤独な状態に陥ることがある。

### （3）第3段階：取り引き

この段階では，患者は，病気が治ることと引き換えに，神と人とを喜ばせ，自分が善人になるという取り引きをする[1]という［取り引き］の心理的反応を生じる。

患者は，否認や怒りの段階では，病気のことや死の不安で頭がいっぱいで精神的余裕がない。しかし，この［取り引き］の段階では，精神的余裕が出てくるため，周囲の人々とコミュニケーションが可能になる唯一のチャンスである[1]。

### （4）第4段階：抑うつ

どんなに取り引きをしてみても，病勢が改善せず，徐々に悪化していくことに気づいたときに，患者は死が近いと気づくようになる。そして［抑うつ］の感情に囚われる[1]。患者は何も言わず，すべての事柄を否定的にとらえ落ち込んでしまう[1]。

### （5）第5段階：受容

この段階に至り，患者は初めて死を自然なものとして受け入れることができるような境地になるという[1]。しかし，諦め型とみられる消極的受容をもって生を終わる人や，これまでの生や今の現実を肯定できる積極的受容の人がいることより，この受容という言葉は奥が深く，多義的な意味をもっていることも指摘されている[1]。

キューブラー＝ロスの示したこれらの段階は，すべての人が順番どおりに進むわけではなく，行ったり来たりを繰り返す[4]。また，これらの段階のどの時期においても患者は希望をもち続ける，とされている。

## 2）バックマンの心理過程

バックマン（Buckman R）は，死へのプロセスを①初期段階（脅威への直面），②中期段階（病気を抱えた状態），③最終段階（死への受容）のモデルで説明している[4,5]。

これによると，初期段階（脅威への直面）は，患者が初めて病気により死ぬ可能性に直面する段階であり，ストレスに対する激しい反応（恐怖，ショック，疑い，怒り，否認，希望，絶望など）を示す[5]。

次の中期段階（病気を抱えた状態）は，回復は期待できないが，差し迫った死の危険がないことを，患者が意識的あるいは無意識に知っている段階であり，抑うつがみられることが多い。そして，初期段階，中期段階を経て最終段階である死への受容を迎えるとしている[5]。また，終末期の患者では，中期段階と最終段階を行ったり来たりする場合もみられる[4]。バックマンは，患者が苦痛を感じていない，患者が普通にコミュニケーションを図っている，患者が普通に意思決定を行っているなどの場合は，必ずしもこの段階を通過しないと主張している[6]。

表1-1 末期患者の死に至る心理的経過

| 昇華相（phase） | Ⅱ<br>闘争心<br>克己心<br>挑戦する思想 | Ⅳ<br>希望，感謝<br>和解<br>善行<br>信頼 | Ⅵ<br>平安<br>充実感<br>至福感<br>委譲する心 |
|---|---|---|---|
| 死に至る患者の心理的経過（stage） | 拒絶期 | 動揺期 | 受容期 |
| 退行相（phase） | Ⅰ<br>怒り<br>憎しみ<br>罪責感<br>希死念慮 | Ⅲ<br>疑惑<br>猜疑<br>被害感 | Ⅴ<br>あきらめ<br>怨み，落胆<br>無力感，空虚感<br>宿命的な考え |

平山正実：末期患者の心理，河野友信編，ターミナル・ケアのための心身医学，朝倉書店，1991, p.102. より引用

### 3）平山の心理過程

平山は，末期の患者のすべてが，キューブラー＝ロスの示した段階を経て死に至るとは限らず，その過程は，患者のこれまでの生き方，身体的・心理的条件，信仰観，死生観などで異なる[1]としている。そして，このような考えより，死にゆく人の心理過程をチャートに示した（表1-1参照）。

このチャートでは，横軸に拒絶期，動揺期，受容期という経過を示し，縦軸に病気や死を肯定的に受け止め，前向きに生きようとする昇華相と，病気や死に対して否定的な態度をとろうとする退行相を示している[1]。そして，このチャートより，死にゆく過程をダイナミックスにとらえることができるとしている。

以上，キューブラー＝ロスとバックマン，平山の唱える死にゆく人の心理過程を紹介した。しかし，死にゆく人の心理過程は，図や表に示したとおりに進むものでなく，個人差がある。看護師は，これらを念頭に置いて患者に向き合っていくことが重要である。

## 2 死の受容

死にゆく人の心理過程について説明してきた。これらをみると，患者はいくつかの段階を経て，最終的に死を受容するものととらえられがちである。しかし，患者のなかには，最後まで死を拒んだり，受容の段階に至らない者もいる。患者や家族に対して，死を受け入れるべきであると感じることは医療者の驕りであり[6]，死を受け入れることができないのは，人間として当然のことであろう。看護師は，それぞれの患者が抱えているつらい思いをくみ取り，かかわっていくことが必要である。

平山[1]は，病や障害と向き合い，その重荷と緊張に耐え，前向きに生きていく姿勢こそが，病の受容や死の受容であると述べている。看護師は，一人ひとりの死に対する考えを受け入れるとともに，一人ひとりが残された時間を少しでも穏やかに，前向きな気持ちで生きていくことができるように支援していくことが重要である。

## 3 死にゆく過程にある人への援助

末期のがん患者は，怒り，抑うつ，不安，恐怖など多くの精神症状が生じやすい[7]。このような症状を緩和していくかかわりは，患者が少しでも穏やかに，前向きな気持ちで生きていくための大切なケアである。本項では，死にゆく人の心理過程で生じやすい怒り，抑うつに対するケアと，死にゆく過程にある人への精神的アプローチについて記していく。

### 1）怒り，抑うつに対するケア

#### （1）怒　り

がん患者の怒りは，がんになってしまった悔しさや腹立たしさ，自分自身のことができなくなっていく自尊心の喪失，症状の悪化・死への不安，医療者への不信感などが要因であることが多い。患者は目の前にいる医療従事者や家族に怒りを向けやすいが，患者の怒りの真の対象はがんそのものなのである[4]。看護師はこのことを念頭に置き，怒りのある患者にかかわっていくことが大切である（→看護技術の実際A，p.272に詳述）。

怒りへの対応としては，主に以下の内容があげられる。

・患者の怒りの原因をアセスメントする：病気，症状，死への不安・恐怖・焦燥感，喪失感（セルフコントロール，将来，仕事・家族・人間関係），医療従事者（悪い知らせを伝えた者への非難，医療従事者が健康であること，コミュニケーションの相違），せん妄など[1)4)8)]。
・怒りをなだめようと説得しない。
・患者の話をさえぎらず最後まで聴き，共感を示す[8]。
・患者の怒りが表出された後，落ち着いた雰囲気のなかで患者と話し合う機会をもつ[9]。
・患者が自責の念や孤立感を感じないように，感情の表出の後もこだわりなく接していく[9]。
・患者に怒りを向けられたとき，患者の怒りを客観的にとらえられずつらい気持ちになり，耐えられなくなることがある。自分自身の感情と患者の感情を区別する必要がある[9]。
・怒りが家族に向けられている場合は，家族の感情を表出するようにかかわり，家族をねぎらう。

#### （2）抑 う つ

患者は，死に直面している状況を自分で認める心境になると，無力感に襲われ，気持ちが滅入ってくる[9]。この時期の対応は，患者を励ましたり，元気づけてはならない。非現実的な励ましは，よりいっそう患者を傷つけるので，無理に気持ちを変えさせないことが大切である[9]。

抑うつへの対応としては，主に以下の内容があげられる。

・そばに静かに座り，患者と共に同じ時間を過ごす[10]。
・身体的苦痛をできるだけ緩和し，安楽に過ごせるように援助する。
・自分自身を否定的に受け止めることは無理もないことを伝え，感情の表出を促進する[9]。
・薬物を効果的に取り入れることについても，医師に相談する。精神科医の診断や治療を

積極的に取り入れ，抑うつ状態が悪化しないようにする[9]。

### 2）死にゆく過程にある人への精神的アプローチ
#### （1）患者の気持ちや感情を傾聴する
　患者の言葉の背後にあるつらさ，苦しさ，悲しさなどの感情に気づき，適切な間をとって，「つらいですね」「苦しいですね」というように感情を表す言葉を情を込めて伝える[7]。看護師が患者の苦しみを100％理解することはできないが，患者を理解しようとする姿勢をもつことは大切なことである[11]。

#### （2）希望を支える
　患者は自分の病状を理解していても，また体力が衰弱しても，回復への希望をもっている。看護師は患者の希望や期待が非現実的なものであっても，支えていくことが重要である。しかし，安易な励ましは避け，患者の気持ちや心に寄り添うように心がける[7]。

#### （3）非言語的コミュニケーションを図る
・手を握る，腕をさする，マッサージするなど患者に触れる。
・患者のベッドサイドで共に時を過ごす。
・沈黙の時間を大切にする。

## 看護技術の実際

### A 怒りへのケア

- 目　　的：（1）患者が自分の気持ちを表出できる
　　　　　（2）患者の訴えや怒りのなかにあるニーズを充足することができる
- 適　　応：怒りを表出している患者
- 必要物品：プライバシーが確保できる環境

| | 方　法 | 留意点と根拠 |
|---|---|---|
| 1 | 患者の怒りの状態を観察する | ●表情，言動，いらだち，行動，医療スタッフや家族からの情報などを観察する |
| 2 | 患者に話し合いの希望とその目的を伝える<br>1）話を聴かせてもらいたいこと<br>2）苦痛を少しでも和らげることができるように努力したいこと | ●話し合いの際は十分時間を確保する<br>●ベッドサイドに座る<br>●静かな個室で，プライバシーが確保できるように配慮する<br>●患者の怒りが強くコミュニケーションが難しいと判断した場合は，その場を離れ，上司や同僚（学生の場合は，実習指導者：看護師や教員）に相談する（➡❶）<br>❶違った相手が訴えを傾聴することで，患者が落ち着く時間ができる。また，自分に関心をもってくれるという満足感をもつことができる❶ |
| 3 | 患者の訴えを傾聴する<br>1）患者の話をさえぎらず最後まで聴く<br>2）患者に共感を示す | ●患者の訴えを傾聴する姿勢を貫く。ただ聞くだけでなく，集中して聞き，その訴えの本質的意味を素早く把握する（➡❷） |

| 方法 | 留意点と根拠 |
|---|---|
| 3）医療者に非があれば謝罪する | ❷訴えや怒りのなかには，患者の様々なニーズが隠されていることがある．ニーズを充足することによって，訴えが減少する場合がある❶<br>● 非言語的コミュニケーションも用いる（視線を合わせる，うなずく，沈黙など） |
| 4　患者の怒りの原因をアセスメントする | ● 病状，症状，喪失感，不安，恐怖，焦燥感，孤独感，家族や周囲，医療従事者との関係，せん妄の有無など<br>● 怒りの原因を把握し，怒りを正当化する（→❸）<br>❸怒りを向けられた医療者が患者の怒りを正当化した場合は，患者の問題の解決や患者との親密化など肯定的な効果がもたらされる．一方，患者の怒りの正当性を認めない場合には，医療者は怒りを不快に感じるだけでなく，逆に怒りを感じてしまい，事態が深刻化することがある❷<br>● 怒りが家族に向けられているときは，家族をねぎらう |
| 5　患者の怒りが表出された後，落ち着いた雰囲気のなかで患者と話し合う機会をもつ<br>　1）患者に怒りの原因やニーズを確認する<br>　2）解決策について患者と話し合う | ● 怒りを抱くことになった経緯やきっかけはどういったことなのかについて理解し，気持ちを共有する❸<br>● 患者が自責の念や孤立感を感じないように感情の表出の後も，こだわりなく接していく❹ |
| 6　患者の問題の解決（ニーズの充足）に向けて，チームで支援をしていくことを約束する | ● 患者の怒りが持続している場合には，怒りをよく傾聴して，怒りの原因をアセスメントする<br>● 自分自身の感情と患者の感情を区別する❹ |

❶豊田邦江：患者の訴えや怒りへの対応，濱口恵子・小迫冨美恵・千崎美登子・他編，一般病棟でできる！がん患者の看取りのケア，日本看護協会出版会，2008，p.109-112.
❷林ゑり子：【最新！がん看護Q＆A】緩和ケアQ69，看護技術，56(5)：142-143，2010.
❸小迫冨美恵・明智龍男：精神的ケア，恒藤暁・内布敦子編，緩和ケア＜系統看護学講座　別巻＞，第2版，医学書院，2014，p.201-203.
❹新藤悦子：緩和ケアの方法，平山正実編，生と死の看護論＜新体系看護学全書　別巻＞，第2版，メヂカルフレンド社，2012，p.94-98.

## 文献

1) 平山正実：死の心理学—死の受容に至るプロセス，平山正実編，生と死の看護論＜新体系看護学全書　別巻＞，第2版，メヂカルフレンド社，2012，p.9-16.
2) 藤原由佳：ターミナル期にある人の心理的・社会的・霊的特徴，鈴木志津枝・内布敦子編，緩和・ターミナルケア看護論，第2版，ヌーヴェルヒロカワ，2011，p.74-75.
3) 梅田恵：人生の最期のときを迎える人への看護，林直子・鈴木久美・酒井郁子・他編，成人看護学　成人看護学概論＜看護学テキストNiCE＞，南江堂，2011，p.246-248.
4) 小迫冨美恵・明智龍男：精神的ケア，恒藤暁・内布敦子編，緩和ケア＜系統看護学講座　別巻＞，第2版，医学書院，2014，p.201-203.
5) 小迫冨美恵・明智龍男：精神的ケア，恒藤暁・内布敦子編，緩和ケア＜系統看護学講座　別巻＞，医学書院，2011，p.189-192.
6) 明智龍男編：がんとこころのケア，NHKブックス，2011，p.145-176.
7) 淀川キリスト教病院ホスピス編，柏木哲夫・恒藤暁監：緩和ケアマニュアル，第5版，最新医学社，2008，p.175-181.
8) 林ゑり子：【最新！がん看護Q＆A】緩和ケアQ69，看護技術，56(5)：142-143，2010.
9) 新藤悦子：緩和ケアの方法，平山正実編，生と死の看護論＜新体系看護学全書　別巻＞，第2版，メヂカルフレンド社，2012，p.94-98.
10) 菊池里宇：抑うつ・希死念慮，岩崎紀久子・酒井由香・中尾正寿編，一般病棟でもできる！終末期がん患者の緩和ケア，第3版，日本看護協会出版会，2014，p.142-145.
11) 小澤竹俊：小澤竹俊の緩和ケア読本　苦しむ人と向き合うすべての人へ，日本医事新報社，2012．p.106-136.
12) 豊田邦江：患者の訴えや怒りへの対応，濱口恵子・小迫冨美恵・千崎美登子・他編，一般病棟でできる！がん患者の看取りのケア，日本看護協会出版会，2008，p.109-112.

# 2 看取りのケア

**学習目標**
- お別れの時期にある患者と家族の特徴について理解する。
- 死前喘鳴のある患者と家族の特徴について理解する。
- エンゼルケアを行う際の患者と家族の特徴について理解する。
- 看取りの時期にある患者と家族の苦痛や心理状態に配慮できる。
- 看取りの時期にある患者と家族に対する援助技術を習得する。

## 1 お別れ

### 1）お別れの時期にある患者の特徴

#### (1) お別れの時期とは

終末期は，予後6か月〜数か月の終末期前期，予後数週間の終末期中期，予後数日の後期，数時間の死亡直前期の4つの時期に分けられる[1]。本項では，お別れの時期を予後数日〜数時間の終末期後期から死亡直前期とする。

#### (2) お別れの時期にある患者の症状

図2-1[2]は，終末期の身体症状と生存期間の関係を示している。これによると，死亡直前にほぼ100％出現する症状は，全身倦怠感，食欲不振であり，次いで疼痛，便秘，不眠，呼吸困難，悪心・嘔吐が続く。「がん患者は徐々に痛みが強くなって，最期は痛みや苦しみのなか死んでいく」と誤解している患者や家族は多い。死亡直前の疼痛の出現頻度は約75％であり，疼痛と予後は相関しておらず，最期まで痛みがないまま亡くなる患者もいることは特記すべきことである。

また，頻度は高くないものの，臨床上問題となるのは混乱，不穏などの終末期せん妄である。終末期せん妄は，約68〜90％[3]にみられ，特に過活動型せん妄は患者，家族に強い苦痛をもたらす。終末期せん妄は，オピオイドなどの薬剤性や腎・肝機能低下，脳の器質的変化，身体症状の悪化，脱水，電解質異常，感染，心因など様々な誘因が複雑に関係しており，原因の除去によるせん妄の改善は難しく，鎮静が必要になる場合もある。

#### (3) お別れの時期にある患者のADL

図2-2[4]は，日常生活動作と生存期間の関係を示している。これによると，死亡5日前であっても約50％の患者は自力で移動することが可能である。死亡5日前を境に移動，排泄，食事のセルフケアは著しく低下する一方，水分摂取や会話，応答の機能は比較的保たれる。

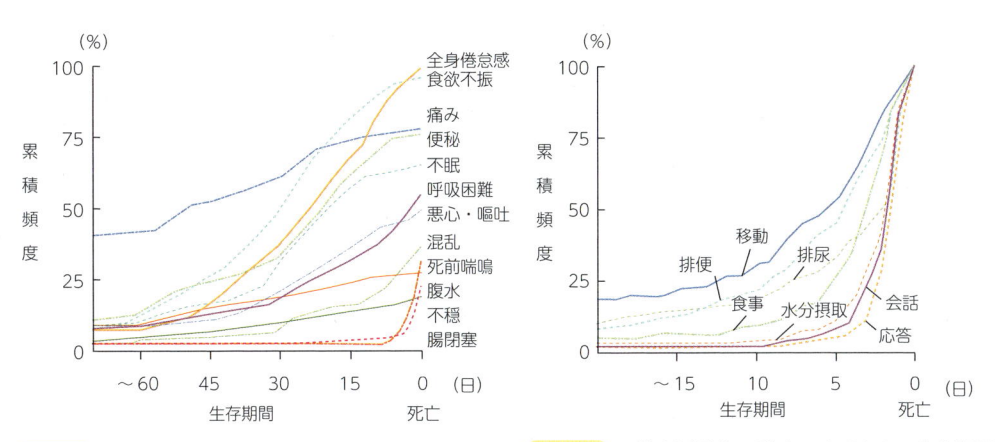

**図2-1** 主要な身体症状の出現からの生存期間（206例）
恒藤暁：最新緩和医療学，最新医学社，1999，p.19．より引用

**図2-2** 日常生活動作の障害の出現からの生存期間（206例）
恒藤暁：最新緩和医療学，最新医学社，1999，p.20．より引用

腫瘍の神経圧迫による麻痺などの場合を除くと，がん患者が寝たきりになる期間は長くはなく，死亡数時間前まで自力で食事をしたり，トイレに行くことができるケースもある。

## 2）お別れの時期にある患者への看護

### （1）苦痛緩和

予後数日～数時間となってくると，経口摂取やADLが低下するため，腸蠕動に伴う疼痛や体動時痛が減少する可能性がある。加えて，意識レベルが低下することで，疼痛の閾値が上がり，疼痛を訴えにくくなる場合がある。一方で，消化管出血や腹腔内出血に伴う疼痛や肺炎などによる呼吸状態の急激な悪化などにより，死亡前48時間に耐えられない苦痛が生じる場合もある。Ventafriddaら[5]の調査によると，耐えきれない症状として呼吸困難感（52％），疼痛（49％），せん妄（17％），嘔吐（8％）が挙げられている。また，お別れの時期は疼痛だけでなく，身の置き所がないような全身倦怠感やイレウスなどによる悪心・嘔吐など様々な苦痛が増悪する可能性がある。

苦痛を訴えなくなったからといって，安易に医療用麻薬（オピオイド）の減量や中止をすることは退薬症候の出現のリスクだけでなく，コントロールされていた苦痛が再度増悪する可能性も高い[6]。患者の表情の変化など，きわめて慎重なアセスメントが必要である。また，治療により緩和しきれない，耐えがたいほどの苦痛の場合は後述する鎮静が必要になる場合もある。

### （2）輸液療法

お別れの時期になるとほぼすべての患者の食事や飲水量は低下する。近年，経口摂取の低下に伴い，当たり前に行われていた輸液療法が見直されている。終末期がん患者の輸液療法に関するガイドライン[7]によると，不可逆性の臓器不全のために生命予後が1週間以下と考えられる時期の，延命を目的とした輸液開始は無効である可能性が高いうえ，体液貯留に伴う苦痛をもたらす可能性が高いとされている。加えて，生命予後が数日と考えられる，気道分泌による苦痛のある終末期がん患者に対しては，輸液量を500mL/日以下に減量または中止することが推奨されている。

しかし，患者や家族にとって輸液は「当然行うべきもの」ととらえられている可能性がある。日本の一般市民3,061名を対象とした調査[8]では，「輸液は患者の症状を和らげる」という回答が15〜31％なのに対し，「輸液は亡くなるまでの間，最低限の標準的なものとして続けられるべき」との回答が約33〜50％にも上っている。また，遺族に対する調査では，患者の経口摂取低下時に約70％の家族がつらさを感じており，何もしてあげられないという無力感・自責感や脱水状態で死を迎えることはとても苦しいという誤解から輸液を望む場合もある。

すでに実施されている輸液の減量や中止の選択は，輸液をしない選択よりも患者自身にとっても，家族にとってもつらい意思決定になる可能性がある。輸液の必要性に関する一方的な説明ではなく，患者や家族の苦悩を受け止め，寄り添い，共に考える姿勢が重要である。

### (3) 鎮　静

鎮静とは，①患者の苦痛緩和を目的として患者の意識を低下させる薬剤を投与すること，あるいは，②患者の苦痛緩和のために投与した薬剤によって生じた意識の低下を意図的に持続すること[9]である。

鎮静の対象になり得る耐えがたい苦痛とは，せん妄，呼吸困難，過剰な気道分泌，疼痛，悪心・嘔吐，倦怠感，けいれん・ミオクローヌス，不安，抑うつ，心理・実存的苦痛などである。ただし，不安，抑うつ，心理・実存的苦痛が単独で持続的深い鎮静の対象症状となるのは例外的であり，適応の判断は慎重に行うべきである[10]。これらの耐えがたい苦痛に対し，鎮静以外の緩和治療が無効であり，全身状態から生命予後が2〜3週間未満と判断され，深い鎮静を考える状況であるという医療チーム内の合意がある必要がある。そのうえで，患者や家族の鎮静への意思が一致している場合に適応となる。鎮静は，浅い間欠的鎮静から深い持続的鎮静まで様々ある（表2-1参照）。鎮静は倫理的ジレンマを引き起こす可能性があるため，開始にあたっては，患者，家族，医療スタッフで十分検討する。また，いったん鎮静を開始した後も，家族が「本当にこれでよいのか」と迷い，悩む可能性があり，継続した家族ケアが重要である。

**表2-1　鎮静の分類**

| 鎮静の様式 | |
|---|---|
| 持続的鎮静 | 意識の低下を継続して維持する鎮静（耐えがたい苦痛がずっと持続する場合に用いられる） |
| 間欠的鎮静 | 一定期間意識の低下をもたらした後に，薬剤を中止・減量して意識の低下しない時期を確保する鎮静（1日のうちでも症状に波がある，せん妄などに用いられる） |
| 鎮静水準 | |
| 深い鎮静 | 言語的・非言語的コミュニケーションができないような深い意識の低下をもたらす鎮静 |
| 浅い鎮静 | 言語的・非言語的コミュニケーションができる程度の軽度の意識の低下をもたらす鎮静 |

日本緩和医療学会緩和医療ガイドライン作成委員会編：苦痛緩和のための鎮静に関するガイドライン2010年度版, p.16. より引用改変

## 3）お別れの時期にある家族の特徴
### （1）予期悲嘆
　予期悲嘆とは死別が予想された場合，実際に死が訪れる前に死別したときのことを想定して嘆き悲しむことであり，前もって悲嘆や苦悩することによって現実の死別に対する心の準備が行われる[11]。前もって準備することで，実際の喪失に出会ったときに，突然の場合よりも衝撃が少なくてすむとされている。

　予期悲嘆の過程には，感情・思考の麻痺の時期，悲しみ・怒り・罪悪感を抱く時期，現実への認知的対処の時期がある。

　大切な人を亡くそうとしている家族は，否認や逃避，怒りや罪悪感，抑うつなど様々な反応を示すことがある。それらはいずれも予期悲嘆の過程の一つであり，正常から逸脱した反応ではないことを念頭に置く必要がある。臨床では，家族が否認や逃避の段階にあるにもかかわらず，看護師は現状認識が不足しているとアセスメントして状況を繰り返し説明したり，怒りを看護師にぶつける家族への対応に苦慮することがよくある。看護師は家族を，自分たちと同じ患者へのケア提供者として見てしまう傾向があるが，家族は予期悲嘆を抱えるケア対象者であることを忘れてはならない。家族は「第二の患者」であるといわれるのはそのためである。

### （2）看取りに慣れていない家族の不安
　厚生労働省の人口動態統計[12]によると，第二次世界大戦後までは，自宅で家族が介護しながら看取りをすることが当たり前であった。その後，医療の高度化と核家族化などの家族形態の変容も影響した結果，病院での看取りが急激に増加し，自宅での看取りは減少の一途をたどった。1977年には病院死割合が，自宅死亡割合を抜き，病院での看取りが当たり前となっていった。2010年時点でも病院での死亡割合が約77.9％を占めている。医療の高度化が進むにつれて延命措置が最優先されたことで，看取り直前に家族が病室から追い出されるケースも珍しくなかった。このような背景により，家族が高齢であっても，看取りをまったく経験したことがない場合も多く，人が亡くなるときにどのような経過をたどるのかが想像もつかず，漠然とした不安に陥る危険性がある。

### （3）壮絶ながんの終末期を見てきた家族の恐怖
　ホスピスケアや緩和ケアの概念が確立したのは1960～70年代であり，日本で初めて組織的なホスピスケアが提供されたのは1973年淀川キリスト教病院である。1981年には聖霊三方原病院に初めてホスピス施設が設置された。その後，徐々に全国に広まっていったが，現在においても緩和ケアがすべての医療従事者に正しく認識されているとはいえない。厚生労働省[13]の医療用麻薬使用量の推移をみても，1980年代までは医療用麻薬さえほとんど使用されていなかった。徐々に医療用麻薬の使用量は増えてはいるが，2007年現在においても米国の1/20，英国の1/4ときわめて少ないのが現状である（図2-3, 4）[14]。

　その結果，以前がんで近親者を亡くした経験がある患者や家族が，「痛み苦しみ，悶えながら死んでいった」「最後の薬だと言って麻薬を使ったらすぐに死んでしまった」という体験をとおして，がんの終末期への恐怖を抱いている場合もある。

### （4）大切な家族を亡くそうとしている子どもの体験
　死をタブー視してきた社会を背景とし，子どもには家族である患者が「がんであること」

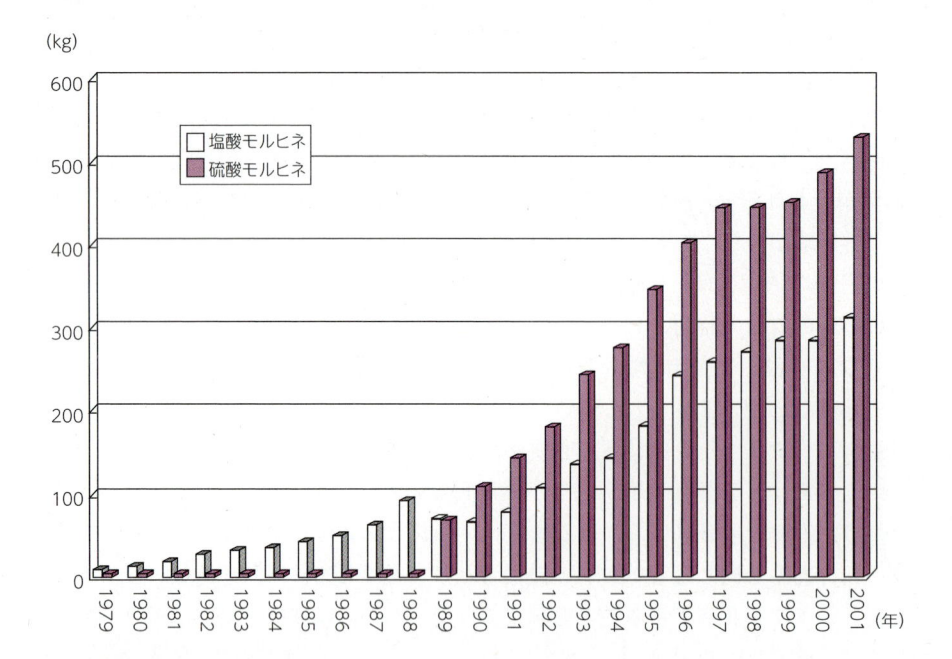

図2-3 塩酸モルヒネおよび硫酸モルヒネ消費量（モルヒネ換算）の推移
厚生労働省医薬局監視指導・麻薬対策課：麻薬・覚せい剤行政の概況　2001．より引用

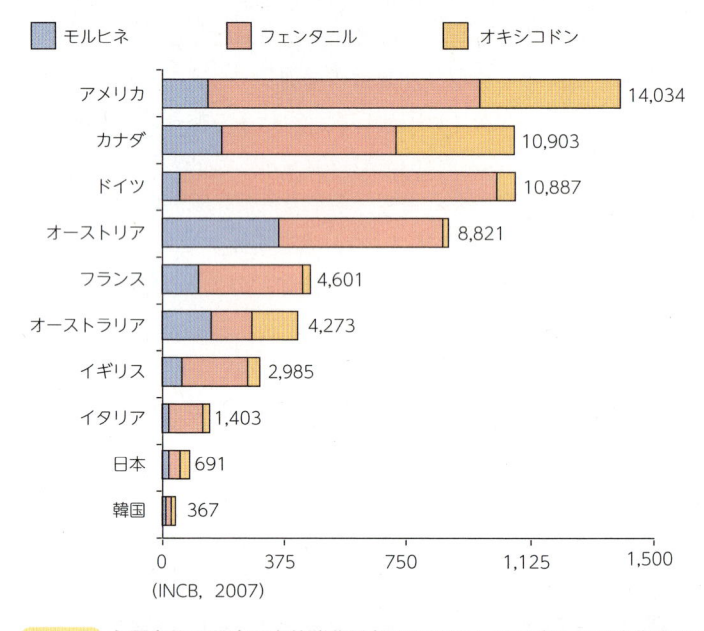

図2-4 主要各国の医療用麻薬消費量（国民100万人／1日当たりの消費量2004～2006年平均）
日本ホスピス・緩和ケア研究振興財団「ホスピス緩和ケア白書」編集委員会編，鈴木勉・他著：ホスピス・緩和ケア白書2012，緩和ケアで使われる薬剤の動向と現状―オピオイド使用量など薬剤に関するデーター，p.85-89．より引用

や「死が間近に迫っていること」を伝えていないケースもまだまだ多い．看取りが近くなると子どもを病院に連れて行かなかったり，病室から外へ出す場合もある．子どもは，大切な家族である患者の身に何か重大なことが起こっていることを肌で感じながらも，誰からも説明されず，漠然とした不安を抱えることとなる．厚生労働省がん臨床研究の多施設共

**表 2-2** 終末期の親の子どもの様々な体験

①安心できる保証を探し求める
②親の世話や手伝いをしようと思うようになる
③親から離れることが不安でできなくなる
④親から見捨てられるような感覚に怒りを覚える
⑤絶望感を感じる
⑥自分のせいで親が死んでしまうのではないかなどの罪の意識をもつ
⑦規律の問題や攻撃の行動が現れる
⑧親が死んでしまうことを認めたくない気持ちをもつ
⑨他人を批判する
⑩自分も病気になるのではないか，うつるのではないかなど自分自身の健康を心配する

白石恵子：【とても大切な人ががんになったときに開く本　知っていますか？子どものこと，親のこと】
親が亡くなる時期が近くなったときに子どもが感じることとその対応，緩和ケア，24（6月増刊号）：37-41, 2014. より引用

　同研究[15]では，親が重い病気であるという体験による子どもの心的外傷後ストレス症状（PTSS）の発生頻度は，14歳以下で約31％，15歳以上で約21％であった。終末期の親をもつ子どもの体験では，親から見捨てられるような感覚に怒りを覚えたり，自分のせいで親が死んでしまうのではないかと罪の意識を抱いたり，自分も病気が移るのではないかと不安になる[16]場合がある（表2-2）。また，大切な家族が亡くなっていく過程を継続してみることのなかった子どもは，患者の死亡直前や死亡後の急激な変化に恐怖を抱いたり，その後の生活の変化に適応できなくなる可能性がある。

## 4）お別れの時期にある家族への看護
### (1) 看取りのパンフレット

　前述したとおり，看取りの経験をした家族は少なく，人がどのように死んでいくのかをまったく知らない家族も珍しくはない。したがって，家族にとってはすべてが未知の出来事となり，何が自然の経過なのかもわからず，漠然とした不安を抱えることとなる。また，2) -（2）の輸液療法でも述べたとおり，終末期のケアに対する誤った認識をしている場合もある。そのため，家族にわかりやすく看取りまでの経過と有効なケア方法を具体的に説明する必要がある。

　緩和ケア病棟などでは，独自のパンフレットを使用している場合も多いが，がん対策のための戦略研究「緩和ケア普及のための地域プロジェクト」（OPTIMプロジェクト）では，医師・看護師から患者・家族へ説明する場合を想定して看取りのパンフレットを作成している。パンフレットでは，予後1週間から死亡までのからだの変化，鎮静，終末期せん妄，死前喘鳴，輸液，家族の心配や家族にできる具体的なアドバイスなどが記載されている。遺族を対象とした調査でも，81％がパンフレットは「とても役に立った」「役に立った」と回答している[17]。

　パンフレットを使用して説明する時期は，家族の性格，予期悲嘆の段階やサポート状況などにより様々である。説明することが重要なのではなく，一度立ち止まって現状を確認し，今後どうしてあげたいかを考えたり，家族内で話し合ったりするタイミングとなるよう支援することが重要である。また，清潔ケアやマッサージなど家族が患者にしてあげられることを具体的に説明する。

### （2）お別れ

　お別れの時期の患者は徐々に眠る時間が長くなり，意識レベルが低下する場合もあれば，直前まで話ができる場合，せん妄，肝性脳症や脳転移により比較的早期に意識が混濁する場合など様々である。意識状態だけでは予後がどのぐらいかは一概には言えないが，実際の予後より家族は長く見通しを立てる傾向がある。お別れの言葉など伝えたいと思ったときには意識が低下して話ができなかったり，看取りとなってしまうことも多い。患者や家族が「後どのぐらいか？」と聞いてくる場合は，実際の命の長さよりも意識がクリアで話ができる時間を知りたい場合も多い。感謝の言葉など話しておきたいことは後回しにせず，すぐにでも伝えることで，患者と家族の深い心の交流の機会となり，患者の孤独感やスピリチュアルペイン，家族の予期悲嘆へのケアにもなり得る（➡看護技術の実際Ⓐ，p.284に詳述する）。

　また，直接言葉にはできない場合でも，タッチングやマッサージをとおして「あなたを大切に思っている」と伝えることはできる。特に入院中は，患者の周囲を医療機器が取り囲んでしまい，家族は遠巻きに患者を見守る場面を目にすることがある。看護師は，家族が患者のそばにゆっくりいられるように，ベッド柵をはずしたり，ベッドの高さを調整したり，不必要な医療機器をそばに置かないなどの環境調整が求められる。心電図モニターやサチュレーションモニター，吸引器や酸素投与など，ルーチンに使用するのではなく，その患者の苦痛緩和のために本当に必要なものか否か，再度検討する必要がある。

## ❷ 死前喘鳴

### 1）死前喘鳴

#### （1）死前喘鳴とは

　死前喘鳴とは，患者が非常に衰弱し死が切迫したとき（死亡数時間前から数日前）に，気道内分泌物が増加して，その振動によって下咽頭から喉頭にかけて"ゴロゴロ"と音がする状態[18]のことである。

#### （2）分　類

　死前喘鳴は，気道内分泌物貯留の原因から以下の2つに分類される[19]。

**①真性死前喘鳴**

　終末期における意識障害や嚥下障害による唾液誤嚥や喀痰喀出困難によって引き起こされる喘鳴である[19,20]。

**②偽性死前喘鳴**

　気道・肺の病変からの分泌，感染，肺水腫や出血によって引き起こされる喘鳴であり，時期を問わず出現する[19,20]。

#### （3）死前喘鳴の特徴

　下咽頭から喉頭にかけて"ゴロゴロ"と音がするが，これは呼気と吸気相（特に呼気相）に聴かれる[18]。

　真性死前喘鳴の場合，呼吸が不規則になったり，呼吸回数が増加する。また，死が近づくと末梢性チアノーゼ，血圧低下，下顎呼吸や喘ぎ呼吸などがみられる[20]。

死前喘鳴（真性死前喘鳴の場合）が発現する頃は，患者の意識レベルは低下していることが多く，苦痛を感じることは少ない[20]。しかし，死前喘鳴は家族に苦痛をもたらすことが多いため，家族に対して十分な症状の説明やケアが重要となる。

## 2）治　療
### (1) 分泌抑制薬（表2-3参照）
死が非常に差し迫っている時期においては，貯留物を喀出・嚥下することが困難であり苦痛を増強させることが多いため，分泌物の産生を抑制する抗コリン薬を使用する[21]。抗コリン薬である臭化水素酸スコポラミン（ハイスコ®）や臭化ブチルスコポラミン（ブスコパン®）が主に使用される。しかし，肺炎や心不全を伴う喘鳴の場合は，スコポラミン製剤の効果は弱いとされている[21]。

臭化水素酸スコポラミンは鎮静作用が強く苦痛緩和になる場合もあるが，全身衰弱が強い患者では意識低下やせん妄，不穏がみられることもあるので慎重に使用する[18]。

### (2) 輸液量の検討
輸液量が比較的多い場合，輸液量は気道分泌と関係し，輸液減量により気道分泌が軽快する可能性がある[22]といわれている。

また，生命予後が数日と考えられる終末期がん患者に気道分泌による苦痛をみられた場合，気道分泌による苦痛の緩和を目的として，輸液を500mL/以下に減量または中止することが推奨されている[21)23]。輸液の減量は，患者の苦痛の軽減につながる可能性がある。しかし，いったん死前喘鳴が出現してしまうと，輸液量を減らしても効果的でないことが多い。患者への輸液量について，全身状態を観察しながら検討していくことが大切である。

### (3) その他
薬物の使用や輸液量を減量しても，死前喘鳴が患者にとって苦痛となっている場合，鎮静の適応となることがある[20]。

## 3) 死前喘鳴のある患者とその家族への看護

死前喘鳴は，ほとんど死期が近い看取りの時期にみられるため，患者だけでなく家族の感情に配慮したケアが求められる。

死前喘鳴に対しては，主に体位の工夫，口腔ケア，吸引などの看護ケアがあげられるが，

### 表2-3　分泌抑制薬

分泌抑制薬（いずれも適応外使用）
- 臭化水素酸スコポラミン（ハイスコ®）
    - 舌下：1回注射剤　0.15〜0.25mg（0.3〜0.5mL），1日1〜4回
    - 注射剤：0.5〜1.5mg/日，持続皮下注入
- 臭化ブチルスコポラミン（ブスコパン®）
    - 注射剤：20〜60mg/日，持続皮下注入
- 硫酸アトロピン*
    - 舌下：1回注射剤 0.15〜0.25mg（0.3〜0.5mL）

*ハイスコ®が用意できない場合には，代替薬として硫酸アトロピンを使用することが可能である。
淀川キリスト教病院ホスピス編，柏木哲夫・恒藤暁監：緩和ケアマニュアル，第5版，最新医学社，2008，p.137-138. より作成

> **表2-4** 死前喘鳴のある患者のアセスメント項目
>
> 死前喘鳴の原因，喀出物や口腔内貯留物の量・性状，咳嗽，喀痰喀出や嚥下の機能，呼吸音，肺音，呼吸回数・状態，患者の苦痛の有無，表情，意識レベル，輸液量，生命予後，家族の認識と感情，など

常に患者の苦痛を減らすことを目標に実施していく。家族は患者が死前喘鳴によって苦しんでいるのでないかととらえ，とても耐え難くつらい状況にある場合が多い。患者の死期も近いため，不安や恐怖も大きい。したがって，看護師は，患者だけでなく，患者を見守る家族にもきめ細かなケアで対応する。

### (1) アセスメント

死前喘鳴のある患者の主なアセスメント項目は，表2-4のとおりである。

### (2) 体位の工夫

①死前喘鳴は死亡前の数時間から数日前に出現し，死が近づくと末梢性チアノーゼ，血圧低下，下顎呼吸などがみられるようになる[20]。また，看取りの時期は，体位ドレナージによって痰が湧き上がり喘鳴が強まる場合がある[24]。したがって，この時期は体位をあまり変えず，頭の位置や枕を変えるなど工夫を行い[24]，喘鳴が軽減する位置を確認しながら[25]体位を整える。

②舌根沈下があると喘鳴が強くなるので，その場合は側臥位にしたり，顔を横に向けたりすると改善する場合がある[23]。

③唾液が咽頭部に垂れないように顔を横に向ける。

④唾液などの分泌物によって呼吸が妨げられないように注意する。

⑤常に患者にとって安楽な姿勢を保つようにする。

⑥寝衣はからだを締めつけないようなものを着用する。

### (3) 吸　　引

①意識が低下していても，吸引は患者にとって苦痛である。死前喘鳴に対しての吸引は効果が一時的であり，咳嗽を誘発し，吸引が頻回になるときがある[23]。吸引の実施にあたっては，吸引の目的，患者にとってのメリット・デメリット，痰の吸引以外で苦痛を緩和する方法はないか，家族の思いなどについて医療チームで話し合うことが大切である[25]。

②どうしても分泌物を吸引する場合は，必要最小限とし，苦痛に配慮する。

③家族は，死前喘鳴を聞くことによって不安や苦痛を感じ，看護師に吸引を希望してくることがある。しかし，吸引の実施は，常に患者の苦痛が軽減できることを目標にして，家族のための吸引を行わないようにする。

### (4) 口腔ケア

終末期がん患者は，脱水，低栄養，免疫力低下，がん悪液質などの全身状態の悪化によって，口腔乾燥，口渇，口腔カンジダ症，口内炎，舌苔など口腔内の問題を生じやすい[26)27]。このような口腔内の問題の悪化や口腔内細菌数の増加に伴い，肺炎など全身の重篤な合併症も生じやすくなる。したがって，口腔ケアを頻回に実施していくことが重要である。

死前喘鳴が出現するのは，全身状態が悪化し急変しやすい時期であるため，口腔ケアの実施が難しい場面もある。しかし，患者の状態やタイミングをみながら，こまめに口腔ケア

を実施していく（➡看護技術の実際Ⓑ, p.286に詳述する）。

### （5）家族へのケア

①家族の不安や疑問をよく傾聴する。

②患者の死前喘鳴について，以下の内容をていねいに具体的に説明する。

- ・死前喘鳴は，亡くなるまでの自然の経過の一つである[19]。
- ・患者の意識レベルが低下している場合，本人は苦痛を感じていない可能性が高い。
- ・吸引は実施しても咳嗽を誘発し，吸引が頻回になる[23]可能性があり，かえって患者に苦痛を与えることが多い。

③家族の死前喘鳴に関する認識や解釈を確認し，説明を加えながら家族とよく話し合う[19]。

④家族と一緒に患者の表情などを確認して，患者が苦しんでいないことを伝える。

⑤家族ができることを説明する。

- ・口の中を湿らせたり，拭ってきれいにすること[19]。
- ・手を握ったり，声をかけること。

⑥吸引の実施や薬剤の使用について，家族の思いを傾聴する[19]。

⑦訪室時は患者のケアをするだけでなく，家族にも必ず声をかける。

⑧家族と共に患者のそばにいる時間をつくる[25]。

⑨家族の身体的，精神・心理的，社会的，スピリチュアル的な状態を評価し，状態に応じて支援する。

⑩患者の状態，残された時間について医師より説明してもらう。

## 3 エンゼルケア

### 1）エンゼルケアの意味

エンゼルメイクは，「医療行為による侵襲（たとえば人工呼吸のための挿管チューブや胃管の固定など）や病状などによって失われた生前の面影を，可能な範囲で取り戻すための顔の造作を整える作業や保清を含んだ，"ケアの一環としての死化粧"であり，グリーフケアの意味合いも併せもつ行為」[28]である。2008年公開の映画『おくりびと』では，納棺師の仕事としてエンゼルケアが描かれており，アカデミー賞外国語映画賞を受賞するなど注目を浴びた。

がん患者に対するエンゼルケアとは，がん治療による脱毛や色素沈着，爪の変色や変形などに加え，るい痩や腹水貯留，浮腫など様々な要因で容貌が大きく変わってしまった姿を，いかに患者の本来の「その人らしい」姿に近づけられるかが大切であり，それによって遺された家族の悲嘆を少しでも軽くすることを目的としている。死亡前，体力が低下すると洗髪ができない日が数日〜数週間続くこともあるため，エンゼルケアとして洗髪が行われる。最期の時間を共に過ごした看護師が，遺された家族と話し合いながらエンゼルケアを行う意義は大きい（➡看護技術の実際ⒸⒹⒺ, p.287〜290に詳述する）。

### 2）亡くなった後の患者の身体的変化

死亡後，患者のからだには様々な経時的変化が生じる。死亡後早くて約30分後から死斑

## 表2-5 死亡後の身体的変化

| 時間経過 | 身体的変化 | 時間経過 | 身体的変化 |
| --- | --- | --- | --- |
| 1時間以内 | 変化なし | 約1日 | 角膜の軽い混濁<br>下腹部の腐敗性変色（帯緑色）<br>全身硬直が最も強い |
| 2～3時間 | 死斑が軽度出現，顎，首の硬直 | | |
| 4～5時間 | 上肢に硬直 | | |
| 12～15時間 | 腐敗現象が出現<br>死斑が最も強い | 約2日<br>3～4日 | 硬直の消失が始まる<br>全身の硬直消失 |

が出現し，死後2～3時間後には頸部を中心に硬直が始まる。死後硬直は約1日後が最高度であり，2日後からゆっくりと解けてくる。

腐敗は死後12時間程度で全身に腐敗水疱や腐敗網（血管に沿って出る網状の変色）が現れ，その後は全身の膨潤が始まり，体内から腐敗による漏出液が流出する。敗血症状態で死亡した場合は，急激な腐敗進行がみられ，早ければ4時間後に腐敗現象が目視でき，6～8時間後には強い腐敗症状が現れる[29]（表2-5）。

# 看護技術の実際

## A お別れの時期の患者，家族への看護

- 目　　的：お別れの時期の患者の苦痛を緩和し，家族の予期悲嘆を支える
- 適　　応：お別れの時期の患者とその家族

| | 方　法 | 留意点と根拠 |
| --- | --- | --- |
| 1 | **患者の予後予測をする**<br>観察点は以下である<br>るい瘦の進行，貧血症状の有無，食事・飲水摂取量の低下，傾眠，活動レベルの低下，浮腫の変化，呼吸状態の悪化，終末期せん妄の有無など（➡❶） | ●予後数日以内のお別れの時期に患者が入っているのか判断する<br>❶症状を総合的に判断し，予後予測を行う |
| 2 | **患者の今後の身体症状の変化を予測する** | ●肝臓の腫瘍増大による肝内出血や腹腔内出血，消化管の腫瘍出血から，吐血，下血，急激な疼痛を引き起こす可能性がある<br>●誤嚥性肺炎やがん性リンパ管症，肺がん終末期の患者では呼吸状態の急激な悪化を引き起こす可能性がある |
| 3 | **患者の希望を確認する**<br>・患者の身体症状の変化と患者の希望をすり合わせる<br>・安全・安楽と患者の希望を踏まえてケア方法を選択する（➡❷） | ❷たとえば，症状が強くてもギリギリまでトイレに行きたいと望む患者も多く，患者と共にケア方法を決定する必要がある |

| 方　法 | 留意点と根拠 |
|---|---|
| 4　患者の身体症状緩和のために必要な医療を判断する<br>・医療用麻薬を使用している場合は，投与経路の変更を行う（➡❸）<br>・輸液療法の開始・減量・中止や，経管栄養の減量・中止の判断を患者，家族を含めたチームで行う（➡❹）<br><br>・せん妄，呼吸困難，疼痛など耐え難い苦痛が生じている場合は，鎮静の適応を患者，家族を含めたチームで話し合う（詳細は2）-（3）鎮静, p.276参照） | ❸内服が困難になるため，経皮貼付剤，坐薬，皮下注射，静脈注射などの投与経路選択が必要である<br>❹予後数日の終末期がん患者への輸液療法は推奨されていないが，患者・家族にとっては望みとなる可能性がある（詳細は2）-（2）輸液療法, p.275参照）<br>●ステロイドの中止，減量，継続をチームで判断する（➡❺）<br>❺ステロイド投与は，終末期がん患者の全身倦怠感や食欲不振の改善，神経因性疼痛，頭蓋内圧亢進による頭痛などの鎮痛補助，がん性リンパ管症，消化管閉塞，気道狭窄の改善❶など様々な目的で使用される<br>●モニター類は漫然と使用せず，必要性を判断する |
| 5　患者，家族の不安に寄り添う | ●全身倦怠感，眠気，経口摂取量低下など全身状態の悪化に伴い，今後どうなるのか，苦痛が強くなるのではと不安を抱く場合がある |
| 6　家族の予期悲嘆の段階をアセスメントし，看取りのパンフレット（図2-5）の適応を判断する | ●家族の予期悲嘆の表出を促しながら，家族の心理状態をアセスメントする（詳細は3）-（1）予期悲嘆, p.277参照）<br>●家族が説明を聞きたいと思っているか必ず確認する（➡❻）<br>❻家族が否認や逃避の段階にある場合は，看取りに関する詳しい説明は逆効果になる場合がある |

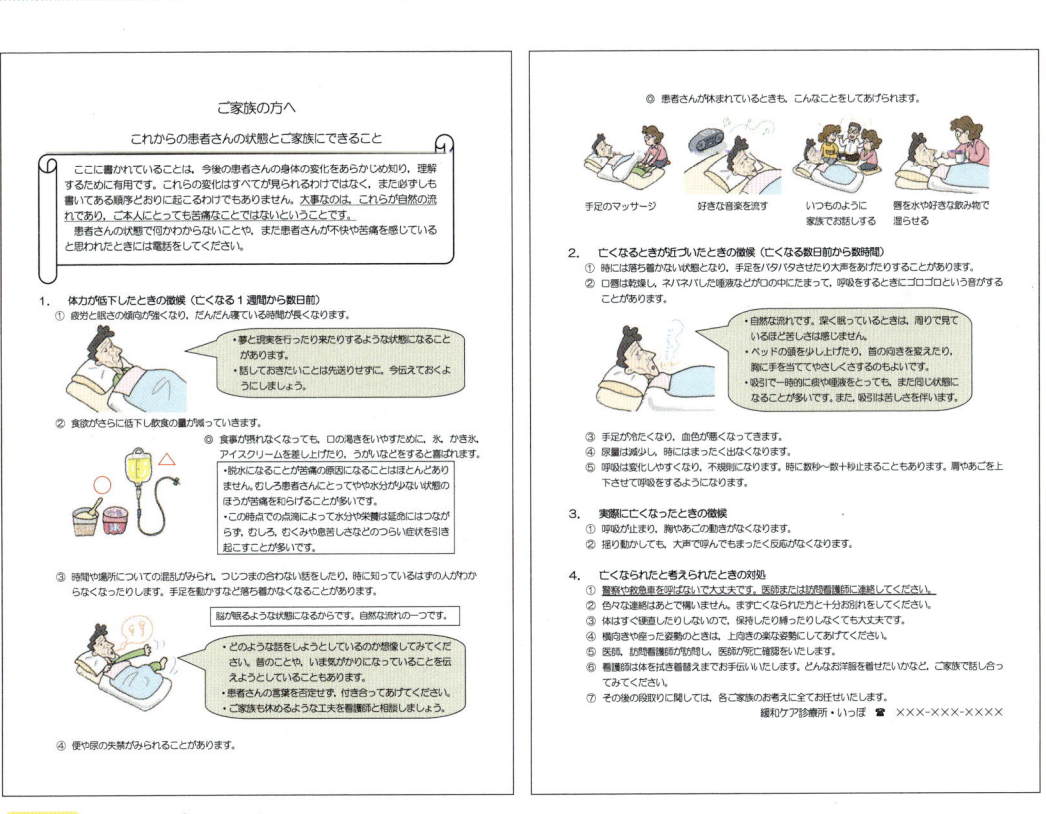

図2-5　看取りのパンフレット

『緩和ケア普及のための地域プロジェクト』の看取りのパンフレットを参考に作成

| 方法 | 留意点と根拠 |
|---|---|
| 7　看取りのパンフレットを家族に説明する | ● キーパーソンを中心に，可能なら複数の家族員に同時に説明すると，家族内での意識統一や共助が期待できる<br>● 説明は状況に応じて繰り返し行う |
| 8　お別れの時間を設ける | ● 患者や家族の希望に応じて家族の時間を尊重する<br>● 遠方の家族への連絡のタイミングをキーパーソンと相談する<br>● 感謝の気持ちの声かけやタッチング，マッサージなど家族が行えることを具体的に提案する |

❶池永昌之：緩和医療におけるステロイドの役割，臨床外科，57(7)：957-961，2002．

## B　口腔ケア

- 目　　的：患者の口腔内の清潔が保持し，苦痛の軽減を図る
- 適　　応：死前喘鳴の聴かれる患者
- 必要物品：綿棒，口腔ケア用のスポンジブラシ，必要時（含嗽液，口腔内保湿剤，抗真菌薬，市販のリップクリームなど）

| | 方法 | 留意点と根拠 |
|---|---|---|
| 1 | **全身状態（→❶）と口腔内を観察する**<br>バイタルサイン，意識レベル，表情，呼吸状態，咳嗽，口腔内の痰や分泌物の付着の程度，口臭，口唇，舌，歯肉，頬粘膜，口蓋などの色調・発赤・出血・潰瘍の有無と程度など | ❶真性死前喘鳴は，死亡前48時間以内にみられることが多い❶ため，全身状態に注意する |
| 2 | **患者と家族に口腔ケアを実施することを説明する** | ● 患者がどのような意識状態でも，必ず声をかけながらケアを行う（→❷）<br>❷聴覚は最後まで残る感覚といわれており❷，声かけは患者と家族に安心感を与える |
| 3 | **口腔ケアを実施する（→❸）**<br>＜患者の意識が低下して含嗽が困難な場合＞<br>1）綿棒やスポンジブラシを水や含嗽水（イソジンガーグル®など）に浸してから絞る<br><br>2）舌，歯肉，口蓋，頬粘膜などに付着している分泌物などをやさしくていねいに除去する❹（→❹）<br><br>3）主な口腔内の問題に対する薬剤の対応<br>・口腔乾燥・口渇：口腔内保湿剤（オーラルバランス®など）を塗布する<br>・口腔カンジダ症：抗真菌薬（フロリード®ゲルなど）を塗布する<br>・口唇の乾燥：市販のリップクリーム，白色ワセリンなどを塗布する❹ | ❸口腔内の清潔を保つことで，喘鳴の原因となる誤嚥性肺炎のリスクが減少する❸<br>● 患者の意識がはっきりしていて嚥下が可能な場合は，水や含嗽水を含んでうがいをしてもらう<br>● 患者の意識が低下している場合は，口腔内に水分を含むことや含嗽は実施しない<br>● 口腔ケアの際は，痰や分泌物を誤嚥しないように顔を横に向けて行う❹<br>❹終末期がん患者は，唾液分泌の減少による自浄作用や抗菌作用の低下によって細菌が繁殖しやすくなる。また，粘膜の保護作用も低下する❺ため，粘膜が傷つきやすくなる<br>● 口腔内の唾液は，適宜拭き取るようにする<br>● 口腔ケアが実施可能で，その意思がある家族の場合は，口腔ケアの方法について説明する<br>● 死の直前の徴候がみられる場合は，口唇を水で湿らせ絞ったガーゼ（綿棒）で拭く程度にする |

| | 方　法 | 留意点と根拠 |
|---|---|---|
| 4 | 全身状態を観察する | ●全身状態に変化がないか注意する |
| 5 | 患者と家族に口腔の状態とケアが終了したことを説明する | |

❶恒藤暁：【系統緩和医療学講座　身体症状のマネジメント】気道分泌過多，最新医学社，2013，p.185-188．
❷嶋中ますみ：死の徴候，濱口恵子・小迫冨美恵・坂下智珠子・他編，がん患者の在宅療養サポートブック，日本看護協会出版会，2007，p.277-279．
❸清水陽一：死前喘鳴を生じた患者とその家族の苦痛を軽減するための治療と看護，がん看護，18(7)：699-702，2013．
❹松原康美：この時期の口腔ケア，濱口恵子・小迫冨美恵・千崎美登子・他編，一般病棟でできる！がん患者の看取りのケア，日本看護協会出版会，2008，p.116-117．
❺安達美樹：身体的ケア―口内炎，恒藤暁・内布敦子編，緩和ケア＜系統看護学講座　別巻＞，第2版，医学書院，2014，p.185-186．

## C エンゼルケア（清拭・陰部洗浄など）

- 目　　的：患者本来の姿に近づけることで，患者の尊厳を維持し，家族のグリーフワークを助ける
- 適　　応：死亡直後の患者（家族の希望に応じて行う）
- 使用物品：エンゼルケア用品もしくは清拭，陰部洗浄，ドレーン類の抜去や固定を行うための物品

| | 方　法 | 留意点と根拠 |
|---|---|---|
| 1 | 標準予防策に沿って感染予防のため手袋，エプロンなどを装着する | ●感染症の有無を確認しておく<br>●死亡直前に嘔吐，吐血，下血などがあった場合は感染の危険性が高まる（➡❶）<br>❶血液・体液・排泄物に触れる可能性があるときは手袋を装着し，それらが飛び散る可能性があるときは，手袋，プラスチックエプロン，マスク，ゴーグル・防護メガネを着用する❶ |
| 2 | 必要物品を準備する | ●できる限りディスポーサブルの物品を用意する |
| 3 | 環境を整える | ●プライバシーに配慮する |
| 4 | 湯灌の希望や清拭後に着替えさせたい服を家族に確認する | ●湯灌は全身をお湯につけるものから，手足を簡易的に拭くものまで様々ある<br>●家族に精神的な余裕があれば，患者が亡くなる前に，あらかじめどのような服が本人らしいかを話し合ってもらう場合もある<br>●経帷子などの伝統的な死装束を希望する場合は，葬儀社に後で着替えさせてもらうことも可能であると伝える |
| 5 | 家族にケアへの参加希望の有無を確認する | ●エンゼルケアは保清のみならず，家族のグリーフケアとしても大切である（➡❷）<br>❷死亡直後は，背中などはまだ暖かいため，子どもであっても一緒に清拭をすることで温もりを感じてもらうことができ，生きていた患者と亡くなった患者の間のギャップを埋めてくれる場合がある<br>●メイク，洗髪，清拭，陰部洗浄など，どの程度ケアに参加したいかは家族によって個人差があるため，前もって確認する |

| | 方　法 | 留意点と根拠 |
|---|---|---|
| 6 | ルート類を抜去する | ●ドレーン類は医師に抜去を依頼し，必要に応じてテープ固定などで体液の流出を防ぐ（➡❸）<br>❸腐敗は消化管から生じるため，胃瘻カテーテルの抜去部は密閉する必要がある。抜去部を消毒して必要なら縫合し，防水のフィルムドレッシング材を貼付する❷<br>●テープ類はできるだけ小さくし，肌色など目立たないものを使用するとよい<br>●ペースメーカーなどの埋め込み式医療器具の抜去は，市区町村など自治体の指示に従う<br>●医療器具が体内に残る場合は，家族から葬儀社に申し送りをしてもらう |
| 7 | 必要に応じて貯留している内容物を除去する | ●体位変換の際，胃内容物が口から流出する場合がある<br>●多量に貯留している場合は，導尿，摘便を行う<br>●鼻腔，咽頭，外耳道，直腸などへの詰め物は行わない対応が増えている（➡❹）<br>❹漏液の主な原因は，腐敗が進んでガスや水分が発生し，体腔内圧が高まることであるが，綿詰めでは防止できないことも多い❷❸ |
| 8 | 皮膚が傷つかないよう注意しながら清拭を行う | ●沐浴剤や保湿剤を使用すると保湿効果が得られる（➡❺）<br>❺死亡後の皮膚は，細胞への水分補給が停止するため乾燥する。また，脆弱性が高まり，傷が付きやすく，小さな傷でも時間がたつにつれ革皮様化して色素沈着することがある |
| 9 | 陰部などの洗浄を行う | ●死亡直前に失禁がみられる場合も多く，臭いを予防するためにもお湯と石けんを使用し洗浄するのが望ましい<br>●排泄物の漏出が起こる場合もあるため，パッドやおむつを装着する<br>●ストーマの場合は洗浄し，新しいストーマ袋に交換する<br>●自壊創，褥瘡は洗浄後，臭い，滲出液の漏出を防ぐためにパッドなどを当て，テープ固定する |
| 10 | 家族の希望する服を着せる | ●ボタン，ベルト，帯などで締めつけすぎないように注意する |
| 11 | 冷却する | ●通常は葬儀社に依頼する<br>●死後4時間以内，遅くとも6時間以内にドライアイスや保冷剤を用いて冷却する（➡❻）<br>❻敗血症，高体温，肥満，糖尿病などの栄養過多の場合は腐敗の進行が早まる❹ |

❶ICHG研究会編：遺体に携わる人たちのための感染予防対策および遺体の管理，医事出版社，2002，p.12-20．
❷佐藤一樹・他著：臨死期のケア，宮下光令編，緩和ケア＜ナーシング・グラフィカ成人看護学⑦＞，メディカ出版，2013，p.220-222．
❸中島優子・他：緩和ケア病棟死亡退院後のエンゼルケアの評価，京都市立看護短期大学紀要，36：23-28，2011．
❹伊藤茂：【家族の思いに応える死後のケア　変化を見すえた対応法】医療現場で知っておきたいご遺体についての知識　変化を知ってケアに活かす，エキスパートナース，23(15)：110-118，2007．

## D エンゼルケア（洗髪）

- 目　　的：洗髪することで患者本来の容姿を取り戻す
- 適　　応：死亡直後の患者（家族の希望に応じて行う）
- 使用物品：洗髪に使用する物品，ドライヤー，タオル類

| | 方　法 | 留意点と根拠 |
|---|---|---|
| 1 | 家族の希望を確認する | ● 家族の希望に応じてケアに参加してもらう |
| 2 | 必要物品を準備する | ● おむつ，パッド，ペットボトルのお湯を利用した方法が簡易的である<br>● 患者がよく使用していたシャンプーやコンディショナーを利用すると患者本来のにおいに近づき，好まれる |
| 3 | 環境を整える | ● 患者の服が濡れないようにおむつ，パッドを複数枚敷く<br>● 必要に応じてケアシーツ，防水シーツを利用する |
| 4 | 洗髪を行う | ● 頭皮も傷つきやすくなっているため，注意する |
| 5 | ドライヤーをかける | ● 熱で髪や頭皮を傷めないよう注意する<br>● 顔にドライヤーの風がかかるとより乾燥するため注意する |
| 6 | 家族と相談しながら髪をセットする | ● 髪型や分け目など，家族に自然な姿を確認する<br>● 髪は顔の印象を左右するため，洗髪した後のふわっとした髪型は明るい印象となり喜ばれることも多い |

## E エンゼルメイク

- 目　　的：患者本来の表情に近づけることで，患者の尊厳を維持し，家族のグリーフワークを助ける
- 適　　応：死亡直後の患者（家族の希望に応じて行う）
- 使用物品：エンゼルメイク用品，もしくは患者や家族の化粧水，乳液，メイク道具など

| | 方　法 | 留意点と根拠 |
|---|---|---|
| 1 | 家族の希望を確認する | ● 葬儀社による全身をお湯につける湯灌を希望している場合は，メイクが落ちてしまうため，保湿などの簡易的なものにとどめる場合もある<br>● 家族が皆で相談しながらメイクをすることも，グリーフワークとして重要であるため，家族にゆだねる場合もある<br>● 家族だけでゆっくり行いたいと希望する場合もある |
| 2 | 必要物品を準備する | ● 施設によっては，エンゼルメイク用品が準備されている場合もあるが，ない場合は患者や家族の道具を使用する |
| 3 | 環境を整える | ● プライバシーに配慮する |
| 4 | 耳，鼻，目の汚れを除去する<br>蒸しタオルや綿棒などで汚れを拭き取る | ● 閉眼しない場合は，ガーゼまたはティッシュペーパーを5mmほどに切って水に湿らせたものを角膜の上に乗せ，上眼瞼を被せるようにして静かに閉眼させる❶ |
| 5 | 口腔内の汚れを除去し，希望に応じて義歯を装着させる<br>口腔ケア用のスポンジブラシなどを使用し，口唇，歯，舌の周囲などの汚れを拭き取る | ● 痰，嘔吐物などが多量にある場合は，吸引する場合もある<br>● 義歯は，上側を先に入れると装着しやすい（→❶）<br>❶火葬場によっては，義歯をはずす場合もあるため，義歯を装着したことを家族から葬儀社に申し送りをしてもらう |

| 方　法 | 留意点と根拠 |
| --- | --- |
| 6　**クレンジング，マッサージを行う**<br>クレンジングクリームまたは乳液を手で温めながら顔全体に置き，指で軽くマッサージするように伸ばしていく（➡❷） | ❷蒸しタオルを顔全体に当て，ホットパックすると皮膚の汚れの除去と同時に保湿効果も期待できる❷ |
| 7　**ひげそりをする** | ●電気ひげそり（➡❸）は，左右に動かさず，皮膚に垂直に当てる<br>❸革皮様化❸を避けるため，シェービングフォームを塗布し，電気ひげそりを使用するのが望ましい |
| 8　**化粧水，乳液を塗る**<br>化粧水は手もしくはコットンを使用し，肌全体に馴染ませる | ●乳液は通常利用するよりやや多めに使用する |
| 9　**ファンデーション，チーク，アイメイク，口紅をする** | ●リキッドタイプにチークなどを混ぜ，一般的にやや赤めのファンデーションを塗ると自然になる（➡❹）<br>❹男性の場合は茶色系に，黄疸の場合は黄色系にするとよい<br>●チークは頬以外にも目の上，顎，耳朶につけると自然に仕上がる<br>●アイメイクはアイライン，マスカラなど希望に応じて使用する<br>●口紅（➡❺）は顔の印象を左右するため家族と相談しながら色を決める<br>❺リップクリームやワセリンを混ぜると保湿効果が高まる |
| 10　**口を閉じさせる** | ●枕を高くし，顎の下に硬くロール状に丸めたタオルを2〜3枚入れると閉口したまま固定できる（➡❻）<br>❻ガーゼや包帯で縛る固定は，浮腫や水疱形成の危険性があるため行わない<br>●3時間ほどで死後硬直が安定したら，家族にタオルをはずしてもらう |

❶小林光恵編著：ケアとしての死化粧—エンゼルメイク研究会からの提案，日本看護協会出版会，2004，p.56-67.
❷藤本亘史：【最新！がん看護Q&A】緩和ケアQ53，看護技術，56（5）：110-111，2010.
❸小林光恵編著：ケアとしての死化粧—エンゼルメイク研究会からの提案，日本看護協会出版会，2004，p.7.

### 文　献

1）柏木哲夫：ターミナル・ケア，五島雄一郎・他監，老人診療マニュアル＜生涯教育シリーズ26＞，日本医師会，1991，p.255.
2）恒藤暁：最新緩和医療学，最新医学社，1999，p.19.
3）瀬山留加・石田和子・中島陽子・他：終末期がん患者のせん妄発症に関連したニーズの検討，群馬保健学紀要，28：51-59，2007.
4）前掲書2），p.20.
5）Ventafridda V, Ripamonti C, De Conno F, et al: Symptom prevalence and control during cancer patients' last days of life, J Palliat Care, 6（3）：7-11, 1990.
6）Lichter I, Hunt E: The last 48 hours of life, J Palliat Care, 6（4）：7-15, 1990.
7）日本緩和医療学会緩和医療ガイドライン作成委員会編：終末期がん患者の輸液療法に関するガイドライン2013年度版，p.86, 104.
8）前掲書7），p.53.
9）日本緩和医療学会緩和医療ガイドライン作成委員会編：苦痛緩和のための鎮静に関するガイドライン2010年度版，p.16.
10）前掲書9），p.27.
11）前掲書2），p.265-268.
12）厚生労働省：人口動態統計年報　主要統計表（最新データ，年次推移），死亡　第5表　死亡の場所別にみた死亡数・構成

割合の年次推移.
http://www.mhlw.go.jp/toukei/saikin/hw/jinkou/suii10/dl/s03.pdf［2014.Oct.10］
13) 第9回新たな看護のあり方に関する検討会　議事次第：資料1, 厚生労働省医薬局　監視指導・麻薬対策課　麻薬・覚醒剤行政の概況　2001, 日本のモルヒネ消費量の推移.
http://www.mhlw.go.jp/shingi/2003/01/s0120-7a.html［2014.Oct.10現在］
14) 日本ホスピス・緩和ケア研究振興財団「ホスピス緩和ケア白書」編集委員会編, 鈴木勉・芝﨑由美子：ホスピス・緩和ケア白書2012, Ⅸ　緩和ケアで使われる薬剤の動向と現状―オピオイド使用量など薬剤に関するデータ, p.85-89.
http://www.hospat.org/assets/templates/hospat/pdf/hakusyo_2012/2012_9.pdf［2014.Oct.10現在］
15) 厚生労働科学研究費補助金　がん臨床研究事業：がん診療におけるチャイルドサポート（小澤班）, 平成23〜25年度総合研究報告書, 2014.
16) 白石恵子：【とても大切な人ががんになったときに開く本　知っていますか?子どものこと, 親のこと】親が亡くなる時期が近くなったときに子どもが感じることとその対応, 緩和ケア, 24（6月増刊号）：37-41, 2014.
17) 山本亮・大谷弘行・松尾直樹・他：看取りの時期が近づいた患者の家族への説明に用いる『看取りのパンフレット』の有用性―多施設研究, Palliative Care Research, 7(2)：192-201, 2012.
18) 淀川キリスト教病院ホスピス編, 柏木哲夫・恒藤暁監：死前喘鳴, 緩和ケアマニュアル, 第5版, 最新医学社, 2008, p.137-138.
19) 清水陽一：死前喘鳴を生じた患者とその家族の苦痛を軽減するための治療と看護, がん看護, 18(7)：699-702, 2013.
20) 恒藤暁：気道分泌過多, 身体症状のマネジメント＜系統緩和医療学講座＞, 最新医学社, 2013, p.185-188.
21) 池永昌之：看取りの症状緩和パス―気道分泌, 緩和医療学, 9(3)：36-42, 2007.
22) 池永昌之：輸液は気道分泌を悪化するか？　輸液の減量は気道分泌を改善するか？, 日本緩和医療学会「終末期における輸液治療に関するガイドライン作成委員会」厚生労働科学研究「第3次がん総合戦略研究事業　QOL向上のための各種患者支援プログラムの開発研究」班編, 終末期癌患者に対する輸液治療のガイドライン, 日本緩和医療学会, 2006, p.28-29.
23) 茅根義和・原真幸・尾立和美：呼吸器症状　喘鳴, 田村恵子編, がんの症状緩和ベストナーシング, 学研メディカル秀潤社, 2010, p.110-113.
24) 藤本亘史：【最新！がん看護Q&A】緩和ケアQ53, 看護技術, 56(5)：110-111, 2010.
25) 津金澤理恵子：臨死期の喘鳴, 岩崎紀久子・酒井由香・中尾正寿編, 一般病棟でもできる！終末期がん患者の緩和ケア, 第3版, 日本看護協会出版会, 2014, p.183-184.
26) 渡邉裕：終末期の口腔ケアの最新知見, 看護技術, 59(7)：65-68, 2013.
27) 大野友久：がん終末期の口腔ケアの実践, 看護技術, 59(7)：69-73, 2013.
28) 小林光恵：ケアとしてのエンゼルメイク（死化粧）, ナーシング・トゥデイ, 19(2)：18-19, 2004.
29) 伊藤茂：【家族の思いに応える死後のケア　変化を見すえた対応法】医療現場で知っておきたいご遺体についての知識　変化を知ってケアに活かす, エキスパートナース, 23(15), 110-118, 2007.

# 3 家族のグリーフケア

**学習目標**
- 家族の悲嘆のプロセスを理解する。
- グリーフケアを行う際の看護師の役割を理解する。
- 家族の苦痛や心理状態に配慮できる。

## 1 悲嘆のプロセス

### 1）大切な人を亡くした家族の悲嘆のプロセス

　大切な人を亡くす体験は，家族にとって強いショックとなり，悲しみ，絶望，落胆，怒りなどあらゆる感情が生じる。「悲嘆」という用語を最初に用いたのは，精神科医であるリンデマン（Lindemann E）であり，ボストンのナイトクラブ，ココナッツグローブの火災で亡くなった遺族にみられる反応を急性悲嘆反応と定義した。正常な反応と病的な反応があるが，病的な反応であっても，悲嘆作業（グリーフワーク）をすることで，正常な悲嘆の反応へと変化させることができる[1]。

　ボウルビィ（Bowlby J）は，悲嘆のプロセスとして4つの段階を述べている（表3-1参照）。第1段階は，「ショックと無感覚」であり，喪失後数時間～1週間ほど続く。急性のストレス反応であり，茫然とし，現実として受け入れられない状態である。第2段階は，「切望と探索」であり，数時間～数日以内に変化が起こり，数か月，時に数年続く。喪失を現

**表3-1 悲嘆のプロセス**

| | 段　階 | 状　態 |
|---|---|---|
| 1 | ショックと無感覚 | 死を知らされた直後のショックの段階であり，死という事実を信じることができない状態。非常に強烈な苦悩や怒りの爆発に終わることもある |
| 2 | 切望と探索 | 故人の死を情緒的に十分に受け入れることができず，故人を常に考え，探すが失敗し，失望を感じる時期。強い思慕から深い悲嘆が始まる。落ち着きのない探求，持続的な希望，繰り返される悲観，嘆き，怒り，非難，忘恩が特徴的 |
| 3 | 混乱と絶望 | 故人が戻らないことを心で理解するようになり，激しい痛みを体験する時期。生きる意味の喪失や怒りや罪悪感，絶望から抑うつ状態となる |
| 4 | 再構成 | 故人との思い出は穏やかで肯定的なものとなり，新たな人間関係や環境のなかで生活を構築し始める時期 |

宮下光令編：緩和ケア＜ナーシング・グラフィカ成人看護学⑦＞，メディカ出版，2013，p.234-237，ジョン・ボウルビィ著，黒田実郎・他訳：母子関係の理論　Ⅲ対象喪失，岩崎学術出版，1981，p.91-103．を参考に作成

実として受け止めはじめ，強い思慕に悩まされる。故人がまだ生きているように思い，探し求める。第3段階は，「混乱と絶望」であり，故人との関係を前提にしていた生活や生きる意味を見失い，絶望，抑うつ状態となる。怒りとして表出されることもある。第4段階は，「再構成」であり，故人をあきらめ，新しい生活を再構築するための努力が始まる。この過程は必ずしも順番にたどるのではなく，行き来しながら悲しみを体験する（表3-1）。

悲嘆の反応（表3-2）は感情面のみならず，空腹感，胸部圧迫感，息切れ，脱力感，口渇など身体的感覚，信じない，混乱，気をとられる，幻覚などの認識，睡眠障害，食欲障害，ぼんやりした行動，社会的引きこもりなどの行動にも影響を及ぼす。悲嘆の反応は，患者の予後宣告（宣告どおり，短い），身内のサポートの有無，看病への満足感の有無，経済的保証の有無，死の状況（穏やか，悲惨）などに影響されるため，個人によって悲しみの程度・期間・対処法など悲嘆作業が違ってくる[3]。悲嘆に影響を与える要因を表3-3[4]に示す。大切な人の喪失体験は，人生において避けることは困難であるが，人間としての成長をもたらす機会ともなり得る。

### 表3-2　悲嘆の反応

| 項目 | 悲嘆反応の例 |
| --- | --- |
| 感情 | 悲しみ，死を食い止めることができなかったことからの怒り，近親者を亡くした不安からの怒り，罪悪感と自責，故人なしにやっていく不安と自分の死を意識する不安，孤独感，疲労感，無力感，衝撃，思慕，解放感，安堵感，感情鈍麻 |
| 身体的感覚 | 空腹感，胸部の圧迫感，喉の緊張感，音への過敏，離人感，息切れ，筋力の衰退，体に力が入らない，口の渇き |
| 認識 | 死の知らせを信じない，混乱，気をとられている状態，故人がまだ生きているような実在感，幻覚 |
| 行動 | 睡眠障害，食欲障害，ぼんやりした行動，社会的引きこもり，故人の夢，故人を思い出させるものの回避，探索と叫び，ため息，落ち着きのない過剰行動，泣くこと，故人を思い出す場所の訪問や品物の携帯，故人の持ち物を大切にする |

宮下光令編：緩和ケア＜ナーシング・グラフィカ成人看護学⑦＞，メディカ出版，2013，p.234-237. ウォーデン，JW著，鳴澤寛監訳：グリーフカウンセリング―悲しみを癒すためのハンドブック，川島書店，1993，p.28-38. を参考に作成

### 表3-3　悲嘆に影響を与える要因

| 項目 | 悲嘆に影響を与える要因 |
| --- | --- |
| 対象との関係 | アンビバレントな関係，依存的関係，故人との同一視 |
| 死別のタイプ | 予測できる死，偶然で予測できない死，緩徐な死，突然の死（家族の予想と死亡時期のギャップ），複数の家族の死が連続する状況 |
| 死別の状況 | 苦痛・苦悩の多い死，悲惨な死，穏やかな死 |
| 遺族の特性 | 年齢，性別，地位，社会的役割，情緒的成熟度，ストレスに対する反応の仕方（感情表出ができないなど），同時に起こった人生の危機の有無，過去の喪失体験と悲嘆の反応，健康状態，精神疾患の既往の有無 |
| 社会的資源 | 家族や親戚，その他の重要他者（隣人，友人，医療者など）の支援・援助，経済状況 |

宮下光令編：緩和ケア＜ナーシング・グラフィカ成人看護学⑦＞，メディカ出版，2013，p.234-237，恒藤暁：最新緩和医療学，最新医学社，1999，p.261-265. を参考に作成

## 2）専門的なケアが必要な悲嘆のプロセス（複雑性悲嘆）

複雑性悲嘆とは，死別後6か月〜14か月以上経過しても持続している，つらく激しい悲嘆反応により日常生活に支障をきたしている状態である。うつ病，心身症（潰瘍性大腸炎，喘息，関節リウマチ），恐怖症，強迫症，不安症，薬物・アルコール依存症，家族内の問題などを引き起こし得る。さらに，罹患率，死亡率や自殺率が高いことも報告されて[4]おり，カウンセラーや精神科医などの専門的なケアが必要な場合もある。

ホスピス・緩和ケア病棟で家族を亡くした遺族438名への調査[5]では，臨床的に抑うつ状態と判断されたのは33.1％にのぼり，複雑性悲嘆の有病率は2.3％であった。また，希死念慮は11.9％にみられた。遺族のうつ症状と悲嘆反応のいずれにも関連する因子として，入院中の家族の健康状態と，家族の予想と死亡時期のギャップが挙げられている。

遺族の複雑性悲嘆をできるだけ避けるために，看護師は看取り前から家族の健康状態に配慮し，介護疲れを軽減するためのレスパイトを確保する。また，家族は希望を込めて予後を長く見積もる傾向があり，家族のすがる思いを尊重しながら現状とのギャップを埋めるためのこまやかな家族ケアが求められている。

## 2 グリーフケア

グリーフケアとは，遺された家族が死別の悲しみを乗り越え，新しい家族関係をつくり直し，自分たちの力でまた生きていこうとすることを支援するケアである。

グリーフケアとは，必ずしも医療者だけが行うものではない。日本の仏教文化においては，葬儀，初七日から三十三回忌（もしくは五十回忌）までの法事，法要をとおして，家族，親戚が集まり，故人を偲びながら遺族をねぎらい，慰める風習がある。また，その際の住職，僧侶による法話は，「亡くなったあの人はどうなったのか？」などの遺族の答えのない問いに対し，一つの拠り所となる可能性がある。加えて，友人，知人，近所の人などが訪ねてくれることで，遺族を慰めたり，身の回りのことを気にかけてくれる習慣があり，コミュニティでのグリーフケアが行われてきた。しかし，近年は核家族化や都市化に伴い地域のコミュニティが脆弱化し，法要も簡略化するなどお寺との付き合いも薄くなる傾向がある。その結果，周囲から孤立し，地域での十分なグリーフケアを受けられない遺族が増えてきており，医療者によるグリーフケアの必要性が認識されてきている。

### 1）グリーフケアの種類

医療者が行うグリーフケアとしては，緩和ケア病棟を中心に，看取り後の遺族への手紙や電話での心身の状況の確認やケアが行われてきている。また，年1回程度，遺族が集まって悲しみを分かち合う会を開催している病院もある。近年，緩和ケアの広がりに後押しされ，専門家が行うグリーフケア外来（遺族外来）を設置している病院も徐々に広がってきている。

現在，日本では公的なグリーフケアを専門とするカウンセラーの資格はないが，大学や民間など様々な機関で養成されている。また，様々な市民団体が行っている分かち合いの会や電話相談などもある。

| サービス | 割合(%) |
|---|---|
| 病院スタッフからの手紙やカード | 49 |
| 病院スタッフと病院で会うこと | 37 |
| 故人を偲ぶ追悼会 | 21 |
| 病院スタッフからの電話 | 16 |
| 死別体験者同士が体験を分かち合う会 | 9 |
| 病院スタッフによる葬儀や通夜への参列 | 9 |
| 悲しみからの回復に役立つ本やパンフレット | 6 |
| カウンセラーや精神科医などの紹介 | 3 |
| 病院スタッフの家庭への訪問 | 2 |
| 宗教家や宗教組織による支援 | 5 |
| 心療内科, 精神科の受診 | 3 |
| インターネット(掲示板やメーリングリストなど) | 3 |
| カウンセラーによる支援 | 2 |
| 市民団体が実施している電話相談 | 1 |
| 市民団体が実施している死別体験者の会 | 1 |

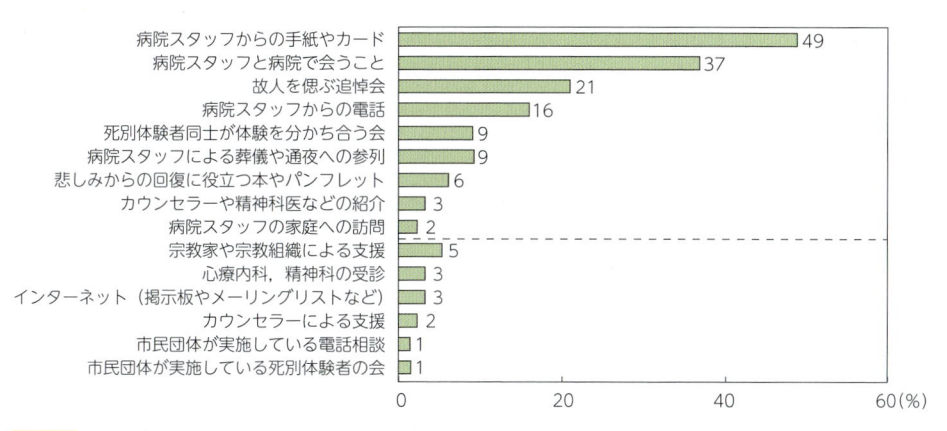

**図3-1** ホスピス・緩和ケア病棟(上段)および地域での遺族ケアサービス(下段)の経験率(n=451)

坂口幸弘:ホスピス・緩和ケア病棟で近親者を亡くした遺族におけるケアニーズの評価, 日本ホスピス・緩和ケア研究振興財団「遺族によるホスピス・緩和ケアの質の評価に関する研究」運営委員会編, 遺族によるホスピス・緩和ケアの質の評価に関する研究, 青海社, 2010, p.52-56. より引用

## 2) グリーフケアの方法

実際に受けたグリーフケアの調査(図3-1)[6])では,「病院スタッフからの手紙やカード」を受け取った遺族が最も多く, 約半数を占めた。地域でのグリーフケアサービスの経験率は5%以下であった。各種のグリーフケアサービスに対し, 86〜100%の遺族が肯定的に評価していた。臨床的に抑うつ状態と評価された遺族が「あればよかった」と望むグリーフケアサービスとしては,「病院スタッフからの手紙やカード」が52%,「悲しみからの回復に役立つ本やパンフレット」が44%と高い割合を占めた。精神科やカウンセラーなどの専門家への受診率は6%であり, 希望はあったが未受診の者は15%にのぼり, その理由として「どこに行けばよいかわからなかった」36%,「見知らぬ人に個人的な話をしたくなかった」23%を占めた。一方では,「家族や親族, 友人・知人が十分支えてくれた」42%,「自分の力だけで乗り越えることができると思った」28%という意見もあった。この調査から, 現在行われているグリーフケアの有効性が明らかになるとともに, 専門家のケアを必要とする遺族に対しての情報提供の必要性が示唆されている。

筆者の所属する在宅緩和ケア施設では, 自宅での看取りを行った遺族に対し, 1か月から四十九日を目安に訪問を行っている。その際,「同じように自宅で看取った人が周りにいないから, 自分の気持ちを誰にも話せない」と看護師の訪問を心待ちにしている遺族も少なくない。看護師は, 元気な頃から闘病, 自宅での生活など振り返りを促しながら傾聴を行っている。その一方で, 遺族が「自分があれをしたから亡くなったのか」「これをすればよかったのか」と後悔している場合もあり, 意識的に「あれでよかったのだ。自分なりに十分にやった」と思えるような働きかけを行う場合もある。遺族は大なり小なり何らかの後悔を抱えており, それからの何十年とずっと後悔を抱き続ける可能性がある。それが誤った認識による後悔の場合は, 最期のときを一緒に過ごした医療者にしか解くことはできず, 医療者が行うグリーフケアの専門性は高い。

医療機関の看護師がすべての遺族に対しグリーフケアを行うことは困難であり, また, 必ずしもすべての遺族が医療者のグリーフケアを求めているわけではない。同じような体

験をした人との関係の有無，友人や家族間・親戚との関係性，家族の予想と実際の看取りのときのギャップの程度などから，医療者によるグリーフケアが必要な遺族をスクリーニングする能力が求められている。

# 看護技術の実際

## A 家族のグリーフケア

- 目　　的：大切な人を亡くした家族の悲嘆を支える
- 適　　応：大切な人を亡くしたすべての家族（悲嘆の強い家族，サポート資源の少ない家族は特に重要）

| | 方　法 | 留意点と根拠 |
|---|---|---|
| 1 | 家族の悲嘆反応を予測する | ●看取り前から，患者と家族の関係，死別の状況，家族のストレス反応，情緒的成熟度，健康状態，他家族員との関係，友人などのサポート状況などから死別後の悲嘆反応を予測する（本節1-1），p.292参照） |
| 2 | 家族の悲嘆のプロセスをアセスメントする | ●四十九日や一周忌などを目安に，手紙，メール，電話，訪問などにより家族の悲嘆のプロセスをアセスメントする<br>●複雑性悲嘆となるハイリスク群をスクリーニングする |
| 3 | 家族を支える社会資源を確認する | ●家族や親戚，友人などの支援状況を確認する<br>●状況に応じて分かち合いの会などの遺族が集まって話をする機会を紹介する |
| 4 | 医療者の専門的な介入が必要か判断する | ●複雑性悲嘆となる可能性が高く，周囲のサポートが少ないなど，医療者による個別でのグリーフケアの必要性を判断する<br>●状況に応じて精神科やカウンセラーなどの専門家を紹介する |

### 文　献

1）原田竜三：情動的中範囲理論　悲嘆，月刊ナーシング，27（12増刊号）：154-159，2007．
2）宮下光令編：緩和ケア＜ナーシング・グラフィカ成人看護学⑦＞，メディカ出版，2013，p.234-237．
3）香春知永・水戸優子・長戸和子・他：臨床看護総論＜系統看護学講座　専門分野Ⅰ＞，医学書院，2012，p.129-132．
4）恒藤暁：最新緩和医療学，最新医学社，1999，p.261-265．
5）坂口幸弘：ホスピス・緩和ケア病棟で近親者を亡くした遺族の複雑性悲嘆，抑うつ，希死念慮とその関連因子，日本ホスピス・緩和ケア研究振興財団「遺族によるホスピス・緩和ケアの質の評価に関する研究」運営委員会編，遺族によるホスピス・緩和ケアの質の評価に関する研究，青海社，2010，p.48-51．
6）坂口幸弘：ホスピス・緩和ケア病棟で近親者を亡くした遺族におけるケアニーズの評価，日本ホスピス・緩和ケア研究振興財団「遺族によるホスピス・緩和ケアの質の評価に関する研究」運営委員会編，遺族によるホスピス・緩和ケアの質の評価に関する研究，青海社，2010，p.52-56．
7）ジョン・ボウルビィ著，黒田実郎・吉田恒子・横浜恵美子訳：母子関係の理論　Ⅲ対象喪失，岩崎学術出版，1981，p.91-103．
8）ウォーデン，JW著，鳴澤寛監訳：グリーフカウンセリング―悲しみを癒すためのハンドブック，川島書店，1993，p.28-38．

# 4 患者・家族，医療者のストレスマネジメント

**学習目標**
- ストレスについて理解する。
- 終末期における患者と家族，医療者のストレスについて理解する。
- 終末期における患者と家族，医療者のストレスマネジメントの意義を理解する。
- 終末期における患者と家族，医療者のストレスマネジメントの方法について理解する。
- 終末期におけるストレスマネジメントの技術を習得する。

## 1 ストレス

　ハンス・セリエ（Selye H）は，生体にゆがみを起こす外的因子をストレッサーといい，ストレッサーによって生じた生体のゆがみ状態をストレスとした。そして，ストレスとは，生体に作用するあらゆる刺激や要求に対する生体の非特異的な反応と定義している[1)2)3)]。この説によると，生体がストレスの原因となる様々な刺激（ストレッサー：暑さ，寒さ，感染，不安，緊張など）にさらされるとある種の反応を生じるが，これは生体を危機から防衛する反応であり汎適応症候群という[2)3)]。

　生体がストレッサーにさらされると，からだはショックの状態となる（血圧低下，体温低下，無尿，血糖値低下，アドレナリンの分泌など）。しかし，その後，生体の防御反応が高まり抗ショック相になると，副腎皮質刺激ホルモンや副腎皮質ホルモンが分泌され，上記の反応は収まり，生体の抵抗力が高まっていく[3)]。

　しかし，ストレッサーによる刺激が長期間続くと，生体は適応を維持できなくなる。その結果，胃・十二指腸潰瘍，高血圧症，自律神経失調症，不眠症，免疫機能の低下など心身に様々な影響を及ぼすことになる。

## 2 終末期における患者，家族，医療者のストレス

　終末期は，がん細胞の増殖を抑止するがん治療ができなくなり，患者の苦痛に対する緩和医療の割合が高く，看取りの看護が行われる時期[4)]である。この時期における患者や家族，ケアに携わる医療者のストレスはとても大きい。前述したようにストレスの状態が持続すると心身に様々な影響を及ぼすため，ストレスの状態を軽減していくことは大切である。

　終末期における患者と家族，医療者，特に看護師に生じやすい主なストレッサーについて表4-1[5)6)]に示す。

表4-1 終末期における患者と家族，医療者（特に看護師）に生じやすいストレッサー

| | |
|---|---|
| 患者のストレッサー | ・病状の進行　　　　　　　　　　　・身体的苦痛<br>・苦痛や体力の低下によって，自分自身で自分のことができない状態<br>・自宅に帰ることができないこと　　・死への不安<br>・家族との別れが近づいていること　・家族への申し訳ない思い<br>・家庭や職場における役割が果たせない　・経済的な不安，など |
| 家族のストレッサー | ・患者の介護の長期化に伴う疲労<br>・苦しんでいたり，衰弱している患者を目の当たりにすること<br>・近い将来，患者と別れなければならないこと<br>・患者から怒りをぶつけられてつらい思いをすること<br>・患者のそばにいたいが，ずっと付き添うことができないこと<br>・経済的な不安<br>・今後への不安<br>・医療者への不満，など |
| 医療者（看護師）の<br>ストレッサー | ・仕事の負担：勤務時間が不規則，常に緊張にさらされる職場，身体的・精神的負担の大きさ<br>・症状マネジメントの困難さ：苦痛がとれない患者とその家族にかかわっていくつらさ，自分自身に対する自信の喪失・無力感・罪悪感<br>・患者の死：患者との別れによって体験する喪失感・無力感・虚しさ<br>・患者や家族との人間関係：患者，家族よりいらだちや怒り，不信感などの感情を向けられるつらさ<br>・職場の人間関係：人間関係の難しさ，治療・ケアのゴールなどの考え方の相違 |

## 3 ストレスマネジメントの方法

　人はストレスの状態が繰り返されたり長引くと，身体的不調，疲労感，感情の揺れ，否定的な考えが生じ，免疫力も低下する。したがって，ストレス状態をマネジメントしていくことは，心身の健康を保つために大切なことである。ストレスマネジメントの方法には，いくつかあげられるが，患者や家族，また医療者自身の好みやライフスタイルに合ったものを選び，無理なく実施していくことが大切である。ここでは，ストレスマネジメントの方法として，リラクセーション法とその他の方法について紹介していく。

### 1）リラクセーション法

　リラクセーション法には，主に①呼吸法，②筋弛緩法，③自律訓練法，④誘導イメージ法などがあげられる。これらを実施することによって，副交感神経を活性化させ，リラクセーション反応（呼吸数の減少，筋緊張の減少，末梢循環の増加など）が生じ，精神は落ち着いた状態となり，痛みや不眠などの症状の緩和にも役立つ[7]。リラクセーション法は自らが行うセルフコントロール法であるため，技術を習得すれば自分自身で好きなときにいつでも実施することができるという利点がある。

　主なリラクセーション法の種類とその特徴について表4-2[8-14]に示した。なお，リラクセーション法を実施する際の準備と注意点は，すべての技法において共通している（表4-3[15]参照）。すべてのリラクセーション法の基本でもある呼吸法について，看護技術の実際Ａ，p.300で詳述する。

表4-2 主なリラクセーション法の種類とその特徴

| 種類 | 特徴 |
| --- | --- |
| 呼吸法 | ・呼吸法は，単に効率のよいガス交換にとどまらず，呼気を意識した腹式呼吸とともに気持ちを集中させ身体の力を抜いていく方法である<br>・呼吸法はあらゆるリラクセーション法の基盤であり，習得しやすく短時間で実施できるため，最も活用しやすいリラクセーション法である |
| 筋弛緩法 | ・筋弛緩法は，筋肉を弛緩させる技法の一つで，最初に筋肉を緊張させてから横隔膜呼吸（長呼息）とともにその緊張を弛緩させていく方法である<br>・筋弛緩法の種類には能動的な筋弛緩法（全身や部分的な筋肉の緊張と弛緩を行う方法）と受動的な筋弛緩法（筋肉の弛緩のみを行う方法）があげられる |
| 自律訓練法 | ・決められた言語公式を頭のなかで繰り返すことで，自己暗示と受動的注意集中を高め，心身を緊張状態から弛緩状態へ誘導することを目的とした技法である |
| イメージ法 | ・イメージ法とは現実には対象が存在しないのに，あたかも眼前に存在するような疑似体験である<br>・イメージ法には，①自由にイメージを思い浮かべるイメージ法，②イメージを誘導する誘導イメージ法の2つがある |

表4-3 リラクセーション法を実施する際の主な準備と注意点

| | |
| --- | --- |
| 準備 | ①静かな環境：リラクセーションに集中するためには，人の出入りの少ない静かな環境が必要である<br>②楽な姿勢：背もたれがあり，安定して深く腰かけることができる椅子などを使用する<br>③受動的な姿勢：実施中にいろいろな雑念が浮かんできても，あるがままを受け止めて受け流すような気持ちをもつ<br>④精神の集中 |
| 注意点 | ①実施は，食後1〜1時間30分程度経過してから実施する。また，空腹感が強く，胃の収縮が高まっているときも避ける（食直後にリラクセーションを行うと消化活動が妨げられ，気分不快などを生じる可能性がある）<br>②ゆったりとした服装を着用する<br>③終了後は，いきなり立ち上がらない（実施直後は，からだ全体が弛緩して脱力感を生じているため注意する） |

## 2）その他の方法

　リラクセーション以外のストレスマネジメントとしては，①十分な睡眠と休息，②規則正しい食事（栄養のバランスがよい），③運動（特に持続的な有酸素運動），④マッサージ，⑤アロマセラピー，⑥音楽療法，⑦趣味などの気分転換，⑧家族や友人からのサポート，⑨自分の感情の表出，などがあげられる。しかし，ストレスをマネジメントするためには，まず，自分自身がストレス状態になっていることに気づき，その原因やストレス反応などを自覚することである。これはストレスを自覚することによって，何らかの対処行動をとることができるためである。

## 3）患者，家族，看護師それぞれのストレスマネジメント

　患者，家族，看護師は表4-1にあげたようにそれぞれ特徴的なストレッサーを生じやすい。したがって，それぞれのストレッサーを考慮したかかわりが求められる。
　看護師は，患者や家族に対しては，それぞれの思いを傾聴，受容，共感して，ストレスの原因をアセスメントしてかかわっていく。そして，少しでも患者や家族の希望に沿うよう

な援助をしていく。看護師自身も普段から感情をため込まないようにして，家族や友人，職場でコミュニケーションを図り，休日には気分転換を図っていくことが大切である。また，必要時は，カウンセラー，臨床心理士，精神科医などの専門家のサポートの支援を患者や家族だけでなく看護師自身も受けるようにする。

助けが必要なときに助けを求めることは健康的な対処である[6]といわれているように，まずはストレス状態になっている本人が，ストレスを自覚し，感情を表出できる環境を整える。

## 看護技術の実際

### A 呼吸法

- **目　　的**：副交感神経を優位な状態にして，心身をリラックスする
- **適　　応**：（1）一般的にどのような疾患があっても適応可能である（除外者：腹式呼吸を行うことが困難な者，腹式呼吸によって呼吸苦など症状が悪化する者）
  （2）呼吸法を行う意志があり呼吸法の手順を理解できる者
  （3）ストレスを抱えているがんに関与する者
- **必要物品**：静かな環境，背もたれのある椅子（あるいはベッド），膝かけあるいはバスタオル（対象が希望する場合），静かな音楽やアロマオイル（対象が希望する場合，大部屋の場合は他の患者に配慮する）

| | 方　法 | 留意点と根拠 |
|---|---|---|
| 1 | 呼吸法の目的，手順，留意点について説明する | ●対象のペースに合わせて指導する |
| 2 | 呼吸法を行う準備をする<br>環境を整える<br>・必要に応じて，スクリーンまたはカーテンをする<br>・トイレを済ませる<br>・椅子に深く腰かける | ●眼鏡，コンタクトレンズ，ネックレスなどは取りはずしたほうがよい。服装もからだを締めつけないゆったりしたものを着用する（➡❶）<br>❶からだを締めつけられていると，腹式呼吸の妨げになりリラックスできない<br>●実施中は閉眼したほうがよい |
| 3 | 呼吸法を実施する（図4-1参照）<br>1）息を吐き出してから，鼻から息をゆっくりと吸い込む<br>2）吸い終わったら，いったん息を止める<br>3）口元をすぼめながら，細く長くていねいな気持ちで息を吐き出す。息を吐きながらからだの力を抜いていく<br>4）1）～3）を5分ほど繰り返す | ●鼻から息を吸う長さと吐く長さは，1：2の割合で行う（➡❷，目安は4秒：8秒だが，個人のペースに合わせる）<br>❷鼻腔を通しての吸気は，鼻腔内の神経末端を刺激し，神経を落ち着かせる効果をもつ❶<br>●息を吐くときは，口元をすぼめてていねいに吐き出していく<br>●息を吐くときは，横隔膜を押し下げるような気持ちで吐く（➡❸）<br>❸腹式呼吸（横隔膜呼吸）による呼吸法は，安静法に比べて脈拍数を減少させ，α波を増加させる。また呼気により，横隔膜が弛緩して副交感神経の機能が亢進する❷<br>●吐く息に合わせて「ひとつ」と唱える（➡❹）<br>❹意識を集中しやすい |

| 方法 | 留意点と根拠 |
|---|---|

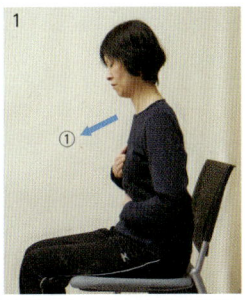

**1**
①はじめに、息を軽く吐き出す
＊注意点
・初心者の場合、胸部と腹部に手を当てるとわかりやすい
・呼気時と吸気時は、腹部を動かし、胸部を動かないようにする
　呼気時：腹部をくぼませる
　吸気時：腹部を膨らませる

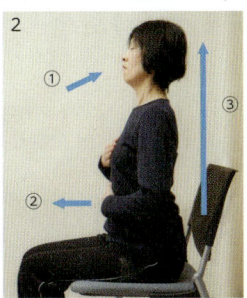

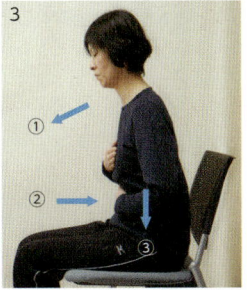

**2**
①鼻からゆっくりと息を吸い込む
②息を吸い込みながら腹部を膨らませる
③背筋、首筋を伸ばす

**3**
①口元をすぼめて、細く長く息を吐き出す
②腹部をくぼませながら息を吐き出す
③気持ちを下腹部から下に向ける
＊息を吐きながら、からだの力を抜いていく

**4**
＊身体のリラックス感を感じる

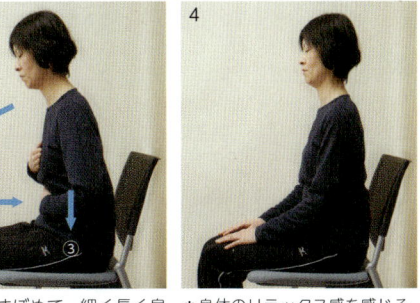

図4-1 呼吸法の基本

| 4 終了する | ●上肢の挙上や手のひらの開閉、また首や肩を回すなどからだを動かして、いつもの身体感覚を取り戻してから動作を開始する（➡❺）<br>❺実施後は、身体全体が弛緩して脱力感を感じる状態であるため、終了後はいきなり立ち上がらないことが大切である❸ |
|---|---|

❶五十嵐透子：呼吸法、リラクセーション法の理論と実際、医歯薬出版、2005、p.27-31．
❷柳奈津子・小池弘人・小板橋喜久代：健康女性に対する呼吸法によるリラックス反応の評価、The Kitakanto Medical Journal、53：29-35、2003．
❸小板橋喜久代：漸進的筋弛緩法、荒川唱子・小板橋喜久代編、看護にいかすリラクヤーション技法―ホリスティックアプローチ、医学書院、2001、p.30-52．

## 文献

1) ハンス・セリエ著、杉靖三郎・田多井吉之助・藤井尚治・他訳：ストレス構造の解明、現代社会とストレス、原著改訂版、法政大学出版局、2006、p.65-66．
2) 石田和子・他著：看護師のストレスマネジメント、大西和子・飯野京子編、がん看護学―臨床に活かすがん看護の基礎と実践、ヌーヴェルヒロカワ、2014、p.426-433．
3) 坂野純子：ストレスと対処、山崎喜比古・朝倉隆司編、生き方としての健康科学、第3版、有信堂高文社、2004、p.22-29．
4) 足利幸乃・他：がんの治療と看護の概論、大西和子・飯野京子編、がん看護学―臨床に活かすがん看護の基礎と実践、ヌーベルヒロカワ、2014、p.147
5) 吉田扶美代：ホスピス・緩和ケア病棟で働く看護師のストレスとその対処、がん患者と対症療法、15(1)：58-61、2004．
6) 福宮智子・他：緩和ケアにおける医療従事者のストレスとその対処、緩和ケア、22(6)：518-521、2012．
7) 荒川唱子：リラクセーションの歴史と最近の動向、荒川唱子・小板橋喜久代編、看護にいかすリラクセーション技法―ホリスティックアプローチ、医学書院、2001、p.6-14．
8) 柳奈津子・小板橋喜久代：呼吸法、荒川唱子・小板橋喜久代編、看護にいかすリラクセーション技法―ホリスティックアプローチ、医学書院、2001、p.18-29．
9) 小板橋喜久代：自分を磨き技を磨く 第3回リラクセーション法①呼吸法、ナーシング・トウディ、25(3)：14-16、2010．
10) 柳奈津子：Part 2 リラクセーション法を習得する＜レベル1＞セルフケアとしてリラクセーション法を使う①呼吸法、小板橋喜久代・荒川唱子編、リラクセーション法入門、日本看護協会出版会、2013、p.51-57．
11) 小板橋喜久代：漸進的筋弛緩法、今西二郎編、医療従事者のための補完・代替医療、改訂2版、金芳堂、2009、p.424-426．
12) 五十嵐透子：漸進的筋弛緩法、リラクセーション法の理論と実際、医歯薬出版、2005、p.54-59．
13) 高橋真理：自律訓練法、荒川唱子・小板橋喜久代編、看護にいかすリラクセーション技法―ホリスティックアプローチ、医学書院、2001、p.65-75．

14) 高橋真理：イメージ法，荒川唱子・小板橋喜久代編，看護にいかすリラクセーション技法―ホリスティックアプローチ，医学書院，2001，p.53-64.
15) 小板橋喜久代：漸進的筋弛緩法，荒川唱子・小板橋喜久代編，看護にいかすリラクセーション技法―ホリスティックアプローチ，医学書院，2001，p.30-52.
16) 戎 利光：【緩和ケアにおけるスタッフのストレス・マネジメント】ストレスの生理学，緩和ケア，15(6)：605-608，2005.
17) 近藤まゆみ・他：緩和ケアにおけるスタッフのストレスとマネジメント，緩和ケア，15(6)：630-633，2005.
18) 所昭宏・他：【緩和ケアにおけるスタッフのストレス・マネジメント】がん医療現場でのストレスとその対応，緩和ケア，15(6)：609-613，2005.

# 索引 index

## [欧文]

ADV　199
BCR　200
CBT　186
CMV　199
CTCAE　62
FFP　238
G-CSF　193
Gn-RHアンタゴニスト薬　44
GVHD　200
GVL　190, 201
hazardous drugs　104
HCTC　190
HLA　185, 188
　——のタイピング　189
IMRT　152
LH-RHアゴニスト薬　44
NRS　103
NST　221, 228, 232
PBSCT　185
PCA　216
PEG　235
performance status　36
PPE　106
PS　36
PTEG　235
RALS　153
RI　150
RI 内服・静注療法　152
SHARE　27
TBI　193, 198
TMA　203
VOD　203
WHO方式3段階除痛ラダー　216
WHO方式がん疼痛治療法　216

## [和文]

### あ

悪性腹水　223
アデノウイルス　199
アナフィラキシー　54
アナフィラキシーショック　206
アルキル化薬　35
アレルギー　54
　——反応　54
アロマターゼ阻害薬　44
安全キャビネット　107

### い

怒り　271
　——へのケア　272
移植後合併症　202
移植片対宿主病　200
移植片対白血病　190, 201
遺族外来　294
一時的ストーマ　122
イメージ法　299
イリノテカン　75
医療被曝　180
イレウス管　234, 253
胃瘻　234
インセンティブ・スパイロメトリー　113
インフォームドコンセント　25
インフュージョンリアクション　54

### え

永久気管孔　140
永久的ストーマ　122
栄養サポートチーム　221, 228, 232
栄養補助食品　222
X線　149
エネルギーの調整　251
エネルギー保存療法　101, 103
炎症性抗がん薬　58
エンゼルケア　283, 287, 288
エンゼルメイク　283, 289

### お

黄体ホルモン薬　44
嘔吐　60
悪心　60
オストミービジター　123
オストメイト　123
オピオイド　216
オーラルクライオセラピー　65, 82
オランザピン　241
温罨法　218, 238
音声リハビリテーション　141

### か

外部被曝防護　181
外来化学療法　98
外来化学療法室　99
化学放射線療法　155
化学療法　34
　——誘発性無月経　95
過活動型せん妄　240
確定的影響　179
確率的影響　179
家族支援　24
家族のグリーフケア　292, 296
家族へのケア　283
肩関節運動　136
過敏症　54
壁のぼり運動　137
顆粒球コロニー刺激因子　193
寛解　189
　——導入療法　189
間欠的空気圧迫ポンプ　239
間欠的鎮静　276
がんサバイバー　7, 9
　——シップ　9
カンジダ感染症　199
乾性角結膜炎　210
関節可動域制限　135
含嗽液　168
がん対策基本法　4
がん対策推進基本計画　5
肝中心静脈閉塞症　203
γ線　149
ガンマナイフ　149, 151, 158
がん罹患者数　2

### き

起壊死性抗がん薬　58
起炎症性抗がん薬　58
機械性イレウス　119

303

機械的閉塞　233
気管食道瘻発声　141
危険性医薬品　104
偽性死前喘鳴　280
機能性便秘　76
機能的閉塞　233
急性GVHD　201
急性期有害事象　163
急性輸注反応　54
キューブラー＝ロス　268
強度変調放射線治療　152
筋弛緩法　299

## く

クエチアピン　242
口すぼめ呼吸　227
グリーフケア　294
　　──外来　294
クリーブランドクリニックの原
　　則　124
グリーフワーク　292
グレイ　150
クロルプロマジン塩酸塩　241

## け

経食道的胃瘻　235
傾聴　218, 263
血管外漏出　56
血小板数減少　63
血栓性微小血管障害　203
ケモラジ　155
下痢　73
言語的コミュニケーション　16

## こ

抗アンドロゲン薬　44
抗エストロゲン薬　44
抗がん薬　35
　　──投与　39
　　──曝露　105
後期ダンピング症候群　116
口腔ケア　195, 282, 286
口腔粘膜炎　165
公衆被曝　181
抗腫瘍性抗生物質　35
抗精神病薬　241
好中球数減少　63
喉頭がん　140

喉頭全摘出術　140
高度催吐性リスク　60
口内炎　64, 199
腔内照射　152
紅斑　69
抗不安薬　227
呼吸器合併症　203
呼吸困難　224
呼吸法　299, 300
呼吸練習器　113
個人防護具　106
骨髄移植　185
骨髄バンク　189
骨粗鬆症　48
コバルト60　149
コミュニケーション　16
コルチコステロイド　223
混合型せん妄　240

## さ

細菌感染症　199
臍帯血　189
　　──移植　186
　　──バンク　189
サイトメガロウイルス　199
再燃　189
サイバーナイフ　151, 159
細胞傷害性抗がん薬　35
ざ瘡様皮疹　69
酸素療法　226
残尿測定器　120

## し

自家移植　185
地固め療法　189
自家末梢血幹細胞　204
閾線量　179
色素沈着　69
子宮切除術　130
子宮体がん　46
自己導尿　121
持続静脈注射　216
持続的鎮静　276
持続皮下注射　216, 243
死にゆく人の心理過程　268
死の受容　270
シーベルト　150
死前喘鳴　280
終末期　25, 274

　　──せん妄　274
重粒子線　149
出血性膀胱炎　203
術後照射　150
術前照射　150
術中照射　150
消化管出血　173
消化管閉塞　233
上肢の挙上運動　137
職業被曝　180
　　──線量　181
食道発声　141, 143
食欲不振　219, 245
女性ホルモン薬　44
自律訓練法　299
腎盂腎炎　120
侵害受容性疼痛　214
真菌感染　199
神経障害　65
　　──性疼痛　214
神経ブロック　217
人工乳房　132
深呼吸　113
真性死前喘鳴　280
新鮮凍結血漿　238

## す

スキンケア　238
ステロイド　227
ストーマ　122
　　──サイトマーキング　123, 124
ストーマ装具の交換　128
ストーマリハビリテーション　123
ストレス　297
　　──マネジメント　298
ストレッサー　297
ストロンチウム　150
スピリチュアルケア　260
スピリチュアルペイン　261

## せ

生殖機能障害　93
性腺毒性　94
生着症候群　203
生着不全　202, 203
積極的傾聴　263
切迫性尿失禁　119

セルフアドボカシー　13
全身倦怠感　229
全身放射線照射　198
　　——療法　193
せん妄　239
　　——のアセスメント　256
前立腺がん　43

### そ

爪囲炎　69
早期性下痢　73
早期ダンピング症候群　116
早期離床　119
造血幹細胞移植　184
　　——後患者指導管理料　212
造血細胞移植コーディネーター　190
双孔式ストーマ　122
組織内照射　152

### た

代謝拮抗薬　35
帯状疱疹　199
体性痛　214
代用音声　141
多剤併用療法　36
脱毛　71
単孔式ストーマ　122
ダンピング症候群　116

### ち

遅延性下痢　73
中等度催吐性リスク　60
腸蠕動の聴診　118
直腸内投与　216
治療ダイアリー　101
チロシンキナーゼ阻害薬　35
鎮静　276
鎮痛補助薬　217

### て

手足症候群　69
低アルブミン血症　236
低活動型せん妄　240
電気喉頭　141, 142
電子線　150
電離放射線　148

### と

同系移植　185
同種移植　185
同種骨髄移植　204
同種末梢血幹細胞　204
疼痛　214
トータルペイン　6
突出性嘔吐　61
ドナー　185
　　——登録　189
トポイソメラーゼ阻害薬　35
トモセラピー　151

### な

内関　62
内臓痛　214
内部被曝防護　182
内分泌療法　43
難治性嘔吐　61

### に

二次がん　92
乳がん　45
乳房温存術　132
乳房再建術　132
乳房切除術　130, 132
乳房の補正　132

### は

肺炎　112
バイオクリーンルーム　200
排痰　174
　　——法　249
　　——補助法　250
排尿障害　119
白金製剤　35
バックマン　269
白血球減少　63
発熱性好中球減少症　63
ハッフィング　250
ハロペリドール　241
晩期有害事象　171

### ひ

ピアサポート　14
非言語的コミュニケーション　16
微小管阻害薬　35
悲嘆　292
　　——作業　292
　　——の反応　293
　　——のプロセス　292
ヒト白血球抗原　185, 188
被曝線量　179
皮膚乾燥症　69
皮膚障害　68

### ふ

フェイスシールド　107
笛式人工喉頭　141
フェノチアジン系抗精神病薬　241
フェンタニル　217
腹圧性尿失禁　119
腹腔穿刺　223, 246
複雑性悲嘆　294
腹式呼吸　113, 227
腹水　223
腹部膨満感　223, 235
浮腫　236
不妊　179
ブラッグ曲線　149
ブリンクマン指数　112
フレアアップ現象　47
プロセスレコード　21
分子標的薬　35

### へ

ベクレル　150
$\beta$線　150
便秘　76

### ほ

蜂窩織炎　134
膀胱訓練　120
縫合不全　115
放射線　148
　　——荷重係数　150
　　——管理区域　155
　　——業務従事者　181
放射線性皮膚炎　166
放射線線量バッジ　155
放射線肺臓炎　172

## 索引 index

放射線被曝　180
放射線防護　180
　　──体系の3原則　180
放射線量　182
放射線療法　148, 217
補完代替療法　228, 232
補正下着　132
発疹　69
ホットフラッシュ　47
ボディイメージ　130
ホルモン依存性がん　43

### ま

マッサージ　218, 238, 255
末梢血幹細胞移植　185, 204
末梢神経症状　65
麻痺性イレウス　118
慢性GVHD　201
マントル照射　93

### み

味覚障害　165
密封小線源治療　150, 152
看取りのパンフレット　285
ミニ移植　186, 201

### む

無気肺　112
無精子症　95

### も

モノクローナル抗体　35
モルヒネ　227,

### ゆ

有害事象　36
　　──共通用語規準　62
輸液療法　275

### よ

陽子線　149
用量制限毒性　40
予期性嘔吐　60
予期性悪心　60
予期悲嘆　277
抑うつ　271
ヨード131　150

### ら

ライフレビュー　262, 264
ラジオアイソトープ　150
卵巣切除術　130

### り

リスペリドン　241
リニアック　151, 158
粒子線　149
　　──治療　151
リラクセーション　218, 232
　　──法　298
リンパ浮腫　134, 236
　　──予防指導　137

### る

ループ利尿薬　238

### れ

冷罨法　218
レシピエント　185
レジメン　36

看護実践のための根拠がわかる　成人看護技術－がん・ターミナルケア

| 2008年8月8日 | 第1版第1刷発行 |
|---|---|
| 2015年10月20日 | 第2版第1刷発行 |
| 2023年3月20日 | 第2版第6刷発行 |

定価（本体3,200円＋税）

編　著　　神田　清子・二渡　玉江Ⓒ　　　　　　　　　　　　　　　＜検印省略＞

発行者　　亀井　淳

発行所　　株式会社 メヂカルフレンド社

〒102-0073　東京都千代田区九段北3丁目2番4号
麹町郵便局私書箱48号　電話(03)3264-6611　振替00100-0-114708
https://www.medical-friend.co.jp

Printed in Japan　落丁・乱丁本はお取り替えいたします　　印刷／奥村印刷(株)　製本／(株)村上製本所
ISBN978-4-8392-1592-7　C3347　　　　　　　　　　　　　　　　　　　　　　　　　　107121-091

本書の無断複写は，著作権法上での例外を除き，禁じられています．
本書の複写に関する許諾権は，㈱メヂカルフレンド社が保有していますので，複写される場合はそのつど
事前に小社（編集部直通 TEL 03-3264-6615）の許諾を得てください．

# 看護実践のための**根拠**がわかる
## シリーズラインナップ

### 基礎看護技術
●編著：角濱春美・梶谷佳子

### 成人看護技術―急性・クリティカルケア看護
●編著：山勢博彰・山勢善江

### 成人看護技術―慢性看護
●編著：宮脇郁子・籏持知恵子

### 成人看護技術―リハビリテーション看護
●編著：粟生田友子・石川ふみよ

### 成人看護技術―がん・ターミナルケア
●編著：神田清子・二渡玉江

### 老年看護技術
●編著：泉キヨ子・小山幸代

### 母性看護技術
●編著：北川眞理子・谷口千絵・藏本直子・田中泉香

### 小児看護技術
●編著：添田啓子・鈴木千衣・三宅玉恵・田村佳士枝

### 精神看護技術
●編著：山本勝則・守村洋

### 在宅看護技術
●編著：正野逸子・本田彰子